VERHANDLUNGEN

DER

DEUTSCHEN GESELLSCHAFT FÜR GYNÄKOLOGIE

ACHTUNDZWANZIGSTE VERSAMMLUNG

ABGEHALTEN ZU BAD PYRMONT VOM 4. BIS 8. APRIL 1951

Inhaltsverzeichnis

	Seite
Wissenschaftlicher Teil	VI, 1—355
Geschäftlicher Teil	I—LXVIII

Das Krebsproblem
Einführung in die allgemeine Geschwulstlehre

Für Studierende, Ärzte und Naturwissenschaftler. Von **K. H. Bauer,** o. ö. Professor für Chirurgie an der Universität Heidelberg. Mit 71 zum Teil farbigen Abbildungen. IX, 758 Seiten. 1949. DM 42.—; Ganzleinen DM 45.60

Aus den Besprechungen: Ein imponierendes, man darf sagen, gewaltiges Werk — das Produkt einer Arbeit von mehr als 2 Jahrzehnten — die Endfassung einer klinisch und wissenschaftlich erarbeiteten Stellungnahme zu dem „dringlichsten Problem der heutigen Medizin und Naturwissenschaft" in seiner ganzen Breite und in seiner ganzen Tiefe. Das Großartige und Bewunderungswürdige und zugleich das für jeden an dem Krebsproblem Beteiligten Erfreuliche und zu Dank Verpflichtende liegt bei diesem Buche darin, daß es von einem Kliniker geschrieben ist, daß also die Tiefenforschung über die Krebsentstehung in ihrem Kreislauf durch die Laboratorien auch wieder in das ärztliche Blickfeld, ans Krankenbett und in die Klinik zurückgelangt ist, also dorthin, wo „der letzte Prüfstein auch für neue Theorien" liegt. Und als neu darf man die Mutationstheorie der Geschwulstentstehung, die Bauer 1928 als erster monographisch bearbeitet hat, bezeichnen. Sie steht im Zentrum auch dieses großen Werkes, das „das Einheitliche in der Vielgestaltigkeit der Krebsarten" und das für ihre Entstehung Entscheidende sucht. Es wäre natürlich ein Unding, den Inhalt kapitelweise referieren zu wollen, ja man vielmehr nur geraten oder, richtiger gesagt, gefordert werden, daß jeder Krebstherapeut, und das besagt soviel wie jeder Kliniker, das Bauersche Werk zum Gegenstand eines eingehenden Studiums machen sollte. Es bringt eine solche Fülle von Tatsachenmaterial, und es birgt eine solchen Reichtum an Erkenntnissen und schöpferischem Denken, daß es nicht nur in hohem Maße belehrend wirkt, sondern auch einen sich bei der Lektüre rasch und intensiv steigernden Genuß vermittelt und dazu die starke Anregung zur Beachtung und nachprüfenden Beobachtung an dem eigenen, alltäglich zu betreuenden carcinomatösen Krankengut. Ein Buch, zu dem man immer wieder greifen, und zu dem man oft zurückkehren sollte!

„Zentralblatt für Gynäkologie"

Springer-Verlag Berlin Heidelberg GmbH

VERHANDLUNGEN DER DEUTSCHEN GESELLSCHAFT FÜR GYNÄKOLOGIE

ACHTUNDZWANZIGSTE VERSAMMLUNG

ABGEHALTEN ZU BAD PYRMONT VOM 4. BIS 8. APRIL 1951

WISSENSCHAFTLICHER TEIL
MIT 100 TEXTABBILDUNGEN

IM AUFTRAG DES VORSTANDES HERAUSGEGEBEN

VON

H. MARTIUS
PRÄSIDENT

H. NAUJOKS
STÄNDIGER SCHRIFTFÜHRER

(ARCHIV FÜR GYNÄKOLOGIE, BAND 180)

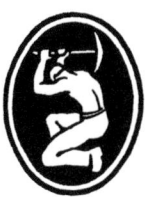

Springer-Verlag Berlin Heidelberg GmbH
1951

ISBN 978-3-662-30518-8   ISBN 978-3-662-30517-1 (eBook)
DOI 10.1007/978-3-662-30517-1

Inhaltsverzeichnis.

Seite

Eröffnungsansprache des Präsidenten der Gesellschaft, Professor H. MARTIUS 1

I. Hauptbericht:

TH. HEYNEMANN-Hamburg: Geburtserleichterung 15
Schlußwort des Präsidenten 34
Aussprache zum I. Hauptbericht: Vorgemerkte Diskussionen:
1. K. BURGER-Würzburg, 2. RUNGE-Heidelberg, 3. KNAUS-Wien, 4. E. JUNG-Berlin-Neukölln, 5. RÜGEMER-Ravensburg, 6. KURT W. SCHULTZE-Bremerhaven, 7. A. FENNEMANN-Bochum, 8. DIEKE-Berlin-Neukölln, 9. TRUMMLER-Leipzig, 10. HOSEMANN-Göttingen, 11. HELBING-Jena. Freie Diskussionen: 12. BAUEREISEN-Magdeburg, 13. BOLDT-Berlin-Charlottenburg, 14. SCHULTZE-Jena-Kiel, 15. K. NORDMEYER-Berlin, 16. A. MAYER-Tübingen, 17. C. SCHROEDER-Hamburg-Barmbeck, 18. CLAUSS-Hamburg, 19. v. MIKULICZ-RADECKI-Flensburg, 20. DURST-Zagreb, 21. T. ANTOINE-Wien, 22. SCHULZE-Pforzheim, 23. TH. HEYNEMANN-Hamburg (Schlußwort) 34

Vorträge:

1. V. GRÜNBERGER-Wien: Die Prognosestellung der Radiumwirkung auf das Collumcarcinom auf Grund cytologischer Veränderungen nach GLÜCKSMANN 54
2. H. K. ZINSER-Jena: Vergleichende Untersuchungen mit der Kolposkopie und Cytologie 55
3. H. J. WESPI-Aarau: Kolpophotographie 58
4. T. ANTOINE-Wien: Der heutige Stand der Auflichtmikroskopie in der Gynäkologie 62
Aussprache zu den Vorträgen 1—4: 1. ROTH-Tübingen, 2. G. DÖDERLEIN-Jena, 3. MESTWERDT-Greifswald, 4. G. L. WIED-Berlin, 5. JUNG-Hamburg-Finkenau, 6. LIMBURG-Hamburg, 7. LAX-Berlin, 8. V. GRÜNBERGER-Wien (Schlußwort), 9. H.-K. ZINSER-Jena (Schlußwort) 64
5. BESSERER-Kiel: Das cytologische Bild des Scheidenabstriches bei der glandulär-cystischen Hyperplasie 74
6. P. STOLL, H. EBNER und H. STRECKER-Heidelberg: Vergleichende histochemische, histologische und cytologische Untersuchungen am weiblichen Generationstrakt 76
Eröffnung des 2. Kongreßtages durch den Präsidenten 85

II. Hauptbericht:

E. HELD-Zürich: Die Prophylaxe und Behandlung der Thromboembolie . . 86
Aussprache zum II. Hauptbericht: Vorgemerkte Diskussionen:
1. SCHRECK-München, 2. WILBRAND-Hamburg, 3. THOMASCHECK-Berlin-Neukölln, 4. SCHWALM-Marburg, 5. BELLER-Karlsruhe, 6. H.-K. ZINSER-Jena, 7. H. WIMHÖFER-Heidelberg, 8. H. H. SCHMID-Rostock, 9. SCHMIDT-ELMENDORFF-Düsseldorf, 10. RUNGE-Heidelberg, 11. D. VAN VEEN-Hoogeveen (Holland), 12. W. BICKENBACH-Tübingen 119
Freie Diskussionen: 13. HEYNEMANN-Hamburg, 14. A. W. SCHWENZER-Frankfurt a. M., 15. BUSCHBECK-Harzburg, 16. LAEMMLE-Mannheim, 17. ARESIN-Leipzig, 18. KLINK-Frankenthal, 19. SCHOPOHL-Berlin, 20. ROEMER-Karlsruhe, 21. ANDERES-Zürich, 22. HELD-Zürich (Schlußwort) 131

Inhaltsverzeichnis.

Vorträge:

Seite

7. JOHN NAESLUND und OLLE SNELLMANN-Upsala: Untersuchungen über die Contractilität im Korpus, Isthmus und in der Cervix uteri unter normalen Verhältnissen und während der Schwangerschaft und der Entbindung . . 137

8. R. BAYER und F. HOFF-Graz: Die Bedeutung der nervösen Steuerung der menschlichen Gebärmutter für die Schwangerschaft und den Geburtsverlauf 143
   Aussprache zu den Vorträgen 7 und 8: 1. HOFF-Graz, 2. WOLF-Freiburg, 3. BAYER-Graz (Schlußwort) 146

9. CH. CHRYSIKOPULOS-Korfu: Douglasabsceß bei einem 7 Monate alten Säugling 148

10. K. G. OBER-Marburg a. d. Lahn: Das Verhalten verschiedener Phosphatasen in Carcinomen des Genitaltraktes 149
    Aussprache zu den Vorträgen 6 und 10: 1. RUNGE-Heidelberg, 2. J. ZANDER-Marburg 149

11. SIEBKE-Bonn: Bemerkungen zur didaktischen Gruppierung der Blastome des Ovars 150

12. C. M. MARSHALL-Liverpool (England): Kaiserschnitt: Neue Resultate und Operationstechnik in Großbritannien 153
    Aussprache zum Vortrag 12: 1. v. MASSENBACH-Göttingen, 2. H. NAUJOKS-Frankfurt a. M., 3. DOLFF-WUPPERTAL 161

13. V. CONILL-Barcelona: Ambulant auszuführende Kleisis bei senilem Prolaps 163

14. BRACHT-Berlin: Vereinfachte Inkontinenzoperation 163

15. LEWIS-London: Pelvic evisceration for advanced pelvic malignant disease 164
    MARTIUS-Göttingen (Schlußwort) 166
    Aussprache zu den Vorträgen 13—15: 1. WILLI SCHULTZ-Hamburg, 1a. DÖDERLEIN-Jena, 2. SPIEGLER-Ulm, 3. K. BURGER-Würzburg, 4. STÜRMER-Bonn, 5. ORCOYEN-Madrid, 6. KRAATZ-Halle, 7. EYMER-München, 8. HINSELMANN-Hamburg, 9. I. KLEIN-Berlin-Neukölln, 10. v. MASSENBACH-Göttingen, 11. T. ANTOINE-Wien, 12. J. THIES-Leipzig 167

16. E. RYDBERG-Kopenhagen: Geburtsmechanismus (Filmdemonstration) . . 171
    Aussprache zum Vortrag 16: 1. A. MAYER-Tübingen, 2. W. LANGREDER-Freiburg, 3. WOLF-Freiburg, 4. v. SCHUBERT-Berlin, 5. RYDBERG-Kopenhagen (Schlußwort) 176

Eröffnung des 3. Kongreßtages 179

III. Hauptbericht:

H. C. TAYLOR-New York: Die neurovegetativ bedingten Störungen im kleinen Becken der Frau 181
Korreferate zum III. Hauptbericht: 1. J. YOUNG-London, 2. ANSELMINO-Wuppertal 197
Aussprache zum III. Hauptbericht: Vorgemerkte Diskussionen . . . 209
1. STIEVE-Berlin, 2. J. A. SCHOCKAERT-Löwen (Belgien), 3. H. RUNGE-Heidelberg, 4. ROEMER-Karlsruhe, 5. HEBERER-Homburg-Saar, 6. WOLF-Freiburg, 7. K. NORDMEYER-Berlin, 8. KLOTZ-Dresden, 9. GOECKE-Münster, 10. K. TIETZE-Eutin (Holst.), 11. FÖLLMER-Frankfurt a. M. Freie Diskussionen: 12. KIRCHHOFF-Lübeck, 13. GAUSS-Bad Kissingen, 14. H. H. SCHMID-Rostock, 15. NAUJOKS-Frankfurt a. M., 16. GÄNSSBAUER-Nürnberg, 17. SCHMIDT-Steinhude, 18. KOPPEN-Bonn, 19. A. MAYER-Tübingen, 20. K. W. SCHULTZE-Bremerhaven, 21. WALTHER-Mainz, 22. ALBERS-Sanderbusch, 23. KNAUS-Wien, 24. TSCHERNE-Graz,

Inhaltsverzeichnis. V

Seite

25. SIEBKE-Bonn, 26. TAYLOR-New York (Schlußwort), 27. ANSELMINO-Wuppertal (Schlußwort), 28. YOUNG-London (Schlußwort), 29. MARTIUS-Göttingen (Schlußworte) 220

Vorträge:

17. E. PHILIPP-Kiel: Der hormonale Einfluß der Chorionzotten auf die Ausbildung der Geschlechtsorgane der Frucht 231
18. NIENDORF-Würzburg: Ferment und Sterilität 234
19. HESS-Münster: Über die Wirkung gonadotroper Hormone nach Injektion in den 3. Ventrikel 237
20. E. AUGUSTIN-Freiburg: Beitrag zur Frage paracyclischer Ovulationen .. 238
21. F. BONILLA und A. TORRES-Valencia: Über die Wirkung der Ovarialhormone auf die Gonadotropinausscheidung während der Schwangerschaft 243
Aussprache: 1. RÖTTGER-Düsseldorf, 2. H. HARTLEB-Frankfurt a M., 3. LANGREDER-Freiburg, 4. K. BURGER-Würzburg, 5. RAUSCHER-Wien, 6. KNAUS-Wien, 7. STIEVE-Berlin, 8. DÖRING-Tübingen, 9. H. HEBERER-Homburg (Saar), 10. BRÄUTIGAM-Köln, 11. PHILIPP-Kiel (Schlußwort), 12. E. AUGUSTIN (Schlußwort zum Vortrag 20) 247
22. W. MÖBIUS-Leipzig: Die Strahlenbelastung bei geburtshilflicher Röntgendiagnostik 253
23. KOCH-Erlangen: Bericht über 68 Röntgenkinder und 13 Röntgenenkel aus der Universitäts-Frauenklinik Erlangen 256
Aussprache zu den Vorträgen 22 und 23: 1. BRUSTEN-Berlin, 2. SCHUBERT-Hamburg, 3. KOCH-Erlangen (Schlußwort) 259
24. LIMBURG-Hamburg: Die Bedeutung spontaner Oestrogenbildung in der Menopause 260
25. WILLI SCHULTZ-Hamburg: Die diaplacentare Infektion 266
Aussprache: 1. BANIECKI-Hamburg-Altona 268
26. A. MAYER-Tübingen: Saugart und Temperament des Neugeborenen 269

Demonstrationen:

27. ED. MARTIN-Wuppertal: Demonstration eines weiblichen Bänderbeckens zur Darstellung der Statik und der Geburtsmechanik des knöchernen Beckens 270
28. A. KÖHLER-Zwickau: Wiederherstellung nach Sterilisation durch Verpflanzung eines Ovars in den Uterus 271
29. BAUEREISEN-Magdeburg: Bericht über einen cystischen Tumor der rechten oberen Lendenwirbelgegend, der differentialdiagnostische Schwierigkeiten bereitete und ungewöhnliche postoperative Reizfolgen des sympathischen Nervensystems aufwies 273
Aussprache zu den Demonstrationen 27—29: 1. H. STIEVE-Berlin, 2. HERRNBERGER-Bad Segeberg 274

Vorträge:

30. M. A. HADY GEDIZ-Istanbul: Erfahrungen mit Progesteron als Schwangerschaftsdiagnostikum 275
31. LÜTTGE-Bamberg: Beitrag zum febrilen Abort 278
32. H.-E. LEVENS-Köln: Die Bedeutung der Placenta im fetalen Eiweißstoffwechsel 281
33. E. MAYR-München: Über die Möglichkeit einer Prophylaxe der fetalen Erythroblastose mit Rh-Hapten 283

34. HOLLÄNDER-Würzburg: Einiges zur Frage der Erythroblastosenprophylaxe 286
Eröffnung des 4. und letzten Kongreßtages 288

IV. Hauptbericht:

EBERHARDT SCHMIDT-Heidelberg: Schwangerschaftsunterbrechung und Sterilisation nach geltendem und künftigem Recht 289
H. NAUJOKS-Frankfurt a. M.: Schwangerschaftsunterbrechung und Sterilisierung 304

Korreferate:

1. B. S. TEN BERGE-Groningen (Holland): Schwangerschaftsunterbrechung und Sterilisierung 319
2. TH. KOLLER und O. MONSCH-Basel: Schwangerschaftsunterbrechung und Sterilisierung. 321
3. ALF SJÖVALL-Lund: Schwangerschaftsunterbrechung und Sterilisierung in Schweden 324
4. E. PARACHE-Madrid: Schwangerschaftsunterbrechung und Sterilisation in Spanien 330

Aussprache zum IV. Hauptbericht: Vorgemerkte Diskussionen:
1. J. HARTEMANN-Nancy, 2. A. MAYER-Tübingen, 3. G. DÖDERLEIN-Jena, 4. F. HOFF-Graz, 5. DOERFFLER-Weißenburg, 6. DIETEL-Hamburg, 7. MESTWERDT-Greifswald, 8. E. KLINTSKOG-Stockholm. Freie Diskussionen: 9. F. VON BRAITENBERG-Bozen, 10. CORDUA-Hamburg, 11. v. MIKULICZ-RADECKI-Flensburg, 12. H. RUMMEL-Nürnberg, 13. SCHULTZE-RHONHOF-Bünde, 14. DURST-Zagreb, 15. SCHMIDT-Heidelberg (Schlußwort), 16. H. NAUJOKS-Frankfurt (Schlußwort) 334

Schlußwort des Präsidenten. 348
Autorenverzeichnis 350
Sachverzeichnis 352

Eröffnungs-Ansprache
des Präsidenten der Gesellschaft H. Martius-Göttingen, zur 28. Tagung der Deutschen Gesellschaft für Gynäkologie, Bad Pyrmont, 4.—8. April 1951.

Herr Minister! Meine Damen und Herren!

Hiermit eröffne ich die 28. Tagung der Deutschen Gesellschaft für Gynäkologie und danke Ihnen für das mir entgegengebrachte Vertrauen, die Vorbereitung und Leitung des Kongresses zu übernehmen. Wenn ich den überfüllten Saal vor mir sehe, empfinde ich ein Gefühl der Genugtuung und der Freude, daß die Deutsche Gesellschaft für Gynäkologie eine so starke Anziehungskraft auszuüben vermag. Ich begrüße unsere Gäste und die Mitglieder unserer Gesellschaft. Der Regierungschef des Landes Niedersachsen, Herr Ministerpräsident KOPF, hat leider abgesagt, da heute gerade über den Staatshaushalt verhandelt wird. Hoffentlich wird er dabei auch an uns arme Wissenschaftler denken. Ich begrüße den Niedersächsischen Minister für Vertriebene, Sozial- und Gesundheitsangelegenheiten, Herrn ALBERTZ, den Regierungspräsidenten von Hildesheim, Herrn Dr. BACKHAUS, den Kurator der Universität Göttingen, Herrn Ministerialdirektor Dr. BOJUNGA, meine Göttinger Fakultätskollegen, den Präsidenten des Deutschen Ärztetages, Herrn Dr. NEUFFER, den Präsidenten der Ärztekammer Niedersachsens, Herrn Dr. LUDWIG SIEVERS, den wackeren Kämpfer für die standesrechtlichen Belange der Ärzteschaft, den Herrn Ministerialrat Dr. BUURMAN und Oberregierungs- und -medizinalrat Dr. ZIMMERMANN, mit denen mich in jahrzehntelanger gemeinsamer Arbeit auf dem Gebiete des Gesundheitswesens unseres Landes freundschaftliche Beziehungen verbinden.

Mein besonderer Gruß gilt den *Ehrenmitgliedern* unserer Gesellschaft,
  Professor Dr. GAUSS-Kissingen,
  Professor Dr. CONILL-Barcelona,
  Professor Dr. HEYNEMANN-Hamburg,
  Professor Dr. A. MAYER-Tübingen und
  Geheimrat Dr. L. SEITZ-Pfaffenhofen.

Wir folgen einem alten Brauch unserer Gesellschaft, auch *der nicht anwesenden Ehrenmitglieder* zu gedenken, und ich bitte Sie um Ihre Ermächtigung, Begrüßungstelegramme abzusenden an
  Professor Dr. DIEPGEN-Mainz,
  Professor Dr. ESSEN-MÖLLER-Lund,
  Professor Dr. H. FÜTH-Köln,
  Professor Dr. E. KEHRER-Wiesbaden

und an unseren 80jährigen Jubilar W. STOECKEL, auf dessen Geburtstag wir bei Gelegenheit der 1. Mitgliederversammlung noch besonders zurückkommen werden.

Ich begrüße weiter unsere *Mitglieder und Kollegen aus der Ostzone. Wir wollen hoffen, daß diese Begrüßung bald wieder überflüssig werden wird.* Denn es gibt keine ostdeutsche und westdeutsche Gynäkologie. Es gibt nur eine Deutsche Gesellschaft für Gynäkologie. Aber unser Land ist noch geteilt, und der Tag, an dem die Grenzen fallen, ist noch nicht gekommen. Wir wissen, daß er einmal kommen wird und glauben an den Sieg der Optimisten.

Unser besonders herzlicher Willkommengruß gilt den *Kollegen aus dem Ausland*. Sie waren früher immer unsere Gäste, und wir sind dankbar dafür, daß sie es jetzt wieder sein können.

Vertreten sind die Länder: Belgien, Brasilien, Dänemark, England, Finnland, Frankreich, Griechenland, Italien, Jugoslawien, Niederlande, Österreich, Schweden, Schweiz, Spanien, Türkei und die USA.

Damit sind viele alte Beziehungen der Freundschaft und gemeinsamen wissenschaftlichen Interessen wieder aufgenommen worden.

Meine Damen und Herren! Wir befinden uns in einer schnellebigen Zeit. Die Wucht der täglichen Ereignisse im öffentlichen Leben der Welt bringt es mit sich, daß von dem Vergangenen vieles gar zu schnell vergessen wird. Deshalb möchte ich mir erlauben, daran zu erinnern, daß Sir EARDLEY HOLLAND, der hier vor mir sitzt, als erster nach dem Kriege es wagte, im Juli 1949 zu dem unter seiner Leitung stehenden 12. Britischen Kongreß für Geburtshilfe und Gynäkologie in London wieder deutsche Kollegen einzuladen. Es war kein internationaler, sondern ein nationaler Kongreß. Damit war im wahrsten Sinne des Wortes der Bann gebrochen. Es folgte die Einladung zum Internationalen und IV. amerikanischen Kongreß für Geburtshilfe und Gynäkologie im Mai 1950 nach New York durch den ehrwürdigen Präsidenten Dr. FRED L. ADAIR-Chicago und durch H. C. TAYLOR jr.-New York. Seit dem ist noch nicht ein volles Jahr vergangen. Die meisten werden schon vergessen haben, daß, da Deutschland damals noch keine diplomatischen Vertretungen im Ausland besaß, die Einladung, wie ausdrücklich betont wurde, nur an einzelne Personen und nicht an die Deutsche Gesellschaft für Gynäkologie erfolgte. Unter Berücksichtigung dieses Sachverhaltes hielt ich es für angebracht, mich von einer auf der Tagesordnung stehenden Besprechung über Zeit und Ort des nächsten *internationalen Gynäkologenkongresses* zurückzuhalten. Nach einer ausdrücklichen Einladung durch den Präsidenten ADAIR nahm ich an der zweiten Besprechung teil. Es wurde beschlossen, mit der Abhaltung des Kongresses die *Schweiz* zu betrauen. *Der nächste internationale Kongreß unseres Faches soll also, wie ich mit Rücksicht auf die vielen an mich gerichteten Fragen betonen möchte, im Jahre 1954 in der Schweiz stattfinden.* Für die verschiedenen geographischen Teile der Welt, Südamerika, Mittelamerika, Afrika, Europa usw. wurde je ein Vertreter gewählt. Diese Vertreter ihrerseits wurden in einem *Zentralkomitee* für den internationalen Gynäkologenkongreß unter FRED L. ADAIR mit dem Sitz in Chicago zusammengefaßt. Die europäischen Länder einigten sich auf die Initiative des Brüsseler Gynäkologen JEAN SNOECK sehr schnell dahin, als ihren Vertreter in dem Zentralkomitee den Amsterdamer Gynäkologen VAN TONGEREN namhaft zu machen.

Meine Damen und Herren! *In diesen Verhandlungen ist die deutsche Gynäkologie vorbehaltlos und in ihrer Gesamtheit wieder in die weltumfassende Organisation unseres Faches aufgenommen worden.*

Seit dem letzten Kongreß in Karlsruhe hat unsere Gesellschaft eine große Anzahl ihrer Mitglieder durch den Tod verloren. Ich zähle ihre Namen auf und bitte Sie, sich dazu von ihren Plätzen zu erheben:

E. ALFIERI-Mailand, unser Ehrenmitglied,
E. v. AMMON-Augsburg,
CURT BECKER-Aschaffenburg,
WALTHER BENTHIN-Rheydt, früher Königsberg,
JULIUS EVERSMANN-Hamburg,
OTTO GROSSER-Prag, der am Karfreitag seine Augen schloß,
ERICH HOEVELMANN-Dortmund,
KLAUS HOFFMANN-Darmstadt,
Frau MARIE-LUISE KAYSER-Erfurt,
ALFRED LABHARDT-Basel,
FRITZ MANN-Paderborn,
OTTO NISSEN-Leipzig,
WILHELM V. REDWITZ-München,
OTTO SCHMIDT-Bremen,
WALDEMAR STADE-Essen,
FELIX SKUTSCH-Leipzig, der am 14. 1. 1951 seinen 90. Geburtstag feierte,
WILHELM VAGEDES-Hagen (Westfalen),
J. WAHLE-Münster,
HEINRICH WALTHER-Gießen,
KURT WARNEKROS-Dresden.

Sie hörten viele Namen guten Klanges von Männern, die der Lehre gedient, die Wissenschaft gefördert und unser Fach bereichert haben. Wir gedenken ihrer und mit derselben Ehrfurcht auch aller derjenigen, die in stiller Arbeit ihre ärztliche Pflicht erfüllten. Ars longa, vita brevis est!

Wir danken unseren Toten für das, was sie uns schenkten und ehren sie durch diesen Augenblick der Stille und Besinnung!

Als Tagungsort für unseren diesjährigen Kongreß habe ich das *niedersächsische Staatsbad Pyrmont* ausgewählt, und ich hoffe, daß Sie mit dieser Wahl zufrieden sind, und daß Sie sich hier wohlfühlen werden. Zwar ist es für diesen Kurort noch etwas früh im Jahr. Aber nur in dieser Zeit, in der Vorsaison, ist es möglich, die große Familie der Frauenärzte wie zu einem *Familientag* gemeinsam unterzubringen. Ich danke der *Kurverwaltung* für ihre Bereitschaft, uns aufzunehmen und für ihr großes Entgegenkommen bei der Erfüllung unserer Wünsche. Pyrmont, das Bad der Alleen, ist ein uraltes Frauenbad. Seine natürlichen Heilmittel, Quellen und Eisenmoor, haben sich schon hunderte von Jahren, bevor die moderne Wissenschaft die Wirkungsweise dieser Heilmittel zu klären begann, für die Behandlung von Frauenkrankheiten als wirksam erwiesen, und viele Ehepaare verdanken diesen Heilmitteln den ersehnten Nachwuchs. Ich glaubte dieser Tatsache durch einen großen Gynäkologenkongreß in Bad Pyrmont einmal wieder eine besondere Betonung verleihen zu sollen.

Aber ohne der Kurverwaltung gegenüber unhöflich sein zu wollen, darf ich wohl auch zum Ausdruck bringen, wie schwer es uns geworden ist, den Kongreß nicht nach *Göttingen* einzuladen, wo weder genügend zahlreiche Quartiere noch ausreichende Kongreßräume vorhanden sind.

Der Entschluß, unsere Tagung der *unmittelbaren* Einwirkung der Aura academica unserer Georg-August-Universität zu entziehen, war mir auch deshalb schmerzlich, weil die Gynäkologie in diesem Jahre gerade in Göttingen ein *großes Jubiläum* feiert. Am 6. Dezember 1751, also vor 200 Jahren, leitete der jugendliche

JOHANN GEORG ROEDERER

in dem unscheinbaren Armenhospital St. Crucis in Göttingen seine erste klinische Geburt. Es war eine schwere Wendung bei schiefer Kopflage. ROEDERER stammte aus Straßburg aus der Schule JOHANN JACOB FRIEDS, des „geschworenen Hebammenmeisters" dieser Stadt. Als 21jähriger Jüngling trat ROEDERER eine wissenschaftliche Reise an, die ihn nach *Paris, London*, wo er mit WILLIAM SMELLIE über die Anatomie und die Messung des Beckens diskutierte, *Oxford, Leyden* und schließlich im Jahre 1749 auch nach Göttingen führte. Bei dieser Gelegenheit wurde der berühmte Schweizer Anatom, Physiologe, Botaniker und Dichter der „Alpen", ALBRECHT V. HALLER, der in Göttingen lehrte, auf den aussichtsreichen jungen Geburtshelfer ROEDERER aufmerksam und vermochte den damaligen Kanzler der Georgia Augusta, GERLACH V. MÜNCHHAUSEN, für die Gründung eines „Accouchierhospitals" in Göttingen zu interessieren.

1751 wurde ROEDERER, damals 25 Jahre alt, von Georg II., König von Hannover, nach Göttingen berufen „für den doppelten Endzweck", wie aus den Akten der Universitäts-Frauenklinik hervorgeht (zitiert nach

Gg. B. Gruber) "gebildete Hebammen für das Land zu erzeugen, andererseits und vorzüglich aber, um den Studiosi medicinae zur Erlernung der notwendigen Kenntnisse in dieser Sache Gelegenheit zu geben".

So ist die Göttinger Frauenklinik in der Tat als die älteste deutsche akademische geburtshilfliche Unterrichtsanstalt anzusehen und kann in diesem Jahre das 200jährige Jubiläum ihres Bestehens feiern.

Es liegt nahe, Ihnen bei Gelegenheit dieses Kongresses einen kurzen *Überblick über das Wirken der geburtshilflich-gynäkologischen Lehrer in Göttingen* zu geben, in dem sich die Entwicklung unseres Faches in Deutschland widerspiegelt.

Roederer konnte seine Tätigkeit in Göttingen nur 12 Jahre lang ausüben. Er starb im Jahre 1763 auf einer Konsultationsreise nach Paris in Straßburg am „hitzigen Fieber", erst 37 Jahre alt. Er hatte aber schon erreicht, was ihm als seine Lebensaufgabe vorschwebte und von ihm in seiner Antrittsrede in Göttingen in die Worte gefaßt wurde:

„Sit sua laus medicinae,
sit chirurgiae honos,
Obstetriciae nomen haud obscurum manet.
Marito dulcem reddit conjugem,
proli matrem, matri laborum mercedem,
universae familiae solamen!"

Auf Roederer folgte im letzten Jahr des 7jährigen Krieges Heinrich August v. Wrisberg (1763—1785).

Wenn wir das wissenschaftliche Arbeitswerk und die Lehrtätigkeit v. Wrisbergs überblicken, so zeugen beide für eine, auch für die damalige Zeit außergewöhnliche Universalität.

v. Wrisberg las über Anatomie, Physiologie, Chirurgie, Medicina forensis, Augenheilkunde und Osteologie, ferner im Sommer über die Hebammenkunst und im Winter über „Weiberkrankheiten". Seine Arbeiten haben dem Mosaik der damaligen Geburtskunde eine Unmenge wertvoller Steine hinzugefügt. Sein Name ist der heutigen Generation nur noch wenig bekannt. Denn er gehörte zu dem Typus von Forschern, deren Werk keinerlei Widerspruch erfuhr, also zu den nicht weniger wertvollen stillen Gelehrten; im Gegensatz zu

Friedrich Benjamin Osiander (1792—1822),

der auf v. Wrisberg nach einem kurzen Interregnum durch Johann Heinrich Fischer folgte.

Osiander stammte aus einer württembergischen Pfarrerfamilie und war Schüler des Tübinger Geburtshelfers Georg Friedrich Sigwart. Er war eine der markantesten Persönlichkeiten unter den vorzeitgenössischen Lehrern der Geburtshilfe. Er führte den Gebrauch des Opiums in die Geburtshilfe ein. Durch Osiander hat sich damals ein heißer Kampf zwischen der aktiven Geburtshilfe, der „Entbindungskunst", und einer streng abwartenden Geburtsleitung abgespielt, ähnlich wie er jetzt auf einer anderen Ebene wieder entbrannt ist. In dem Bestreben, die zerstückelnden Operationen, die damals noch einen breiten Raum in der operativen Geburtshilfe einnahmen, einzuschränken, erweiterte OSIANDER die Anwendung der Zangenoperation weit über das berechtigte Maß hinaus.

OSIANDER hat 40% aller Geburten mit der Zange, 6% mit anderer Kunsthilfe, dem Hebel, der Wendung und dem von ihm schon im unteren Teil der Gebärmutter ausgeführten Kaiserschnitt beendet. Nur 54% der Geburten ließ er ohne Kunsthilfe verlaufen. OSIANDER mußte in diesem Kampf, der sich hauptsächlich zwischen der Göttinger und der Wiener Schule unter LUKAS JOHANN BOËR abspielte, schließlich unterliegen. Trotzdem hat er unser Fach in ungewöhnlicher Weise gefördert, wie es in der Natur der Sache liegt, daß der Fortschritt oftmals durch anfängliche Übertreibungen und Fehlwege erkauft wird. Man könnte mit ERICH KÄSTNER sagen: Irrtümer haben ihren Wert jedoch nur hie und da. Nicht jeder, der nach Indien fährt, entdeckt Amerika. Aus dem Archiv der Klinik geht hervor, daß OSIANDER im späteren Alter praktisch von seinem mit Starrköpfigkeit aufrechterhaltenem Standpunkt der aktiven Entbindungskunst doch allmählich abgerückt ist. Aber literarisch zugegeben hat er seine Nachgiebigkeit nie.

Interessant ist, daß OSIANDER in dieser Zeit trotz seiner Aktivität die mütterliche Letalität in der Göttinger Entbindungsanstalt bereits auf die erstaunlich niedrige Zahl von $7^0/_{00}$ senkte (GERDA SCHWEEN).

Der damaligen Entwicklungsphase unseres Faches entsprechend stand die Geburtshilfe in dem OSIANDERschen wissenschaftlichen und praktischen Arbeitsfeld weit im Vordergrund. *Aber die Vertiefung in die Geschichte dieses seltenen Mannes zeigt schon deutlich, wie die Frauenheilkunde allmählich aus der Geburtshilfe herauswuchs.* GG. B. GRUBER hat festzustellen vermocht, was den bisherigen geburtshilflichen Historikern entging, daß OSIANDER in der Göttinger wissenschaftlichen Sozietät bereits im Jahre 1808 über einige Fälle operativ geheilter Gebärmuttercarcinome vorgetragen hat. Dies ist zweifellos für Göttingen die erste Überlieferung planmäßig durchgeführter operativer Hilfe bei einer gynäkologischen Erkrankung (GG. B. GRUBER).

Ich möchte die kurze Skizze über OSIANDER nicht abschließen, ohne den Besuch GOETHES in seiner Klinik zu erwähnen, der sich damals auf dem Wege nach Pyrmont befand und den Meister der Entbindungskunst besuchte. Wir lesen in den Annalen GOETHES:

„Und wie denn jeder Ort den fremden Ankömmling zerstreuend hin und her zieht und unsere Fähigkeit, das Interesse mit den Gegenständen schnell zu wechseln, von Augenblick zu Augenblick in Anspruch nimmt, so wußte ich die Bemühung des Professors OSIANDER zu schätzen, der mir die wichtige Anstalt des neu und sonderbar erbauten Accouchierhauses sowie die Behandlung des Geschäftes erklärend zeigte."

Das „sonderbar" bezieht sich zweifellos auf das Treppenhaus dieses monumentalen Gebäudes, das zu besichtigen Sie bei Ihrem Göttinger Besuch Gelegenheit finden werden.

Auf OSIANDER folgte

LUDWIG CASPAR JULIUS MENDE (1823—1832),

in dessen bewunderungswürdig umfangreichen wissenschaftlichen Schriften die Behandlung der Frauenkrankheiten bereits stark hervorzutreten begann.

Sein Nachfolger war der aus der bekannten „Asklepiadenfamilie der Siebolde" stammende

EDUARD CARL CASPAR JACOB V. SIEBOLD (1833—1861).

Wir denken bei der Nennung dieses Namens an AGATHE V. SIEBOLD, die zweite Tochter des Göttinger Gelehrten und Jugendliebe von JOHANNES BRAHMS. Es war die Zeit von GAUSS und WEBER, die damals die Telegraphie erfanden, des Chemikers WÖHLER, der ein Duzfreund von v. SIEBOLD war, und des Anatomen HENLE. In der Geburtshilfe nahm v. SIEBOLD zunächst einen vermittelnden Standpunkt zwischen dem seines Vorgängers OSIANDER und der BOËRschen Lehre ein, wandte sich dann aber, nachdem er mit dem berühmten Heidelberger NAEGELE Freundschaft geschlossen hatte, der streng abwartenden Geburtsleitung zu. Über Frauenkrankheiten ist aus seiner Feder nichts Wesentliches erschienen. Dagegen kommt ihm das Verdienst zu, als einer der ersten Deutschen die *Narkose* eingeführt zu haben.

Seine Vorliebe war die Philologie. Er wollte alte Sprachen studieren und ließ sich nur auf dringenden Wunsch seines Vaters als Medizinstudent inskribieren. Aus dieser Neigung ist auch sein berühmtes Geschichtswerk „Versuch einer Geschichte der Geburtshilfe" entstanden, das nach zehnjähriger fleißiger Arbeit im Jahre 1845 erschien und noch heute als die beste historische Darstellung unseres Faches anzusehen ist.

v. SIEBOLD war keiner Lebensfreude abhold. Musikalisch trat er schon als Kind hervor. Er spielte jedes Instrument. Als Paukenspieler war er sehr gesucht. „Im Konzertsaal, wo es darauf ankam, einen besonders guten Paukenschläger zu haben, sah man stets den berühmten Gynäkologen die Schlegel schwingen", berichtet der Anatom HENLE.

Eine kleine geburtshilfliche Geschichte möchte ich nicht unterdrücken. Als v. SIEBOLD einmal in Mannheim in der Oper Fidelio den Tönen der berühmten Schröder-Devrient lauschte und plötzlich eine Pianostelle kam, konnte man seinen Heidelberger Kollegen KARL NAEGELE, der neben ihm saß, vernehmen: „Freund, glauben Sie wirklich, daß der Kopf des Kindes jemals im geraden Durchmesser in das Becken eintreten kann?"

JUVENAL war v. SIEBOLDS Lieblingsdichter. Die sechste Satire von JUVENAL übersetzte er metrisch und ließ sie drucken. Über JUVENAL hielt er eine Vorlesung, die so stark besucht war, daß der größte Hörsaal nicht ausreichte. Er soll so würzig vorgetragen haben, daß junge Theologen für ihr Seelenheil gefürchtet und weiterhin auf die Kollegs verzichtet haben sollen.

v. SIEBOLD hat fast 30 Jahre in Göttingen gewirkt. In seinem Leben spiegelt sich die höchste Blütezeit der Göttinger Universität eindrucksvoll wider. Ich lasse seine eigenen Worte sprechen:

„Es wird aber auch nicht leicht einen Ort geben, der in jeder Beziehung so zu geistigen Beschäftigungen gemacht ist, als gerade Göttingen. Bei der Vereinigung so vieler ausgezeichneter Männer in jedem einzelnen Fache der Wissenschaft ist jeder dem anderen nachzuahmendes Vorbild: Zerstreuungen, wie sie in anderen größeren Universitätsstädten sich darbieten und von geistigen Arbeiten ablenken, finden sich hier gar nicht, dazu die großen Hilfsmittel der Königlichen Bibliothek, die wahrhaft väterliche Vorsorge des Königlichen Kuratoriums für die Universität, welches jeden billigen Wunsch um Verbesserung der Institute und sonstiger Attribute erfüllt; alles dies befördert die Arbeiten der einzelnen und spornt sie zu dem größten Fleiße an, so daß man Göttingen selbst eine große Studierstube nennen könnte." Genau so ist es auch heute noch in Göttingen!

v. SIEBOLD scheint es allerdings verstanden zu haben, mit viel Humor und süddeutschem Temperament in die stille norddeutsche Studierstube Göttingen Leben und Bewegung hineinzubringen.

Der Nachfolger von v. SIEBOLD war

JACOB HEINRICH HERMANN SCHWARTZ (1862—1888).

Wir sehen in SCHWARTZ einen stillen, edlen Mann vor uns, der äußerst zuverlässige wissenschaftliche Arbeit leistete und als Idealtyp eines menschenfreundlichen Arztes viel Segen stiftete. SCHWARTZ war Assistent und Schwiegersohn von G. A. MICHAELIS in Kiel und wurde von diesem nach Wien geschickt, um sich nach der aufsehenerregenden SEMMELWEISschen Lehre umzusehen. Er berichtete am 21. 12. 1847 in einem ausführlichen Brief seinem Lehrer und Schwiegervater über das, was er in Wien in Augenschein genommen hatte. Dieser aufschlußreiche Brief war in den deutschen Bibliotheken nicht mehr aufzufinden. Man wußte aber, daß er damals von MICHAELIS an seinen Kollegen LEVI in Kopenhagen geschickt und in dänischer Sprache veröffentlicht worden war. GG. B. GRUBER hat sich bei seinen historischen Studien über die Göttinger Frauenklinik diesen Brief von CARL HEIJL aus Stockholm wieder verschafft, so daß uns dieses wichtige Dokument jetzt vorliegt.

SCHWARTZ gebührt der Ruhm, noch verhältnismäßig frühzeitig nach seiner Berufung die *geburtshilfliche Antisepsis* in die Göttinger Frauenklinik eingeführt zu haben, die vorher noch in dem gegen SEMMELWEIS oppositionellen Lager stand.

Von SCHWARTZ wurde im Jahre 1876 die erste *Ovariotomie* unter antiseptischen Kautelen in der Göttinger Frauenklinik ausgeführt.

Wir kommen mit SCHWARTZ schon der Gegenwart nahe, indem seine Enkelin, die Tochter des Göttinger Gynäkologen DROYSEN, Fräulein KÄTHE DROYSEN, meine Ihnen allen bekannte Zeichnerin, heute zu unseren Gästen gehört.

Mit dem Lebenswerk der drei nachfolgenden Direktoren der Göttinger Frauenklinik,

MAX RUNGE (1888—1909),
PHILIPP JUNG (1910—1918) und
KARL REIFFERSCHEID (1918—1926),

sehen wir die Entwicklungsgeschichte der modernen Geburtshilfe und Gynäkologie ausgebreitet vor uns liegen.

MAX RUNGE, ein energiegeladener Mann, der in der Klinik nur „König Max" genannt wurde, kam in den gewaltigen Aufschwung der operativen Gynäkologie hinein. PHILIPP JUNG bestrahlte und heilte schon vor 1913, also vor den Mitteilungen von E. BUMM und A. DÖDERLEIN auf dem Hallenser Kongreß, Gebärmuttercarcinome mit Mesothorium und K. REIFFERSCHEID verfolgte, von Haus aus als FRITSCH-Schüler ein glänzender Operateur, diese Spur und baute die Strahlenbehandlung hauptsächlich der gutartigen Gebärmutterblutungen aus.

Das Studium der wissenschaftlichen Geschichte dieser Männer zeigt uns deutlich, wie die Gynäkologie aus der Geburtshilfe herausgewachsen ist. Heute wird vielfach angenommen, daß die operative Gynäkologie sich von der Chirurgie abgezweigt habe, ähnlich wie sich jetzt die Urologie von der Chirurgie abtrennt. Aber diese Annahme ist irrig. Gewiß hat die Gynäkologie an den Errungenschaften der Chirurgie, Schmerzstillungsmethoden, Asepsis, Nahttechnik usw. partizipiert, aber auch umgekehrt. Eine rein operative Gynäkologie, von der nicht gleichzeitig die Fortpflanzungsfunktionen und Regulationsvorrichtungen des Gesamtorganismus und die Seele der Frau berücksichtigt worden wären, hat es ja auch nie gegeben.

Wenn wir das wissenschaftliche und ärztliche Leben dieser Männer überblicken, so fesselt uns am meisten ihre Verschiedenheit in Charakter, Temperament und äußerem und innerem Erfolg. Jeder einzelne hat die ihm anvertraute Klinik in seiner Art gefördert und damit der Aufwärtsentwicklung unseres schönen Faches gedient.

Die ruhmreiche Geschichte der Gynäkologie verpflichtet uns dazu, unseren Vorgängern nachzueifern, den Geist vorurteilsloser wissenschaftlicher Forschung zu pflegen und unseren Nachwuchs in die richtigen Bahnen zu lenken.

Was können wir für die Zukunft unseres Faches tun?

Ich möchte nur einige, mir in unserer verworrenen Zeit besonders vordringlich erscheinende Punkte zur Sprache bringen.

Durch die Errungenschaften der Technik ist die Welt, in der wir leben, kleiner und der Raum enger geworden. Daraus ergibt sich, daß das öffentliche Leben in allen Teilen unserer Erde in ein immer dichteres Netz von Gesetzen, Verfügungen, Verordnungen und Bestimmungen eingezwängt wird; Gesetze, die in Zeiten der Not, des Zwanges und des Krieges unvermeidlich waren, bleiben bestehen. Neue Einschränkungen der persönlichen Freiheit und damit der persönlichen Entschlußkraft folgen. *Diesem Vorgang unterliegt und unterwirft sich auch die praktische Medizin.*

Ich sehe, daß die junge Medizinergeneration, die uns zur Ausbildung anvertraut ist, auf Grund einer jahrelangen Erziehung zur Unfreiheit bei ihren Entscheidungen sich nicht mehr fragt, was ist richtig und was ist falsch, was hilft und was ist schädlich, sondern sie fragt, was ist erlaubt, und was ist verboten?

Dieselbe Bereitschaft, irgendeine übergeordnete Stelle um Rat zu fragen und sich ihr zu unterwerfen, anstatt den Berufskampf mit eigener Kraft zu führen und die auftretenden Schwierigkeiten zu überwinden, zeigt sich auch bei den schon in der Praxis stehenden Kollegen. Man fragt bei einer höheren Instanz, zu denen nach der täglich eingehenden Post offenbar auch der Vorstand der wissenschaftlichen Gesellschaften gerechnet wird, an und bittet um deren Unterstützung, anstatt selbst Manns genug zu sein. Hier bewahrheitet sich der Spruch:

Natur wird (wie die Freiheit) nur beschränkt
durch Satzungen, die sie sich selbst geschenkt.

Mir scheint eine der Hauptaufgaben der zentralen Leitung unseres Berufes ebenso wie die der akademischen Lehrer darin zu bestehen, den Arzt in seiner Tätigkeit wieder auf das Fundament der eigenen Verantwortung zu stellen. Denn der Patient soll nicht verwaltet, sondern behandelt und geheilt werden. Nicht die Organisation ist das Primäre, auch nicht der Arzt, sondern der Patient! Dazu gehört eine hervorragende Ausbildung und Fortbildung des Mediziners, für die der Staat viel Kapital aufwenden muß, damit es später Zinsen trägt.

Den republikanischen Präsidentschaftskandidaten der Vereinigten Staaten von Amerika, HARALD E. STASSEN, Präsident der University of Pennsylvania, hörte ich in seiner Bankettrede auf dem Internationalen Gynäkologenkongreß in New York im vorigen Jahr über das Thema „Medicine and Freedom" zum Ausdruck bringen, daß derjenige Staat der fortschrittlichste sei, der der Ausübung der praktischen Medizin die größte Freiheit lasse. Dasselbe ist für die wissenschaftliche Forschung eine Selbstverständlichkeit.

Herr Ministerpräsident KOPF hat in seiner Eröffnungsansprache auf dem 52. Deutschen Ärztetag in Hannover im Oktober 1949 wohl als erster Regierungschef zum Ausdruck gebracht, daß neben der Freiheit die Gesundheit zu den Grundrechten der res publica gehört, *und die Gesundheit des Volkes ist den Staatsmännern und den Ärzten gemeinsam anvertraut. Möge das zukünftige und von uns als erwünscht angesehene Bundesgesundheitsministerium mit glücklicher Hand die Gesetzgebung so lenken, daß sie die Ordnung sichert, ohne dabei dem Arzt die Freiheit seiner Verordnungen zu nehmen.*

Ich danke an dieser Stelle Ihnen, Herr Minister ALBERTZ, daß Sie durch Ihre Verfügung, die soeben erschienen ist, meinem Drängen folgend, die Pflicht der namentlichen Meldung der Fehlgeburten aufgehoben haben mit der ausdrücklichen Begründung, um damit das Vertrauen zwischen Patienten und Ärzten zu stärken, *das von der Wahrung des Berufsgeheimnisses getragen wird.* Wie wichtig dieser ministerielle Entschluß ist, zeigen die unglückseligen Vorkommnisse jüngster Zeit in *Weinheim* und in *Garmisch.*

Der *zweite Punkt,* den zu erwähnen mir am Herzen liegt, betrifft ebenfalls die gesamte Medizin.

Als Reaktion auf ein überspitztes Organspezialistentum und eine übertriebene technische Richtung in der Medizin mußte eine Zeitlang mit Recht betont werden, daß wir nicht ein Organ, sondern den kranken Menschen behandeln. Jetzt wird aber mit dem wenig schönen Wort und Begriff der *„Ganzheitsmedizin"* viel zu viel Wucher getrieben. Ich selber habe es schon als junger Gynäkologe eigentlich immer als eine Beleidigung empfunden, wenn gesagt wurde, man solle nicht nur den Uterus, sondern die Patientin behandeln. Das mag an der in der Rostocker Medizinschule stark betonten konstitutionellen Betrachtungsweise liegen. Die alten Ärzte haben immer Psychotherapie getrieben. Sie haben aber nicht so viel davon gesprochen.

Ich sehe in der Empfehlung der Ganzheitsmedizin sogar eine Gefahr, weil sie manchen zur Oberflächlichkeit und Vernachlässigung der exakten lokalen Untersuchung verleitet. Augenblicklich droht die Ausübung der praktischen Medizin sich in die Flügel zu verschieben: Auf dem einen Flügel die übertrieben analytische Laboratoriumsmedizin, die nur Kurven und Retorten sieht, auf dem anderen Flügel die intuitive Ganzheitsbetrachtung, wobei dann das Wesentliche, die sorgfältige, örtliche, symptomgezielte Untersuchung des Patienten und die rationale somatische Diagnostik oft zu kurz kommt.

Der dritte und der letzte Punkt, den ich erwähnen möchte, betrifft den *wissenschaftlichen Nachwuchs.* Wir sind eine wissenschaftliche

Gesellschaft, und den Nachwuchs zu fördern, gehört zu den wichtigsten Aufgaben unserer Gesellschaft. In unserer Jugend steckt trotz der großen materiellen Not, in der sie lebt, eine unbändige Bereitschaft zur wissenschaftlichen Arbeit, und sie ist viel fleißiger als wir es früher waren, manchmal sogar zu fleißig und dann zum Schaden des Judizium. Wir Alten haben die Aufgabe, diesen Arbeitsdrang und Fleiß in die richtigen Bahnen zu lenken. Wer als Redakteur von wissenschaftlichen Zeitschriften täglich die Manuskripte auf seinem Schreibtisch vor sich liegen hat, weiß, woran es hapert. Ich möchte mir erlauben, folgende Ratschläge zu geben:

Lesen Sie mehr, bevor Sie selber schreiben; dann werden Sie vieles nicht mehr schreiben.

Pflegen Sie die Sprache und die Form.

Die Sprache ist das Material, in dem die Gedanken ihre Form erhalten, um auf die Mitmenschen einwirken zu können, wie ein Musikinstrument, das wir von Mißtönen befreien sollten. Ob „insgesamt" besser klingt als „im ganzen" und „insbesonders" besser als „besonders" und „darüber hinaus" besser als „außerdem", ist Geschmacksache und mag dahingestellt bleiben.

Aber der Ausdruck „konservative Behandlung" ist beispielsweise ein Widerspruch in sich und eine Nachlässigkeit. Noch ernster ist es mit dem Ausdruck „Krankheitsbild". Wenn Sie unsere Zeitschriften aufschlagen, so lesen Sie jetzt fast auf jeder Seite etwas von „Krankheitsbildern". Gewiß gibt es ein Krankheitsbild, d. h. die Gesamtheit der vorhandenen Symptome; eine richtige Bezeichnungsart, solange es sich nur um die augenblickliche Erscheinungsform der Krankheit handelt. Ganz schlimm wird es aber, wenn es heißt „Das Krankheitsbild nimmt einen günstigen oder ungünstigen Verlauf", oder, wie ich unlängst las: „Welche Krankheitsbilder führen zur Hypogalaktie?"

Eine solche Ausdruckweise zeigt eine bedenkliche Nachlässigkeit, nicht nur im Ausdruck, sondern auch im Denken.

Aber genug davon! Bewahren Sie unsere Sprache, auch die medizinische, vor Mißklängen und Unlogik!

Ein weiterer Fehler ist das *unrichtige Zitieren*, bei dem nicht die Originalarbeiten, sondern oft mangelhafte Referate zugrunde gelegt werden. Wir Schüler Otto v. Franques hatten in dieser Beziehung einen strengen Lehrer.

Der letzte Rat, den ich unserem Nachwuchs geben möchte, liegt auf einem ganz anderen Gebiet:

Fahren Sie, wenn Sie irgend können, ins Ausland, um den Anschluß zu gewinnen und nicht etwas unnötig zu wiederholen, was schon gemacht ist. Es gilt, die Maßstäbe zurückzugewinnen.

Damit komme ich zu zwei Bitten. Die *erste Bitte* richtet sich an unsere ausländischen Kollegen. Laden Sie auch die jungen Forscher ein, Sie zu besuchen, nicht nur uns Alten. Wir unsererseits freuen uns über den Besuch jedes Kollegen aus dem Ausland.

Die *zweite Bitte* geht auch hier noch einmal an die Staatsverwaltung: Öffnen Sie Ihre Säckel für die Ausbildung und Fortbildung der jungen Ärztegeneration!

Entscheidend allerdings ist nicht das Geld, sondern der Geist! Wir sehen an den Vortragsanmeldungen zu diesem Kongreß, in dessen wissenschaftlichen Teil wir jetzt eintreten wollen, mit Beglückung, daß die Mannschaft sich formiert hat.

Mit diesen Wünschen an unseren Nachwuchs und für unseren Nachwuchs wollen wir an unsere Arbeit gehen!

Meine Damen und Herren! Ich eröffne die erste wissenschaftliche Sitzung unserer Tagung. Bevor ich aber Herrn HEYNEMANN das Wort zu seinem Referat gebe, habe ich Ihnen einiges über das *wissenschaftliche Programm* mitzuteilen.

Auf allen großen Kongressen des Auslandes besteht jetzt der Brauch, für das Tagungsprogramm nur Referenten aufzufordern und keine freien Vortragsanmeldungen zuzulassen. Diese Handhabung hat viele Vorteile. Es kann von vornherein dafür gesorgt werden, daß der Inhalt des Programms die zur Verfügung stehende Zeit nicht sprengt. Zur Mitteilung kommen nur abgerundete Forschungsarbeiten über aktuelle, gerade im Vordergrunde des Interesses stehende wissenschaftliche Gebiete. Es bleibt genügend Zeit für die freie Aussprache. Bemerken möchte ich, daß es sich fast ausschließlich um Kurzreferate handelte von etwa 25 Minuten Dauer. Ich habe beobachtet, daß die angesetzte Zeit sowohl in London als auch in New York mit einer vorbildlichen Pünktlichkeit von allen Rednern eingehalten wurde. In London besonders waren alle gängigen Signaleinrichtungen aufgebaut, für deren Technik ich mich sehr interessierte. Aber ich habe kaum jemals gesehen, daß sie betätigt wurden. Auch die Diskussionsredner hielten sich an ihre Zeit.

Der Nachteil dieser Regelung besteht darin, daß die Nachwuchsgeneration nicht oder nur wenig zu Wort kommt.

Ich selber habe es gewagt, neben den 5 Haupt- und 4 Korreferaten zur Anmeldung von Vorträgen aufzufordern. Daraus entstand die „*Reserveliste*", die Herrn v. MASSENBACH und mir viel graue Haare gemacht hat. 172 Vortragsanmeldungen gingen ein und nur etwa 40 faßt die zur Verfügung stehende Zeit. Denn auch in Pyrmont hat die Stunde nur 60 Minuten und der Tag nur 24 Std. Ich möchte unter allen Umständen das unerfreuliche Durchhetzen des Programms vermeiden, wodurch jede freie Diskussion verhindert werden würde.

Die Auswahl der Vorträge für das Programm ergab sich aus der natürlichen Agglutination von Vortragsgruppen, wie Cytologie, operative Gynäkologie usw., erfolgte also nicht nach der Person, sondern nach der Sache. Mitglieder der Gesellschaft wurden bevorzugt. Auch werden Sie Verständnis dafür haben, daß ich die ausländischen Kollegen bevorzugt zum Wort kommen lasse. Denn wir wollen ja den Anschluß an die Weltgynäkologie wiedergewinnen bzw. pflegen.

Die Reserveliste, die uns so viel Kopfzerbrechen gemacht hat, enthält eine große Menge wertvoller Beiträge. Jeder in der Liste befindet sich also in bester Gesellschaft. Ich kann meinem Nachfolger im Amt der Präsidentschaft nur raten, bei diesem großen Angebot bald wieder zu tagen, etwa schon in $1^1/_2$ Jahren. Dabei wird er vielleicht eine andere Patentlösung finden.

Eine große Anzahl von Vorträgen, deren Inhalt mit den Hauptreferaten im Zusammenhang steht, habe ich, um Zeit zu gewinnen, nach Korrespondenz mit den Anmeldern zu Diskussionsbemerkungen umgewandelt. Das hat aber auch einen großen Nachteil, da es dadurch oft keine wirklich freie Aussprache zu den Vorträgen, sondern etwas Vorbereitetes wird. *Ich bitte alle Diskussionsredner, frei zu sprechen und sich in ihren Ausführungen auf die Referate zu beziehen.*

Sollten ganz besondere Wünsche im Plenum bestehen, den einen oder anderen Vortrag aus der Reserveliste noch zu hören, so bitte ich um schriftliche Beantragung. Ich werde daraus ersehen, auf welche Gebiete unseres Faches sich das besondere Interesse richtet, ohne allerdings versprechen zu können, daß ich die Wünsche erfüllen kann.

So hoffe ich also, daß sich unser Programm reibungslos und in Ruhe abwickeln wird.

Ich bitte nunmehr unser Ehrenmitglied Professor TH. HEYNEMANN-Hamburg, das Wort zu nehmen zu seinem Referat ,,Geburtserleichterung''.

Wissenschaftliche Verhandlungen.

I. Hauptbericht.

Geburtserleichterung.

Von

Th. Heynemann-Hamburg.

Die Geburtserleichterung im weitesten Sinne stellt ein so umfangreiches Gebiet dar, daß eine erschöpfende Darstellung in allen Einzelheiten den Rahmen eines jeden mündlichen Referates sprengen würde. Es ist daher gar nicht zu umgehen, manche Fragen nur kurz oder gar nicht zu berücksichtigen, um für die Erörterung der bedeutungsvollen ausreichend Zeit zu gewinnen. Dadurch wird es aber unvermeidbar, daß manche von Ihnen meine Ausführungen als lückenhaft empfinden werden. Solche Lücken können aber leicht von Ihnen in der Diskussion, von mir im Schlußwort ausgefüllt werden. Soweit als möglich, werde ich sie in dem schriftlichen Bericht im Archiv für Gynäkologie ebenfalls ausfüllen.

Andere Abschnitte des Referates dagegen können manchen vielleicht als überflüssig erscheinen, weil es sich notgedrungen auch auf Fragen erstrecken muß, die jeden einigermaßen erfahrenen Geburtshelfer ohne weiteres bekannt sind. Gerade in solchen, bis vor wenigen Jahren noch übereinstimmend beantworteten Fragen ist es aber inzwischen zu so ausgesprochenen Meinungsverschiedenheiten gekommen, daß eine erneute Einigung schon zu dem jetzigen Zeitpunkt fast ausgeschlossen erscheint. Trotzdem muß ich sie wegen der geradezu grundlegenden Bedeutung dieser Fragen für unser Fach mit allen Mitteln schon in diesem Referat anstreben.

Grundsätzlich besteht weitgehendste Übereinstimmung darüber, daß wir nicht nur berechtigt, sondern unter Umständen geradezu verpflichtet sind, eine vielleicht heiß ersehnte Geburtserleichterung auch zu gewähren, wenn dies ohne Bedenken, d. h. ohne Gefährdung von Mutter und Kind möglich ist.

In der heutigen Zeit müssen Geburtserleichterungen schon mit Rücksicht auf das meist höhere Lebensalter der Erstgebärenden und mit Rücksicht auf die starke berufliche und die häufig noch weit stärkere Belastung durch Haushalt und Familie sogar besonders dringlich erscheinen. Bei vielen Frauen haben darüber hinaus körperliche und noch mehr seelische Beanspruchungen in den langen Kriegs- und Nachkriegsjahren zu einer solchen Herabsetzung ihrer Leistungsfähigkeit und zu einer so erheblichen Labilität und Erschöpfung ihres Nervensystems geführt, daß für sie besondere Geburtserleichterungen völlig unentbehrlich geworden sind. Es muß aber mit allem Nachdruck betont werden, daß dies auch heute noch keineswegs für alle Frauen gilt. Auch heute noch erweist sich die Mehrzahl der Frauen allen Anforderungen von Schwangerschaft und Geburt durchaus gewachsen. Die außerordentliche Verschiedenheit der Menschen in ihren Leistungen und ihren Wünschen tritt ja uns Ärzten immer wieder in allen nur denkbaren Abstufungen vor Augen. Die Variabilität, die Verschiedenheit ist das Kennzeichen alles Lebendigen. Bei Kreißenden treten unter dem Einflusse der Geburtsbelastung und ganz besonders auch der Geburtsschmerzen diese Verschiedenheiten noch ganz besonders in Erscheinung. Es muß von vornherein Bedenken erregen, jede Kreißende ganz in der gleichen Weise und nach einem einzigen, für alle gültigen Schema behandeln zu wollen.

Es bedeutet unter diesen Umständen für uns Geburtshelfer einen besonderen Vorteil, daß uns nicht nur wirksame Geburtserleichterungen, sondern auch solche in der mannigfachsten Form zur Verfügung stehen, so daß wir sie weitgehend den Besonderheiten einer jeden Kreißenden anpassen, also individualisieren können, was ja bei jeder schwierigen therapeutischen Aufgabe, besonders wenn Psyche und Nervensystem beteiligt sind, die Voraussetzung für überragende Erfolge darstellt.

Schon das Gefühl, nicht allein und nicht ohne Hilfe zu sein, stellt für die Kreißende eine ganz wesentliche Geburtserleichterung dar. Man soll Frauen mit Wehen niemals allein lassen, dies ist in Deutschland Aufgabe der Hebamme. Aber auch der Geburtshelfer soll möglichst bald nach Wehenbeginn, wenn auch nur vorübergehend, die Kreißende aufsuchen, untersuchen und beruhigen. Diese Empfindung der Erleichterung wird durch ein vorhergegangenes Kennenlernen und das Gewinnen von Vertrauen zum Charakter und zu den Fähigkeiten des Helfers noch ganz wesentlich gesteigert. Die immer mehr an Bedeutung gewinnenden Vorsorgeuntersuchungen geben hierfür die beste Gelegenheit. Man soll sich bei ihnen möglichst nicht nur auf die unentbehrlichen geburtshilflichen Feststellungen beschränken, sondern auch vorhandene Sorgen und Befürchtungen in bezug auf Schwangerschaft und Geburt zu erkennen und zu zerstreuen suchen. Auf die große Bedeutung einer solchen psychischen Einflußnahme während Schwangerschaft und Geburt hat in neuester Zeit vor allem der englische Geburtshelfer GRANTLY DICK READ hingewiesen. Tatsächlich handelt es sich hier um ein Gebiet, dessen eifrigste Beachtung den Ärzten, aber auch den Hebammen dringend empfohlen werden muß. Auf Entspannungsübungen der Schwangeren legt READ so großen Wert, daß er sie persönlich mit ihnen vornimmt und nicht selten allein auf diese Weise schmerzfreie Entbindungen erzielt. Derartige Erfolge kann aber die Mehrzahl der Geburtshelfer nicht erwarten, solche überragenden Ergebnisse psychischer Beeinflussung sind weitgehend an eine besonders eindrucksvolle Persönlichkeit gebunden.

Sehr viel aber kann jeder Geburtshelfer und jede Hebamme durch die üblichen kleinen Hilfen unter der Geburt und besonders durch ein ruhiges und verständiges Zureden erreichen. Die Zahl der Kreißenden, die unbeeinflußt und von sich aus zunächst weitere Erleichterungen gar nicht beanspruchen und die auf diese Weise eine völlig zufriedene und dankbare Erinnerung an ihre Entbindungen gewinnen, ist auch heute noch groß, und zwar ganz besonders auch unter den Akademikerinnen und den Ärztinnen. Allerdings, wenn die Geburtsschmerzen heftig werden und dann der Lachgasschlauch oder etwas ähnliches in greifbarer Nähe winkt, greifen die meisten auch danach und benutzen ihn.

Ein solches Bedürfnis nach weiteren Erleichterungen setzt weiter fast mit Sicherheit ein, wenn sich die Geburt länger hinzieht, als es die Kreißende erwartet hat. Auch wieder nach recht verschieden langer Zeit machen sich dann Erschöpfung und das Gefühl der Unzulänglichkeit geltend, Unruhe und Versagen sind die Folge. Es ist jedem Geburtshelfer bekannt, daß dann 0,01—0,015 Morphium oder ein Ersatzpräparat wie Dolantin Wunder wirken kann, wenn es gelingt, der Kreißenden für einige Zeit Ruhe und dadurch Erholung zu verschaffen.

Das beste ist es allerdings, einen solchen Zustand überhaupt nicht aufkommen zu lassen. Dabei sind *Wehenmittel* und *Spasmolytica* von wesentlicher Bedeutung. Durch Abkürzung der Geburt können sie zu einer ganz wesentlichen Geburtserleichterung führen. Nur wer die Einführung der wirksamen Wehenmittel miterlebt hat, kann die Größe des durch sie bedingten Fortschrittes voll ermessen. Er hat dann aber auch die großen Gefahren kennengelernt, die von ihnen aus Mutter und Kind erwachsen können. Sorgfältige *Indikationsstellung* und sachgemäße *Dosierung* sind eine unerläßliche Voraussetzung für eine wirklich segensreiche und gefahrlose Anwendung dieser wirksamen Mittel. Es ist nicht angebracht, sogleich bei jedem Nachlassen der Wehentätigkeit Hypophysenhinterlappenpräparate zu injizieren. Bei jedem Muskel macht sich, wenn auch nach verschieden langer Zeit, Ermüdung geltend, ein vorübergehendes Nachlassen der Wehentätigkeit ist physiologisch und dient der Erholung. Erst wenn durch Anhalten der schlechten Wehentätigkeit eine wesentliche, für die Kreißende unangenehme Verzögerung der Geburt mit ihren anderen schädlichen Folgen droht, ist die Verabfolgung indiziert. Die intravenöse Injektion von Wehenmittel vor Geburt des Kindes ist am besten zu unterlassen, da sie immer für das Kind ernste Gefahren heraufbeschwört. Daran ändert nichts, daß sehr Erfahrene mit Erfolg von ihr Gebrauch gemacht haben.

Für die *Dosierung* darf die ebenfalls verschiedene Erregbarkeit und Ansprechbarkeit des Uterusmuskels und die Möglichkeit einer irrtümlichen Bezeichnung der Voegtlin-Einheiten auf der Ampulle nicht übersehen werden. Man muß sich daher bekanntlich bei der Dosierung einschleichen. Man soll stets mit 1 Voegtlin-Einheit beginnen. Erst bei einem Mißerfolg wird man bei erneuter Injektion nach $^1/_2$ Std die Dosis steigern. In der USA. werden Wehenmittel neuerdings in sehr schwacher Konzentration, aber fortlaufend durch Dauertransfusion zugeführt. Krampfwehen werden überall durch Morphium ausgeschaltet.

Es ist kein Zufall, daß mit der steigenden Anwendung der Wehenmittel ein vermehrter Bedarf an *Spasmolytica* eingesetzt hat, denn die ersteren wirken, besonders bei Überdosierung, begünstigend und steigernd auf Spasmen.

Bei jeder Verzögerung der Eröffnungsperiode bei anscheinend guter Wehentätigkeit muß man an Spasmen denken, auch starke Kreuzschmerzen weisen darauf hin. Für eine zuverlässige Diagnose ist allerdings die rectale Untersuchung kaum entbehrlich. Diagnose und Indikationsstellung sind hier bisher durch eine exakte Wehenmessung nicht wesentlich gefördert. KARL SZÉSSI empfiehlt allerdings in neuester Zeit die Benutzung des LORANDschen Tokometers zur exakten Dosierung der Wehenmittel und Spasmolytica. Nach BABOS ist die Indikation zur Verabfolgung von Wehenmittel aus dem Verhalten des LORANDschen Tokographen zu entnehmen, nicht aber die Verabfolgung von Spasmolytica.

Wohl die meisten Geburtshelfer in Deutschland bevorzugen die Verabfolgung von Belladonna, z. B. in Form der Belladonnaexclud-Zäpfchen oder injizieren Dolantin, das auch ausgesprochen schmerzlindernd wirkt. Wie alle Narkotica darf es nicht in den letzten 1—2 Std vor der Geburt gegeben werden. Beim Ausbleiben eines Erfolges kommt erneute Verabfolgung in $^1/_2$stündigen Pausen, bei einsetzender Wehenschwäche anstatt dessen die Verabfolgung eines Hypophysenhinterlappenpräparates in Frage. Ein solches, z. B. von H. GUGGISBERG, BURGER u. a. empfohlenes Vorgehen stellt eine zielbewußte und oft wirksame Therapie zur Beschleunigung und damit zur Erleichterung der Geburt dar.

Um die Wirkung zu steigern, haben VORON und PIGEAUD dem *Accouchement médical* das Wort geredet. J. KREIS sprengt grundsätzlich die Fruchtblase bei verstrichenem und auf 1-Franc-Stück-Größe geöffneten Muttermund. Setzen Wehentätigkeit und Eröffnung nicht nach Wunsch ein, so beginnt die Verabfolgung von Medikamenten. Die Zahl der Injektionen schwankt bei den mitgeteilten Entbindungen zwischen 1 und 21 Injektionen von 1,0—1,5 Spasmalgin abwechselnd mit selteneren, 1—6 Injektionen, von 0,2 cm^3 eines Hypophysenhinterlappenpräparates. Andere sind darüber noch hinausgegangen und haben grundsätzlich bei jeder Entbindung zu deren Beschleunigung Spasmolytica oder Wehenmittel oder beide verabfolgt. Die in diesem Sinne medikamentös gelenkten Entbindungen haben sich aber nicht durchsetzen können. Es liegen Berichte auch über Schädigungen, ja Todesfälle vor (W. STOECKEL, K. RUGE). Sie können unmittelbar hervorgerufen werden und in Rissen, atonischen Nachblutungen und beim Kinde in intrakraniellen Blutungen bestehen. Besteht eine Conglutinatio orificii externi, die aber häufig durch Narben oder eine feste Verklebung oder Verwachsung des Muttermundes mit den Eihäuten bedingt ist, dann können häufig nicht Wehenmittel und nicht Spasmolytica, sondern nur die sonst im allgemeinen abzulehnende mechanische Dilatation des Muttermundes oder Muttermundsincisionen zur Geburt eines lebenden Kindes führen und vor schweren Cervixrissen oder cervicovaginalen Fisteln bewahren. Bei Einklemmung der vorderen Muttermundslippe kann ebenfalls nur ihr digitales Zurückschieben zur schnellen Geburt führen. Es handelt sich gewiß nicht um allzu häufige Ereignisse, sie lassen aber besonders deutlich erkennen daß nur sorgfältige Diagnose und Indikationsstellung zu den richtigen Maßnahmen zur Beschleunigung der Geburt führen können.

Fast alle deutschen Geburtshelfer, wie W. STOECKEL, W. ZANGEMEISTER, A. MAYER, H. MARTIUS, v. MIKULICZ-RADECKI und viele andere vertreten den Standpunkt, daß auch die *Sprengung der Fruchtblase* nur auf bestimmte, in jedem Lehrbuch der Geburtshilfe zu findende Indikationen und nicht mehr oder weniger grundsätzlich zur Herabsetzung des Geburtsschmerzes und zur Beschleunigung der Geburt vorgenommen werden soll. Allgemein anerkannt als Indikationen werden eigentlich nur der verzögerte Blasensprung, die Blutung bei Placenta praevia lateralis und das wiederholte Abweichen des Kopfes vom Beckeneingang bei fehlendem Mißverhältnis zwischen Kopf und Becken, mit Einschränkung und nur unter bestimmten Umständen die vorzeitige Lösung der Placenta bei normalem Sitz, akutes Hydramnion, Eklampsie, Präeklampsie und Übertragung des Kindes nach 3maligem Versagen der medikamentösen Einleitung der Geburt. Lediglich zur Wehenverstärkung und Beschleunigung der Geburt oder zur Herabsetzung des Geburtsschmerzes soll sie nur bei verstrichener Cervix, nicht zu wulstigem und nicht derbem Muttermund und bei seiner Erweiterung auf mindestens 3 Finger- bis Kleinhandtellergröße und möglichst auch nur bei Mehrgebärenden und nach Eintritt des Kopfes in das Becken angewandt werden.

Ferner, aber auch nur ausnahmsweise und nur bei bestimmter Indikation kann zur Beschleunigung und damit zur Erleichterung der Geburt die Anlegung der *Kopfschwartenzange* am Platze sein, wenn Wehenmittel und Spasmolytica nach Blasensprung oder Blasensprengung versagen und ein operatives Vorgehen wegen Infektionsverdacht nicht statthaft erscheint.

Auch die *Extraktion am Beckenende* kann bei lange dauernder Geburt, besonders bei Erstgebärenden und vorzeitigem Blasensprung als eine ausgesprochene Geburtserleichterung angesehen werden und wird in diesem Sinne auch nicht selten in der Hausgeburtshilfe angewandt. Sie bringt aber eine so erhebliche Gefährdung des Kindes mit sich, daß sie unbedingt abgelehnt werden muß, soweit nicht eine dringliche Indikation, d. h. Gefahr für Mutter und Kind dazu zwingt.

Das *Verfahren von* DELMAS, das er 1928 empfohlen hat und das bekanntlich in der schnellen manuellen Dilatation des Cervicalkanals und der anschließenden Extraktion des Kindes mit Hilfe der Lumbalanästhesie besteht, wird, wenn überhaupt, ebenfalls nur für besonders gelagerte Schwierigkeiten, wie fehlende Erweiterung des Muttermundes bei Nabelschnurvorfall, Fieber usw. von einzelnen empfohlen. Meines Erachtens muß man es mit HOLTERMANN wegen Gefahr für Mutter und Kind ablehnen. Es drohen Narkosetod und Einrisse mit Blutungen bei der Mutter und Asphyxie und intrakranielle Blutungen beim Kinde.

Die *digitale Muttermundsdehnung* mit oder ohne Rauschanalgesie, die früher von manchen Geburtshelfern, wie z. B. B. ASCHNER häufig zur Beschleunigung der Geburt ausgeführt ist, wird heute nur noch bei bestimmten Indikationen angewandt, z. B. bei der Einleitung der Geburt mit Sprengung der Fruchtblase nach Versagen der medikamentösen Geburtseinleitung und, wie bereits erwähnt, bei der Conglutinatio orificii externi. W. BICKENBACH hat jetzt die Indikationen für die digitale Muttermundsdehnung erneut zusammengestellt.

Auch die *Metreuryse* halte ich zur Geburtsbeschleunigung für überholt. Sie ist schon seit Jahren für diesen Zweck von uns nicht mehr angewandt.

Bei Mehrgebärenden kann man die durch verzögerte Erweiterung des Cervicalkanals bedingten Geburtsverzögerungen durch Muttermundsincisionen oder die *vaginale Schnittentbindung* ausschalten und die Geburt beschleunigt zu Ende führen.

Zu der Geburtserleichterung im weiteren Sinne ist zweifellos auch die medikamentöse und operative Einleitung der Geburt zu rechnen. Das vergebliche Warten auf den Eintritt der Geburt nach dem Verstreichen des errechneten Geburtstermins gehört zu den schwersten psychischen Belastungen besonders mancher Erstgebärenden. Ein Absterben des sehnlichst erhofften ersten Kindes durch Übertragung stellt zunächst eine Katastrophe dar. Wenn es ohne Gefährdung für Mutter und Kind möglich ist, werden wir auch diese Erleichterung gewähren. Diese Frage ist jedoch zur Zeit noch umstritten. Namhafte Geburtshelfer, wie C. KAUFMANN haben vor allem auf Grund statistischer Erhebungen Bedenken gegen die medikamentöse und erst recht gegen die operative Einleitung der Geburt nach überschrittenem Geburtstermin erhoben. Ich gehöre mit MARTIUS und BURGER zu denen, die vor allem auf Grund eigener Erfahrungen und klinischer Beobachtung ein solches Vorgehen nicht nur für berechtigt und erlaubt, sondern sogar für erwünscht und indiziert halten. Die Schwierigkeit der Entscheidung liegt in erster Linie in der Unsicherheit der Diagnose der Übertragung.

Als grundsätzliche Geburtserleichterung ist neuestens von HINSBERG die Speculumgeburt nach BAUEREISEN empfohlen. Darüber besitze ich keine eigenen Erfahrungen.

C. SCHRÖDER-Hamburg hat auf die beruhigende und daher günstige Wirkung geeigneter Anstriche der Kreißsäle und ihrer Einrichtungsgegenstände hingewiesen. Ohne den Einfluß dieser Maßnahme überschätzen zu wollen, halte ich sie grundsätzlich für richtig. Bei der ersten Erneuerung der Eppendorfer Kreißräume habe ich die weißen Kacheln und Anstriche durch mattgrüne ersetzen lassen. In die engere Wahl habe ich auch hellgraue und dunkelblaue gezogen. Die Einrichtungsgegenstände habe ich dunkelgrau streichen lassen.

Eine medikamentöse Beeinflussung der *Nachgeburtsperiode* wird seit langem versucht. Ihr Zweck ist aber ganz in erster Linie die Verhütung lebensbedrohlicher atonischer Nachblutungen gewesen, daneben ist aber auch eine Herabsetzung des Blutverlustes überhaupt und eine Verkürzung dieses Geburtsabschnittes angestrebt worden, um die bei stundenlanger Dauer der Nachgeburtsperiode vorhandene Gefahr der Infektion auszuschalten und um den vor allem durch die Austreibungsperiode erschöpften Frauen endgültig Ruhe zu verschaffen. Der Zweck der Geburtserleichterung ist also dabei vorhanden, steht aber nicht im Vordergrunde. Ich gehe auch hier im wesentlichen nur deshalb darauf ein, weil mir die Entwicklung dieser Prophylaxe in einem gewissen Sinne kennzeichnend für die Entwicklung der ganzen Geburtshilfe in neuester Zeit zu sein scheint.

Zur Prophylaxe hat früher in erster Linie die intravenöse Verabfolgung von Hypophysenhinterlappenextrakten gedient. Sie ist alsbald nach der Geburt des Kindes erfolgt. Eine Erprobung an etwa 5000 Kreißenden der Eppendorfer Frauenklinik hat aber in Übereinstimmung mit der STOECKELschen Klinik zu einem völlig negativen Ergebnis geführt. Nur bei bereits gestörter Nachgeburtsperiode, z. B. bei Zangen wegen Wehenschwäche, Zwillingen, Hydramnion usw. ist die Prophylaxe scheinbar von Nutzen gewesen.

Der Gedanke hätte an und für sich nahegelegen, die Wehentätigkeit schon vor der Geburt des Kindes anzuregen, dies hätte dann aber z. B. bei den Zangenoperationen bei der häufig vorhandenen Verschlechterung der kindlichen Herztöne eine Gefährdung des Kindes bedeuten können.

DAVIS und BOYNTON haben als erste die Ansicht vertreten, daß eine richtige Leitung der Nachgeburtsperiode bereits gegen Ende der Austreibungszeit beginnen müsse. Sie empfehlen daher bereits nach Geburt des Kopfes oder der vorderen Schulter 0,2 mg Ergotrat intravenös zu injizieren. Die Placenta hat sich dann in 72% der Fälle innerhalb 3 min exprimieren lassen. Auch QUIGLEY empfiehlt die intravenöse Injektion von 0,2 mg Ergotrat unmittelbar nach der Geburt des kindlichen Kopfes. Die Geburt der hinteren Schulter soll 1 min verhindert werden, damit sich die Placenta lösen, der Muttermund sich aber vor ihr nicht krampfartig verschließen kann, was durch die intravenöse Injektion von Secalepräparaten herbeigeführt werden könnte. DE LEE und GREENTIL widerraten dieser Methode für die Praxis. Eigene Erfahrungen über dieses Verfahren besitze ich nicht. In Europa wird jetzt vielfach in Kliniken das Methergin (STOLL und HOFMANN), ein anderes Secalepräparat, für den gleichen Zweck angewandt. Ich möchte aber meinen, daß dies Verfahren in erster Linie theoretischen Überlegungen und dem Tempo der Zeit seine Entstehung verdankt.

Fasse ich das Gesagte nochmals kurz zusammen, so sehen wir, daß uns wirksame Geburtserleichterungen in großer Zahl zur Verfügung stehen. Ihre Anwendung steht aber nicht in unserem Belieben. Jede hat ihre bestimmten Indikationen, die beachtet werden müssen, wenn ein voller Erfolg erzielt und eine Gefährdung von Mutter und Kind vermieden werden soll. Sorgfältige Indikationsstellung, bei Medikamenten auch sachgemäße Dosierung und bei operativen Maßnahmen gute technische Durchführung sind unerläßliche Voraussetzung für gute Erfolge, eine indikationslose und schematische Anwendung ist abzulehnen.

Für eine alte Erstgebärende mit rigiden Weichteilen stellt es zweifellos eine außerordentliche Geburtserleichterung dar und wird auch als solche empfunden, wenn man sich wegen weiterer Komplikationen, wie fehlerhafte Kindslage, vorzeitigem Blasensprung, Nabelschnurvorfall oder Wehenschwäche schon im Beginn der Geburt zur *abdominalen Schnittentbindung* entschließt. Es muß aber mit aller Schärfe betont werden, daß hier die Indikation zur Schnittentbindung nicht in der Erleichterung der Geburt, sondern in der Rettung des gefährdeten Kindes liegt.

Die Indikationsstellung zur abdominalen Schnittentbindung ist wegen der außerordentlichen Besserung der Operationsergebnisse durch die Antibiotica mit Recht erheblich erweitert worden. Dies hat uns als großen Fortschritt und als große Geburtserleichterung die Befreiung von der hohen Zange gebracht.

Die Häufigkeit der abdominalen Schnittentbindung liegt in den angelsächsischen Kliniken vielfach bei etwa 6% aller Entbindungen.

Die gleiche Häufigkeit würde in der Eppendorfer Frauenklinik erreicht, wenn sie sich den seinerzeitigen Vorschlag von MAX HIRSCH zu eigen machen würde, alle vaginalen geburtshilflichen Operationen außer Beckenausgangszange und Manualhilfe durch die abdominale Schnittentbindung zu ersetzen. Tatsächlich beträgt sie aber nur annähernd 3%, in ganz Hamburg bis 1949 nur 1,5%, 1950 1,8%, obwohl wir uns bei jeder Schwierigkeit der Entbindung die Frage vorgelegt haben, ob das weitere Abwarten der Spontangeburt, eine vaginale operative Entbindung oder die abdominale Schnittentbindung die besten Aussichten für Mutter und Kind bieten würden.

Die Zahl der abdominalen Schnittentbindungen liegt in einzelnen ausländischen Kliniken jedoch noch über 6%, ja ausnahmsweise sogar über 10%. Hier muß man den Eindruck gewinnen, daß bisweilen doch bereits die abdominale Schnittentbindung allein zur Geburtserleichterung, etwa wie früher die Erlösungszange gemacht wird. Es gibt sicher Kreißende, bei denen dies angebracht ist. Aber Zurückhaltung ist hier noch am Platze, denn die abdominale Schnittentbindung ist trotz aller Fortschritte immer noch die gefährlichste Art der Entbindung, auch werden dabei die Schmerzen zum Teil nur von der Geburt in die ersten Tage des Wochenbettes verlegt.

Für Laien fällt heute der Begriff der Geburtserleichterung weitgehend mit dem der *Schmerzbekämpfung* zusammen. Die ,,schmerzlose Entbindung'' ist auf der ganzen Welt zu einer hochaktuellen Angelegenheit geworden, was noch nie eine ruhige und sachliche Beurteilung gefördert hat. Für dieses Referat sind in erster Linie die grundsätzlichen Fragen von Bedeutung, die ich möglichst kurz und nach dem heutigen Stande der Dinge erörtern werde. Hier ist noch alles im Flusse und in vielen Fragen eine endgültige und sichere Beurteilung noch gar nicht möglich.

Die großen Fortschritte auf diesem Gebiete gehen ohne weiteres daraus hervor, daß uns heute 3 grundsätzlich verschiedene und leistungsfähige Methoden zur Verfügung stehen. Der *medikamentöse Dämmerschlaf* nach KRÖNIG und GAUSS, der neben Analgesie in erster Linie Amnesie anstrebt, findet auch heute noch ganz besonders auch in den USA. weitgehende Anwendung. Es werden die verschiedensten Mittel, vor allem Barbitursäurepräparate benutzt, auch C. J. GAUSS hat seit langem an Stelle des Morphiums das Pernocton gesetzt. Auch die rectale Verabfolgung von Rectidon und Evipan und die parenterale von Dolantin, Dilaudid, S.E.E. usw. haben für die Herabsetzung des Geburtsschmerzes noch ihre Anhänger.

Auch die zweite Methode, die *Leitungsanästhesie,* wird sehr häufig und in den verschiedensten Formen angewandt. Abgelehnt werden muß meines Erachtens die kontinuierliche Lumbalanästhesie wegen zu großer Gefährdung der Kreißenden. Auch der sog. Saddle-Block, eine tief angelegte Lumbalanästhesie, die kontinuierliche Caudalanästhesie, die Periduralanästhesie und die lumbale Grenzstrangblockade werden sich zum mindesten für Spontangeburten auf die Dauer kaum halten. Dagegen ist für die von ANSELMINO und seinen Mitarbeitern entwickelte epidurale Plombe, die es ermöglichen soll, die Anästhesie auf bestimmte Segmente zu beschränken, von der ANSELMINOschen Klinik weitgehend der Beweis der Gefahrlosigkeit erbracht. Sie hat auch den Vorteil, daß das Bewußtsein nicht wesentlich beeinträchtigt wird und daß die Möglichkeit des Mitpressens erhalten bleibt. Eine, wenn auch nur leichte Beeinträchtigung der Wehentätigkeit und des Mitpressens durch Fehlen des Wehenschmerzes ist aber doch wohl vorhanden. Sie kommt in einer Vermehrung der Zangen auf 8% zum Ausdruck. Unbedenklich und im Bereiche des Beckenbodens sehr wirksam ist die Pudendusanästhesie.

Für mich ist auch heute noch die lungenautomatisch gesteuerte *Lachgas-Sauerstoff-*Analgesie mit dem DRAEGERschen Apparat, der auch die Verabfolgung von Äther gestattet, das Verfahren der Wahl. Die Methode ist sehr wirksam, kann bald nach Wehenbeginn jederzeit eingesetzt werden und wird von der großen Mehrzahl der Kreißenden als angenehm und bequem empfunden, vor allem auch, weil sie selbst, wenn auch unter ständiger Aufsicht, die Analgesie durchführen. Eine Verschlechterung der Wehen und der kindlichen Herztöne tritt nicht ein. Die Kreißenden bleiben meist bei Bewußtsein, ihr Geburtserlebnis ist nicht mehr eingeschränkt wie bei der allgemein anerkannten, einfachen *Durchtrittsanalgesie*. Lassen es irgendwelche Umstände wünschenswert erscheinen, die Frauen bei der Analgesie auszuschalten, so kann sie jederzeit sofort vom Arzt z. B. in der Austreibungsperiode übernommen oder auch ganz aufgegeben werden. Für die Eröffnungsperiode erfüllt sie im allgemeinen alle berechtigten Wünsche. Es ist meines Erachtens ein Vorzug, daß sie in dieser Form nur in der Klinik angewandt werden kann. Ein Nachteil liegt in den hohen Kosten, etwa 5,— DM für die Geburt, und in der Notwendigkeit des teueren Apparates, der 2000,— DM kostet. Eine neuere, vorzüglich durchkonstruierte und im Auto transportable Apparatur kostet 1200,— DM.

Das kleinere englische Minnit-Gerät für die Lachgas-Luft-Analgesie ist wesentlich weniger wirksam. Man darf aber nicht übersehen, daß es auch für die Hebammen für Hausgeburten konstruiert ist, seine Gefahrlosigkeit also im Vordergrund hat stehen müssen. Das erscheint auch weitgehend erreicht. Die berichteten Erfolge beruhen allerdings wohl zum Teil auf suggestive Beeinflussung, der gerade Kreißende im allgemeinen sehr zugänglich sind. Ich entnehme dem Buche READS, daß viele Hebammen die ihnen vom Parlament bewilligten Apparate nicht abgeholt haben.

Das *Trichloräthylen* (Trichloran) hat den Vorzug der größeren Billigkeit, 1,50—4,50 DM für die Geburt und der Anwendbarkeit ohne große Apparatur. Die dadurch in erhöhtem Maße vorhandenen Nachteile, wie Benommenheit, Übelkeit, Kopfweh und Conjunctivitis treten bei den größeren englischen Apparaten, die den für die Anwendung des Trichloräthylen günstigsten Wärmegrad von 15° konstant halten, zurück. Der durch seine Einfachheit bestechende, von HOSEMANN und TH. HICKL angegebene Kleinstapparat, der als Göttinger Modell von den *Draeger*-Werken aus Glas hergestellt wird, und bei dem die Handwärme der Kreißenden zur Erwärmung des Mittels benutzt wird, stellt einen erheblichen Fortschritt dar und ermöglicht auch die Anwendung außerhalb der größeren Kliniken. Auch er hat sich in der Eppendorfer Frauenklinik ausgezeichnet bewährt, doch ist die Lachgas-Analgesie für Kreißende und Ärzte angenehmer und bequemer. Manche Kliniken halten für den Anfang der Trichloräthylenanalgesie unter der Geburt die Injektion eines Narkoticums für notwendig, O. KAESER gibt hierfür fast immer Dolantin.

Wenn man den Kreißenden die Wahl der Schmerzbekämpfung überläßt, so muß man bald die Erfahrung machen, daß die Wünsche wegen der Verschiedenheit der Menschen nicht unwesentlich auseinandergehen.

Zusammenfassend ist zu sagen, daß es noch keine vollkommene Methode der schmerzlosen Entbindung gibt, die allen Anforderungen gerecht wird. Überall zeigt sich noch ein Suchen und Tasten nach Verbesserungen und neuen Mitteln, obwohl es kein Verfahren der Narkose, der Analgesie und der Anästhesie gibt, das nicht auch bei der Spontangeburt in Anwendung gebracht wäre, selbst das Curare (Laborit) fehlt nicht. Es wird bereits von dem Spezialanästhesisten für den Kreißsaal gesprochen.

Alle Methoden haben auch noch ihre Kontraindikationen. Für die Lachgas-Analgesie gelten uns die folgenden: 1. Herz- und Lungenerkrankungen, die zu einem Mangel an Sauerstoff führen, ebenso Anämie unter 50%, 2. Gestosen und Hypertonie über RR 165, 3. Frühgeburten, die länger wie 3 Wochen vor dem errechnetem Geburtstermin stehen, 4. Übertragungen über 298 Tage und 5. Fetosen. Für die Trichloräthylen-Analgesie kommen noch hinzu 6. Leberschädigungen und 7. Rhythmusstörungen des Herzens und Bradykardie. E. ERBSLÖH läßt als Kontraindikation gegenüber der lumbalen Grenzstrangblockade nur gelten: Schwere Rückgratsdeformitäten, hochgradige primäre Wehenschwäche und mit mehreren Komplikationen belastete Geburten.

Erregungszustände sind wesentlich seltener wie früher, kommen aber noch vor.

Die Hauptschwierigkeit bietet bei allen Methoden die Austreibungsperiode, da das Mitpressen, allerdings in verschieden hohem Maße, beeinträchtigt wird. Eine gewisse Vermehrung der Zangenoperationen erscheint unvermeidbar. Bei 1585 Lachgas- und Trichloräthylen-Analgesien bis zum 31. 12. 50 sind in der Eppendorfer Frauenklinik 7,3% Zangenoperationen ausgeführt gegenüber 3,47% Zangen bei anderen Entbindungen. Das ist eine Vermehrung auf gut das Doppelte. Bei Lachgas- und Trichloräthylennarkosen hat sich bisher in dieser Hinsicht kein Unterschied gezeigt.

Ich habe geglaubt, diese Zunahme der Zangen auf 7,3% in Kauf nehmen zu dürfen. Es darf auch nicht übersehen werden, daß die Zunahme der Zangen überwiegend durch Zunahme der Beckenausgangszangen bedingt ist. Während wir früher 1,9% Zangen im Beckenausgang und 1,1% Zangen aus Beckenmitte gehabt haben, sind es bei den schmerzlosen Entbindungen 5,8% Zangen im Beckenausgang und 1,3% Zangen aus Beckenmitte gewesen. Dies ist kein Zufall, ich habe mich in zunehmendem Maße darum bemüht, Zangen aus Beckenmitte und bei noch nicht nach vorn getretener kleiner Fontanelle zu vermeiden.

Bei dieser Lage der Dinge kann meines Erachtens von einer Verpflichtung des Geburtshelfers, bei jeder Kreißenden grundsätzlich eine sog. schmerzlose Entbindung durchzuführen, keine Rede sein. Eine vollwertige Geburtshilfe, die auch keineswegs auf Geburtserleichterungen zu verzichten braucht, ist auch heute noch ohne die schmerzlose Entbindung möglich. Auch wir drängen die schmerzlose Entbindung grundsätzlich einer Kreißenden nicht auf. Die Methoden der schmerzlosen Entbindung sind aber doch heute schon so entwickelt, so leistungsfähig und so weitgehend ungefährlich, daß, von gewissen Komplikationen abgesehen, kein Grund mehr vorliegt, in einer Klinik mit den entsprechenden Einrichtungen und ausreichend ausgebildeten Ärzten die sog. schmerzlose Entbindung abzulehnen. Im Gegenteil, wir machen dann auch von ihr Gebrauch, denn der Wunsch nach Bekämpfung des Geburtsschmerzes ist an und für sich als berechtigt anzuerkennen.

Die Anwendung des Trichloräthylen mit dem von HOSEMANN und HICKL angegebenen Göttinger Modell stellt für kleinere Kliniken mit geringem Etat schon heute das Verfahren der Wahl dar. Die dauernde Anwesenheit eines Arztes und einer Hebamme ist aber auch hier zu fordern. Für die Hausentbindung vermag ich sie daher noch nicht zu empfehlen. Erst recht muß man es nach dem Gesagten ablehnen, die schmerzlose Entbindung bei dem heutigen Stande in irgendeiner Form schon jetzt den Hebammen zu übergeben. Für die Trichloräthylen-Analgesie ist es auch in England abgelehnt, bei ihr droht ein Übergang der Analgesie in eine Narkose mit allen ihren Gefahren in besonders hohem Grade.

Aus Frauenkliniken der USA. wird über eine wesentlich größere Häufigkeit der Zangenoperationen bei schmerzlosen Entbindungen berichtet, meist sind es mehr als 50%, aber auch 70%, ausnahmsweise sogar noch mehr. Rechnet man die bisweilen hohen Zahlen der abdominalen Schnittentbindung hinzu, so bleibt nicht viel für Spontanentbindungen übrig.

Ich habe zunächst vor einem Rätsel gestanden. Erst die Veröffentlichungen über die Bestrebungen der „Newer Obstetric", der „neueren Geburtshilfe" haben Aufklärung gebracht. Ich habe nicht feststellen können, von wem diese Bezeichnung stammt. DE LEE hat bereits 1920 die Bezeichnung „prophylaktische Zange" gebraucht, damit aber keinen Anklang gefunden. Die „neuere Geburtshilfe" hält sich für verpflichtet, den Kreißenden nicht nur möglichst alle Schmerzen, sondern möglichst auch alle körperlichen Anstrengungen und jede psychische Belastung durch die Entbindung zu ersparen. Bald nach Einsetzen der Wehen setzt die Schmerzbekämpfung, meist wohl in Form des Dämmerschlafes oder der Leitungsanästhesie, ein. Die Kreißende befindet sich unter sachverständiger Aufsicht in einem ruhigen Raum. Sobald der Kopf in der Tiefe sichtbar wird, kommt sie in den Kreißsaal, wo sich der benachrichtigte Geburtshelfer bereits vorbereitet hat. Nach ausreichender Episiotomie wird das Kind mit der Zange entwickelt, die gelöste Placenta exprimiert und die Episiotomiewunde genäht. Auch die baldige Expression der Placenta gehört zu den Grundsätzen der neueren Geburtshilfe. Außer Vorwehen, Nachwehen und etwaigem Brennen der Episiotomiewunde empfindet also die Kreißende tatsächlich nichts von der ganzen Entbindung. Das Verfahren erfreut sich augenscheinlich in den USA. großer Beliebtheit. Es wird auch von vielen Vertreterinnen der Frauenorganisationen gefordert. Es liegen auch Berichte vor, daß auch die große Mehrzahl der Ärztinnen sich dafür einsetzt. Auch der Widerspruch aus den Kreisen der Frauenärzte ist überraschend gering. Vielleicht hat das Wirken G. D. READs mit dazu beigetragen, daß dies Vorgehen in dem konservativer eingestellten Großbritannien anscheinend weniger Anklang gefunden hat. Aber auch in den USA. breitet sich bereits wieder eine Propaganda für eine natürliche Geburtshilfe aus. Obwohl uns Tradition und Lehre nach einer anderen Richtung führe, wie KAMPERMAN in einer Präsidentenansprache in Buffalo ausgeführt hat, so wollen wir uns wie auch er um eine möglichst objektive Beurteilung der „neueren Geburtshilfe" bemühen.

Zur Begründung der neueren Geburtshilfe wird von manchen auf die außerordentliche Besserung der geburtshilflichen Ergebnisse hingewiesen. Sie ist aber nicht die Folge der *Newer Obstetric*, sie findet sich überall. Die Ursache liegt in dem fast völligen Verschwinden tödlicher puerperaler Infektionen nach meldepflichtiger Geburt durch Antibiotica und Sulfonamide und in den großen Erfolgen der Vorsorgeuntersuchungen, der prenatal care. Beides hat überhaupt erst die Möglichkeit für die „neuere Geburtshilfe" geschaffen. Sonst würde schon die erhöhte Infektionsgefahr ein solches Vorgehen ohne weiteres verbieten. Immerhin ist eine völlige Sicherheit gegenüber einer Infektion auch heute noch nicht gegeben, man denke an die therapieresistenten Keime. Auch in den USA. ist von HESSELTINE und KEPHART auf diesen Umstand hingewiesen. Die Resistenz kann sogar erst unter der Behandlung erworben werden. Diese Gefahr darf jedoch nicht überschätzt werden, durch Testung und Auswahl unter den Antibiotica können wir ihr weitgehend begegnen. Ich würde aber doch die Behauptung für vermessen halten, daß eine Infektionsgefahr überhaupt nicht mehr vorhanden ist. Die Erfahrungen bei den kriminellen Aborten mahnen hier zur Vorsicht.

Die Neugeborenensterblichkeit wird in erster Linie durch die Todesfälle bei Frühgeburten bedingt, gerade sie aber sollen durch häufige Ausführung der Episiotomie und Zange herabgesetzt werden. Auf keinen Fall aber kann daraus gefolgert werden, auch alle anderen Kreißenden mit Episiotomie und Zange zu entbinden.

Mit besonderem Nachdruck wird darauf hingewiesen, daß die neuere Geburtshilfe in entscheidender Weise das Auftreten eines Descensus, einer Cysto- und Rectocele oder gar eines Prolapses verhindert. Ausgesprochene Senkungen und Vorfälle seien schon so selten geworden, daß es bereits Schwierigkeiten mache, die Assistenten in deren operativer Beseitigung hinreichend auszubilden. Auch hier ist es meines Erachtens nicht gerechtfertigt, die „neuere Geburtshilfe" allein oder auch nur in erster Linie für diese erfreuliche Entwicklung verantwortlich zu machen. Sie ist vielmehr eine regelmäßige Begleiterscheinung verbesserter Lebensbedingungen und geringerer körperlicher Belastung der Frauen.

Es ist für mich schon 1919 bei meiner Übersiedlung von Halle nach Hamburg sehr eindrucksvoll gewesen, wie viel seltener große Prolapse in Hamburg gewesen sind. Sie sind auch dort beobachtet, häufig dann aber aus der ländlichen Umgebung gekommen. Die Mehrzahl der großstädtischen Frauenberufe stellen zwar hohe Anforderungen an die geistige Betätigung und belasten das Nervensystem, eine starke körperliche Beanspruchung beschränkt sich aber auf wenige Berufe. Ich habe den Eindruck, daß dies in den Frauenberufen der Großstädte der USA. noch mehr in Erscheinung tritt. Auch die vorgeschrittene Elektrifizierung und die Hilfe des Ehemannes im Haushalt bedingt eine Herabsetzung der körperlichen Arbeit der Frau.

Die Entscheidung können nur besondere, auf diesen Punkt gerichtete, und zahlenmäßig ausreichende Nachuntersuchungen erbringen. Ein völlig einwandfreies und auslesefreies Krankengut hat mir für solche Untersuchungen nicht zur Verfügung gestanden. In Hamburg gibt es bisher keine Klinik, die nach der „*Newer Obstetric*" vorgeht. Man müßte, um theoretisch jeden Einwand von vornherein entkräften zu können, zur gleichen Zeit die Kreißenden einer Klinik mit den Anfangsbuchstaben A—L mit der einen und die mit den Anfangsbuchstaben M—Z nach der anderen Methode behandeln. Ich habe mir das überlegt, habe aber zu dem Ergebnis kommen müssen, daß dies zur Zeit in Hamburg unmöglich ist.

Ich habe daher die in der Eppendorfer Frauenklinik in den Jahren 1930—1938 und 1947 bis 1. Juli 1950 entbundenen Frauen nachuntersucht. Die Dauerergebnisse in bezug auf Beckenboden und Descensus sind bei den Frauen, bei denen eine Beckenausgangszange mit Episiotomie gemacht ist, nicht besser gewesen als bei den Frauen, bei denen die Spontangeburt mit oder ohne Episiotomie abgewartet ist. Die Ergebnisse sind in beiden Gruppen ganz ausgezeichnet und gleich gut gewesen.

Das Bild aber hat sich geändert bei den Zangen aus Beckenmitte. Bei ihnen hat sich häufiger ein deutliches Klaffen der Vulva und bisweilen auch ein Descensus feststellen lassen, das letztere unter Umständen auch bei gut verheiltem, festem und hohem Damm, ein Beweis dafür, daß die Entstehung eines Descensus zwar weitgehend, aber keineswegs allein von der Beschaffenheit des Beckenbodens abhängt.

Die Gefahr, daß bei den häufigen Zangenanwendungen in vielen Frauenkliniken der USA. auch Zangen aus Beckenmitte unterlaufen, ist sicher vorhanden. Was in der Tiefe zuerst sichtbar wird, ist häufig nur eine Kopfgeschwulst und der Kopf steht erst in Beckenmitte. Das ist selbstverständlich allen Geburtshelfern wohlbekannt, aber der Stand des Kopfes ist dann nicht immer leicht mit Sicherheit festzustellen. Es ist 1949 eine Statistik von C. H. DAVIS erschienen über 1100 Spontanentbindungen, 595 Beckenausgangszangen, 461 Zangen aus Beckenmitte. 28 hohen Zangen, 125 abdominale Schnittentbindungen (5%) und 105 andere Eingriffe, also 26% Zangen im Beckenausgang und 19% Zangen aus Beckenmitte, wobei er alle Zangen auch aus Beckenmitte gerechnet hat, bei denen die kleine Fontanelle noch nicht nach vorn getreten ist. Meiner Ansicht nach wird die Häufigkeit der Zangen aus Beckenmitte in den Frauenkliniken der USA. im allgemeinen etwa denen der Eppendorfer Klinik entsprechen.

Wir haben bei der Ausführung der Episiotomie immer den Standpunkt v. JASCHKEs vertreten, häufig von ihr Gebrauch zu machen. Ihre Häufigkeit ist von 14,6 auf 17,7% bei Spontangeburten gestiegen. Rechnen wir die bei operativen Entbindungen hinzu, so kommen wir fast auf 25%. Die Nachuntersuchungen haben gezeigt, daß die Ergebnisse auch bei diesem Vorgehen in beiden Gruppen ausgezeichnete sind. Wie sollen wir dazu kommen, bei etwa 70% weiteren Kreißenden die Episiotomie auszuführen? Dies um so weniger, als die Episiotomie keineswegs im Wochenbett immer eine Annehmlichkeit darstellt. Die

Freude über die erledigte Geburt und das gewonnene Kind lassen allerdings meist etwaige Beschwerden ganz in den Hintergrund treten, bei vielen sind sie auch gar nicht vorhanden. Bei anderen, besonders nervösen Frauen machen sie sich erheblich geltend. Auch hier zeigt sich die außerordentliche Verschiedenheit der Menschen. In diesen Feststellungen kann selbstverständlich keinerlei Grund liegen, auch nur eine einzige notwendige Episiotomie zu unterlassen, sie sollen uns aber doch davon abhalten, sie häufiger als notwendig oder gar grundsätzlich auszuführen. Geschnitten darf nur werden, wenn es notwendig ist, hat W. STOECKEL mit Recht in seinem Lehrbuch geschrieben.

Bei der Entstehung der „neueren Geburtshilfe" dürften aber auch rein äußere Umstände eine wesentliche Rolle gespielt haben.

Die Neigung vieler Laien, operative Maßnahmen höher zu bewerten als konservative, ist dieser Entwicklung zugute gekommen. Die hohe Bewertung oder gar Überbewertung alles Technischen hat besonders in den Großstädten die Achtung vor der Natur und ihren Leistungen verlorengehen lassen.

Bei den großen Leistungen der Frauen in allen Berufen, bei ihrem Streben, hier überall dem Manne völlig gleichwertig zu sein, stellen die besonderen Leistungen der Frau bei der Fortpflanzung bis zu einem gewissen Grade für viele eine Beeinträchtigung dar und machen das Bestreben verständlich, diese besondere Belastung möglichst einzuschränken. Beruf und Gleichberechtigung gehen vor. Diese Entwicklung hat die ganze Welt ergriffen. Die äußeren Umstände haben aber ihr Fortschreiten in den USA. besonders begünstigt.

Das Tempo der Zeit und der dadurch bedingte Zeitmangel trifft nicht nur die Frauen, sondern auch uns Ärzte. Je früher wir die Geburt beendigen können, um so mehr wird die Ausführung unseres Berufes erleichtert. Die körperliche Anstrengung spielt bei den in Betracht kommenden Operationen keine wesentliche Rolle.

Operationen werden im allgemeinen besser bezahlt. Die Ärzteschaft in den USA. hat die hieraus erwachsende Gefahr klar erkannt. Vielfach werden von Ärzten und Kliniken Pauschalen für die ganze Betreuung in der Schwangerschaft und bei der Geburt vereinbart. In Deutschland erscheint dies vorläufig meist unausführbar. Operationen werden bei uns vor allem von den Versicherungsträgern besser bezahlt als das Abwarten bei Spontangeburten.

Besonders bedeutungsvoll scheint mir aber auch der Einfluß der auf Sensation bedachten Presse, des Rundfunks, der Flüsterpropaganda und der Mode zu sein. Es ist beachtenswert, daß das zentrale Gesundheitsamt in Washington sich veranlaßt gesehen hat, in einem Merkblatt für werdende Eltern zu erklären, daß die Angaben der Presse über bestimmte

Methoden der schmerzlosen Entbindung nicht immer mit den Anschauungen der Ärzte übereinstimmen.

Eine allgemeine Anwendung der „neueren Geburtshilfe" scheitert heute in Deutschland schon an den äußeren Lebensumständen, eine teilweise und örtlich begrenzte Anwendung könnte aber gerade durch die Schwierigkeiten, unter denen viele Frauen und vor allem viele Ärzte leben, veranlaßt werden. Eine klare und bestimmte Stellungnahme ist daher schon heute notwendig. Sie kann nur in ihrer grundsätzlichen Ablehnung bestehen.

Durch Statistiken vermag bisher keine der beiden Anschauungen den Beweis der besseren Leistung zu erbringen. Die gegen früher überall stark verbesserten Ergebnisse beruhen auf dem Verschwinden der Infektionstodesfälle durch Antibiotica und durch die Verringerung anderer Todesfälle durch die Vorsorgeuntersuchungen.

Immer wieder hat sich im Verlaufe dieses Referates gezeigt, eine wie wichtige Vorbedingung für eine wirklich segensreiche Wirksamkeit therapeutischer Maßnahmen und für ein Höchstmaß an Erfolgen eine sorgfältige und wohl abgewogene Indikationsstellung im Einzelfalle ist. Dies gilt aber nicht nur für meine Ausführungen, sondern auch für alle anderen Gebiete der Medizin und überall ganz besonders für operative Maßnahmen. Hier bei dem physiologischen Vorgang der Geburt sollte es plötzlich anders sein, hier sollte die operative Beendigung das in erster Linie Gegebene und Anzustrebende, gewissermaßen das Verfahren der Wahl darstellen? Ein solches Vorgehen drückt der physiologischen Spontangeburt den Stempel der Minderwertigkeit auf. Es berücksichtigt nicht hinreichend die außerordentliche Verschiedenheit der körperlichen und physiologischen Leistungsfähigkeit, wie sie uns gerade bei Kreißenden entgegentritt. Es würde doch einen Rückschritt, man möchte fast sagen eine Entseelung der Geburtshilfe bedeuten, wenn die Geburtshelfer im wesentlichen zu operativen Technikern würden. Wir müssen auch an die Zukunft der Kreißenden denken und uns die Frage vorlegen, ob es richtig ist, ihre Willenskraft und ihre Widerstandsfähigkeit auf dem Gebiete der Fortpflanzung in einem solchen Maße zu schwächen oder gar zu brechen, wie es bei der Newer Obstetric geschieht. Ich glaube auch, daß eine bewußte und betonte Übernahme ihrer überall als größer anerkannten Aufgaben bei der Fortpflanzung ihrem Ansehen und ihrer Anerkennung in Staat und Gesellschaft förderlich sein wird.

Meines Erachtens sind es bisher in erster Linie die äußeren Lebensumstände gewesen, die die Entscheidung in den USA. und in Deutschland nach verschiedenen Seiten haben fallen lassen.

Die in den USA. wirksamen Umstände machen sich auch in steigendem Maße bei uns und in der übrigen Welt geltend, sie sind aber bisher bei uns durch entgegenwirkende Einflüsse der Geburtshelfer,

Hebammen, Versicherungsträger und der Frauen selbst in ihrer Wirkung stark beschränkt worden.

Die Frauen in Deutschland leben auch in den Großstädten, wie in Hamburg, noch naturnäher wie in den Großstädten der USA. Mir ist einmal vor langen Jahren in der Unterhaltung mit einer Schwangeren über den Geburtsschmerz von ihr erwidert worden, als Mann sind Sie auf diesem Gebiete ja doch nur Theoretiker. Ich habe daher jetzt an alle Frauenärztinnen Hamburgs und an alle Ärztinnen, die in den letzten 30 Jahren bis zu 5mal in der Eppendorfer Frauenklinik entbunden haben, eine Rundfrage gerichtet. Über 90% haben ein Vorgehen wie bei der „neueren Geburtshilfe" mit Nachdruck abgelehnt. Schon die frische Episiotomie hat manchen nicht unerhebliche Beschwerden gemacht.

Vor allem die Wünsche nach Geburtserleichterung und Schmerzlinderung werden überall wachsen. Sie sind berechtigt und die Geburtshelfer können sich daher ihnen nicht verschließen. Wohl aber müssen sie pflichtgemäß darüber wachen, daß bei dieser Entwicklung die ärztlichen Grundsätze, die sich zu allen Zeiten und auf allen Gebieten der Medizin bewährt haben, und der durch lange Arbeit und Erfahrung gewonnene Sachverstand zur berechtigten Geltung kommen. Da letzten Endes aber die ärztlichen Grundsätze auf der ganzen Welt gleich sind, so haben sich immer wieder die in Zeiten einer stürmischen und überstürzten Entwicklung entstandenen Gegensätze — der Genius loci läßt hier besonders an OSIANDER denken, aber auch DÜHRSSEN und MAX HIRSCH könnte man anführen — in den anschließenden Zeiten einer ruhigen Entwicklung wieder ausgeglichen. Dies wird auch mit den jetzt entstandenen Gegensätzen geschehen, und zwar um so schneller, je häufiger die Geburtshelfer aller Länder Gelegenheit haben, sich über die umstrittenen Fragen ihres Faches auszusprechen.

Das Ergebnis meines Referates fasse ich in folgenden Leitsätzen und Thesen zusammen:

1. Die Geburtserleichterung stellt besonders in den heutigen schweren Zeiten eine wichtige Aufgabe des Geburtshelfers dar. Es ist daher, besonders wenn es auch von der Kreißenden gewünscht wird, von ihr Gebrauch zu machen, sofern nicht eine Gefährdung von Mutter oder Kind zu befürchten ist.

2. Wirksame Geburtserleichterungen stehen in großer Zahl und Mannigfaltigkeit zur Verfügung. Es besteht daher die Möglichkeit und die Notwendigkeit, sie den Bedürfnissen und den Wünschen der Kreißenden anzupassen. Nur bei einer sorgfältigen Indikationsstellung kann eine wirklich segensreiche und gefahrlose Wirkung erzielt werden. Jede indikationslose und schematische Anwendung ist abzulehnen.

3. Bei der Schmerzbekämpfung unter der Geburt, die zu allen Zeiten die Menschheit und insbesondere die Geburtshelfer aufs stärkste beschäftigt hat, sind große Fortschritte erzielt worden. Eine vollkommene und allen Anforderungen gerecht werdende Methode gibt es jedoch noch nicht. Alle Methoden haben noch Kontraindikationen, bieten noch Schwierigkeiten besonders in der Austreibungsperiode und führen dadurch zu einer Vermehrung der Zangenoperationen. Dabei soll man sich möglichst auf typische Beckenausgangszangen beschränken und Zangen aus Beckenmitte und solche mit weitgehender Drehung des Kopfes möglichst vermeiden. Der weitere Ausbau und die Vervollkommnung der Methoden ist überall noch Gegenstand eifrigster Forschung und Erprobung.

4. Die Forderung nach einer grundsätzlichen und ausnahmslosen Anwendung der sog. schmerzlosen Entbindung kann daher noch nicht als gerechtfertigt angesehen werden, zumal auch die Anschauungen der Geburtshelfer über die Vorzüge und Nachteile der verschiedenen Methoden noch erheblich auseinandergehen. Die einen bevorzugen diese, die anderen jene Methode. Eine vollwertige Geburtshilfe. die auch keineswegs auf Geburtserleichterung zu verzichten braucht, ist auch heute noch ohne die „schmerzlose Entbindung" möglich. Eine Überlassung der schmerzlosen Entbindungen auch an die Hebammen ist bei dem jetzigen Stande der Dinge abzulehnen.

5. Eine Reihe von Methoden sind aber schon heute so wirksam. so gut ausgebaut und dabei auch so weitgehend gefahrlos, daß ihrer Anwendung in Kliniken, die über entsprechende Einrichtungen verfügen und deren Ärzte darin ausreichend ausgebildet sind, auf keine Bedenken mehr stoßen kann. Wenn es der körperliche oder seelische Zustand der Kreißenden notwendig erscheinen läßt oder wenn sie es selbst wünscht, kann unter den angegebenen Voraussetzungen von ihr Gebrauch gemacht werden.

6. Die Forderungen der „Newer Obstetric" sind abzulehnen. Das anzustrebende Ziel bleibt die Spontangeburt.

7. Der Satz, der für die ganze Medizin gilt, daß alle therapeutischen Maßnahmen nur nach sorgfältiger Indikationsstellung durchgeführt werden dürfen, muß auch für die Geburtshilfe, insbesondere für alle geburtshilflichen Operationen einschließlich der Episiotomie und Zangenoperation Geltung behalten.

Literatur.

ANSELMINO, K. J. u. Mitarb.: Geburtsh. u. Frauenheilk. **10**, 589 (1950). — ANSELMINO u. R. STEVENS: Geburtsh. u. Frauenheilk. **10**, 198 (1950). — BABOS, S.: Zbl. Gynäk. **1950**, 1542. — BICKENBACH, W.: Zbl. Gynäk. **1951**, 371. — BOCK, A.: Z. Geburtsh. **108**, 409 (1934). — DAVIS, C. H.: Amer. J. Obstetr. **57**, 466 (1949).

Davis, M. E., and M. Boynton: Amer. J. Obstetr. **43**, 775 (1942). — Delmas, P!: Zbl. Gynäk. **1939**, 1889. — Eversmann, J.: Zbl. Gynäk. **1925**, 1297. — Franken, H.: Geburtsh. u. Frauenheilk. **3**, 153 (1941). — Fauvet, E.: Geburtsh. u. Frauenheilk. **11**, 89 (1951). — Geppert, M.: Geburtsh. u. Frauenheilk. **1951**. — Guggisberg, H.: Geburtsh. u. Frauenheilk. **1**, 10 (1939). — Hansen, R.: Med. Welt **1942**, 1151. — Hesseltine and Kephart: Amer. J. Obstetr. **59**, 184 (1950). — Heynemann, Th.: Geburtsh. u. Frauenheilk. **10**, 1 (1950). — Hirschberg, H. K.: Zbl. Gynäk. **1951**, 462. — Jaschke, R. Th. v.: Zbl. Gynäk. **1941**, 699. — Käser, O.: Geburtsh. u. Frauenheilk. **11**, 97 (1951). — Kamperman, G.: Amer. J. Obstetr. **60**, 239 (1950). — Kreis, J.: Bull. sec. Obstétr. Paris **20**, 329 (1931). — Gynéc. et Obstétr. **34**, 24 (1936). — Lee, De J., and J. Greenhill: Principles and Practice of Obstetrics. 9. Aufl. Philadelphia 1947. — Lorand, S.: Zbl. Gynäk. **1942**, 994. — Mengert, W. F.: Postgraduete Obstetric. 2. Aufl. New York, London 1947. — Philipp, E.: Neue med. Welt **1950**, 897. — Plotz, J.: Geburtsh. u. Frauenheilk. **10**, 650 (1950). — Med. Welt **20**, 321 (1951). — Quigley, J. K.: Amer. J. Obstetr. **53**, 271 (1947). — Read, G. A.: Childbirth Without Fear—Revelation of childbirth. London: William Heinemann 1948. — Mutter werden ohne Schmerz. (Die natürliche Geburt.) Hamburg: Hoffmann u. Campe 1950. — Amer. J. Obstetr. **54**, 702 (1947). — Roettger, H.: Münch. med. Wschr. **1950**, 1305. — Schäfer, G.: Zbl. Gynäk. **1943**, 1418. — Söhring, K.: Geburtsh. u. Frauenheilk. **11**, 206 (1951). — Stevens, R.: Geburtsh. u. Frauenheilk. **8**, 746 (1948). — Szécsi, Karl: Gynaecologia **130**, 210 (1950). — Taylor, H. C. jr.: Geburtsh. u. Frauenheilk. **9**, 227 (1949). — Voron, J., et H. Pigeaud: Gynéc. et Obstétr. **37**, 94 (1938).

Schlußwort des Präsidenten zum Referat Heynemann.

Ich danke Ihnen, Herr Heynemann, für Ihr schönes und aufschlußreiches Referat und bin Ihnen persönlich besonders dankbar dafür, daß Sie einen so kritischen und zurückhaltenden Standpunkt eingenommen haben, gepaart mit der in jugendlicher Frische vorgetragenen Anerkennung der modernsten Methoden, soweit sie aussichtsreich und ungefährlich sind. Damit sind wir am Ende unseres ersten Referatthemas.

Es wird ein Telegramm vom niedersächsischen Kultusminister Voigt verlesen.

Der Präsident bittet, die von Ingenieur Rössler-Lübeck in vorbildlicher Weise organisierte Ausstellung von medizinischen Büchern, Präparaten und Instrumenten in der Wandelhalle zu besuchen.

Aussprache zum I. Hauptbericht.
Vorgemerkte Diskussionen.

1. Herr K. Burger-Würzburg: Nach einem so ausführlichen Referat, wie wir es eben hörten, ist eigentlich nicht mehr viel zu sagen. Ich möchte auch nichts wiederholen, sondern nur zu einigen Punkten dieses Themas Stellung nehmen.

Auf die *Paralumbalanästhesie* (Frigyesi), die wir schon vor 20 Jahren benutzten und die heute unter anderen Flaggen segelt, will ich nicht eingehen. Die *Dauercaudalanästhesie* und die *Periduralanästhesie*, von der man heute viel hört, stellen meiner Meinung nach in der Geburtshilfe keine optimale Lösung dar. Wenn verschiedene Autoren behaupten, sie hätten noch nie etwas Nachteiliges von diesen Methoden gesehen, so ist das allerdings sehr ermutigend. Wenn aber unter Tausenden von Fällen auch nur ein Kind oder eine Frau umkäme, so wäre das ein unnötiges Opfer. Ich bin davon überzeugt, daß man sowohl mit der Dauercaudalanästhesie als auch mit der Periduralanästhesie erfolgreich gegen den Geburtsschmerz angehen kann. Es ist aber eine andere Frage, ob diese Methoden nicht vermeidbar sind. Ich möchte betonen, daß ich während meiner ganzen Tätigkeit sehr viel in Lokal- bzw. Leitungsanästhesie operiert habe und deswegen sicher kein Gegner dieser Verfahren bin. Ich habe die Schmerzstillung während der Geburt immer für wichtig gehalten, natürlich nie jemand dazu gezwungen.

Neuerdings scheint die Anwendung von *Trichloräthylen* Vorzügliches zu leisten. Auf Grund der Angaben in der Literatur, besonders aber meiner eigenen Erfahrungen möchte ich sagen, daß es bei umsichtiger Anwendung — zu achten ist auf die Möglichkeit einer Leberschädigung — dem Lachgas sogar überlegen ist. Trichloräthylen kann man fast während der ganzen Dauer der Wehentätigkeit verabreichen.

Um eine schmerzlose Geburt zu erreichen, ist nicht nur die Bekämpfung der Schmerzen sondern auch die Abkürzung der Geburtsdauer von Wichtigkeit. Diese Erkenntnis wurde vor allem durch einige amerikanische Geburtshelfer, z. B. POTTER, gewonnen. Ich will damit in keiner Weise die Methoden POTTERS oder seiner Nachahmer propagieren. Ich meine aber, man dürfe sich bei dem Streben nach Erleichterung der Geburt nicht mit der Verabreichung von Schmerzmitteln, z. B. Trichloräthylen, begnügen, sondern man müsse außerdem auf die Abkürzung der Geburtsdauer bedacht sein. Hierzu dient auch die *medikamentöse Geburtsleitung*, mit der man sehr gute Erfolge erreichen kann. Eine Zusammenstellung meines früheren Krankengutes zeigte z. B., daß sich die Geburtsdauer bei über 40 Jahre alten Erstgebärenden, die normalerweise 22 Std 40 min betrug, mit Hilfe entsprechender Medikamente auf 11 Std 40 min abkürzen ließ. In der mit Trichloräthylen kombinierten Verabreichung von Spasmolytica, eventuell auch Wehenmitteln, sehe ich heute die beste Methode der Geburtserleichterung. Ich betone das „heute"; denn morgen steht uns vielleicht ein besseres Verfahren zur Verfügung.

2. Herr RUNGE-Heidelberg: Die Heidelberger Klinik wendet als Methoden der Schmerzlinderung unter der Geburt an: Individuell dosierte Injektionen von Spasmolytica, besonders Dolantin, Spasmalgin, Pantopon sowie die Lachgas- und Trichloranbetäubung mit Hilfe von Apparaten, die von der Kreißenden selbst gesteuert werden. Alle Methoden der lokalen oder Leitungsanästhesie, besonders aber die epidurale sowie die Anlegung einer epiduralen Plombe führen wir nicht routinemäßig aus, möchten auch für die Praxis diese Methode nicht empfehlen. Wir halten sie für zu kompliziert und auch für zu gefährlich. Wir bestreiten damit nicht, daß sie in einer so erfahrenen Hand wie z. B. ANSELMINOS ausgezeichnete Erfolge haben. Der zweite, ebenso wichtige Faktor der Geburtserleichterung besteht in einer Beschleunigung der Geburt, und zwar ihres längsten Abschnittes, nämlich der Eröffnungsperiode. Hier liegen die eigentlichen Schwierigkeiten. Sie beginnen bereits bei den ersten Eröffnungswehen. Viele Maßnahmen bewirken hier das Gegenteil, z. B. die Geburtseinleitung mit Wehenmitteln, ehe der Uterus wehenbereit ist. Zu einer Beschleunigung der Eröffnungsperiode führt zunächst auch die Injektion von Spasmolytica gegebenenfalls im Wechsel mit kleinen Dosen von Hinterlappenhormon. In vielen Fällen ist die besonders von französischen Autoren befürwortete frühzeitige Blasensprengung bei verstrichener Portio ein Mittel, welches wir gern anwenden. Der Eingriff ist imstande, die Eröffnungsperiode um Stunden zu verkürzen. Bei Verzögerung der Eröffnungsperiode infolge sog. Rigidität des Muttermundes erleben wir nicht selten, daß bei etwa handtellergroßem Muttermund ein Ödem der vorderen Lippe entsteht. In diesem Falle führt die vaginale Zurückschiebung der Muttermundslippe hinter den Kopf zu einem momentanen Geburtsfortschritt. Bei der Zurückschiebung der Muttermundslippe muß die Patientin mitpressen. Die neuerdings, besonders unter dem Einfluß amerikanischer Arbeiten wieder stark ansteigende Zangenfrequenz ist nicht ohne

Gefahren. Der Grad der Zerreißungen bei der Anwendung der Zange ist auch bei bester Technik im Durchschnitt ein ungleich größerer als bei Spontangeburten. Der Grund hierfür liegt zum Teil darin — hier darf ich an alte Untersuchungen von STIEVE und von mir (1925) erinnern, die kürzlich von RIEHM bestätigt wurden —, daß das Gewebe der Vagina und des Dammes sich durch Aufnahme von Flüssigkeit in einem von mir als Geburtsödem bezeichneten Vorgang in der Austreibungsperiode umwandelt, und zwar dadurch, daß beim Pressen reichlich Flüssigkeit aus dem Blut ins Gewebe abgepreßt wird und hierdurch die kollagenen Fasern durch Wasseraufnahme in ihrer Struktur verändert und plastisch dehnbar werden. Wird eine Zange gemacht, solange der Kopf noch hoch steht und die Kreißende nicht gepreßt hat, bleibt dieses Geburtsödem aus und die Zerreißungen werden schwerer. Endlich noch ein Wort zur Schnittentbindung. Die Tendenz zur Erweiterung der Indikation ist in Hinsicht auf die guten Resultate der Sectio durchaus berechtigt, auch bei der alten Erstgebärenden. Man sollte aber bei der alten Erstgebärenden aus einem Grunde etwas zurückhaltend sein. Da bei der Sectio die Vagina nicht wie im normalen Geburtsvorgang gedehnt wird, aber das Gewebe im Wochenbett schrumpft, kommt es häufig bei diesen Frauen zur Ausbildung einer stenosierenden Kraurosis vaginae mit erheblichen Kohabitationsbeschwerden.

Zusammenfassend möchte ich sagen: Die Hilfeleistung bei der Geburt besteht nicht im einfachen Abwarten und Beobachten der Naturvorgänge, sondern in einer großen Anzahl sorgsam und individuell indizierter ärztlicher Verordnungen und Eingriffe, welche zusammen die eigentliche Ars obstetrica ausmachen.

3. Herr KNAUS-Wien: Bei der Beurteilung des Geburtsschmerzes haben wir uns stets der Tatsache zu erinnern, daß der Schmerz keine objektive, sondern eine subjektive Lebenserscheinung ist. Daher soll und muß die Gebärende selbst entscheiden, ob und wann ihr die Geburtsschmerzen gelindert werden sollen. Ich pflege den mir anvertrauten Frauen nach Eintritt der Geburt zu erklären, daß sie sich jederzeit eine schmerzstillende Injektion geben lassen können, sowie sie die Geburtsschmerzen nicht mehr zu ertragen vermögen. Für diesen Zweck verwende ich seit nunmehr 10 Jahren das Scophedal-Merck, schwach, subcutan, das den Geburtsschmerz auf mindestens 10—20% seiner ursprünglichen Stärke herabsetzt, in seiner äußerst angenehm empfundenen Wirkung 3—4 Std anhält und bei Nachlassen seiner Wirkung wiederholt ohne Gefahr und Schaden gegeben werden kann. Ferner hat das Scophedal die einzigartige Eigenschaft, die Erinnerung an den Schmerz fast völlig auszulöschen. Das Scophedal hat also im Vergleich mit allen anderen Mitteln und Methoden der Linderung des Geburtsschmerzes den Vorzug, überall und jederzeit mit lange anhaltender Wirkung angewandt werden zu können und auch die verwöhntesten und empfindsamsten Frauen so zu beeinflussen, daß sie unter dem Geburtsschmerz nicht mehr leiden. Siehe M. BORUTH: Scophedal in der Gynäkologie und Geburtshilfe, Z. Geburtsh. 128, 106 (1947).

4. Herr E. JUNG-Berlin-Neukölln: Erlauben Sie mir, besonders hervorzuheben, welchen wesentlichen Beitrag zur Geburtserleichterung die Methode GRANTLY DICK READS meiner Überzeugung nach zu leisten vermag. Es erübrigt sich hier, die Grundzüge dieser unter dem Begriff des „Natural Childbirth" bekannt gewordenen Methode darzulegen, da dies Herr Prof. HEYNEMANN im Rahmen seines Referates soeben getan hat. Es sei nur kurz erwähnt, daß neben READ noch eine Reihe anderer Autoren, vor allem EDMUND JACOBSON mit seiner progressiven Relaxation, HELENE DEUTSCH mit ihrem Werk „Die Psychologie der Frau", HELEN HEARDMAN, THOMS und andere Wesentliches beigetragen haben. Bei letzterem hatte ich Gelegenheit, an der geburtshilflich-gynäkologischen Klinik der Yale-Universität in New Haven diese Methode in ihrer Anwendung und Auswirkung kennenzulernen. Vorher hatte

ich an anderen Kliniken in den Vereinigten Staaten die dort gebräuchlichsten Methoden der Schmerzstillung unter der Geburt kennengelernt, und ich beging zunächst den Fehler, das Hauptziel der Methode des Natural Childbirth in der Erreichung einer schmerzfreien Geburt zu sehen. — Gestatten Sie mir die Bemerkung, ich glaube, diesen Irrtum in den meisten Hinweisen auf die READsche Methode im deutschen Schrifttum wiederzufinden. Soweit ich Hinweise darauf gefunden habe, waren sie immer unter dem Thema „Schmerzstillung unter der Geburt" angeführt. Die READsche Methode gehört vielmehr, wie das heute hier auch geschehen ist, in den weiteren Rahmen der Geburtserleichterung überhaupt.

Die Erzielung einer möglichst schmerzfreien Geburt ist zumindest nicht das alleinige Ziel READs, vielleicht nicht einmal das wichtigste. Diejenigen, die seine Methode üben, betonen, daß sie keineswegs eine schmerzfreie Geburt versprechen und nicht grundsätzlich gegen die Anwendung von Schmerzmitteln sind, sollten diese angezeigt sein. Aber sie versprechen ihren Patientinnen, daß sie ihnen Schwangerschaft und Geburt wesentlich erleichtern werden, und sie können auf die Erfahrungstatsache verweisen, daß die meisten Frauen, die sich dem ausgedehnten körperlichen und geistigen Vorbereitungsprogramm unterziehen, eine wesentliche Schmerzminderung der Geburt erfahren. In welchem Maße eine Schmerzminderung erzielt wird, hängt weitgehend von dem psychologischen Einwirkungsvermögen des Arztes, von seiner Erfahrung und dem Zusammenspiel des ganzen geburtshilflichen Apparates einer Klinik ab. Wer schnelle Erfolge bezüglich Schmerzfreiheit der Geburt erreichen will, kann leicht Enttäuschungen erleben. Dennoch, das möchte ich besonders betonen, lohnt es sich, die READsche Methode zu praktizieren.

Meine Damen und Herren, es handelt sich hier um ein echtes Stück Ganzheitsmedizin im Rahmen der Geburtshilfe; einer Geburtshilfe, die ärztliche Schwangerenfürsorge und -betreuung ebenso umfaßt wie den Beistand bei der Geburt. Es wird so ungeheuer dankbar empfunden, in unserem Zeitalter der Entpersönlichung und des Massenbetriebes, wie sie immer mehr auch unserem ärztlichen Tun aufgezwungen werden, wenn ein Arzt sich bereit findet, mit kleinen Gruppen, die die Herstellung eines persönlichen Kontaktes von der ersten Stunde an ermöglichen, all die vielen Fragen, die Schwangerschaft und Geburt für jede Frau bringen, leicht verständlich zu erklären und zu diskutieren. Wieviel Unkenntnis, wieviel Aberglaube und falsche Vorstellungen gilt es zu beseitigen. Der psychologischen Geschicklichkeit des Arztes sind keine Grenzen gesetzt. Es ist unserer Auffassung und Erfahrung nach aber nicht richtig, wie manche meinen, daß letzten Endes alles auf eine Hypnose hinauslaufe. READ bestreitet das. Die Fähigkeit zu entspannen, die den Hauptanteil an der Schmerzminderung trägt, ist ein Effekt des „Trainings". Daß der Geburtshelfer zweckmäßigerweise, zumindest im Beginn der Wehentätigkeit, anwesend sein soll, um der Kreißenden durch seinen Zuspruch und seine Suggestivkraft die „Generalprobe" des vorher Erlernten zu erleichtern, ist selbstverständlich. Das aber bedeutet notwendigerweise noch keine Hypnose. Freilich ist es dem Einzelnen anheimgestellt, das Hauptgewicht auf die Suggestion bis zur schließlichen Hypnose zu legen. Andere werden zur Abrundung des schmerzstillenden Effektes, falls es gewünscht wird oder angezeigt erscheint, zu einem der bekannten Schmerzbekämpfungsverfahren greifen. Das Letztere bedeutet keineswegs das Eingeständnis eines Mißerfolges, da die READsche Methode einen weit größeren Sinn als den der Schmerzstillung allein hat.

Neben dem geistigen Aufklärungs- und Vorbereitungsprogramm läuft das körperliche Trainingsprogramm, das den Körper für die besonderen Anforderungen der Geburt vorbereitet. Seine Einzelheiten sollen hier nicht näher erörtert werden.

Die Dankbarkeit der Patientinnen für so eine umfassende Beratung und Betreuung ist außerordentlich groß. Sie werden zu eifrigen Mitarbeiterinnen, wenn sie fühlen, wieviel sie selbst zur Erhaltung von Gesundheit, Frische, Leistungsfähigkeit und auch Schönheit ihres Körpers trotz Schwangerschaft und Geburt beitragen können. Sie unterziehen sich nicht nur ängstlich duldend den in der Vorstellung zu einem gefürchteten Begriff gewordenen qualvollen Stunden der Geburt. Die einzelnen Etappen des zurückzulegenden Weges sind ihnen, soweit möglich, erläutert, und sie haben selbst eine Reihe von Aufgaben dabei zugewiesen bekommen. Sie wissen die Wehen richtig zu verarbeiten, in den Wehenpausen richtig zu ruhen, richtig zu atmen und sich zu entspannen. Das Gefühl, mitzuwirken und nicht nur zu dulden und zu leiden, läßt alles kürzer und müheloser erscheinen. Nach Vollendung hinterläßt es ein gesteigertes Gefühl des Glückes und des Stolzes auf den eigenen Anteil daran. So ist es nicht selten, daß jede weitere Schmerzminderung gar nicht gewünscht, ja abgelehnt wird. — Es soll nicht vergessen werden, daß die Bereitwilligkeit der Frau, insbesondere nach einer so gearteten Vorbereitung — das ist auch unsere Erfahrung —, einen Teil Schmerzen zu ertragen, eine sehr große ist. HELENE DEUTSCH hat sogar den Ausdruck: pleasure-pain dafür gefunden. Sie sagt wörtlich: „Die aktive Anteilnahme der Frau am Geburtsvorgang, ihr daraus resultierender Stolz auf ihre Leistung, die Möglichkeit der schnellen Vereinigung mit ihrem Kind, eigener Anteil an der Belohnung dieser primär weiblichen Qualität, die dem Schmerz seinen Platz in dem freudigen Gesamterlebnis läßt, sind kostbare Bestandteile der Mutterschaft, und jede Anstrengung, sie zu bewahren, sollte unternommen werden."

Daher Schmerzmittel dann, wenn der Schmerz zum Leiden, zur Qual wird und nicht mehr tapfer und willig vollbrachte Leistung ist. Eine Hypnose würde unserer Auffassung nach dem nicht ganz gerecht werden.

Unsere Erfahrungen und die Reaktion aus dem Kreise unserer Patientinnen sind so ermutigend, daß wir entschlossen sind, mit unserer Arbeit in dieser Richtung fortzufahren und sie weiter zu vervollkommnen.

5. Frau RÜGEMER-Ravensburg: Frau RÜGEMER begrüßt den ärztlichen Eingriff der Schmerzlinderung unter der Geburt als Ärztin und Frau, aber nur unter folgenden Voraussetzungen:

1. Exakte Diagnose, 2. strenge Indikationsabgrenzung, 3. sorgfältige Auswahl der Mittel, 4. Berücksichtigung der Gegenindikationen, 5. ärztliche Überwachung, und zwar bis zum Ende der Nachgeburtsperiode.

Wegen Fehlens dieser Voraussetzungen fallen die meisten der schmerzlindernden Verfahren in der häuslichen Geburtshilfe aus. Das Vertrauen der Frauen erwartet schonende Entbindung, aber in erster Linie Sicherung von Leben und Gesundheit von Mutter und Kind.

6. Herr KURT W. SCHULTZE-Bremerhaven: Im Anschluß an den Lübecker Kongreß haben wir an der Frauenklinik Bremerhaven rund 200 Frauen in Trichloran-Analgesie mit Hilfe des HOSEMANNschen Inhalators ohne sonstige medikamentöse Zusätze entbunden. Auch wir beginnen, sofern regelmäßige und kräftige Wehen vorhanden sind, schon in der frühen Eröffnungsperiode. Wir verabreichen in der Regel insgesamt 15 cm³, haben aber auch wiederholt diese Dosis überschritten. In der Austreibungsperiode bereitet der Gebrauch des Inhalators unseren Frauen häufig Schwierigkeiten: Sie atmen zu undiszipliniert, weswegen wir ihn dann meist absetzen. Es muß aber gesagt werden, daß unsere Kreißenden dann auch nicht mehr so sehr danach verlangen. Bei etwas sensibleren Frauen schließe ich gerne einen Evipan-Austrittsschlaf an. Diese Kombination: Trichloran zur Eröffnung, Evipan zur Austreibung hat sich gerade in der Privatpraxis bewährt.

91% der Kreißenden waren mit dem Trichloran sehr zufrieden. Bei 4% reichte es subjektiv nicht völlig aus. 5% Versager werden von den Frauen gebildet, welche den unangenehm stechenden Geruch des Mittels, der stets mit den ersten Atemzügen verbunden ist, nicht überwanden. In diesem Augenblick kommt es auch zu den einzigen unangenehmen Nebenerscheinungen wie Brechreiz o. ä., die leicht zu beherrschen sind. Einmal lief etwas von dem Medikament über den Hals einer Kreißenden und verursachte hier leichte Reizerscheinungen.

Die Wehen werden nicht beeinflußt, allerdings müssen wir feststellen, daß auch die Erweiterung des Muttermundes nicht beschleunigt wird, wie wir das von bisher gebräuchlichen Mitteln gewohnt sind. Es liegt also eine ausschließlich analgetische und keine spasmolytische Wirkung vor. Eindrucksvoll ist der suggestive Effekt, der darin zum Ausdruck kommt, daß die Frauen selbst nach Verdunsten der Flüssigkeit noch eifrig zur Flasche greifen und befriedigt inhalieren.

Beim Kind veranlaßten uns in 2% schlechte Herztöne, die Analgesie vorübergehend abzubrechen. Es handelte sich um Frauen, die allzu rasch geatmet hatten. Keine ernsthaften Asphyxien. 3% der Kinder waren nach der Geburt schläfrig. Dieser geringe Prozentsatz ist vermutlich dadurch zu erklären, daß wir das Mittel in der Austreibungsperiode kaum mehr verwenden.

Zusammenfassend halten wir die Trichloran-Analgesie in der hier beschriebenen Form, besonders für den schmerzhaftesten Geburtsabschnitt, die Eröffnungsperiode, geeignet. Wegen der sehr einfachen Handhabung und der geringen Kosten hat sich die Methode bereits bei einigen Landärzten unserer Umgebung eingeführt. Wir können sie gerade hier empfehlen. Die Klinik wird sich allerdings weiter um ein Mittel mit geringerer Versagerquote, das auch in der Austreibungsperiode voll befriedigt, bemühen.

7. Herr A. FENNEMANN-Bochum (mit 3 Textabbildungen): Solaesthin im Narcovitapparat als intermittierender Geburtsrausch wurde bei 120 Kreißenden angewandt. Beobachtet wurde der Einfluß 1. auf die Wehentätigkeit, 2. auf die kindlichen Herztöne, 3. auf die Nachgeburtsperiode und 4. auf Blutdruck und Puls.

Begonnen wurde mit der Analgesie bei 3—5 markstückgroßem Muttermund und regelmäßiger Wehentätigkeit. Der Beginn der Medikation während der Eröffnungsperiode ist aber auch von dem subjektiven Verhalten der Kreißenden abhängig. Soweit die Patientinnen intelligent genug waren, gaben wir ihnen die Maske zur Selbstbetätigung in die Hand. In jedem Fall ist es zweckmäßig, die Frauen vor Einsetzen über die Wirkungsweise aufzuklären und sie vor allem zum tiefen und langsamen Durchatmen aufzufordern. In den meisten Fällen ist dann auch bei nervösen und ängstigen Frauen ein Kontakt herzustellen.

Um uns eine genaue Übersicht über die Wirkung des Solaesthin-Sauerstoffgemisches auf die Kontraktion des Uterus machen zu können, beobachteten wir die Wehentätigkeit vor und unter der Narkose in bezug auf die Zahl und die Kontraktionsdauer und stellten die Werte in graphischen Kurven dar. Da es nicht möglich ist, sämtliche Kurven mit dem gesamten Geburtsverlauf zu bringen, habe ich die Ergebnisse bei den 120 beobachteten Fällen in 2 Kurven zusammengefaßt und mich dabei auf einen Zeitraum von 2 Std. und zwar 1 Std vor und 1 Std unter der Analgesie beschränkt.

In der Abb. 1 ist die Anzahl der Wehen in 15 min graphisch dargestellt.

Aus der Kurve ist deutlich zu ersehen, daß in den ersten $7^{1}/_{2}$ min nach Einsetzen des Solaesthins eine Verlängerung der Wehenpause und damit eine Verringerung der Wehenzahl eingetreten ist. Jedoch nach weiteren $7^{1}/_{2}$ min ist die Wehenzahl bis zur alten Höhe, also dem letzten Wert vor Einsetzen des Solaesthins, angestiegen, um dann im weiteren Verlauf diesen Wert noch zu überschreiten.

In der Abb. 2 ist die durchschnittliche Kontraktionsdauer während der einzelnen Wehen vor und unter der Analgesie dargestellt.

Die Kurve zeigt einen durchaus gleichmäßigen Verlauf. Die Schwankungen in der Kontraktionsdauer betragen nur Sekunden. Durch Einsetzen des Solaesthins wird die Wehenlänge, wie eindeutig aus der Darstellung hervorgeht, in keiner Weise verändert.

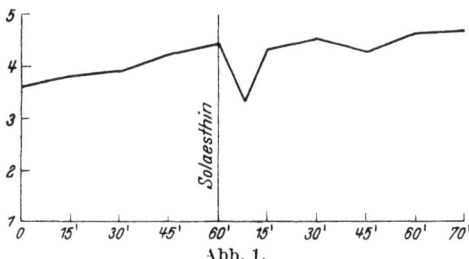

Abb. 1.

Um eine genaue Übersicht über die Reaktion der kindlichen Herztöne auf das Solaesthin-Sauerstoffgemisch zu haben, wurden die Herztöne laufend, besonders nach jeder Wehe überprüft. Die Werte vor und unter der Solaesthineinwirkung

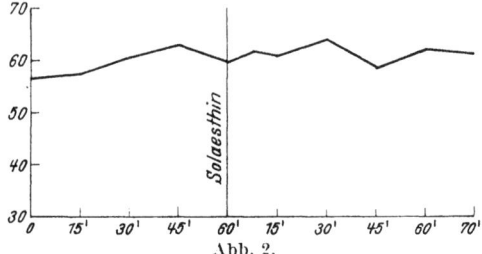

Abb. 2.

wurden in graphischen Kurven in Vergleich gesetzt. Die Werte und der Kurvenverlauf sämtlicher 120 Fälle wurden zusammengefaßt und in einer Übersichtskurve zur Darstellung gebracht.

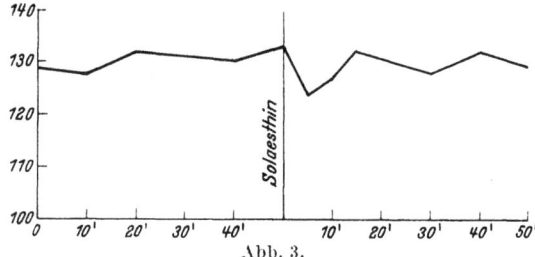

Abb. 3.

Ähnlich wie bei der Wehenzahl, so tritt auch hier gleich nach Einsetzen des Solaesthins besonders in den ersten 5 min eine Verlangsamung der kindlichen Herztöne von etwa 5—6 Schlägen in der Minute ein. Nach weiteren 5 bzw. 10 min haben diese jedoch ihre alte Frequenz wieder erreicht. Zu einer bedrohlichen Verlangsamung gleich nach dem Einsetzen des Solaesthins kam es in keinem Falle. Ein Absinken der Herzschläge unter 100 wurde in 5 Fällen in der Austreibungsperiode beobachtet. 3 mal wurde ein Forceps wegen drohender intrauteriner Asphyxie notwendig. Leicht asphyktische Kinder wurden in 5 Fällen geboren. Zusammenfassend kann hier gesagt werden, daß die geringe Verlangsamung der kindlichen Herztöne bei Einsetzen des Solaesthins ohne Bedeutung ist. Innerhalb spätestens 10 min ist die normale Frequenz wieder erreicht. Sowohl das Abfallen der kindlichen Herztöne in der Austreibungsperiode wie auch die Frequenz der Zangenentbindungen (noch nicht ganz 3%) und der asphyktischen Kinder können nicht als Folge der Solaesthineinwirkung bezeichnet werden, da sie den üblichen Rahmen nicht überschreiten.

Die Beobachtung der Nachgeburtsperiode ergab eine durchschnittliche mittlere Dauer von 16 min für Erstgebärende und 12 min für Mehrgebärende. Die Wehenzahl für die Beendigung der Placentaperiode betrug in 66,3% der Fälle bis zu 5 Wehen, in 33,7% mehr als 5 Wehen. In 3 Fällen wurden mehr als 10 Wehen gezählt. Der durchschnittliche Blutverlust nach der Geburt des Kindes bei den 120 Frauen betrug 248 cm^3. In 3 Fällen kam es zu einer Nachgeburtsblutung (über 500 cm^3).

Puls und Blutdruckveränderungen im Verlaufe der Geburt sind auf die erhöhten Anforderungen an die Leistungen des Herzens zurückzuführen. Pulserhöhungen bis auf 140 und mehr in der Minute und Blutdrucksteigerungen von 20 und 30 mm Hg sind normale Reaktionen dieser erhöhten Belastung. Wesentliche Abweichungen von diesen Werten konnten in keinem Fall festgestellt werden.

Als letzter und wichtigster Punkt wäre die Linderung des Wehenschmerzes zu besprechen. Nach dem Grad der herabgesetzten Algesie können wir 4 Gruppen aufstellen.

1. Schmerzfrei . . . . . 15 Frauen = 12,5%
2. Gut herabgesetzt . . . 68 Frauen = 56,7%
3. Weniger gut herabgesetzt 28 Frauen = 23,3%
4. Versager . . . . 9 Frauen = 7,5%

Als Nebenerscheinungen wurden von 6 Frauen Übelkeit und Brechreiz angegeben. Es handelte sich hier um sehr nervöse und ängstliche Frauen, die wahrscheinlich bei jeder Inhalationsnarkose zu Brechreiz neigen und von vornherein gegen jegliches Inhalationsnarkoticum eingestellt sind. Der Prozentsatz ist jedoch nach unseren Beobachtungen sehr gering. In etwa 80% unserer beobachteten Fälle wurde das Solaesthin als sehr angenehm empfunden.

Zusammenfassend kann gesagt werden, daß in sämtlichen 4 Punkten keine wesentlichen Abweichungen von normalen Geburten festgestellt wurden. Die pathologischen Besonderheiten überschritten nicht den üblichen Rahmen. Die Operationsfrequenz betrug noch nicht 3%. Die Schmerzherabsetzung durch das Solaesthin war in fast 70% gut und sehr gut. 7,5% müssen als unsicher und Versager bezeichnet werden.

8. Herr DIEKE-Berlin-Neukölln: Wenn Herr Prof. HEYNEMANN die grundsätzliche Anwendung von Wehenmitteln zur Geburtsbeschleunigung ablehnt, um wieviel mehr mag dieses dann für die intravenöse Verabfolgung von Wehenmitteln unter der Geburt zutreffen. Es spielt diese Methode der Geburtserleichterung eine ebenso umstrittene wie bedeutungsvolle Rolle, denn es besteht kein Zweifel, daß die intravenöse Anwendung von Wehenmitteln in der praktischen Geburtshilfe weite Verbreitung gefunden hat, ohne der wissenschaftlichen Einstellung Rechnung zu tragen. Darum erscheint es notwendig, sich mit diesem Problem auseinanderzusetzen.

Wir haben in der BRACHTschen Klinik die von BALTZER angegebene Methode der „Schnellentbindung durch intravenöse Orasthin-Cardiazol-Mischspritze" [Zbl. Gynäk. 8 (1949)] versuchsweise angewandt. Wir konnten uns allerdings nicht dazu verstehen, die Injektion bereits in der Eröffnungsperiode vorzunehmen. Bei annähernd 200 Fällen hatten wir nur etwa 10% Versager, ohne daß es bei diesen — wie überhaupt — zu Komplikationen unter der Geburt gekommen ist. Wir nannten die Fälle „Versager", bei denen die Geburt 10 min nach der Injektion noch nicht erfolgt war. Unter Beachtung bestimmter Voraussetzungen, jedoch nur bei Beschränkung auf Fälle mit vollständig oder fast vollständig eröffnetem Muttermund, kann die Anwendung des Verfahrens erwogen werden, wenn eine rasche Geburtsbeendigung aus mütterlicher oder kindlicher Indikation notwendig wird.

Jedoch beobachteten wir gewisse Nachteile, die erkennen lassen, daß der Eingriff nicht spurlos an den Geburtsorganen vorübergeht. Nicht selten kommt es zu einer teilweisen oder vollständigen Retention der Eihäute, die Rückbildungsvorgänge sind verzögert und das Wochenbett ist im allgemeinen etwas verlängert mit leichter Unruhe der Körpertemperatur — dieses wahrscheinlich hevorgerufen durch vermehrte kleinste Läsionen der Geburtswege und Gewebeschädigungen.

Selbstverständlich bedeutet eine derartige Anregung der Wehen auch einen gewaltigen Eingriff in den physiologischen Ablauf der Geburt. Ich bin damit beschäftigt, mit der Methode der *Elektro-Metrographie* den Grad auftretender Störungen zu messen. Durch Auswertung der Aktionsströme des unter Wehen stehenden Uterus zeigt sich, daß das Wehengeschehen kein einfacher und einheitlicher Vorgang ist, der sich in den Begriffen der Eröffnungs- und Austreibungsperiode erschöpft. Sinnvoll gewählte Ableitungen von der vorderen Bauchwand lassen vielmehr erkennen, daß sich der Erregungsablauf innerhalb der Uterusmuskulatur in den verschiedenen Phasen der Geburt ändert, und daß dieser Erregungsablauf, in gleichen Zeiträumen, in verschiedenen Regionen des Uterus ein anderer ist. Die Wehentätigkeit stellt einen komplexen Vorgang dar, bei dem der Faktor Zeit eine wesentliche Rolle spielt.

Weitere Untersuchungen dürften bestätigen, daß die Anwendung von Wehenmitteln ohne dringende Indikation, lediglich als Geburtsbeschleunigung, nicht zu rechtfertigen ist.

9. Herr TRUMMLER-Leipzig: Seit mehreren Jahren befasse ich mich mit der Schmerzausschaltung auf rein psychischem Wege und hatte Gelegenheit, an der Leipziger Frauenklinik eine Serie von Hypnosegeburten durchzuführen.

Es ist weder der Ort, noch die Zeit, die Technik und die Durchführung der Hypnosegeburt hier zu entwickeln. Sie ist des öfteren ausführlich in der Literatur beschrieben und von den verschiedensten Autoren mit kleinen Varianten meist mit gutem Erfolg immer wieder einmal durchgeführt worden. Es ist jedoch nie gelungen, diese Methode auf eine breitere Basis zu stellen, obwohl sie ganz ohne Zweifel — Normalgeburten bei Normalpersonen vorausgesetzt — die ungefährlichste von allen Methoden der Geburtsschmerzerleichterung darstellt.

Bleibt die Frage zu klären, woran liegt das? Die Kürze der Zeit zwingt mich, hierzu lediglich Behauptungen aufzustellen, für die ich jedoch jederzeit den Beweis antreten kann.

Die Pioniere des Hypnotismus und der Psychotherapie, unter anderen mein Lehrer I. H. SCHULTZ, haben bewiesen, daß die Schmerzausschaltung auf rein psychischem Wege an jedem Körperteil, also auch bei der Geburt, nur und einzig und allein in der Tiefenentspannung, d. h. in völliger innerer Versenkung möglich ist. Die Wege, die zu diesem Zustand führen, sind im wesentlichen zwei, und ich darf sie hier kurz aufführen:

1. Die (Fremd-) Hypnose, der Mesmerismus oder Hypnotismus, wie man in England sagt. Es ist die Methode der Wahl für den einfachen, primitiven und weniger intelligenten Menschen. 4—6 vorbereitende Sitzungen, d. h. etwa

1—2 Wochen, genügen im allgemeinen, um eine schmerzlose Geburt und je nach Wunsch auch eine retrograde Amnesie post partum zu gewährleisten.

2. Die autogenen Versenkungsmethoden: Der indische Yoga, die Gebetsübungen der verschiedensten morgenländischen und abendländischen Religionen, das autogene Training von I. H. SCHULTZ und die progressive Relaxation von EDMUND JAKOBSON, welch letzterer sich Herr READ bedient.

Alle diese Methoden führen nach kurzer, anfänglicher Anleitung durch den Priester bzw. den Arzt durch eigenes Training der Patientin zu der gleichen Tiefenentspannung wie die primitive Fremdhypnose. Sie ermöglichen die gleichen Leistungen und eröffnen die gleichen, ja noch größere therapeutische Möglichkeiten.

Sie sind jedoch gebunden an ein gewisses Mindestmaß von Intelligenz, Zielstrebigkeit und Ausdauer, das von dem uns im allgemeinen zur Verfügung stehenden Geburtenmaterial nur in einem kleinen Bruchteil erreicht wird. Im übrigen benötigt man eine Zeit von mindestens 2—3 Monaten, um sowohl das autogene Training von SCHULTZ, wie die progressive Relaxation von JAKOBSON so zu beherrschen, daß man damit wirklich etwas anfangen kann.

Die Hypnosegeburt auf breiter Basis ist bis jetzt gescheitert, sowohl an dem Aberglauben und dem Mißtrauen der Bevölkerung, wie auch an dem Aberglauben eines großen Teiles der Ärzteschaft, der sich häufig nicht einmal die Mühe nimmt, die Methode zu studieren, geschweige denn sie zu erlernen versucht.

Die Methode READ, obwohl viel langwieriger und schwieriger, ist in England weit verbreitet, ich möchte sagen, sie fährt dort schon vierspännig. Die Frauen werden dort 3 Monate und länger psychotherapeutisch vorbereitet und unter ärztlicher Leitung in der Relaxation trainiert. Bei Beginn der Geburt muß der Arzt so lange dabei sitzen, bis unter seiner Suggestion, notfalls auch mit Hilfe von Lachgas, die komplette Relaxation erreicht ist, unter Umständen sogar während der ganzen Geburt. Die Geburten laufen dann so ab wie unsere Hypnosegeburten bzw. wie HALLAUERS Narkohypnosen mit genau dem gleichen Zustandsbild und genau den gleichen Schwierigkeiten.

Um so erstaunlicher muß es erscheinen, daß sich J. D. READ, ebenso wie EDMUND JAKOBSON, geradezu fanatisch dagegen wehrt, daß die Methode auch nur irgend etwas mit Mesmerismus und Hypnotismus zu tun hätte. Im Prinzip haben JAKOBSON und READ nur dann recht, wenn der autogene Versenkungszustand allein durch das Training der Patientin erreicht wird und ohne Anwesenheit des Arztes zum vollen Erfolg führt. So etwas kommt jedoch auch bei guter Hypnosevorbereitung vor und dann ist nur der Weg in den Versenkungszustand verschieden, der Zustand der Gebärenden unter der Geburt praktisch der gleiche.

Aber, meine Damen und Herren, wenn ich eine Schwangere 3 Monate und mehr psychotherapeutisch auf die Geburt vorbereite und mich dann noch mit Suggestion und Lachgas zu der Kreißenden mindestens bis zur Erreichung der kompletten Relaxation, häufig während der ganzen Geburt dazu setze, dann kann wohl kein Mensch mehr unterscheiden, was ist hier Fremdhypnose und was ist autogene Versenkung.

Ich kenne READS Methode aus seinem Werk ganz genau. Beginne allerdings erst seit kurzem damit Erfahrungen zu sammeln. Ich glaube, daß es eine beachtenswerte Methode ist, die auch bei uns weiteste Verbreitung verdiente. Wenn allein die ängstliche Vermeidung des Wortes Hypnotismus, Mesmerismus, Fakirismus dieser „Bête noir" in der Psychotherapie genügt, um in England und Schottland den Volksaberglauben zu überwinden, dann müßte das erst recht bei uns gehen. Dann wollen wir die „Childbirth without fear" ruhig weiter READsche Methode nennen, wir möchten uns aber nur nicht selbst betrügen und uns immer bewußt bleiben, daß wir uns uralter, fremdsuggestiver und autogener Versenkungsmethoden bedienen, mit denen einzig und allein eine psychische Schmerzausschaltung möglich ist.

Gefahren gibt es dabei in der Hand des Erfahrenen nicht, wenigstens nicht mehr als bei der Curette in der sauberen Arzthand. Und erlernbar sind diese psychotherapeutischen Methoden für jeden, der gewisse ärztliche Voraussetzungen mitbringt, wie sie Herr Geheimrat STOECKEL unlängst — ich möchte sagen klassisch — formuliert hat: Es gehört dazu 1. ein starkes, fast übersteigertes Einfühlungsvermögen, 2. muß sofort, mindestens in allerkürzester Zeit das volle Vertrauen des Patienten gewonnen sein, 3. muß sich der Arzt in jeder Situation als die stärkere Persönlichkeit erweisen.

10. Herr HOSEMANN-Göttingen: Die Wirkung des Trichloräthylens als Analgeticum konnte in Göttingen an bisher rund 800 Geburten geprüft werden. Zur Verdampfung des Trichloräthylens wurde das von Dr. HICKL und mir entwickelte „Göttinger Modell" benützt. Uns standen 2 Firmenpräparate zur Verfügung, das „Trichloran" der Firma Merck in Darmstadt und das „We-Te-Polymorpha" der Firma We-Te in Höchst. Beide Präparate bewährten sich in gleicher Weise an je rund 400 Geburten. Ein erwähnenswerter Wirkungsunterschied wurde nicht beobachtet.

Die Erfolge der Geburtsanalgesie mit Trichloräthylen gehen aus den untenstehenden 2 Tabellen hervor, in denen vorerst nur rund 460 Fälle des 2. Halbjahres 1950 ausgewertet sind. Ein Vergleich zwischen Geburten mit und ohne Trichloräthylen-Analgesie zeigt, daß hinsichtlich des Geburtsverlaufes kein Unterschied in beiden Versuchsreihen ersichtlich ist. So ist z. B. die durchschnittliche Geburtsdauer bei Trichloräthylen-Anwendung nicht etwa verlängert, sondern eher verkürzt: die Zangenfrequenz steigt nicht an; auch nimmt die Zahl der kindlichen Asphyxien nicht zu (Tabelle 1). Schließlich ist noch unter anderem hervorzuheben, daß die Trichloräthylenanalgesie auch nicht zu einem vermehrten Gebrauch an Wehenmitteln führt (Tabelle 2). Daß die Vergleichbarkeit der Versuchsreihen mit und ohne Trichloräthylen-Analgesie nicht durch eine Auslese günstiger Fälle für die erstere Reihe in Frage gestellt wird, verdient besondere Hervorhebung.

Das Göttinger Modell ist leicht zu handhaben. Anfänglich muß die Kreißende, ähnlich wie die Wöchnerin beim ersten Anlegen des Kindes an die Mutterbrust, einige Minuten in dem Gebrauch des Inhalators unterrichtet werden. Es empfiehlt sich, während der ersten Minuten mit offenem Luftloch zu inhalieren und es erst bei Gewöhnung der Patientin und eingetretener Anästhesie der oberen Luftwege mit dem Daumen verschließen zu lassen. Vorzüglich bewährt sich die Methode in der Eröffnungsperiode. Mit der Analgesierung kann sofort begonnen werden, wenn regelmäßige Wehen eingesetzt haben; etwaiges Abwarten bis zur Eröffnung des Muttermundes auf eine bestimmte Größe ist nicht notwendig. In der Eröffnungsperiode wird die Tiefe der Analgesie allein von der Gebärenden reguliert. — In der Austreibungsperiode empfiehlt sich nach unseren Erfahrungen, die Leitung der Analgesie der Patientin abzunehmen. Damit die Kreißende während der Wehen mitpressen kann, wird nunmehr in der Wehenpause inhaliert, um die Schmerzlinderung durch einige Atemzüge in der Wehenpause fortzusetzen. Hierzu gibt die die Geburt leitende Hebamme die Anweisung. Im Gegensatz zu der schnell flüchtigen Analgesie mit Lachgas hält die Wirkung des Trichloräthylens einige Minuten an. Deshalb halten wir in der Austreibungsperiode das Trichloräthylen für überlegen.

Beim Durchtritt des Kopfes pflegen wir zur Ausschaltung des Bewußtseins einen zusätzlichen Chloräthylrausch zu geben; es sei jedoch betont, daß dies keineswegs erforderlich ist. Das Trichloräthylen ist durchaus in der Lage, auch den Durchtrittsschmerz weitgehend zu mindern, so daß die Gebärenden die Geburt

Aussprache zum I. Hauptbericht. 45

des Kindes ohne Bewußtseinsverlust erleben können. Damit ist es also möglich, die Forderungen G. D. READS zu erfüllen, der seinerzeit, als er sein berühmt gewordenes Buch „Childbirth without fear" schrieb, Trichloräthylen noch nicht kannte.

Daß die bei den Gebärenden im Kreißsaal eingetretene Ruhe im wesentlichen auf objektiver Schmerzlinderung, und nicht etwa nur auf Suggestion beruht, davon kann man sich leicht im Selbstversuch beim Zahnarzt überzeugen.

11. Herr HELBING-Jena: Das Dolantin hat seit seiner Einführung in die Geburtshilfe ziemlich allgemeine Anerkennung als Analgeticum während der Geburt

Tabelle 1. *Trichloräthylen-Analgesie bringt keine Gefahren für Mutter und Kind.*

Mit	Ohne	Universitäts-Frauenklinik Göttingen 1950
Trichloräthylen		
461	—	Fälle 2. Halbjahr 1950 } ohne Kaiserschnitte
—	787	Fälle 1. Halbjahr 1950
%	%	
50	51	Erstgebärende
95	91	Spontangeburten
4,3	6,3	Forceps aus Beckenausgang
4,8	7,2	Zangen insgesamt
93,0	94,0	Glattes Wochenbett
88,0	82,0	Klinikaufenthalt bis zu 10 Tagen
12,0	18,0	Klinikaufenthalt über 10 Tage
8,4	13,0	Geburtsdauer unter 4 Std
62	54	Geburtsdauer zwischen 4 und 12 Std
71	67	Geburtsdauer unter 12 Std
85	80	Geburtsdauer unter 16 Std
4,0	5,3	Kindliche Asphyxien insgesamt
1,1	1,1	Schwankende Herztöne
2,4	2,4	Unter der Geburt abgestorbene Kinder
0,65	1,62	Asphyktisch geboren, wiederbelebt
—	0,1	Asphyktisch geboren, nicht wiederbelebt

Tabelle 2.
Trichloräthylen-Analgesie bedingt keinen höheren Verbrauch an Wehenmitteln.

Universitäts-Frauenklinik Göttingen 1950		Mit	Ohne
		Trichloräthylen	
		461 Fälle des 2. Halbjahres 1950	Gesamtmaterial (810 Fälle) des 1. Halbjahres 1950
Geburten mit Wehenkur		4%	4%
In der Eröffnungsperiode verabreichte Wehenmittel (Prozent der Fälle)	keine	92%	87%
	1—3 VE	7,2%	11%
	4—6	0,2%	0,9%
	7—9	—	0,25%
In der Austreibungsperiode verabreichte Wehenmittel	keine	95%	94%
	1—3 VE	5,2%	5,7%
	4—6	—	—
	7—9	—	—

gefunden. Die Erfahrungen der Universitäts-Frauenklinik Jena erstrecken sich auf bisher über 1000 Dolantingeburten.

Der analgetische Effekt war in den meisten Fällen gut; die Kreißende spürte eine deutliche Schmerzlinderung. Als schwacher Effekt wurde registriert, wenn nur unbedeutende Schmerzlinderung vorhanden war, als starker, wenn die Kreißende nach Dolantin auch während der Wehen schlief. Beides trat nur in einem geringen Prozentsatz der Fälle ein und beruht wahrscheinlich auf einer individuellen Verschiedenheit in der Ansprechbarkeit des Mittels.

Die Wehentätigkeit läuft in den meisten Fällen unverändert weiter, auch wenn in etwa 10% ein Nachlassen der Wehentätigkeit von der Kreißenden angegeben wird. Die Wehen werden in diesem Falle infolge der Dolantinwirkung schwächer empfunden. Dem entspricht auch das Weiterfortschreiten der Geburt. Eine zusätzliche Gabe von Wehenmitteln ist nicht notwendig.

Eine hervorragende Rolle spielt im Schrifttum die Beschleunigung der Geburt durch Dolantin und andere Spasmolytica. Wir haben an unserem Material diese Beschleunigung für die Gesamtgeburt nicht feststellen können. Betrachtet man jedoch die Dauer der Geburt nach Dolantin bei verschiedenem Stand der Muttermundseröffnung, so fällt eine starke Zusammendrängung der Geburt auf wenige Stunden nach der Dolantingabe auf.

Eine eindeutige Verkürzung sehen wir aber bei der Austreibungsperiode. Sie ist sowohl bei Erstgebärenden als auch bei Mehrgebärenden um die Hälfte verkürzt. Als Ursache kann man annehmen, daß die Kreißende infolge der schmerzarmen Eröffnungsperiode weniger erschöpft ist und besser mitpreßt und das unerwünschte Anspannen der Muskulatur des Beckenbodens wegfällt.

Der zeitliche Ablauf der Nachgeburtsperiode gestaltet sich normal. Die Häufigkeit der Lösungsschwierigkeiten (Placenta adhaerens, unvollständige Lösung der Placenta) und der atonischen Nachblutungen geht nicht über den bei unbeeinflußt ablaufender Geburt beobachteten Prozentsatz hinaus.

Schon früh wurde auf kindliche Asphyxien nach Dolantingaben hingewiesen. Diese Beobachtungen wurden später zum Teil von anderen Autoren bestätigt. Wir haben unter unseren 1000 Fällen kein schwer-asphyktisch geborenes Kind gesehen. Leichtere Asphyxien ließen sich durch einfache Mittel ohne weiteres beheben und konnten niemals eindeutig auf das Dolantin bezogen werden. Drohende intrauterine Asphyxien ohne ersichtliche äußere Ursache erlebten wir 34mal. 20mal wurde in diesem Falle die Geburt durch die Zangenextraktion beendet. Ein Zusammenhang dieser drohenden Asphyxien mit der Dolantingabe läßt sich schwer beweisen. Sie traten stets in der Austreibungsperiode auf und niemals war ein unmittelbarer zeitlicher Zusammenhang mit der Dolantinverabreichung festzustellen. Bei der relativen Häufigkeit der Dolantinmedikation bei fast vollständigem Muttermund (13% unserer Fälle) müßte die Asphyxie als Dolantinfolge viel häufiger beobachtet worden sein. Auch bei den 8 intra partum nach Dolantin gestorbenen Kindern ist in keinem Falle ein Zusammenhang mit der Dolantingabe einwandfrei erwiesen. Bemerkenswert ist, daß in einigen Fällen gerade bei drohender kindlicher Asphyxie Dolantin gegeben wurde, nämlich wenn diese durch eine Dauerkontraktion des Uterus oder durch Krampfwehen bedingt war.

Ein unbestreitbarer Vorzug des Dolantins ist seine leichte Anwendbarkeit, die weder an eine Apparatur, wie die modernen gasförmigen Anaesthetica, noch an die technischen Einrichtungen einer Klinik gebunden ist, wie es bei der Leitungsanästhesie des Geburtsschmerzes der Fall ist. Berücksichtigen wir noch die geringen Gefahren des Dolantins für den Ablauf der Geburt sowie für das kindliche Leben, so wird es damit zum Mittel der Wahl für die häusliche Geburtshilfe und die Geburtshilfe in kleinen Entbindungsheimen und Kliniken.

Aussprache zum I. Hauptbericht. 47

Freie Diskussionen.

12. Herr BAUEREISEN-Magdeburg: Es war sehr dankenswert vom Herrn Referenten, die Grenzen der Geburtserleichterung eng und deutlich gezogen zu haben. Was den Schmerz selbst betrifft, so möchte ich daran erinnern, daß er nicht nur etwas Unangenehmes ist, das beseitigt werden muß, sondern auch ein Schutz für den lebendigen Organismus ist und ihm Nutzen bringt. So werden infolge der schmerzhaften Wehen mehr Hormone ausgeschüttet, als es bei Schmerzfreiheit der Fall ist. Man soll daher nur die unerträglichen Geburtsschmerzen, besonders in der Eröffnungszeit, lindern. Ich empfehle dafür den einfachen Inhalator Hosemann. Ich trete auch, wie Herr RUNGE, gegebenenfalls für eine Beschleunigung der Eröffnungszeit ein durch Blasensprengung, Incisionen des Muttermundes und Dehnung; aber vor allem kann die Austreibungszeit verkürzt und damit die Geburt erleichtert werden durch Anwendung der Speculumentbindung, die entweder bei Gefährdung von Mutter und Kind die stets gefährliche Zange ersetzen oder bei Stillstand der Geburt den vorangehenden Teil rasch entwickeln kann.

13. Herr BOLDT-Berlin-Charlottenburg: Zu den Ausführungen der Herren Vorredner über die Tri-Analgesie darf ich kurz unsere Erfahrungen an der Frauenklinik der Freien Universität Berlin über 224 Tri-Entbindungen mit einem neuen, genau dosierbaren Inhalationsgerät hinzufügen. Nach Vorversuchen, anfangs mit der Tupfermethode, gingen wir zu dem Göttinger Tri-Atmer über. Als Nachteile des Atmers fanden wir: 1. die Bruchgefahr, 2. die völlig ungewöhnliche Atemtechnik — Einatmung durch den Mund, Ausatmung durch die Nase. Unvermeidbar atmet die Kreißende ab und zu durch den Mund aus. Dadurch kommt es 3. zur Überschichtung des Tri mit Kondensationswasser, wodurch die Verdunstungsmöglichkeit des Tri herabgesetzt wird. Ein weiterer Nachteil ist, daß die Patientin bei den Austreibungswehen das Gerät selbst halten muß. Ein Mundatmer eigener Konstruktion mit Ventilen erwies sich auch wegen der Mundatmung als ungenügend. Wir fanden dann den von den Zahnmedizinern schon länger erprobten Analgator, einen leichten, 200 g schweren, festsitzenden Zweiventil-Nasenatmer. Unsere Erfahrungen an 224 Geburten mit dem Analgator sind kurz folgende: Beginn der Tri-Atmung bei fünfmarkstück- bis kleinhandtellergroßem Muttermund. Den Grad der Analgesie objektiv zu beurteilen hält wegen der zumindest ungewöhnlichen seelischen Verfassung der Kreißenden, wie SEITZ sagt, schwer. Dies noch mehr bei der unehelich Gebärenden. Eine für die Beurteilung der Analgesie beachtenswerte Tatsache. Ohne Analgesiebereitschaft — schwere Analgesie. Die Analgesie war von allen 224 Tri-Entbindungen in 20% gering, in 50% gut, in 30% sehr gut. Bei non marita in 28% gering, in 45% gut, in 27% sehr gut. Bei unerwünschtem Kind in 60% gering, in 35% gut und nur 5% sehr gut. Ohne Analgesiebereitschaft — schwere Analgesie. Diese Zahlen verdeutlichen die unterschiedliche Wirkung der Analgesie bei erwünschten und unerwünschten Schwangerschaften. Der Unwille der widerwillig Kreißenden richtet sich nicht nur gegen das Kind, sondern auch gegen den Arzt, Hebamme und deren Maßnahmen. Damit wird die Beurteilung der Analgesie abhängig von der Zusammensetzung des Patientengutes. Außer der guten analgetischen Wirkung auf die Kreißenden beobachteten wir in 25% ein Nachlassen der Wehen. Besonders bei von vornherein schwacher Wehentätigkeit. Die nachlassenden Wehen waren leicht durch 1—2 E eines Wehenmittels wieder zu bessern.

Die Anzahl der Zangenentbindungen war unter Tri nicht gesteigert. Gleichzeitige Anwendung des Tri und Dolantin, Attractyl oder Belladonna ergab keine Nachteile dieser Kombinationen. Die kindlichen Herztöne blieben offenbar von Tri bei allen 224 Entbindungen unbeeinflußt, während der RR durchschnittlich um 4,4 mm systolisch und 3 mm diastolisch sank. Dabei fiel günstig auf, daß die primär höheren RR-Werte um 10—20 mm fielen, während die Werte um 110 systolisch auf gleicher Höhe blieben. Nachteilig stellten wir eine Steigerung der Lösungsblutungen und der Atonien gegenüber dem bisherigen Durchschnitt um 2% fest. Ferner war interessant, daß nach der Tri-Inhalation die Wehen öfter für 10—20 min aussetzten, um danach in vorheriger Häufigkeit und Intensität wieder einzusetzen.

14. Frl. SCHULTZE-JENA-Kiel: Die Wirksamkeit von Trichloran und Lachgassauerstoff als Wehenanalgetica können wir in der Kieler Klinik auf Grund von 150 Lachgas- und 300 Trichloranfällen als gleichwertig bezeichnen. Störungen des Geburtsverlaufs, insbesondere der Wehentätigkeit, und Schädigungen von Mutter und Kind wurden bei uns nicht beobachtet.

Bei der Wahl zweier gleichwertiger Methoden wird man daher praktische und wirtschaftliche Gesichtspunkte berücksichtigen. Die einfache und billige Anwendungsweise des Trichloran mit dem Göttinger Inhalator ist im vollbelegten Kreißsaal einer großen Klinik wie für die Praxis zweifellos ein Vorteil. Während mit dem Lachgasgerät nur eine Patientin jeweils an der Schmerzlinderung teilhaben konnte, kann auch bei vollbelegtem Kreißsaal mit 5, 6 oder mehr Patientinnen jeder Frau die gewünschte Schmerzlinderung zukommen.

Es gibt aber immer einen Prozentsatz von Frauen, die bewußt jede sog. Wehennarkose ablehnen. Hier bewährt sich die bei uns seit 5 Jahren an der Klinik gebräuchliche Evipan-Orasthinspritze, die ich daher an dieser Stelle noch erwähnen möchte. Wir geben kurz vor dem Durchschneiden des Köpfchens eine Injektion von 3 cm³ = 0,3 g Evipan zusammen mit 3 VE Orasthin ziemlich schnell intravenös. Wir erreichen damit eine prompt eintretende kurze Schmerzstillung und Bewußtseinstrübung, und gleichzeitig erfolgt eine maximale Wehe, die die Geburt des Köpfchens zur Folge hat. Bei rigidem Damm ist eventuell eine Episiotomie angezeigt. Die Placentalösung erfolgt unter der Orasthinwirkung schnell. Bei größeren Dammnähten oder Episiotomien muß unter Umständen die Narkose anschließend mit Lachgas oder Äther verlängert werden.

Die Gewißheit, daß die Geburt am Schluß mit einer Einschlafspritze beendigt werden soll, hat vor der Ära der Wehennarkosen die Frauen immer außerordentlich beruhigt. Im Gegensatz zur Abneigung vor der Äthermaske wurde die Evipan-Orasthinspritze niemals verweigert, sondern immer dankbar angenommen.

Wichtig ist die Einhaltung des richtigen Zeitpunktes der Injektion. Mit der nächsten Wehe muß das Kind geboren werden, da sowohl das Barbitursäurepräparat, besonders aber die prompt ausgelösten langdauernden Wehen dem Kind schaden könnten.

Der Anwendungsbereich dieser Methode ist hiermit festgelegt: sie eignet sich nur für die normale Geburt aus Hinterhauptslage. Auch bei der Zwillingsgeburt machten wir von der Evipan-Orasthin-Injektion keinen Gebrauch, da man mit einer Schädigung des 2. Zwillings rechnen muß.

Wir können diese Art der Geburtserleichterung in der Austreibung für die Klinik empfehlen, für die Praxis nur dem erfahrenen Geburtshelfer.

15. Herr K. NORDMEYER-Berlin: Als eine Bereicherung unter den Maßnahmen zur Geburtserleichterung ist auch das *Novocain* hervorzuheben. Bei intravenöser Anwendung kommen vor allem zwei pharmazeutische Wirkungen zur Geltung: 1. die Reizwirkung auf die vegetativen Nervenzentren, speziell des Sympathicus, mit reaktiver Gegenregulationswirkung des Parasympathicus, ein Effekt, der die Sensibilisierung des Uterus zur Folge hat; und 2. die zentral-analgetische Wirkung, die durch Spasmolytica noch verstärkt werden kann. Auf diese Weise sorgt das

Novocain für eine flotte Abwicklung der Geburt und die Herabsetzung des Wehenschmerzes. Wir haben es in Form des *Causat* und in Kombination mit kleinen Dosen Hypophysenhinterlappenhormon in 75 Fällen bei protrahierten Geburten und zur Geburtseinleitung verwandt. Es ist, vor allem was die Sensibilisierung des Uterus anbelangt, dem Chinin überlegen.

16. Herr A. MAYER-Tübingen: Da der Herr Referent der *Dauer-Lumbalanästhesie* gegenüber sich zurückhaltend geäußert hat, möchte ich nur erwähnen, daß wir die einfache Lumbalanästhesie seit vielen Jahren bei unseren geburtshilflichen Operationen, besonders auch beim Kaiserschnitt mit bestem Erfolg verwenden. Die ihr von anderer Seite oft nachgesagten Nachteile können wir keineswegs bestätigen. Gelegentlich sahen wir bei rigiden Weichteilen und sehr schmerzhaften Wehen, daß die Geburt nach Wegfall der Schmerzen durch die Lumbalanästhesie rasche Fortschritte machte.

Was die Geburtserleichterung durch *Ausschaltung des Bewußtseins* angeht, so sind keineswegs alle Frauen damit einverstanden. Nicht wenige haben mir gegenüber ihren Eintritt in die Klinik zur Entbindung direkt davon abhängig gemacht, daß sie keinen Dämmerschlaf bekommen. Andere haben die im Vollbewußtsein erlebten Geburten in allerbester Erinnerung im Gegensatz zur Geburt in „Durchtrittsnarkose".

Die *Begründung* ist zum Teil die, daß viele Frauen den „beglückenden" ersten Kindesschrei erleben wollen. Andere wollen durch Aushalten des Wehenschmerzes sich ein um so größeres „Mutterglück erdulden". Es scheint, daß die seelische Bindung der Mutter zum Kind um so tiefer wird, je mehr die Mutter um das Kind „gelitten" hat. Bekanntlich führt die seelische Leiden auch im Leben oft zu einer Vertiefung des Muttertums und der Mutterliebe. Wir sehen das in imposanter Weise dort, wo die Mutter sich zu ihren Kindern bekennt, auch wenn sie ihr Kummer und Sorge, ja sogar Schande gebracht haben; während im Gegensatz dazu die Bindung des Vaters um so tiefer wird, je mehr „Ehre" die Kinder ihm eintrugen. Die bekannten Ausdrücke „*Mutterliebe*" und „*Vaterstolz*" stellen daher zwei ganz *verschiedene Arten des Elterntums* dar. Kurz, viele Frauen wollen sich den Stolz auf ihr Kind durch die Geburtsarbeit ehrlich verdienen und sich durch „Wehenmut" und „Schmerzbereitschaft" auf ihrem speziellen „Schlachtfeld" bewähren, um dann mit dem Neugeborenen das wohlverdiente „Ritterkreuz" zu empfangen. Mit der grundsätzlichen Einführung des Dämmerschlafes vernichten wir daher ein *wertvolles Stück natürlichen Frauentums* und damit ein *Kulturgut*, an das man in der Regel überhaupt nicht denkt.

17. Herr C. SCHROEDER-Hamburg-Barmbeck (mit 3 Textabbildungen): Ich möchte einige Worte zu dem Thema: „Geburtserleichterung durch Beckenausgangszange" sagen. Ist die Zange wirklich ein so harmloses Mittel, daß ihre breite Anwendung zur Beendigung der Mehrzahl der Geburten in Amerika berechtigt ist?

Abb. 1 zeigt das EEG eines spontan geborenen Kindes am 4. Lebenstag, wie wir es bei mehr als 200 Neugeborenen gesehen haben. Abb. 2 gibt das EEG eines durch eine leichte Beckenausgangszange wegen wackelnder Herztöne entwickelten Kindes wieder. Am 5. Tag fiel das Kind durch eine geringe Temperaturerhöhung, Trinkfaulheit und leicht graue Gesichtsfarbe auf. Es bestanden keine klinischen Krämpfe! Das EEG, das bei allen Neugeborenen der Hamburg-Barmbecker Frauenklinik geschrieben wird, bot einen außergewöhnlichen Befund. Wir fanden bei dem ruhig schlafenden Neugeborenen in allen Ableitungen sägezahnartige Krampfpotentiale. Bei der Nachuntersuchung nach 4 Wochen (Abb. 3) hat sich das allein hirnbioelektrisch feststellbare Krampfgeschehen in der linken Präzentralgegend lokalisiert. Das Kind blieb nach wie vor klinisch gesund und hatte

50 Aussprache zum I. Hauptbericht.

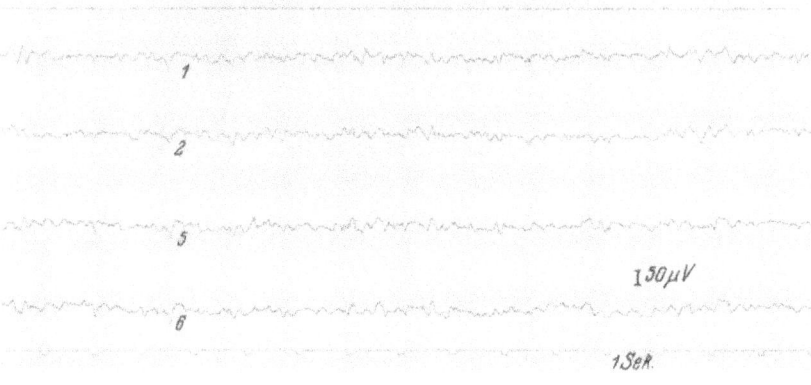

Abb. 1. EEG eines spontan geborenen Neugeborenen.

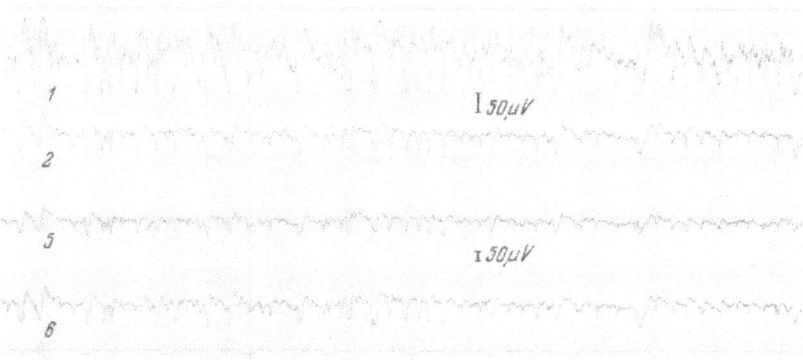

Abb. 2. EEG eines durch eine leichte Beckenausgangszange entwickelten Neugeborenen.

Abb. 3. EEG des Zangenkindes nach 4 Wochen.

niemals sichtbare Krämpfe. Den endgültigen Entscheid werden erst nach Jahren angefertigte Kontroll-EEG abgeben. Tatsache ist, daß es uns mit Hilfe des EEG gelang, eine zunächst generalisierte cerebrale Schädigung nach Zangenentbindung bei Fehlen eines klinischen großen Bildes festzustellen, und daß nach 4 Wochen diese cerebrale Schädigung sich lokalisiert hat.

Hier eröffnen sich mit Hilfe des EEG weite Perspektiven zur Erforschung des Geburtstraumas. Bis zur endgültigen Klärung jedoch darf man die Zange nicht als harmlos ansehen. Die Zahl der Residualepilepsien ist groß, und die Neurologen sehen viel mehr Schädigungen durch die Zange in späteren Jahren als die Geburtshelfer in den ersten Lebenstagen.

18. Herr CLAUSS-Hamburg: An der Hamburg-Barmbecker Frauenklinik ist zur Schmerzlinderung unter der Geburt auch weiterhin an der von KÄSER vorgeschlagenen Kombination Dolantin-Lachgas festgehalten worden. Es sind dabei keine schädigenden Einflüsse auf das Kind während oder nach der Geburt beobachtet worden. Die Kombination Dolantin-Lachgas hat den Vorteil, auch über die reine Analgesie hinaus eine gewisse Amnesie für den Geburtsvorgang zu schaffen. Besonders ins Auge fallend ist die Verkürzung der Geburtsdauer durch Beschleunigung der Austreibungsperiode. Die Häufigkeit der Zangen nach Dolantin-Lachgas beträgt an der Klinik 2,8% (408 Fälle insgesamt). Ein verstärktes Auftreten von Wehenschwäche oder Blutungen in der Nachgeburtsperiode konnte nicht bemerkt werden.

19. Herr v. MIKULICZ-RADECKI-Flensburg: Auf etwa 1 Million Geburten kommen heute in Deutschland mindestens $1/2$ Million Fehlgeburten. Auch die Fehlgeburten verlaufen unter Schmerzen und ich meine, daß man sich nicht nur mit der „Geburtserleichterung", sondern auch mit der *Erleichterung der Fehlgeburten* beschäftigen sollte.

Schmerzhaft bei der Fehlgeburt ist die Eröffnung des Cervicalkanals, richtiger gesagt, die langdauernden, zunächst frustranen Uteruskontraktionen, die schließlich zur Erweichung und Weiterstellung des Cervicalkanals führen. Weil sich der Cervicalkanal zu diesem Zeitpunkt der Schwangerschaft noch gar nicht eröffnen sollte, sind die Schwierigkeiten meist größer als bei der zeitgerechten Geburt, auch wenn die Eröffnung nicht so weit zu erfolgen braucht. Deshalb dauern die Fehlgeburten im allgemeinen länger als die Geburten; die Schmerzen hören schlagartig auf, wenn die Frucht oder die Hauptmasse des Eies den Cervicalkanal passiert haben. Nun ist die Eröffnung des Cervicalkanals beim Abort vorwiegend eine Frage der Erschlaffung des Cervixmantelgewebes; wie bei der Geburt kann dieser Vorgang durch Spasmolytica gefördert werden. Die Spasmolytica enthalten aber auch eine schmerzstillende Komponente, wenn wir z. B. an das Dolantin denken. Schmerzstillung beim Abort kann also durch rechtzeitige Gabe von Spasmolytica erreicht werden. Der richtige Augenblick für die Verabfolgung der Medikamente ist dann gegeben, wenn die Schmerzen beim Abort immer mehr zunehmen und schließlich oft unerträglich werden, wenn also der letzte Widerstand des Cervicalkanals überwunden werden soll.

Ich empfehle aus diesem doppelten Grunde die grundsätzliche Anwendung von Spasmolytica beim Abort; damit können wir eine wirksame „Erleichterung der Fehlgeburt" erreichen.

Für die *Schmerzstillung bei der Geburt* sind eine große Anzahl von Verfahren erwähnt, manche von ihnen empfohlen worden. Man darf aber nicht vergessen, daß der praktische Arzt bei Geburten anders und mit viel weniger Hilfskräften arbeiten muß und kann als wie die Klinik. Für die Praxis sind Schmerzstillungsverfahren erforderlich, die ungefährlich und leicht durchführbar sind. Ich möchte den Herrn Referenten bitten, in seinem Schlußwort die Methoden anzugeben, die er unter diesen Gesichtspunkten empfehlen kann, und insbesondere auf die Frage einzugehen, ob Trichloräthylen wirklich völlig ungefährlich ist.

20. Herr DURST-Zagreb: Mit den Schlußfolgerungen, welche der Herr Referent uns vorgelegt hat, erkläre ich mich vollkommen einverstanden. An der Universitäts-Frauenklinik in Zagreb, welcher ich durch fast 30 Jahre vorstehe, haben wir seinerzeit den von der KRÖNIGschen Klinik in Freiburg vorgeschlagenen Morphium- bzw. Pantopon oder Dilaudid-Scopolamin-Dämmerschlaf ausprobiert, jedoch wieder verlassen. Ebenso war es mit dem Pernocton. Gelegentlich verwenden wir noch das Dolantin oder bei sehr empfindlichen Gebärenden 0,01 bis 0,02 Morphium. Die neueren Präparate und Apparate (Lachgas, Trilen) sind uns wegen Devisenmangel nicht zugänglich.

Ich möchte mir eine Bemerkung zur Diskussion erlauben. Von sämtlichen Diskussionsrednern wurde zum Thema Geburtserleichterung nur die Schmerzstillung, also die subjektive (wenn ich es so nennen darf) Geburtserleichterung für die Gebärende besprochen. Ich bin der Meinung, daß bei verzögerter, erschwerter Geburt auch eine sozusagen objektive Geburtserleichterung besteht. Ich meine hier die Weichteilschwierigkeiten, im besonderen von seiten des rigiden Muttermundes und des unnachgiebigen Beckenbodens, von denen ich mir einiges zum ersten vorzubringen erlaube.

Als junger Geburtshelfer vor 45 Jahren hatte ich noch verhältnismäßig oft verschleppte Fälle zu erledigen, alte Erstgebärende mit 1—2 Tage gesprungener Blase, zersetztem Fruchtwasser, hohem Fieber bei kaum für 2 Finger durchgängigem starrem Muttermund und als Folge dessen Stillstand der Geburt bei kaum wahrnehmbaren Wehen. Von Wehenmitteln hatten wir nur das Chinin und das warme Bad. In den damaligen Lehrbüchern der operativen Geburtshilfe stand es, daß man in solchen Fällen den Muttermund incidieren soll und die Geburt so schonend wie möglich beenden soll. Also meistens durch Kraniotomie des ohnehin durch die lange Geburtsdauer geschädigten Kindes. „Die Frau mit incidiertem Muttermund weiter kreißen zu lassen, ist unstatthaft und fehlerhaft" — so stand und steht es noch in den damaligen Lehrbüchern.

Dieser Standpunkt wurde später allgemein verlassen und die Muttermundsincisionen wurden als selbständige, die Geburt erleichternde und beschleunigende Operation zugelassen. Ich habe die Geburtsgeschichten der Zagreber Klinik durchgesehen und habe gefunden, daß wir die ersten selbständigen Muttermundsincisionen im Jahre 1910 mit recht gutem Erfolg durchgeführt haben. In den nächsten Jahren mehrten sich die Fälle, hier und da mußte nach einigen Stunden doch noch die Zange angelegt werden, aber bei vollkommen verstrichenem Muttermund und tief im Becken stehendem Kopfe, also bei weit günstigeren Verhältnissen sowohl für die Mutter wie für das Kind.

Später kam die Straßburger Schule mit der Lehre vom Spasmus des unteren Uterinsegmentes, der Cervix und des Muttermundes. Die Spasmolytica (Spasmalgin sowie die ausgezeichneten Belladonna-Excludzäpfchen SELLHEIMS) leisteten da Vorzügliches, aber in einem Teile der Fälle handelt es sich doch nicht um einen Spasmus, sondern um eine wirkliche Rigidität des Muttermundes. Und da greifen wir auch heute noch in solchen Fällen, wenn die Spasmolytica nicht zum gewünschten Erfolg führen, zu den Incisionen, eventuell kombiniert mit Orastin oder anderen Hypophysenhinterlappenextrakten, und zwar weitgehend mit sehr gutem Erfolge für Mutter und Kind. Die Frequenz solcher Incisionen beträgt bei unserem Material etwa 0,5—1%, d. h. 1 : 100—200 Geburten. Es sind dies besonders alte Erstgebärende mit infantilem Uterus und elongierter Portio, wo es längere Zeit dauert, bis die Cervix vollkommen verstreicht. Die Muttermundsincisionen als selbständige Operation sind also eine exquisit geburtserleichternde Maßnahme in gewissen scharf umgrenzten Fällen.

Ich erlaube mir zur Frage der künstlichen Blasensprengung als einer die Geburt beschleunigenden Maßnahme folgendes zu bemerken: Bei vollkommen normalen

Verhältnissen und weichem, dünnem Muttermundssaume ist dies begreiflich. Wissen wir doch heute, daß die Eröffnung der Cervix und des Muttermundes von zwei gleichzeitig wirkenden Kräften bewerkstelligt wird, dem Anspannen und Druck der Blase nach unten und dem Zug der spiralig angeordneten Muskelfasern nach oben. Nach dem Sprengen der Blase übernimmt ihre Rolle der vorangehende Teil des Kopfes (die Kalotte des Hinterhauptes), also ein fester, harter Teil, und wird der Muttermund bei starken Wehen entweder, wenn er genügend elastisch ist, rascher gedehnt oder aber es kommt zu den bekannten Einrissen am intravaginalen Teil der Cervix bis zum Scheidengewölbe, und dann zu den oft starken Ektropien mit klaffendem Cervicalkanal, als Folge Cervicitis, Erosionen, Fluor, eventuell sogar Sterilität.

Es wird daher an der Zagreber Frauenklinik die Fruchtblase nur bei ganz bestimmter Indikation vorzeitig gesprengt (wenig Vorwasser, Adhärenz des unteren Eipoles, sehr festen Eihäuten, Hydramnion, zweiter Zwilling, vorzeitige Placentalösung, Eklampsie oder Eklampsismus), selbstverständlich nur bei normaler Lage des Kindes und normalem Becken.

21. Herr T. ANTOINE-Wien: Zur Trileneanalgesie ist zu bemerken, daß sie eine gewisse Intelligenz beim Patienten voraussetzt, um richtig und zeitgerecht zu atmen und den Apparat selbst bedienen zu können. Wenn gesagt wird, daß die Vermehrung der Zangenoperationen bei kontinuierlicher Caudalnarkose nur Beckenausgangszangen betreffe, so muß man doch hinzufügen, daß es sich sehr häufig um tiefe Querstände — also technisch doch etwas schwierigere Operationen — handelt.

22. Herr SCHULZE-Pforzheim: Die gute Wirkung des Dolantin in vielen Fällen kann ich bestätigen. Doch habe ich die Beobachtung gemacht, daß dann, wenn wenige Stunden nach der Dolantingabe die Geburt in Evipan-Na-Narkose mit 1,0 beendet wurde, eine Asphyxie des Neugeborenen stets zur Lobelininjektion zwang, die ich in solchen Fällen jetzt regelmäßig in die Nabelvene gebe. An dieser Schädigung des Atemzentrums habe ich noch kein Kind verloren; sie ist ja auch leicht zu beherrschen. Aber es dürfte gut sein, wenn der Geburtshelfer bei der Kombination Dolantin-Evipan-Na mit der Asphyxie rechnet und sie unmittelbar bekämpft.

23. Herr TH. HEYNEMANN-Hamburg (Schlußwort): In der Industrie sind Trichloräthylenvergiftungen vorgekommen. Dort wird aber mit viel höheren Konzentrationen gearbeitet. Bei den geringen Mengen, die für die Geburtsanalgesie in Frage kommen, ist nach Ansicht des Pharmakologen Prof. SÖHRING eine Intoxikation bei den Kreißenden nicht zu befürchten. Eher würde eine Intoxikation bei den Ärzten und Hebammen möglich sein, die die Analgesie immer wieder ausführen, wenn ihnen ist darauf zu achten.

Fehlgeburten können sehr schmerzhaft sein, manche Frauen behaupten bekanntlich, daß sie ihre Fehlgeburten als schmerzhafter empfunden hätten als ihre Geburten. Bei starken Schmerzen verordnen wir daher Spasmolytica oder Narkotica. Bei allen Fehlgeburten haben wir uns nicht dazu veranlaßt gesehen, auch um den spontanen Ablauf der Fehlgeburt möglichst wenig zu stören.

Die Bezeichnung „medikamentös gelenkte Geburt" kann zu Mißverständnissen führen. Wenn man darunter das gleiche Vorgehen, wie GUGGISBERG und BURGER versteht, bei dem jede einzelne Verabfolgung von Medikamenten nach sorgfältiger Indikationsstellung erfolgt, so handelt es sich um ein allgemein anerkanntes, gegebenenfalls wohl von allen Geburtshelfern angewandtes Verfahren der Geburtserleichterung durch Geburtsbeschleunigung. Nur die grundsätzliche oder schematische Verabfolgung ist abzulehnen, man würde dafür besser je nach Lage der Dinge die Bezeichnung „grundsätzliche bzw. schematische medikamentöse Geburtslenkung" anwenden.

Die tokographischen Untersuchungen haben bisher bei der Indikationsstellung für die Verabfolgung und bei der Dosierung von Wehenmitteln und Spasmolytica keinen entscheidenden Fortschritt gebracht. Aber eine Fortsetzung solcher Untersuchungen erscheint mir wünschenswert. Auch von einer Ableitung elektrischer Ströme von verschiedenen Stellen des Uterus unter der Geburt, also von der Anfertigung von Elektrometrogrammen, kann man vielleicht Fortschritte in dieser Hinsicht erzielen.

Zwischen den Lachgas- und Trichloräthylenanalgesien bei Geburten bestehen keine wesentlichen Unterschiede, doch sind die ersteren nicht selten für Kreißende und Ärzte angenehmer und bequemer. Hypnosegeburten sind auch in der Eppendorfer Frauenklinik vor langen Jahren in ausgedehntem Maße von dem damaligen Assistenten G. SÜSSTRUNK ausgeführt. Die Ergebnisse sind gut und sehr eindrucksvoll gewesen. Der große Zeitaufwand hat aber auf die Dauer eine allgemeine Anwendung unmöglich gemacht. Meines Wissens hat sich das Verfahren an keiner Stelle auf die Dauer behaupten können. Aus ähnlichen Gründen wird sich auch das Verfahren von G. A. READ in allen Einzelheiten auf die Dauer nicht allgemein anwenden lassen. Trotzdem verdient sein Vorgehen unsere dankbare Anerkennung.

Eröffnung der Nachmittagssitzung mit Vorträgen über die *cytologischen Untersuchungen in der Gynäkologie* und einige *operative Gebiete* der Geburtshilfe und Gynäkologie. Der Präsident bittet, die Vortragszeiten einzuhalten und frei zu sprechen.

Vorträge.

1. Herr V. GRÜNBERGER-Wien: **Die Prognosestellung der Radiumwirkung auf das Collumcarcinom auf Grund cytologischer Veränderungen nach GLÜCKSMANN.**

Da aus großen Zusammenstellungen in der Literatur hervorgeht, daß, abgesehen von einzelnen Spitzenleistungen, die Erfolge der elektiven Therapie des Collumcarcinoms (wahlweise Operation und Bestrahlung) eine Spur besser sind als die der reinen Bestrahlung, erscheint jede Methode, die durch eine Verbesserung der Auswahl zwischen Operation und Bestrahlung vielleicht auch zu einer Verbesserung der Behandlungsergebnisse führt, besonders beachtenswert. Ich konnte durch ein Stipendium des British Council die Methode GLÜCKSMANNs in Cambridge persönlich kennenlernen, die darin besteht, daß aus den histologischen Veränderungen der Carcinomzellen nach einer Testbestrahlung zwischen gut und schlecht auf die Bestrahlung reagierenden Fällen unterschieden wird. Erstere werden nur bestrahlt, letztere nach Möglichkeit einer Operation zugeführt. Es werden mit Hilfe eines Zählers 300—500 Zellen aus einem jungen, wachsenden Herd des Carcinoms durchgezählt, wobei zwischen Ruhezellen, Zellen in Teilung, differenzierten und degenerierten Zellen unterschieden wird. Nach der Radiumbestrahlung kommt es zu einer Veränderung des Verhältnisses zwischen den genannten Zellarten in der Art, daß in verschiedener Weise die Ruhezellen und Zellen in

Teilung (lebensfähige Zellen) prozentuell abnehmen und entsprechend die differenzierten und degenerierten Zellen zunehmen. Die Hauptbedeutung der Methode besteht darin, daß die auf die Bestrahlung schlecht reagierenden Fälle erkannt und, falls technisch möglich, operiert werden. Man unterscheidet zwischen gut auf die Bestrahlung reagierenden Fällen mit guter Prognose, Fällen, welche nur eine teilweise Antwort auf die Bestrahlung zeigen (mit endgültiger schlechter Prognose) und Fällen, die eine schlechte Antwort auf die Testbestrahlung mit schlechter Prognose zeigen. Mit Hilfe der zu verschiedenen Zeiten nach der Bestrahlung gemachten Zählungen kann man das Ergebnis der Bestrahlung in Form von Reaktionstabellen darstellen. Die Untersuchung wird derzeit so vorgenommen, daß zuerst eine Probeexcision gemacht wird, an die gleich die erste Radiumbestrahlung angeschlossen wird. Nach einer Woche wird die zweite Probeexcision mit anschließender zweiter Radiumbestrahlung durchgeführt. Hernach wird die histologische Prognose gestellt, wobei es in manchen unklaren Fällen manchmal notwendig ist, eine Woche nach der zweiten Radiumbestrahlung eine dritte Probeexcision vorzunehmen. Aus dem Vergleich der histologisch gestellten Prognose und den klinischen Ergebnissen kann man auf den Wert der Methode schließen. In den ersten Monaten besteht eine gewisse Diskrepanz zwischen der gestellten Prognose und den klinischen Ergebnissen, welche im Laufe der Zeit immer mehr verschwindet. Von GLÜCKSMANN wurde nach 5 Jahren eine Richtigkeit der gestellten Prognose in 97% der Fälle gefunden. Eine Nachahmung und Überprüfung der Methode wird empfohlen (erscheint ausführlich).

---

2. Herr H. K. ZINSER-Jena: **Vergleichende Untersuchungen mit der Kolposkopie und Cytologie.**

Die Anwendung der Cytodiagnostik zur Früherkennung des Uteruscarcinoms ist auf die seit langer Zeit eingeführte Kolposkopie getroffen und hat zwangsläufig einen Vergleich der Leistungsfähigkeit und der Grenzen beider Methoden herausgefordert. Ich will mich bemühen, die Ergebnisse unserer Klinik darzulegen, die in den letzten $2^{1}/_{2}$ Jahren mit der Anwendung beider Methoden erzielt worden sind und die wichtigsten Erfahrungen in einem grundsätzlich gefaßten Resümee präzisieren.

Beide Methoden haben Vorteile, die sich bei gleichzeitiger Anwendung günstig ergänzen und Nachteile, die durch Kombination der Verfahren weitgehend kompensiert werden.

Die Vorteile der Kolposkopie vor der Cytodiagnostik sind kurz umrissen darin zu sehen, daß es gelingt, rasch und ohne besonderen technischen Aufwand sicher gutartige Befunde auszusondern. Ferner einwandfrei bösartige Wachstumsstadien kleinster Ausmaße abzufangen, soweit sie unter den bekannten charakteristischen Bildern auftreten. Die Nachteile der Kolposkopie liegen in der mangelhaften Differenzierung der uncharakteristischen Befunde, die in 3—5% vorkommen, in der Unmöglichkeit, gesetzmäßig alle gesteigert atypischen Epithelveränderungen zu erkennen, also eine Auslese unter den Matrixbezirken zu treffen, die bekanntlich nur in 30% gesteigert atypisches Epithel darstellen, ferner nicht zuletzt in der Unsicherheit, intracervical beginnende Carcinome auszumachen.

Die Vorteile der Zelldiagnose demgegenüber sind in der allerdings unterschiedlich starken Desquamationstendenz der carcinomatös veränderten Epithelbedeckung zu sehen, so daß die Erkennung der Rubrik III und IV nach HINSELMANN ohne Bindung an einen klinischen Befund mit einem hohen Maße an Wahrscheinlichkeit möglich ist. Bei Frühfällen ferner ist die cytologische Diagnose — zumindest im Scheidenausstrich — exakter zu stellen, als bei ausgedehnten manifesten Carcinomen der Portio. Blutungen vermindern und autolytische Vorgänge zerstören das abgesinterte Zellmaterial.

Da auch sehr kleinen Bezirken oberflächlich wachsender Carcinome die Eigenschaft der verstärkten Desquamation zukommen, liegt der Sicherheitsgrad der Frühdiagnose mit dem Zelltest über dem der *ungezielten* Probeexcision.

Ein weiterer Vorzug der cytologischen Methode ist darin zu sehen, auch höher gelegene Neoplasmen ausfindig machen zu können. Ich denke dabei in erster Linie an das primäre Cervixhöhlencarcinom. Auf die Erkennung des Corpuscarcinoms sollten dagegen nicht zu hoch gespannte Erwartungen gesetzt werden. Man wird unter klinischen Bedingungen nur mit einer Treffsicherheit von 80% rechnen können. Die Anwendung des Zelltestes auf diesem Teilgebiet ist also noch berechtigt. Die Methode kann aber hier nicht als sichere Suchreaktion bezeichnet werden.

Ein Mangel des Zelltestes sind eine Reihe von Schwierigkeiten in der Interpretation, die erst nach längerer Erfahrung zu überbrücken sind. Die Kolposkopie stellt also nicht so große Anforderungen an die diagnostischen Kenntnisse des Untersuchers. Der fühlbarste Nachteil des cytologischen Verfahrens ist die nur schwer durchführbare obligatorische Anwendung der besonders technische und organisatorische Hindernisse im Wege stehen, die wir zumindest teilweise mit dem Phasenkontrastverfahren überwinden können.

Wir haben annähernd 10000 Zellausstriche untersucht. Der angestellte Vergleich mit der Kolposkopie und Cytologie stützt sich nur auf 6120 untersuchte Frauen, darunter 483 Collumcarcinome und 83 Corpuscarcinome. Makroskopisch bleiben 75% der beginnenden Krebsstadien unentdeckt. 90% aller Frühstadien weisen entweder klare kolposkopische Befunde auf oder zwingen zumindest zur näheren Untersuchung. Es entgehen uns nach den jetzigen Erfahrungen unter Einberechnung der nicht diagnostizierten intracervicalen Carcinome 10% der Erkennung. Die Cytodiagnostik hat eine Fehlerquote von 3—4%. Die Kolposkopie ist also leicht obligatorisch durchzuführen, hat aber mehr Fehlerquellen. Die Cytologie ist schwerer prinzipiell anzuwenden, besitzt dagegen aber die größere Treffsicherheit.

Die praktische Folgerung, die wir nach einem Jahr regelmäßiger Anwendung der Kolposkopie und Cytologie am poliklinischen Krankengut gezogen haben, sollte nicht nur für die Vereinfachung, sondern auch für die Intensivierung der Carcinomsuche in der Klinik richtunggebend sein: Mit der Lupenbetrachtung wird eine Auslese derart getroffen, daß nur bei kolposkopisch carcinomatösen Veränderungen, ferner bei ausgedehnten Umwandlungsvorgängen und bei unklaren Oberflächenaspekten der Zelltest zu Rate gezogen wird. Damit werden nur 10 bis 15% des täglichen Patientenzuganges zusätzlich cytologisch überprüft. Die Zelldiagnose ist also als Mittel der *erweiterten* Kolposkopie anzusehen, das die bekannten Zusatzverfahren, die Essigsäureprobe, die SCHILLERsche Jodprobe hinfällig macht und deren Unsicherheitsfaktoren ausschaltet. Im Mittelpunkt der Carcinomsuche müssen aber nicht allein die sog. Matrixbezirke, sondern viel mehr als diese alle ausgedehnten regeneratorischen Prozesse und entzündlichen Befunde der Portio stehen, hinter denen sich wesentlich häufiger die Carcinomentwicklung anbahnt. Diese Erweiterung des Begriffes der suspekten kolposkopischen Oberflächenbilder bewirkt den später gezeigten sehr deutlichen absoluten Zuwachs an zelldiagnostisch gefundenen Frühstadien des Carcinoms.

Die Probeexcision hat der kolposkopischen als auch der cytologisch sicheren Diagnose grundsätzlich zu folgen. Bei kolposkopisch faßbaren neoplastischen Veränderungen hat die gezielte Probeentnahme ihre Berechtigung. Sicherer und vorteilhafter ist die von AYRE beschriebene Ringbiopsie mit nachfolgender Serienschnittuntersuchung.

Wenn man sich die Fortschritte der Carcinomfrühdiagnostik, die bisher erreicht worden sind, vergegenwärtigt, so kommt man zu folgendem Bild, wobei ich eine von SCHMITT zusammengestellte Statistik mitverwerte. v. MIKULICZ hat bei früher angestellten Reihenuntersuchungen mit der Spiegeleinstellung unter 7080 Fällen 6 klinisch sichere Carcinome entdecken können. Auf jede 1180. Frau traf ein Carcinom. Bei 12jähriger kolposkopischer Untersuchung haben wir an der Frauenklinik Jena unter 32631 Frauen 43 Frühcarcinome vorgefunden. Die Verhältniszahl wurde von 1:1180 auf 1:780 verbessert. Einer Sammelstatistik ist zu entnehmen, daß unter 13114 Fällen cytologisch 44 präklinische Collumkrebse diagnostiziert wurden. Es konnte demnach bei jeder 298. Frau ein beginnendes Carcinom entdeckt werden. AYRE hat mit der

Oberflächenbiopsie bei 7830 Patientinnen sogar 106 präklinische Stadien festgestellt. Eine Zahl, die bisher einmalig ist. Damit werden die hier nicht näher zu erörternden Fragen der histologischen Diagnostik des intraepithelialen Carcinoms aufgeworfen. Die Diagnose Oberflächencarcinom oder gesteigert atypisches Epithel ohne carcinomatösen Charakter ist stark subjektiven Ansichten des Untersuchers ausgesetzt. Wir konnten unter unseren 6120 Reihenuntersuchten mit beiden Methoden 26 Fälle finden. Das entspricht *einem* Carcinombefund bei jeder 235. Frau.

Die Übersicht zeigt, daß die beharrliche und manchmal mühevolle Carcinomsuche zu beachtlichen Erfolgen führt und daß unsere frühdiagnostischen Mittel einen erheblichen Grad von Verfeinerung erreicht haben. Nicht ohne eine gewisse Resignation muß aber festgestellt werden, daß die Basis, auf der unsere Frühdiagnostik steht, noch recht schmal ist. Wir haben der außerklinischen gynäkologischen Praxis die leicht durchzuführende Abstrichtechnik empfohlen, da der Zelltest unter der Voraussetzung einer sorgfältigen Entnahme und zweckmäßigen Übersendung des Materials den Vorteil vor der Kolposkopie aufweist, an keine Vorkenntnisse gebunden zu sein. Wir fanden unter 220 Einsendungen 4 Collumcarcinome und konnten ein Ovarialcarcinom aus dem Ascites diagnostizieren. Der Versuch ermutigt, diese Bemühungen fortzusetzen und die Zukunft muß zeigen, ob dieser Weg uns dem Ziel einer wirkungsvolleren Erfassung früher Carcinomstadien auch außerhalb der Kliniken näherbringen wird.

3. Herr H. J. Wespi-Aarau: **Kolpophotographie.**

Das Problem der photographischen Abbildung der Portio beschäftigt die Gynäkologen seit langem. In den letzten Jahren gewinnt auch die Frage der Photographie der kolposkopischen Veränderungen an Interesse, nachdem, wenigstens im deutschen Sprachgebiet, sich die Kolposkopie zunehmender Anerkennung erfreut. Bis jetzt standen uns zur Wiedergabe der kolposkopischen Befunde eigentlich nur die Aquarelle zur Verfügung, wie Sie sie aus den Hinselmannschen Arbeiten und neuerdings aus dem schönen Atlas von Mestwerdt kennen. In Zürich unter Anderes haben wir seinerzeit mit Erfolg auch die Wiedergabe auf Moulagen versucht. Didaktisch, wie auch für Wissenschaft und Praxis wäre aber die Gewinnung eines den kolposkopischen Befund „mit photographischer Treue" wiedergebenden Dokumentes, also eines kolpophotographischen Bildes besonders wertvoll.

Um Zeit zu sparen, verzichte ich darauf, die Geschichte der Kolpophotographie hier zu besprechen. Ich erwähne nur die Namen Siegert in Deutschland und Foote, Galloway, Younge in den Vereinigten

Staaten und für die eigentliche Kolpophotographie mit Vergrößerung erinnere ich an TREITE. In den letzten Jahren ist die Firma Kern & Cie. in Aarau, die ein schweizerisches Kolposkopmodell herstellt, auf meine Veranlassung darangegangen, eine Kolpophotographie-Apparatur zu konstruieren, zuerst ein Modell für $1^1/_2$fache Vergrößerung. Es zeigte sich dann aber, daß zur Darstellung kolposkopischer Befunde eine Aufnahme mit 3—4facher Vergrößerung notwendig ist, und so wurde ein zweites Modell gebaut, das eine $3^1/_2$fache Vergrößerung erlaubt.

Die Apparatur kann an Stelle der gewöhnlichen Optik auf das Kolposkopstativ aufgesetzt werden. Wesentlich ist eine gute Lichtquelle, deren Licht durch einen Hohlspiegel auf die zu photographierende Stelle konzentriert wird. Daneben ist wichtig, daß die Frontlinse einen großen Durchmesser aufweist, damit sie viel Licht aufnehmen kann. Wegen des relativ großen Arbeitsabstandes von ungefähr 16 cm wird der Abstand Frontlinse-Film sehr groß, so daß die Apparatur mit ihrem langen Tubus fast an eine Maschinenpistole erinnert. Zum Einstellen und zur Aufnahme hat sich die Kine-Exakta der Zeißwerke als Spiegelreflexkamera hier wie auch für andere Zwecke bestens bewährt. Die Belichtungszeit beträgt $^1/_5$—$^1/_2$ sec für Farbfilme.

Die Leistungsfähigkeit in bezug auf Vergrößerung und Bildschärfe erkennen wir am besten an einem Testpräparat. Ich habe hierfür eine *20-Pfennigmarke* gewählt. Schon mit $1^1/_2$facher Vergrößerung kommt nur noch ein Teil der Marke zur Abbildung. Bei der $3^1/_2$fachen Vergrößerung wird das Bild von der Zahl 20 fast ganz ausgefüllt. Daneben sieht man nur noch einige Pferde auf dem Brandenburger Tor. Es kommen schon gewisse Einzelheiten des verwendeten Papiers zur Darstellung. Die Briefmarkenaufnahmen zeigen zugleich, daß die Apparatur auch für andere Objekte außer der Portio verwendet werden kann.

Die Portiobilder sollen gleichzeitig auch einen kurzen Überblick über den Anwendungsbereich der Kolposkopie bieten.

Die *Hauptbedeutung* kommt der Kolposkopie nach wie vor für die *Carcinomfrühdiagnose* zu. Es werden Bilder eines carcinomatösen Randbelages gezeigt. Es handelt sich um ein ulceriertes Portiocarcinom Stadium II mit einem *carcinomatösen Randbelag*. An einer Stelle sehen wir dicke Capillarschlingen in einem etwas gelblichen Epithel, das im Bereich der Capillaren bereits sich etwas vorwölbt. Wir können hier von grobem Grund oder Andeutung von IVa sprechen. An einer benachbarten Stelle ist in einem umschriebenen Bezirk das exophytische Wachstum noch ausgesprochener, wir finden eigentliche „finger-like processus", wie CULLEN das genannt hat. Das Epithel ist bei der Essigsäureprobe deutlich weißlich geworden.

Ein ganz ähnliches, nur etwas weniger ausgesprochenes Bild sehen wir bei einem *Fall eines Oberflächencarcinoms*; auch hier finden wir feine

Vorwölbungen des Epithels, in deren Zentrum eine Capillarschlinge zu sehen ist. Die weiße Farbe ist auch hier durch die 3%ige Essigsäure bedingt.

Schon die $1^1/_2$fache Vergrößerung genügt, um die bei der Jodprobe erkennbare Veränderung zu demonstrieren, die ein relativ ausgedehntes, sich gegen die Portioaußenfläche zu entwickelndes Oberflächencarcinom dem Auge bietet. Schon mit dieser Vergrößerung ist die grobe Felderung, die im Kolposkop zu sehen war, eben knapp zu erkennen.

Durch den Papanicolaou-Test, auch durch multiple blinde Probeexcisionen ist es neuerdings möglich geworden, ebenfalls in ausgedehntem Maße zu einer Frühdiagnose zu kommen. Trotzdem bleibt die Kolposkopie vorläufig die einzige einfache klinische Methode, um ein Frühcarcinom direkt sichtbar zu machen. Sie bleibt deshalb auch die beste Methode, um die richtige Stelle für eine Probeexcision auszuwählen. Ebenso wichtig und zahlenmäßig viel bedeutungsvoller ist aber die Tatsache, daß die Kolposkopie erlaubt, in einem großen Teil makroskopisch suspekter Portiones einwandfrei die *Diagnose auf eine benigne Veränderung* zu stellen. *Viele normale Variationen des Portioepithels* können makroskopisch verdächtig aussehen. Besonders unter Anwendung der Essigsäureprobe können sie aber kolposkopisch einwandfrei als benigne diagnostiziert werden. Das gilt für die *Ektopie*, die mit ihren traubigen oder blasigen Erhebungen ein ganz charakteristisches, unverkennbares Bild bietet.

Den Grenzkampf zwischen Cervix- und Plattenepithel, die sog. *Umwandlungszone*, erkennen wir an Resten von Cervixepithel in normalem Plattenepithel, entweder in Form von Drüsenöffnungen oder verschlossenen Cervixdrüsen, sog. Ovula Nabothi oder dann an Inseln von Cervixepithel inmitten von Plattenepithel, die wie erratische Blöcke Zeugnis ablegen, daß da, wo jetzt Plattenepithel ist, früher Cervixepithel war.

Für die gynäkologische Praxis ist die klare Diagnose der Ektopie und der Cervixdrüsenreste oftmals von Bedeutung, weil sie uns die Genese des Fluor vaginalis, über den eine Patientin klagt, oft plötzlich verstehen läßt. Damit komme ich zu einem weiteren Gebiet, der *Differentialdiagnose der Ursachen und Erscheinungsbilder des Fluor vaginalis und der Entzündungen*.

Die herdförmige Kolpitis, *die Kolpitis granularis*, ist besonders schön bei der Jodprobe und hier schon mit $1^1/_2$facher Vergrößerung zu erkennen. Dieses Bild findet sich bekanntlich vor allem bei der Trichomonadenkolpitis.

Ein weiteres Bild zeigt einen *Cervixpolypen*, die ja häufig auch etwas Fluor verursachen. Wir können solche Polypen natürlich auch von

Auge sehen. Das Kolposkop erleichtert und verfeinert die Diagnose aber wesentlich.

Noch mehr gilt das von der *Beurteilung des Cervixsekretes*. Es wird das Bild eines klaren Cervixsekretes mit Blutspuren demonstriert. Ein derart klares Cervixsekret zeigt uns auch ohne bakteriologische Untersuchung, daß keine Cervicitis besteht. Auch wenn wir in einem solchen Falle ein grüneitriges Vaginalsekret vorfinden, wissen wir, daß nur eine Kolpitis besteht. Wenn Blut oder Eiter auf diese Weise von klarem Cervixsekret eingehüllt sind, können wir mit großer Wahrscheinlichkeit annehmen, daß sie aus dem Korpus stammen.

Zum Schluß wäre noch die Diagnose des sog. *kolposkopisch einfach atypischen Epithels* zu besprechen. Seine Erscheinungsbilder, Leukoplakie, Grund und Felderung sind weitgehend ähnlich mit den Erscheinungsbildern der Frühcarcinome.

Die *Leukoplakie* können wir schon bei $1^1/_2$facher Vergrößerung gut erkennen. Das Weiß der Leukoplakie unterscheidet sich deutlich vom Weiß der Reflexlichter.

Der *Grund* ist charakterisiert durch das Auftreten punktförmiger roter Herde in einem meist etwas gelblichen Epithel. Die roten Punkte entsprechen Capillarschlingen, die sehr nahe unter die Oberfläche des Epithels hinaufsteigen.

Die dritte, häufigste Erscheinungsform ist die *Felderung*. Bei der Jodprobe fällt die ausgesprochen scharfe Grenze zum normalen, braun gefärbten Epithel auf. Bei der Essigsäureprobe sind feine rötliche Linien, die gelblich-weißliche Felder abgrenzen, zu erkennen.

Das histologische Bild mit der scharfen SCHILLERschen Grenze zwischen dem normalen Epithel und dem sog. einfach atypischen Epithel läßt verstehen, warum die Grenze bei der Jodprobe so ausgesprochen scharf ist.

Die Untersuchungen von ZINSER, die sich mit unseren eigenen Erfahrungen decken, haben gezeigt, daß eine obligate Weiterentwicklung des einfach atypischen zum gesteigert atypischen Epithel, die man früher vermutet hat, nicht nachzuweisen ist. Damit hat die Erfassung dieses Epithels wesentlich von seiner Bedeutung eingebüßt. Dagegen dürfte vielleicht das *Studium der Regenerationsvorgänge* an der Portio, die bisher eher vernachlässigt wurden, an Bedeutung gewinnen. Auch hier kann die Kolposkopie wohl noch Wesentliches beitragen.

Die Lösung auf dem Gebiete der Kolpophotographie ist noch nicht vollständig befriedigend. Hoffen wir, daß die Zukunft noch mehr Fortschritte bringen wird.

4. Herr T. Antoine-Wien: Der heutige Stand der Auflichtmikroskopie in der Gynäkologie.

Vor 2 Jahren hat mein Mitarbeiter Grünberger auf der Tagung in Karlsruhe über unsere Erfahrungen mit der Auflichtmikroskopie berichtet. Wir steckten damals noch in den Kinderschuhen und konnten nur, angeregt durch die Pionierarbeit Vonwillers, zeigen, daß die Methode der Auflichtmikroskopie Wertvolles auch in der Medizin leisten könnte, vorausgesetzt, daß ein entsprechendes Gerät zur Verfügung stünde. Heute haben wir dieses Gerät in Zusammenarbeit mit der Firma Reichert geschaffen. Die Grundschwierigkeit war, das Auflichtmikroskop, das ja in anderen Zweigen der Naturwissenschaft und in der Industrie schon lange gebraucht wurde, so umzuarbeiten, daß es nicht nur für medizinische, sondern für speziell gynäkologische Zwecke brauchbar wurde. Es war von vornherein klar, daß die Portio vaginalis das am meisten interessierende Organ ist, das zugänglich gemacht werden müßte. Denn das, was wir Ihnen vor 2 Jahren zeigen konnten, waren ja nur Bilder von überlebenden Gewebsstücken mit einem gewöhnlichen, in der Metallurgie gebräuchlichen Auflichtmikroskop betrachtet. Die Schwierigkeiten, das Instrument so schlank zu machen, daß es in die Scheide eingeführt werden kann, konnten leicht überwunden werden. Schwieriger war schon die Lichtleitung, konnte man doch nicht, wie bei einem Cysto- oder Rectoskop die Lampe ans Ende des Apparates verlagern. Die Lichtquelle liegt außerhalb der Scheide und wird in einem Hohlmantel um die Optik an das Objekt gebracht. Eine größere Schwierigkeit war, das Objekt in eine konstante Entfernung zur Objektlinse zu bringen. Das wurde durch einen Schutztubus erreicht, der um den eigentlichen Apparat geführt wird und der mit einer planen Frontlinse der Portio anliegt. Dadurch wird diese so fixiert, daß sich Atembewegungen nicht mehr störend bemerkbar machen, die Pulsation der Gefäße ist jedoch oft noch zu bemerken, wenn sie auch beim Mikroskopieren nicht mehr hindert. Photoaufnahmen, wie Sie sie gleich sehen werden, sind aber dadurch manchmal etwas unscharf. Die unangenehmste Komplikation ergab die Schwierigkeit der Bewegungen des Mikroskoptubus. Das Gesichtsfeld bei der von uns gebrauchten Vergrößerung von 160—200 beträgt nicht ganz 1 mm². Mit einem einzigen solchen Gesichtsfeld ließe sich natürlich gar nichts anfangen. Es wurde daher der Tubus schwenkbar gemacht. Das hat Reichert in einer ausgezeichneten Weise gelöst. Wir können jetzt ein Feld von ungefähr 9 mm Durchmesser absuchen. Das gibt schon ganz befriedigende Resultate. Als letztes machte noch das Stativ einiges Kopfzerbrechen, da es an dem bereits eingeführten Tubus befestigt werden muß. Mit Hilfe von Kugelgelenken ist es jetzt aber möglich, das Stativ ohne Verschieben des auf die betreffende Stelle eingestellten Schutztubus in diesen einzuklinken. Erst wenn das geschehen ist, wird die Optik mit der daran befestigten Lichtquelle eingeführt.

Was wir nun mit dieser Apparatur leisten können, zeigen Ihnen die demonstrierten Bilder. Wir mußten anfangs erst die Bilder richtig deuten lernen und haben uns daher zu dem Auflichtbild immer den von der gleichen Stelle entnommenen Schnitt angesehen. Man muß, um überhaupt etwas zu sehen, die Schleimhaut färben. Wir tun das normalerweise mit Hämatoxylin, haben aber auch andere Farbstoffe, wie Pontamine Sky Blue und Evans Blue, die wir eigentlich für andere Zwecke besaßen, genommen und mit diesen besonders schöne Bilder bekommen. Das normale Plattenepithel zeigt die völlig regelmäßigen Zellen mit den dunkel gefärbten Kernen. Häufig sind auch die Zellgrenzen und kleine Granula im Protoplasma zu sehen. Schauen wir uns dagegen das Bild eines Carcinoms an, so sehen wir alle Charakteristika, die wir auch am Schnittpräparat kennen. Die Polymorphie und Polychromasie der Kerne und Zellen. Bei der Ektopie sehen wir die Kerne viel dichter stehend, aber weniger distinkt, bei der Erosio vera sind überhaupt wenig Details an den Zellen zu bemerken, hie und da liegen Leukocyten. Relativ häufig sieht man bei der echten Erosion Gefäße, die teils als verzweigtes Netz, teils als kleine Schlingen parallel zur Oberfläche verlaufen und deutlich den Strom der Erythrocyten zeigen. Will man die Gefäße sehen, so empfiehlt es sich, die Portio nicht zu färben. Da sich verhornte Zellen nicht färben, sieht man bei der Leukoplakie gar keine Details, nur eine uniforme, weiße Fläche. Wir haben auch andere Gewebe angesehen. Die Vaginalschleimhaut gibt das gleiche Bild wie die Portio, die Korpusmucosa ähnlich wie eine Ektopie. Peritoneum und Keimepithel des Ovars zeigen charakteristische Bilder. Das Wesentliche bleibt natürlich die Portio wegen der Entdeckungsmöglichkeit eines Frühcarcinoms. Dieses gibt auch die schönsten Bilder, während man bei einem fortgeschrittenen Krebs wegen des Zerfalls des Gewebes meist gar nichts sieht. GRÜNBERGER hat über die Leistungsfähigkeit der Kolpomikroskopie in diesem Sinn aus unserer Klinik berichtet. WALZ hat jüngst über auflichtmikroskopische Untersuchungen an Stelle von Gefrierschnitten berichtet. Wir haben dies auch versucht, allerdings in noch einfacherer Art. Ein aus dem zu untersuchenden Tumor herausgeschnittenes kleines Stück wird durch einige Sekunden mit Evans- oder Pontamine Sky Blue gefärbt und ohne irgendeine sonstige Vorbereitung im Auflichtmikroskop angesehen. Das dauert nicht einmal 1 min. Die Diagnose ist hier eher leichter als bei der normalen Gefriermethode, da die Gewebe nicht verändert sind. Schwierig kann manchmal die Diagnose an der Portio werden, da man ja hier das Tiefenwachstum nicht zur Diagnose heranziehen kann. Man ist, wie beim intraepithelialen Carcinom, auf die Atypien des Epithels allein zur

Diagnose angewiesen. Es ist die Auflichtmikroskopie nicht nur in diesem Sinn an die Oberfläche gebunden. Vermöge der relativ starken Vergrößerung sind Krypten und Buchten an der Oberfläche und auch der Eingang in den Cervicalkanal nicht mehr darstellbar. Wird so das Anwendungsgebiet der Auflichtmikroskopie eingeschränkt, so könnte es andererseits auch auf anderen Gebieten, wie Dermatologie und Laryngologie Bedeutung gewinnen. Das Kolpomikroskop wird in kürzester Zeit serienmäßig hergestellt werden und steht dann allen zur Nachuntersuchung und weiteren Forschungsarbeit zur Verfügung.

Aussprache zu den Vorträgen 1—4.

1. Herr ROTH-Tübingen (mit 2 Textabbildungen): In Tübingen haben wir die *Kolpocytologie* zur Erkennung der Strahlenwirkung beim Genitalcarcinom angewendet. Durch prozentuales Auszählen der unveränderten Scheidenepithelien, der strahlengeschädigten Zellen und der atypischen, aus dem Carcinom stammenden Zellen im täglichen Vaginalausstrich während der Strahlenbehandlung haben wir

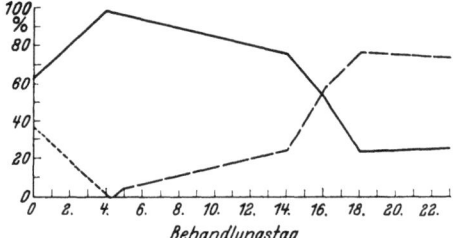

Abb. 1. Gute Strahlenwirkung. ——— Unveränderte Scheidenepithelien; — — strahlengeschädigte Zellen; - - - - Carcinomzellen.

ein „*Cytoradiogramm*" aufgestellt. Trotz Verabreichung der gleichen Strahlendosen treten deutliche Unterschiede im Verlauf der Kurven auf, wie an 2 Beispielen demonstriert werden soll.

Abb. 1 zeigt das Cytoradiogramm eines Collumcarcinoms Stadium I. Die unveränderten Vaginalepithelien nehmen an Zahl ab und die strahlenveränderten

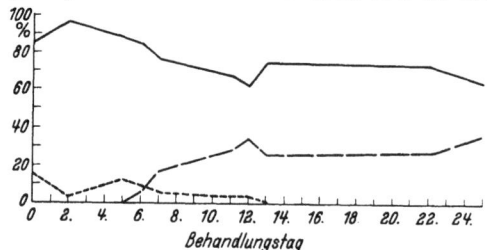

Abb. 2. Schlechte Strahlenwirkung. ——— Unveränderte Scheidenepithelien; — — — strahlengeschädigte Zellen; - - - - Carcinomzellen.

nehmen zu. Am 16. Behandlungstag überkreuzen sich beide Kurven. Wenn dieser Überkreuzungspunkt vor dem 20. Behandlungstag liegt und die Carcinomzellen verschwunden sind, dann darf nach unserer Erfahrung eine *gute Strahlenwirkung* angenommen werden.

Abb. 2 gibt das Cytoradiogramm ebenfalls von einem Collumcarcinom Stadium I wieder. Die strahlengeschädigten Zellen übertreffen nicht die Zahl der ungeschädigten. Es tritt kein Überkreuzungspunkt auf, beide Kurven laufen parallel. Es sei auf die frappante Ähnlichkeit dieser Kurve mit der von GRÜNBERGER demonstrierten Kurve hingewiesen. Es liegt hier eine *schlechte Strahlenwirkung* vor. Diese Patientin kam denn auch schon nach $^1/_4$ Jahr mit einem Rezidiv wieder in unsere Behandlung.

Mit Hilfe der Kolpocytologie läßt sich also die individuell verschiedene *Strahlensensibilität* erkennen. Über die prognostische Sicherheit der Methode, die nach RUTH GRAHAM 88% beträgt, können wir noch nichts Endgültiges aussagen, da die Beobachtungszeit unserer Patientinnen noch zu kurz ist. Unsere bisherigen Ergebnisse lassen jedoch die berechtigte Hoffnung zu, daß diese einfache Methode neue Möglichkeiten einer prognostischen Beurteilung der Strahlenwirkung eröffnet.

2. Herr G. DÖDERLEIN-Jena: Aus dem Vortrag von Herrn ZINSER sei mit nachdrücklicher Betonung noch einmal festgestellt, daß an der Jenaer Klinik die schwerwiegende Diagnose „Carcinom" nicht etwa durch die Kolposkopie oder mit der Cytodiagnostik, sondern nur aus dem in jedem Falle angefertigten histologischen Schnittpräparat gestellt wird. Nur die histologische Diagnostik gibt den sicheren Boden, auf dem sowohl die therapeutische Entscheidung, als auch die Beurteilung von Heilergebnissen beim Carcinom beruht. Der Begriff der Malignität kann dabei nicht streng genug gefaßt werden. Das schöne Buch von LIMBURG erweckt den Anschein, als ob zwischen ihm und MESTWERDT und mir ein Gegensatz in diagnostisch-morphologischen Auffassungen bestünde. Das ist gar nicht der Fall, wenn man bedenkt, daß die Serienschnittuntersuchung bei fast allen sog. intraepithelialen oder präinvasiven Carcinomen doch noch das invasive Wachstum als sicherstes Kennzeichen der Bösartigkeit finden läßt. *Gelegentlich* muß natürlich aus Atypien eines Epithelverbandes allein die Diagnose Carcinom gestellt werden. Nur ein sehr erfahrener und sehr kritischer Untersucher ist aber vor histologischen Fehldiagnosen geschützt.

Kolposkopie und Cytodiagnostik mit oder ohne Anwendung des Phasenkontrastmikroskopes sind vorzügliche Suchreaktionen. Vorläufig bedeuten sie aber nicht mehr. Die Cytodiagnostik hat dabei den Vorzug, bei der Entnahme des Materials an keine andere Apparatur gebunden zu sein, als sie jedem Arzte zur Verfügung steht. Sie ist also eine Suchreaktion für das Carcinom auf breitester Basis.

Kolposkopie und Cytodiagnostik sind keine Konkurrenzverfahren. Sie ergänzen sich auf das beste. Sie erlauben, ebenso wie die Auflichtmikroskopie, eine Vorverlegung der Carcinomdiagnose in die tatsächlichen Anfangsstadien des bösartigen Wachstums. Wenn diese Methoden als Mindestergebnis wenigstens dahin führen würden, daß jede blutende Frau einer Speculumuntersuchung unterzogen wird, dann sollte die Verschleppung der Genitalcarcinome bald der Vergangenheit angehören.

3. Herr MESTWERDT-Greifswald (mit 6 Textabbildungen): Seit $1^1/_2$ Jahren haben wir ebenfalls vergleichende Untersuchungen mit der Kolposkopie und vaginalen Cytodiagnostik regelmäßig angestellt. Auf der Tagung der Nordwestdeutschen Gesellschaft in *Lübeck* im September 1950 wies ich darauf hin, daß die Cytodiagnostik praktisch sowohl wie theoretisch eine *wertvolle Ergänzung* zu den bisherigen Methoden darstellt, sie aber als alleiniger Suchtest entschieden abzulehnen sei. Ich möchte Ihnen an Hand von einigen Bildern zeigen, zu welchen Ergebnissen eine Carcinomfährtensuche mit sukzessiver Methodik führt.

Tabelle 1. *Carcinomfährtensuche mit sukzessiver Methodik der Früherkennung.*
(Kolposkopie — vaginale Cytodiagnostik — histologische Serienschnittuntersuchung)
ergab vom 1. 4. 50 bis 28. 2. 51 (11 Monate) unter 3524 in die Klinik neu aufgenommenen Patienten
7 Mikrocarcinome
4 Carcinoma localisata
[1 Carcinom progred.].

In der Reihenfolge: Kolposkopie, Cytodiagnostik und histologische Serienschnittuntersuchung steht die Kolposkopie in ihrer Anwendung an erster Stelle. Bei diesem Vorgehen wurden innerhalb von 11 Monaten 7 Mikrocarcinome, 4 Carcinoma localisata und 1 progredientes Carcinom, selbstverständlich zusätzlich zu den bereits durch einfache Speculumuntersuchung und Palpation ohne weiteres zu diagnostizierenden Carcinomen, unter 3524 neuzugegangenen Patientinnen der Klinik erfaßt. Die Zahl der Mikrocarcinome ist von 4—5 pro anno auf 7 angestiegen. Es ist die Frage, ob dieses auf die Zwischenschaltung der Cytodiagnostik zurückzuführen ist, oder nicht vielmehr einfach als — Ausdruck einer besseren technischen und organisatorischen Handhabung aller Methoden mit wachsender Erfahrung zu deuten ist.

Tabelle 2.

		J.-Nr.	Kolposkopischer Indicator	+ Cytologischer Indicator	zur histologischen Serienuntersuchung	Ca-susp. Symptome
1	April 1950	1051/50	Leukopl.+Ulcus	1. Abstrich +	Mikro-Ca.	∅
2	April 1950	1043/50	Feld. + verl. Korkziehercap.	*9. Abstrich +*	,,	∅
3	Juli 1950	1871/50	Leukopl. + Korkziehercap.	1. Abstrich +	,,	+
4	September 1950	2195/50	Leukopl.+Feld.	1. Abstrich +	,,	∅
5	Januar 1951	7/51	Leukopl. + erhab. Grund	1. Abstrich +	,,	∅
6	Januar 1951	188/51	Ulcus + Erosio vera	1. Abstrich +	,,	∅
7	Februar 1951	371/51	Leukopl.+Feld.	*6. Abstrich +*	,,	∅
1	Mai 1950	1428/50	Grund + verl. Capillaren	1. Abstrich +	Ca localisat.	+
2	August 1950	2182/50	Leukopl. + Korkziehercap.	1. Abstrich +	,,	+
3	Oktober 1950	2926/50	Leukopl.+Ulcus	*14 Abstr. ∅!*	,,	∅
4	November 1950	3040/50	Leukopl.+Ulcus	1. Abstrich +	,,	+
1	Juli 1950	1917/50	Gefäßreiche Umwandlungszone mit Niveauunterschieden suspekt	1. Abstrich +	Ca progr.	+

Tabelle 2 gibt eine detaillierte Aufstellung der erhobenen Befunde und zeigt, daß die an erster Stelle als Suchmethode angewandte Kolposkopie und der zwischengeschaltete Cytotest die Indicatoren abgeben zur Beweisprobe, nämlich der

Aussprache zu den Vorträgen 1—4.

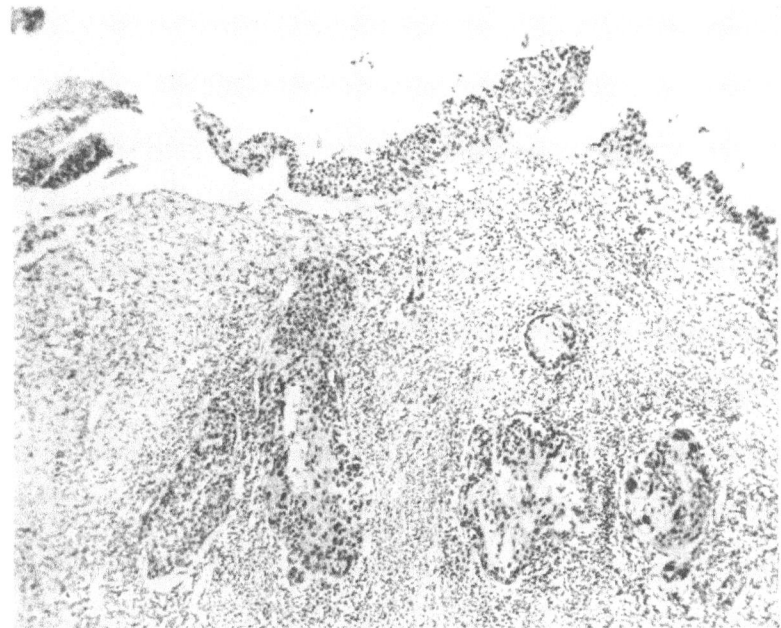

Abb. 1. Es handelt sich um ein Mikrocarcinom von folgender Größenordnung: Der tiefst ins Bindegewebe vordringende Zapfen = 3,6 mm, die breiteste Ausdehnung betrug 2,9 mm, die Längenausdehnung 8,2 mm.

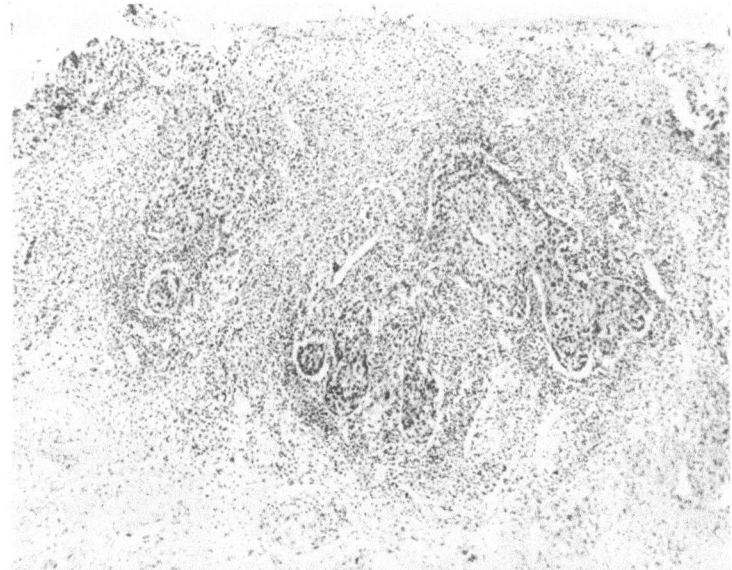

Abb. 2. Also ein niedrig flächenhaftes Mikrocarcinom mit stärkerer Ausdehnung in Breite und Länge unterhalb einer Erosio vera und atypischem Epithelbelag (Rubrik III nach HINSELMANN).

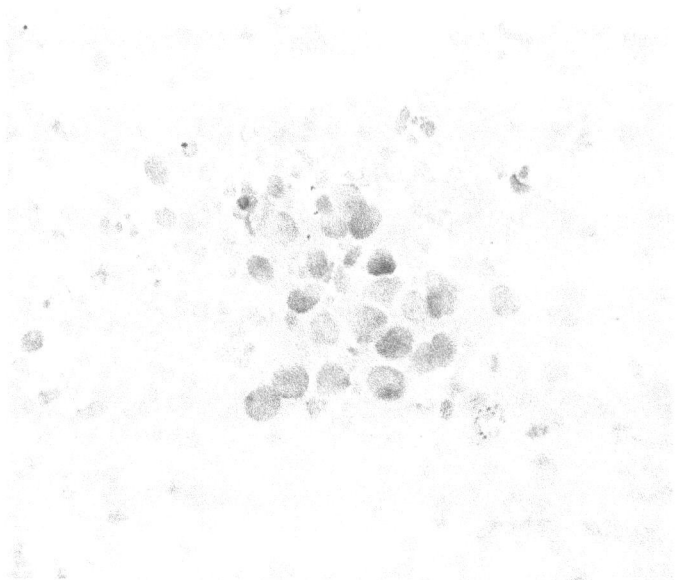

Abb. 3. Hierzu der Zelltest im 1. Abstrich: Tumorzellen.

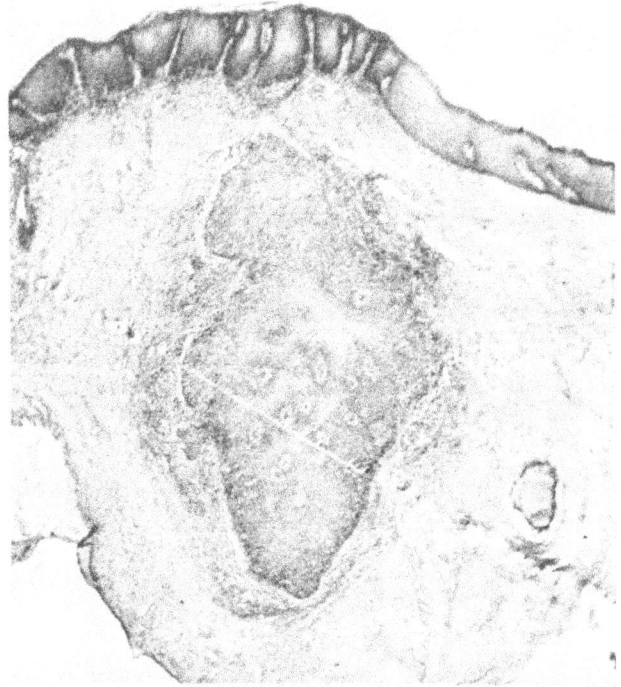

Abb. 4 (Übersicht). Es handelt sich um einen schmalen Keil carcinomatösen Epithels mit Tiefenwucherung von 3 mm; die Breite betrug 1,3 mm und die Länge 0,3 mm.

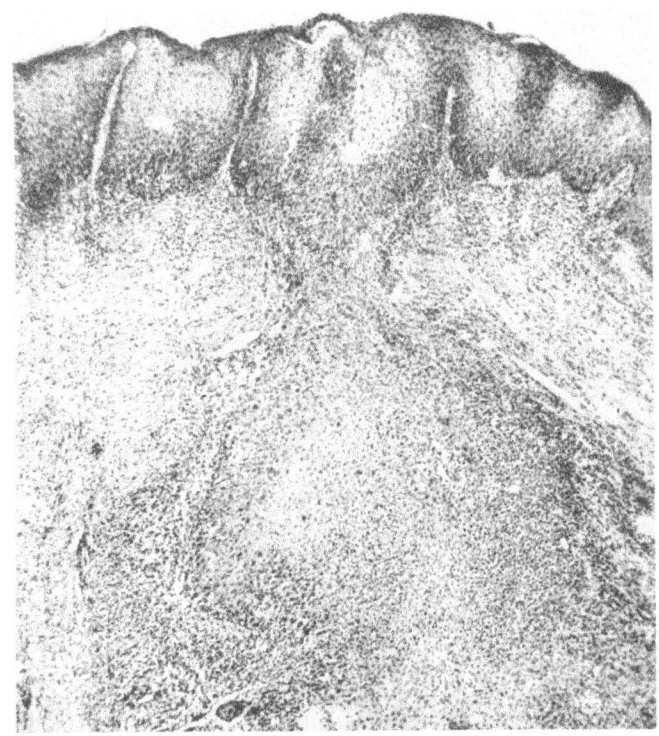

Abb. 5 (stärkere Vergrößerung). Hier zeigt sich der Ausgang des invasiven Zapfens vom „nicht invasiven" Oberflächenbelag.

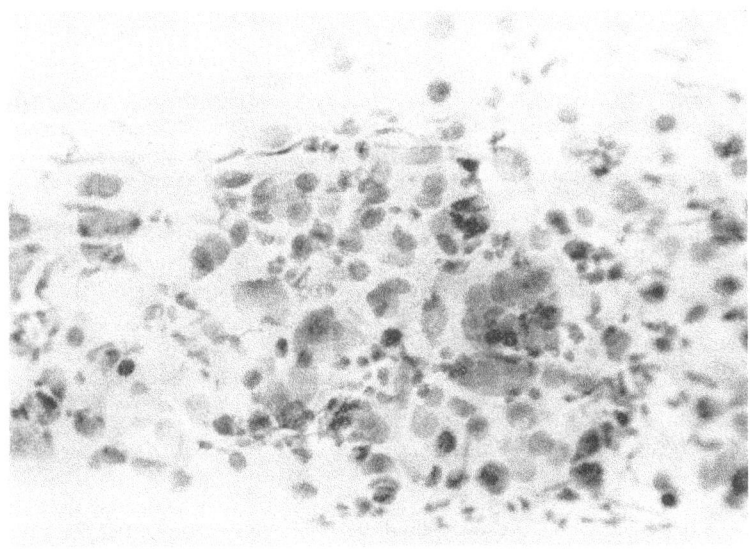

Abb. 6. In diesem Falle ergab der Zelltest erst im 6. Abstrich Tumorzellen.

histologischen Serienschnittuntersuchung. Der Indicator bei der Kolposkopie war der kolposkopisch als atypisch erkennbare Epithelbefund, meist der Leukoplakie und ihrer Varianten, einmal die Erosio vera. Der Indicator des Cytotests war unter den 7 Mikrocarcinomen 5mal der bereits im ersten Abstrich positiv erfolgte Nachweis von Tumorzellen. Bemerkenswert ist, daß in 2 Fällen erst die 6. bzw. 9. Abstrichkontrolle den Nachweis erbringen konnte. Dies erscheint mir ein nicht unwichtiger Hinweis für die nur *bedingte* Zuverlässigkeit der Methode zu sein. Von 7 Mikrocarcinomen waren 6 ohne jegliche Carcinomsymptome. Dieses Ergebnis stimmt mit den Ergebnissen anderer Untersucher darin überein, daß der Nachweis von Tumorzellen bei Kleinstcarcinomen am sichersten gelingt. Bei den 4 über die Lupenerkennbarkeit hinausreichenden größeren, aber noch lokalisierten Carcinomen blieb der Cytotest einmal trotz 14maliger Abstriche *negativ*. In einem Falle hatte die Kolposkopie lediglich eine Umwandlungszone mit Ovula Nabothi ergeben, die infolge ihrer Niveauunterschiede suspekt erschien. Hier erwies sich der Cytotest mit dem sofortigen Nachweis von Tumorzellen als überlegen.

Wie ausgiebig und sorgfältig die histologische Serienschnittuntersuchung durchgeführt werden muß, zeigen die histologischen Bilder 1, 2, 4 u. 5 der beiden letzten Mikrocarcinome vom Januar und Februar dieses Jahres (J.-Nr. 188/51 und J.-Nr. 371/51).

1. Fall. Nach Deskalpierung der Portio Anfertigung von *1086 Schnitten*; erst ab 376. Schnitt wurde folgender Befund erhoben (Abb. 1—3). Dieser Befund fand sich vom 376.—821. Schnitt, in den restlichen 265 Schnitten war ein pathologischer Befund nicht mehr zu erheben.

Im 2. Falle (J.-Nr. 371/51) wurden 840 Serienschnitte angefertigt. Neben nicht invasiven Abschnitten des Mikrocarcinoms wurde nur zwischen dem 57. und 86. Schnitt folgender Befund erhoben (Abb. 4—6).

Beide Fälle zeigen erneut, wie stets bei den bisher gefundenen Mikrocarcinomen neben nicht invasiven Abschnitten bereits beginnende invasive Abschnitte anzutreffen sind.

Ich bin der Überzeugung, daß der Cytotest keine der früheren Methoden der Früherkennung zu ersetzen imstande ist. Seine wertvollste Leistung scheint mir darin zu liegen, der Beachtung der bisherigen Methoden, insbesondere der Kolposkopie und der Serienschnittmethode, einen erheblichen Impuls gegeben zu haben.

4. Herr G. L. WIED-Berlin: *Zum Vortrag* GRÜNBERGER. Zu einer Arbeit über die Strahlenempfindlichkeit oder Strahlenresistenz von malignen Tumoren kann man eigentlich erst dann Stellung nehmen, wenn man eine 5jährige Beobachtungszeit an ausreichendem Material hat. Zumindestens dann, wenn man über gute Erfolge in der Prognostik berichtet.

Wir haben in Berlin am Robert-Koch-Krankenhaus eine nur knapp 2jährige Beobachtungszeit mit der Cytoprognostik der Strahlenempfindlichkeit, und zwar haben wir dabei 250 bestrahlte Patienten nach GLÜCKSMANN, nach GRAHAM und nach CUSMANO untersucht.

Die Zelleinteilung nach GLÜCKSMANN in lebensfähige und nicht mehr lebensfähige Zellen ist eine sicherlich hervorragende Theorie, genau so wie die Zelleinteilung in A- und B-Kerne nach CUSMANO sicherlich einen großen theoretischen Wert hat. Aber in der Praxis sind die Differenzierungen doch recht schwierig. Wir haben jedenfalls in fast 50%, die wir primär als strahlenempfindlich bezeichneten, nach einer gewissen Beobachtungszeit Rezidive gesehen.

Die größte Fehlerquelle des Glücksmann-Testes liegt wohl darin, daß die kleine Excision nichts über den Gesamtzustand des Carcinoms aussagt. Bei der karyologischen Methode nach CUSMANO ist es wieder die recht schwierige Unterscheidung der A- und B-Kerne. Eigentlich am verständlichsten wäre die Abstrichmethode nach PAPANICOLAOU bzw. GRAHAM, da hier aus der gesamten Zellabschilferung eine Diagnose gestellt wird. In der Praxis ist es aber leider auch hier so, daß bald nach der Radiumeinlage eine so vermehrte Histiocytenanlagerung vorhanden ist, daß die Unterscheidung zwischen bestrahltem Gutartigen, bestrahltem Bösartigen und eben den Histiocyten so schwierig ist, daß der Technik eine allgemeine praktische Anwendung wohl kaum beschieden sein wird.

Bekanntlich ist die gesamte Einzelzelldiagnostik etwas nicht ganz Objektives, da es keine typische Krebszelle gibt, und weil die Differentialdiagnostik erhebliche Schwierigkeiten bereiten kann. Aber nach der Radiumeinlage oder nach der Röntgentherapie ist das ohnehin schon mannigfaltige Zellbild noch viel schwieriger zu beurteilen.

Etwas ganz anderes ist die histologische oder cytologische Feststellung des Rezidivs. Eine cytologische Diagnose aus dem Ausstrich ist bei Rezidiven mit der gleichen hohen Treffsicherheit möglich wie die „gewöhnliche" Cytodiagnose des unbehandelten Carcinoms.

Zum Vortrag ZINSER. Wir haben in Berlin bis zum 31. 3. 51 genau 4000 Frauen cytologisch und kolposkopisch vergleichsweise untersucht und dabei über 11 000 Ausstriche durchgemustert.

In der Diagnostik des Portiocarcinoms ist uns von 159 Fällen kein einziges der Cytodiagnostik entgangen. Mit dem Kolposkop konnten 5 Carcinome nicht diagnostiziert werden. Diese 5 Portiocarcinome sind der kolposkopischen Entdeckung sogar dann noch entgangen, als die Cytodiagnose „Krebs" schon gestellt war. In 3 Fällen fand sich davon nur eine Ektopie mit Umwandlung, in einem Fall eine angedeutete Leukoplakie und in einem Fall überhaupt keine kolposkopisch sichtbare Veränderung.

An unserem Material hat sich demnach gezeigt, daß die Cytodiagnostik der Kolposkopie überlegen ist. Wir gehen daher weiter als ZINSER und untersuchen *alle* Frauen cytologisch. Die Anwendung des Kolposkops und der Cytodiagnostik schließen sich untereinander nicht aus. Kolposkopie *und* Cytodiagnostik werden die Fehldiagnosen auf ein Minimum reduzieren. Wenn man sich aber *zwischen* den beiden Methoden zu entscheiden hat, so halten wir die Cytodiagnostik mit entsprechender histologischer Sicherung als die erfolgreichere klinische Suchprobe.

5. Herr JUNG-Hamburg-Finkenau: Histologie, Cytologie und Kolposkopie treffen sich in der Problemstellung beim „verdächtigen Epithel" den „Präancerosen" bzw. dem „atypischen Epithel". Hier wird auch noch manche harte Nuß zu knacken sein. Wir möchten da zunächst eine Abbildung zeigen über die wichtigsten Altersabschnitte von Atypien, Frühcarcinomen und floriden Carcinomen. Das Durchschnittsalter beim atypischen Epithel beträgt 33 Jahre, beim Frühcarcinom 43 Jahre und bei dem floriden Carcinom 53 Jahre, es ergibt sich also ein Abstand der einzelnen Stufen von 10 Jahren. Läßt man nun um den gleichen Betrag diese nach jünger und älter schwanken, kommt man zu einem Schema, wie es die gezeigte Abbildung aufwies. Danach würde die Entwicklungsdauer vom atypischen Epithel bis zum Frühcarcinom 5—30 Jahre in Anspruch nehmen. Diese Zahl mag etwas hoch liegen, zeigt aber doch, daß im allgemeinen nicht so bald nach atypischem Epithel mit einer Carcinomentwicklung gerechnet werden darf. MESTWERDT fand Portiocarcinome nach atypischem Epithel 10mal unter 468, die Entwicklung hatte durchschnittlich $2^1/_2$ Jahre gedauert. Wir selbst beobachteten atypisches Epithel 15 Monate bis zur Entdeckung als Carcinom. LIMBURG berichtet in seiner Literaturzusammenstellung über zum Teil vieljährige Entwicklung zum Carcinom, in den Extremen von 2 Monaten bis zu $12^1/_2$ Jahren. Mit der folgenden Kurve (Kurve 4) sei das atypische Epithel mit anderen kolposkopischen Befunden

in Beziehung gesetzt. Es ist auffällig, wie sich die Alterskurve für atypisches Epithel mit der der Ektopie und Umwandlungszone deckt, während gleichzeitig die Kurve für originäre Schleimhaut um etwa 5—10 Jahre später liegt. Demnach scheint mit Beginn der Wechseljahre bei den meisten Frauen eine Rückbildung der Portioveränderung einzusetzen, so daß mit 50 und 60 Jahren kaum noch solche beobachtet werden. Die später liegende Alterskurve von originärer Schleimhaut zeigt aber, daß auch im höheren Alter eine noch genügend große Anzahl Frauen überhaupt zur Beobachtung gelangen, so daß also Ektopie und Umwandlungszone ebenso wie das atypische Epithel vorwiegend Veränderungen bei Frauen jüngerer und mittlerer Altersstufen sind. Die hinzugesetzte Kurve von angeborener Ektopie (d. h. Aborte oder Geburten verneint) zeigt nichts Charakteristisches.

In den vergangenen 2 Jahren untersuchten wir unser atypisches Epithel nach und zeigen Ihnen mit Tabelle 1, daß unser atypisches Epithel keine wesentliche Tendenz zur Rückbildung aufweist, die Konstanz zwar 10mal so groß wie die Inkonstanz. In mehr als 60% war eine Konstanz sogar innerhalb der gleichen Art der Atypien zu beobachten. In einigen Fällen konnte man sogar eine Steigerung feststellen.

Tabelle 2 gibt die Ergebnisse der Probeexcision beim atypischen Epithel wieder, soweit es nicht Carcinome sind. Ein Sechstel waren Präcancerosen und wurden kleineren Operationen zugeführt. 30 Probeexcisionen waren völlig unverdächtig. Bei den histologisch unverdächtigen Excisionen ergab sich fast immer eine starke, zum Teil tiefgreifende Entzündung, wenn die Excision auf Veranlassung des Kolposkopikers ausgeführt wurde. Da man schlecht wegen einer kleinen Veränderung an Portio und Vagina immer gleich eine Probeexcision machen kann, führen wir bei den kolposkopisch häufig gefundenen Entzündungen, besonders bei Kolpitis senilis, mit kleinen Defekten gern ein Mengebad durch und legen anschließend ein- bis zweimal einen Ichth-Oestren-Tampon ein. 8—14 Tage später läßt sich dann meist wieder ein normaler kolposkopischer Befund erheben. Tabelle 3 zeigt eine Aufstellung der ohne Probeexcision in Beobachtung genommenen Atypien, die bei Vergrößerung oder Veränderung natürlich auch der Probeexcision eventuell mit der Greifzange zugeführt werden.

Bei Betrachtung der Tabelle 4 wird man verstehen, warum wir besonders beim atypischen Epithel trotz abweichender Meinung anderer Autoren (LIMBURG u. a.) vorsichtig sind. Es haben also von 30 Frühcarcinomen nur 11 = gut $1/3$ typische Carcinombilder, dazu 5 = $1/6$ Verdacht auf Carcinom geboten, aber 14 = fast $1/2$ boten nur Bilder atypischen Epithels (davon 7 nur einfach atypisch). Addiert man die Fälle von Carcinom, bei denen atypisches Epithel für sich oder mit anderem gesehen wird, so ergibt sich, daß bei $2/3$ der Frühcarcinome atypisches Epithel beteiligt war. Die Zahl würde vielleicht noch größer werden, wenn man wüßte, ob die jetzt *rein* carcinomatösen Bilder anfangs auch atypisches Epithel auf gewiesen haben. Daraus kann man doch wohl einen Zusammenhang zwischen atypischem Epithel und Carcinom ableiten. In welcher Weise man sich diesen vorzustellen hat, bleibt weiterhin noch problematisch. Wir können vorläufig nicht entscheiden, ob der HINSELMANNsche Satz, daß die Protiocarcinome *restlos* das Matrixgebiet durchlaufen haben, zutrifft oder ob nicht auch eine Carcinomentstehung direkt aus der Umwandlungszone möglich ist. Jetzt spricht vieles für die HINSELMANNsche Theorie.

(Die Originalarbeit mit den genannten Kurven und Tabellen soll demnächst veröffentlicht werden.)

6. Herr LIMBURG-Hamburg: Die Ausführungen von Herrn GRÜNBERGER und seine Zahlen sind dem Material entnommen, das GLÜCKSMANN vor 2 Jahren auf

dem Londoner Gynäkologenkongreß vorgetragen hat. Eine Nachprüfung dieser Untersuchungen ist teilweise im Gange, ohne daß bisher weitere 5-Jahresergebnisse bekannt geworden sind. Trotz grundsätzlicher Bedenken möchten wir die bisher an unserer Klinik vorliegenden Befunde der prognostischen Beurteilung Ra-bestrahlter Collumcarcinome unter 1—2jähriger Beobachtung mitteilen, die wir zusammen mit NAP und WILBRAND gleichzeitig an dem Glücksmann-Test und dem Vaginal-Smear erhoben haben.

Tabelle 1. *Prognostische Beurteilung von 59 Collumcarcinomen nach Ra-Behandlung.*

		Rezidivfrei	Gestorben	Lebend mit Rezidiv
Günstig beurteilt	Glücksmann-Test	38	4	8
	Vaginal-Smear	28	1	4
Ungünstig beurteilt	Glücksmann-Test	1	3	5
	Vaginal-Smear	11	6	9

Fehlerquellen des *Glücksmann*-Testes können in der Entnahmetechnik liegen, indem der in der Nähe des Bestrahlungsträgers liegende Tumoranteil besser reagiert als die Peripherie des Tumors. Dementsprechend waren unsere Versager im allgemeinen bei Collumcarcinomen der Gruppen 2—4 vorhanden. Der Scheidenabstrich ist unter der Behandlung prognostisch wegen der Schwierigkeit in der Beurteilung nur bedingt zu verwerten. Doch kann er nach Bestrahlungsabschluß sowohl bei der Aufdeckung von Rezidiven als auch zur Feststellung des therapeutischen Erfolges überhaupt Gutes leisten. Ein endgültiges Urteil hierüber wird erst in einigen Jahren möglich sein.

Mit den Befunden ZINSERS gehen wir grundsätzlich einig, besonders auch hinsichtlich der Frage der Beurteilung atypischer Umwandlungszonen. MESTWERDTS Zahlen bei Vergleich kolposkopischer und cytologischer Befunde sind zu gering, um die Stellung des Scheidenabstrichs ernsthaft erschüttern zu können. Bei unseren 41 beginnenden Carcinomen war in vergleichender Untersuchung der 1. Abstrich 38mal, der 2. Abstrich auch in den restlichen 3 Fällen positiv. — BORST und R. MEYER sind sich in Fragen der Carcinomfrühdiagnose grundsätzlich einig gewesen. Mit G. DÖDERLEIN möchten wir nachdrücklich die Forderung stellen, bei der Diagnose des „Oberflächencarcinoms" genügend Kritik zu bewahren und diesen Befund erst nach restloser histologischer Verarbeitung des Operationsmaterials zu erheben.

7. Herr LAX-Berlin: Mit der Frage der Prognosestellung beim Collumcarcinom auf Grund histologischer Untersuchungen haben wir uns in letzter Zeit ebenfalls eingehend beschäftigt. Allerdings wurde ein anderer Weg beschritten. Auch ohne die negativen Resultate mit der Methode von GLÜCKSMANN zu kennen, von denen soeben Herr WIED berichtet hat, würde ich grundlegende Bedenken geäußert haben. Meine eigenen Arbeiten, den Grad der Bösartigkeit des Carcinoms zu bestimmen, basieren auf den Anschauungen von HUECK, der dem Verhalten des Binde- und Fasergewebes in seiner Beziehung zum Carcinomepithel eine den Charakter des Carcinoms bestimmende Rolle zuspricht. Diese Untersuchungen zeigen, daß in den verschiedensten Teilen des Carcinoms, d. h. der Peripherie, der Tiefe und dem Zentrum oftmals die verschiedensten Zellarten anzutreffen sind und deshalb aus einer Probeentnahme kaum ein beweiskräftiges Urteil über das Verhalten aller übrigen Zellen möglich ist. Abgesehen davon aber habe ich Bedenken, den biologischen Vorgang des Geschwulstwachstums bzw. seine Funktions-

störung durch eine Strahlentherapie durch zahlenmäßigen Vergleich erfassen zu wollen und statistisch zu begreifen. ROBERT MEYER hat in anderem Zusammenhang scharfe Sätze der Ablehnung für diese Methode wissenschaftlicher Forschung geprägt. Er schreibt: „Man kann das Streben nach der zahlenmäßigen Auflösung als *ein* Ziel der exakten Wissenschaft anerkennen, es ist aber nicht *das* Ziel der Wissenschaft. Die Pathologie wird immer Biologie bleiben und als solche niemals anders einer ‚Anschauung' menschlichen Geistes besser zugänglich sein, als in der Zusammenfassung der Einzelheiten eines Vorganges zum Ganzen und sei es in Bildern und Vergleichen. Selbst bei höchstem Auffassungsvermögen für Zahlenbeziehungen ergeben diese wohl die trostloseste, abgeschmackteste Anschauung biologischer Vorgänge."

8. Herr V. GRÜNBERGER-Wien (Schlußwort): Ich konnte in England an verschiedenen Stellen Pathologen und Kliniker kennenlernen, die mit GLÜCKSMANN zusammenarbeiten. Andere wieder lehnen seine Methode ab, die aber, wie ich feststellen konnte, über die Methode gar nicht richtig informiert waren. Die Prognose kann selbstverständlich nur für die lokale Wirkung des Radiums gestellt werden, woraus sich eventuell manche Fehler der Prognosestellung bei weiter fortgeschrittenen Fällen erklären lassen. Ich habe daher auch betont, daß die klinische Beurteilung des einzelnen Falles immer von besonderer Bedeutung bleiben wird. Die auch von Diskussionsrednern genannten Cytodiagramme haben mit der GLÜCKSMANNschen Methode nichts zu tun. Man kann aus den Veränderungen einer einzelnen Zelle nach der Radiumbestrahlung nicht auf die endgültige Wirkung der Bestrahlung schließen. Es scheint jedoch, wie auch aus den von mir gezeigten Veränderungen des normalen Plattenepithels nach der Radiumbestrahlung hervorgeht, daß eine Unterscheidung von bestrahlten normalen Zellen und bestrahlten Carcinomzellen sehr schwierig ist, was auch RUTH GRAHAM, die sich mit dieser Frage besonders beschäftigt hat, selbst zugibt. Die GLÜCKSMANNsche Methode muß, wie jede andere Methode, richtig erlernt werden und man kann erst aus dem Vergleich der gestellten Prognose und den klinischen Ergebnissen nach 5 Jahren den Wert der Methode beurteilen.

9. Herr H.-K. ZINSER-Jena (Schlußwort): Das Ergebnis der Diskussion läßt sich dahingehend zusammenfassen, daß die Cytodiagnostik zumindest als gleichberechtigtes Verfahren neben der Kolposkopie zu gelten hat. Beobachtungen, die von mehreren Seiten gemacht wurden, daß mit dem Zelltest Frühcarcinome zu finden waren, die kolposkopisch nicht entdeckt wurden, sprechen für die große Treffsicherheit der Methode. Mit beiden frühdiagnostischen Mitteln wird man das Höchstmaß an Erfolgen erzielen. Die Anwendung von Kolposkopie und Cytodiagnostik zugleich wird aber wohl auf die klinische Praxis beschränkt bleiben. Für die außerklinische Carcinomsuche kann dem Zelltest große Bedeutung zukommen, sofern eine ausreichende Zahl von cytologischen Untersuchungsstellen zur Verfügung stehen.

Vorträge.

5. Herr BESSERER-Kiel: **Das cytologische Bild des Scheidenabstriches bei der glandulär-cystischen Hyperplasie.**

Die Untersuchung des Scheidenabstriches bei funktionellen Blutungen ergab eine Reihe von auffallend gleichförmigen Abstrichbildern bei Patientinnen mit Dauerblutungen, als deren histologisches Substrat eine glandulär-cystische Hyperplasie gefunden wurde.

Es fanden sich im Scheidenabstrich reichlich Blut, sehr wenige Leukocyten — nicht mehr, als normalerweise im Blutausstrich vorkommen — sowie mehr oder weniger vereinzelt große, flach ausgebreitete, acidophile Deckepithelien mit ausgesprochen pyknotischen Kernen. Die übrigen, regelmäßig im Scheidenausstrich vorkommenden Zellformen fehlten ganz oder waren nur in verschwindender Menge festzustellen.

Gelegentlich fanden sich in solchen Abstrichen auch Gruppen von Endometriumzellen.

Auf Grund dieser gleichförmigen Abstrichbilder konnten wir häufig die Diagnose auf glandulär-cystische Hyperplasie bereits vor der Abrasio und histologischen Untersuchung stellen. Insgesamt wurde eine glandulär-cystische Hyperplasie von 57 Fällen 28mal bereits vorher erkannt. In 7 Fällen zeigten die Abstriche ein Bild, das auch bei nochmaliger Durchsicht, nach Kenntnis der histologischen Diagnose, keine Ähnlichkeit mit den sonst so charakteristischen Befunden hatte.

In weiteren 5 Fällen wurde aus dem Abstrichbefund allein eine glandulär-cystische Hyperplasie angenommen, während aus verschiedenen Gründen, unter anderem juvenilen Blutungen, auf eine Abrasio und damit endgültige Bestätigung verzichtet werden mußte.

Besonders interessant ist der Befund einer 73jährigen Patientin, die im Abstrich ein so typisches Bild zeigte, daß die Diagnose glandulärcystische Hyperplasie trotz des Alters der Patientin gestellt wurde. Sie wurde histologisch bestätigt, während für den vermuteten, hormonbildenden Ovarialtumor sich kein Anhalt finden ließ. Die Patientin ist heute, 11 Monate nach der Abrasio, ohne Blutungsrezidiv.

Das typische Abstrichbild entspricht einer hohen und verlängerten Follikelhormonwirkung, wie es bereits von PAPANICOLAOU in seiner Monographie beschrieben wurde und durch Gaben von Follikelhormonpräparaten experimentell erzeugt werden kann.

Dagegen finden sich bei der sog. abgebluteten glandulär-cystischen Hyperplasie im Scheidenabstrich Zeichen, daß die Follikelhormonwirkung bereits im Schwinden oder schon gänzlich abgeklungen ist. Die Oberflächenepithelien sind kleiner, die Kerne nicht mehr ausschließlich pyknotisch, sondern größer und deutlich strukturiert, die Ränder der Zellen sind zum Teil gefaltet und eingerollt, Leukocyten treten vermehrt auf, schließlich kommen auch basophile Zellen hinzu.

Dieses erheblich weniger einheitliche und oft ganz uncharakteristische Bild läßt die cytologische Diagnose nicht so leicht stellen. Entsprechend wurde von 24 abgebluteten glandulär-cystischen Hyperplasien nur 8mal das Krankheitsbild richtig erkannt.

Der cytologische Befund läßt Rückschlüsse auf die Hormonverhältnisse zu, da das Scheidenepithel sehr empfindlich auf Follikelhormoneinflüsse reagiert. Wir sahen in Einzelfällen, in denen wegen eines

Carcinomverdachtes bei alten Frauen Progynon gegeben wurde, um das Abstrichbild eindeutiger zu machen, wie es unter anderem HAHN beschrieb, nach 4 Tagen im Scheidenepithel eine deutliche Follikelhormonwirkung, während das Endometrium keine Zeichen einer Reaktion aufwies.

Die starke und verlängerte Follikelhormonwirkung, die sich im Scheidenepithel ausdrückt, führt zur Ausbildung der glandulär-cystischen Hyperplasie. Bei der Blutung als Folge dieser Hyperproliferation des Endometriums ist die Hormonwirkung bereits im Abklingen und man kann aus den Befunden bei abgebluteter glandulär-cystischer Hyperplasie sagen, daß die Follikelhormonwirkung ganz niedrige Werte erreicht bzw. aufgehört hat.

Interessant sind auch die 7 Fälle, die bei histologisch eindeutiger glandulär-cystischer Hyperplasie im Scheidenabstrich keine eindeutige und vor allem keine überwiegende Follikelhormonwirkung zeigten. Es kann dies ein Hinweis sein, daß die glandulär-cystische Hyperplasie nicht in allen Fällen als Folge einer Hyperfollikulie entsteht, sondern daß gelegentlich auch andere, vielleicht neurale, vielleicht lokale Einflüsse zur Ausbildung einer glandulär-cystischen Hyperplasie führen können. Wir werden diese interessante Frage weiter verfolgen.

6. Herren P. STOLL, H. EBNER und H. STRECKER-Heidelberg: **Vergleichende histochemische, histologische und cytologische Untersuchungen am weiblichen Generationstrakt.** (Mit 13 Textabbildungen.)

Die histologische und cytologische Diagnostik stützt sich auf die Beobachtung morphologischer Eigenschaften im Untersuchungsmaterial, denen wir mittels vergleichender Erfahrung bestimmte Funktionszustände zuordnen.

Noch ist die funktionelle Deutung feinster intracellulärer Strukturen nicht abgeschlossen, die uns das Phasenkontrastverfahren zugänglich gemacht hat. Stets aber wird die Grenze der morphologischen Betrachtungsweise dort liegen, wo Änderungen der Funktion ohne morphologische Korrelate ablaufen.

Hier beginnt die Aufgabe der Histochemie.

Mit Ausbau ihrer Methoden in den letzten Jahren konnte eine Anzahl von Fermenten im histologischen Material nachgewiesen werden, unter denen die Phosphatasen auf Grund ihrer biologischen Bedeutung einen besonderen Platz einnehmen.

Nach den grundlegenden Arbeiten von CASPERSSON wird die funktionelle Leistung einer Zelle im wesentlichen vom Kernstoffwechsel gesteuert und damit in entscheidender Weise von Nucleoproteiden

Vergleichende histochemische, histologische und cytologische Untersuchungen. 77

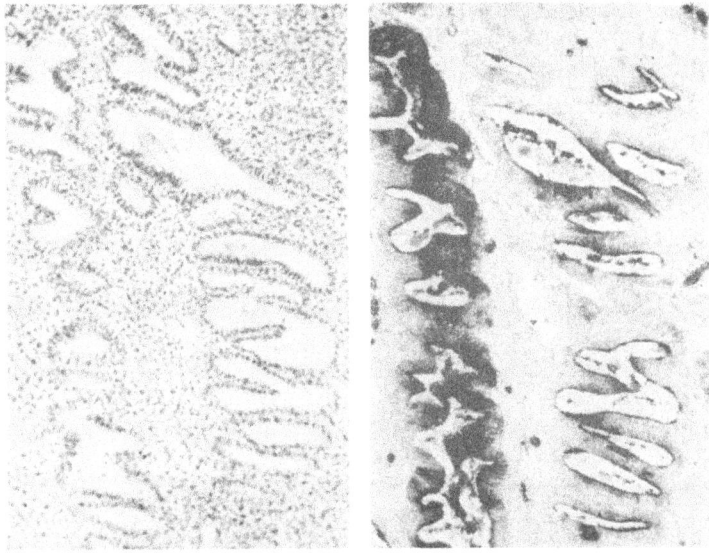

8786 H. E.-Färbung. 8786 alkalische Phosphatase 3 Std.

Abb. 1. Die Funktionsunterschiede zweier benachbarter Drüsenschläuche sind bei der alkalischen Phosphatase sehr ausgesprochen dargestellt, während sie bei der üblichen histologischen Färbung durch geringfügige Unterschiede im Drüsenepithel kaum zum Ausdruck kommen.

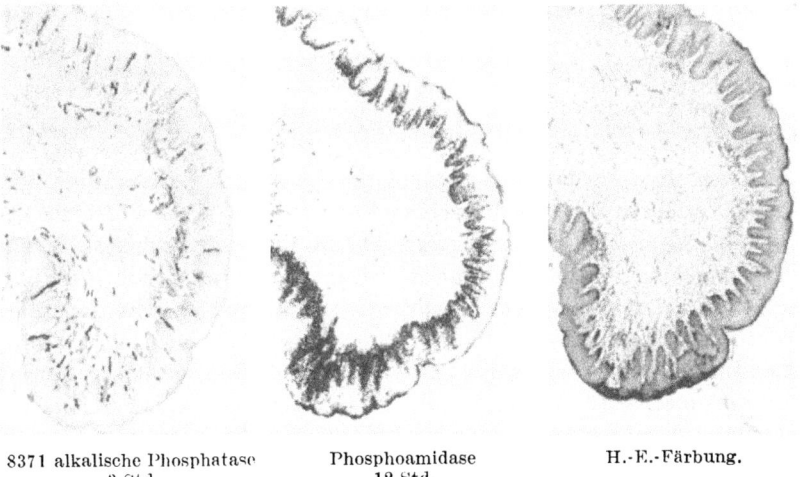

8371 alkalische Phosphatase 3 Std.   Phosphoamidase 12 Std.   H.-E.-Färbung.

Abb. 2. So ist im regelrechten Plattenepithel der Vagina die Basalschicht, also die Keimzone mit Proliferationsfähigkeit positiv. Mit der alkalischen Phosphatase werden lediglich die Arteriolen und Capillaren dargestellt. Im rechten Bild die normale Färbung zum Vergleich.

bestimmt. Diese sind als Phosphorsäureester Substrate phosphorspaltender Fermente. Die ständige Erneuerung des Nucleinsäurephosphors als charakteristischer Ausdruck des Kernstoffwechsels geht diesem parallel und muß sich durch die wechselnde Aktivität der Phosphatasen darstellen.

Mit den von GOMORI angegebenen Methoden für den Nachweis einer alkalischen und einer sauren Phosphatase sowie einer Phosphoamidase

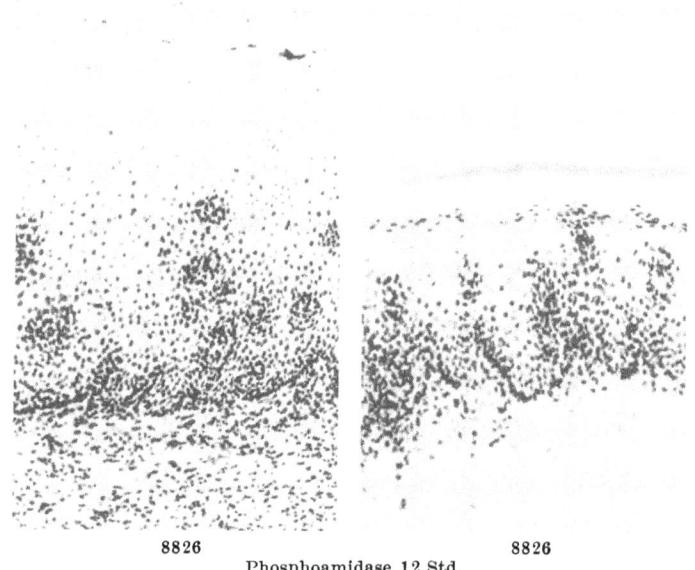

8826 8826
Phosphoamidase 12 Std.

Abb. 3. Dieselben Verhältnisse zeigt die Phosphoamidase im Plattenepithel der Portio, wobei sich mitunter auch die intraepitheliale Verhornungszone darstellt.

haben wir ein umfangreiches gynäkologisches Material untersucht. Bei diesem Verfahren wird der fermentativ abgespaltene Phosphor indirekt als schwarzes Bleisulfid bzw. Kobaltsulfid am Orte der Fermentaktivität sichtbar gemacht. Durch Variation der Inkubationszeit wird erreicht, daß stoffwechselaktive Zellen deutlicher hervortreten. Ohne auf die Technik näher einzugehen, möchte ich hier lediglich betonen, daß die Durchführung mehrerer Kontrollen notwendig ist, um unspezifische Reaktionen als solche zu erkennen. Trotz Einhaltens gleicher Versuchsbedingungen mißglückt uns nicht selten ein Teil der Präparate, so daß bei uns eine Anwendung für die Routineuntersuchung zur Zeit noch nicht in Frage kommt.

Auf die Zusammenhänge zwischen Aktivität der alkalischen Phosphatase und Funktionszuständen des weiblichen Genitales ist im deutschen Schrifttum bereits OBER ausführlich eingegangen. Auf seine

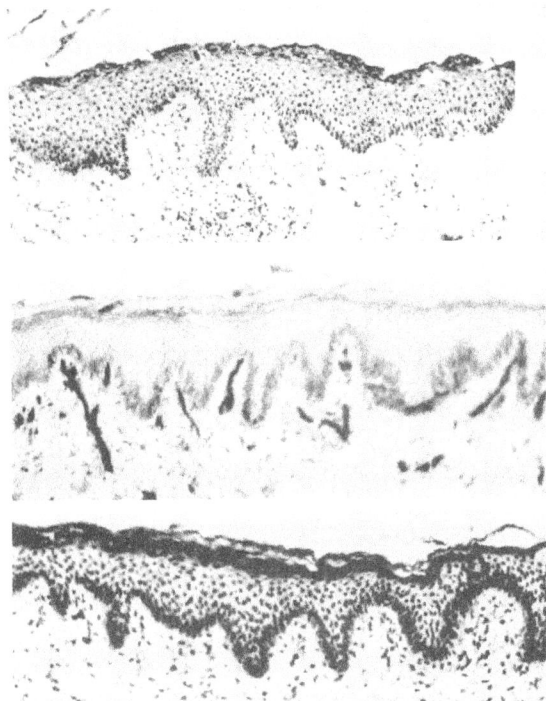

Abb. 4. Im histologisch unverdächtigen Randgebiet eines Vulvacarcinoms findet sich eine starke Aktivität der Phosphoamidase durch die ganze Schichtung des Epithels, so daß ein erhöhter Kernstoffwechsel anzunehmen ist. Möglicherweise wird somit eine präcanceröse Disposition des getroffenen Gewebsabschnitts histochemisch erfaßt. Die alkalische Phosphatase ist unverändert. 8628 oben: E.-H.-Färbung; mitte: alkalische Phosphatase 3 Std; unten: Phosphoamidase 8 Std.

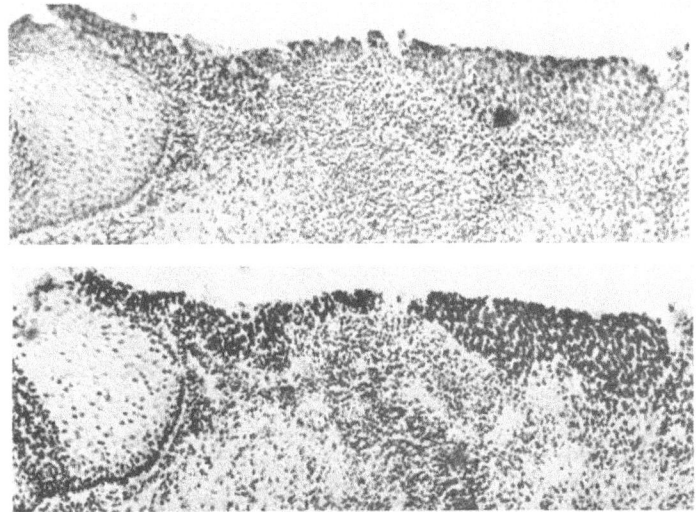

Abb. 5. Daß derartige Verhältnisse nicht immer in der Umgebung eines Carcinoms vorliegen, zeigt dieser scharf abgegrenzte Übergang des regelrechten Portioepithels in ein Oberflächencarcinom. Oben die normale H.-E.-Färbung zum Vergleich. 8179 oben: H.-E.-Färbung; unten: Phosphoamidase 12 Std.

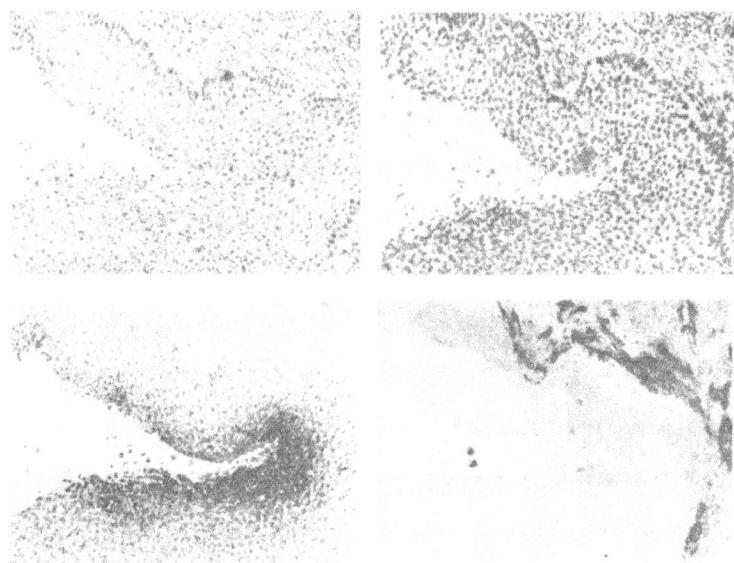

8923 oben: H.-E.-Färbung. oben: Phosphoamidase 12 Std.
unten: Saure Phosphatase 15 Std. unten: alkalische Phosphatase 3 Std.

Abb. 6. Die maximale Fermentaktivität bei dem in Cervixdrüsen einwandernden carcinomatösen Plattenepithel erlaubt histochemisch eine Abgrenzung gegen gutartige Erosionsheilung, die mit H.-E.-Färbung oft nur schwer zu beurteilen ist. Auf die Reaktion der sauren Phosphatase soll hier nicht näher eingegangen werden. Die alkalische Phosphatase ist unverändert.

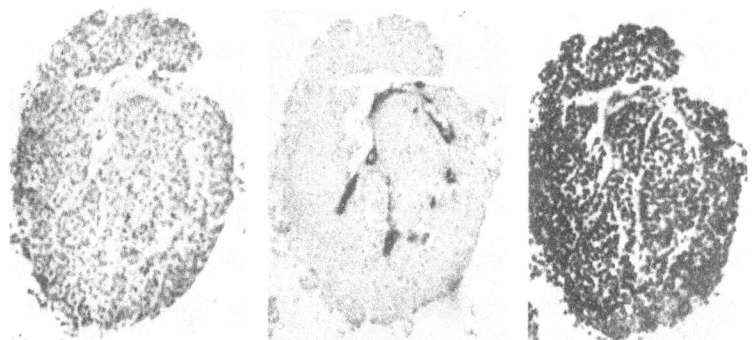

8812 H.-E.-Färbung. alkalische Phosphatase 3 Std. Phosphoamidase.

Abb. 7. In einem Gewebsbröckel aus dem Cervicalkanal, histologisch ein unreifes Plattenepithelcarcinom, findet man ebenfalls eine sehr starke Reaktion der Carcinomkerne mit Phosphoamidase. Gefäße und Stromakerne sind negativ. Mit der alkalischen Phosphatase reagieren schwach die Nucleoli und die Kernmembran. Die Capillaren sind wie immer stark positiv.

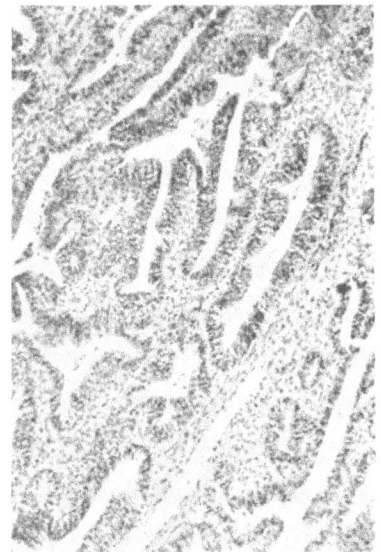

8523 H.-E.-Färbung.
Abb. 8.

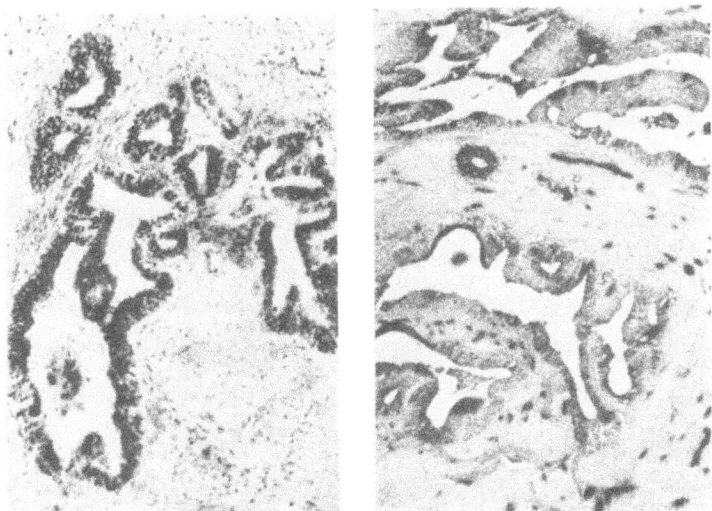

8523 Phosphoamidase 12 Std.   8523 alkalische Phosphatase 3 Std.
Abb. 9.

Abb. 8 und 9. Das Beispiel eines Adenocarcinoms, hier bei einer 37jährigen Patientin, die übrigens 15 Jahre lang mit Follikelhormon behandelt worden war, zeigt mit Phosphoamidase grundsätzlich dieselbe starke Reaktion der Carcinomkerne. Die alkalische Phosphatase zeigt beim Adenocarcinom ebenfalls eine deutliche Aktivität, während sie im Plattenepithelcarcinom im allgemeinen negativ zu sein pflegt.

8510 H.-E.-Färbung.
Abb. 10.

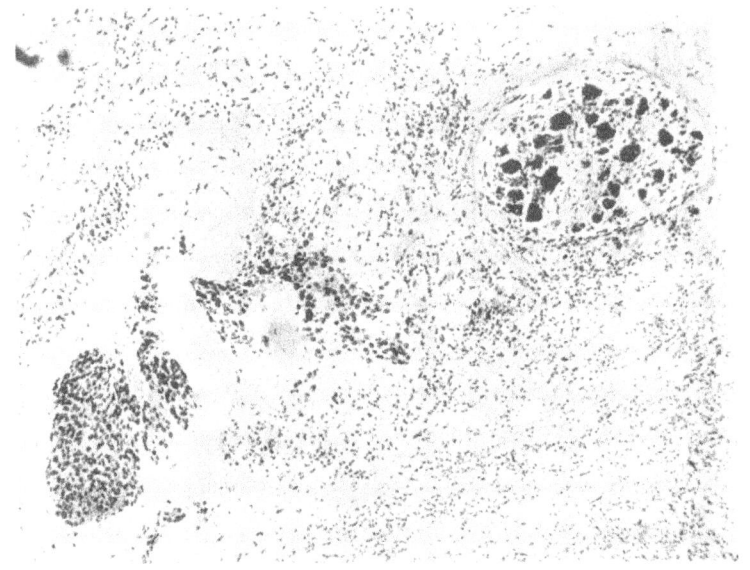

8510 Phosphoamidase 12 Std.
Abb. 11.

Arbeiten darf ich verweisen, wenn ich im folgenden Bild aus unserem Material einen Fall von glandulärer Hyperplasie des Endometriums mit umschriebenem sekretorischem Effekt vorstelle (Abb. 1).

Wir waren bei unseren Untersuchungen zunächst von der Einzelzelle ausgegangen, wobei die Phosphoamidase von besonderem Interesse ist,

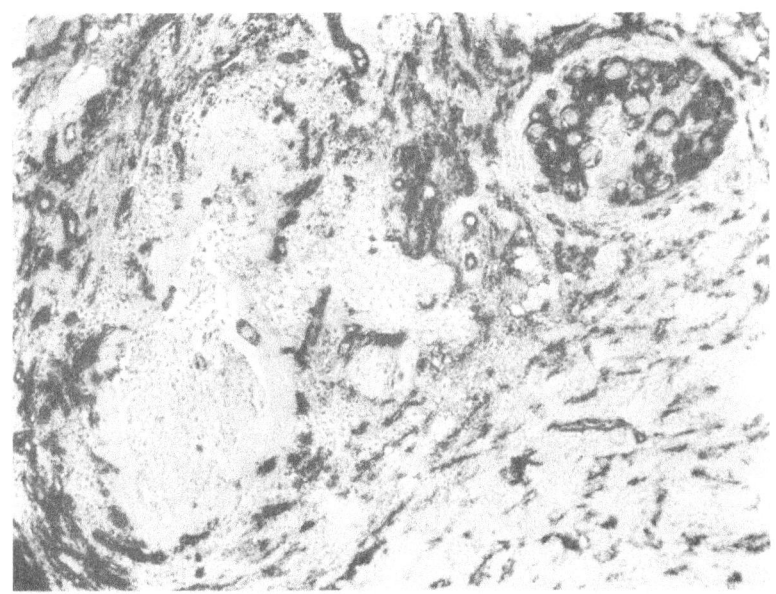

8510 alkalische Phosphatase 3 Std.
Carcinomnest links unten, Ganglion rechts oben.
Abb. 12.

Abb. 10, 11 und 12. Auf die Verschiedenheit in Aktivität und Lokalisation der beiden besprochenen Fermente soll an Hand eines besonderen Falles noch einmal eingegangen werden: Auf dem in üblicher Weise gefärbten Schnitt durch die Uteruswand ist ein Plattenepithelcarcinomnest und ein peripheres Ganglion getroffen. — Bei der alkalischen Phosphatase findet sich im Ganglion zwischen den im übrigen negativen Nervenzellen eine starke positive Reaktion. Das Carcinomnest ist — wie üblich — vollkommen negativ. — Im Gegensatz dazu zeigt die Phosphoamidase umgekehrtes Verhalten. Die Kerne des Carcinoms sind im Vergleich zum übrigen Gewebe außerordentlich stark positiv. Im Ganglion findet sich eine starke Reaktion ausschließlich im Cytoplasma, während die Kerne selbst negativ bleiben. — Diese Lokalisation der Phosphoamidase ist deswegen von Interesse, weil sie die Unterschiede zeigt bei einem Zellverband mit starker Wachstumstendenz und dementsprechend hoher Kernaktivität und den hochdifferenzierten Nervenzellen, die als teilungsunfähige Zellen keine Kernaktivität aufweisen. — Wir vermuten, daß diese Aktivitätsverteilung mit der Verteilung der Nucleinsäuren in Zusammenhang steht.

ein Ferment, das Phosphorstickstoffverbindungen spaltet. Es ist mit geringer Aktivität relativ weit verbreitet, findet sich mit steigender Aktivität in den Kernen der zur Teilung befähigten Zellen mit niedriger Reife und mit auffallend hoher Aktivität in den Kernen von Carcinomzellen. Während GOMORI bei seinen Untersuchungen mit Chloranilinphosphinsäure als Substrat bei p_H 5,6 arbeitete, benutzten wir das

Amid dieser Säure, dessen Synthese von den Bayerwerken Elberfeld freundlicherweise durchgeführt wurde. Der p_H-Wert unseres Pufferansatzes betrug 4,6 (Abb. 2—13 mit Text).

Die histochemischen Untersuchungen an Einzelzellen sind unseres Erachtens von besonderer Bedeutung für das Studium experimenteller

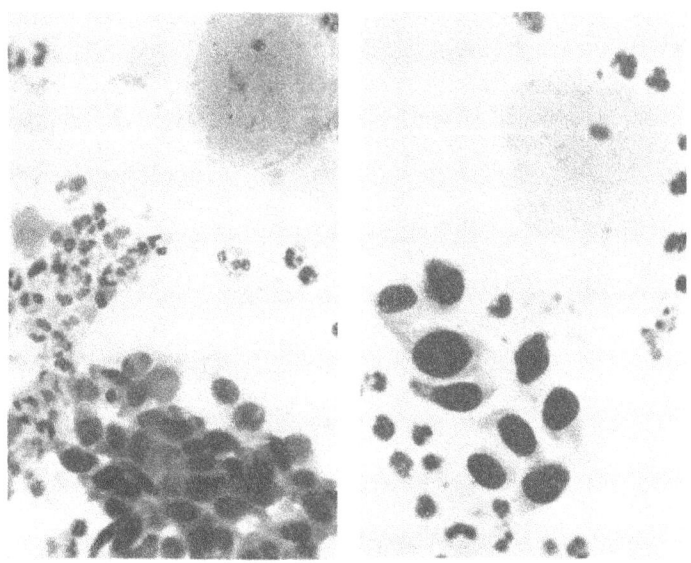

Papanicolaou-Färbung.   Phosphoamidase 12 Std.

Abb. 13. Entgegen den Angaben von GOMORI konnten wir Fermentreaktionen auch an Zellen zur Darstellung bringen, die aus ihrem Gewebsverband herausgelöst waren. — Auf diesem Bild wird die Reaktion der Phosphoamidase der Papanicolaou-Färbung in einem Vaginalausstrich gegenübergestellt. Es handelt sich um ein reifes Plattenepithelcarcinom. Auf beiden Bildern ist ein Carcinomzellkomplex und eine Zelle der Oberfläche erfaßt. Der Aktivitätsunterschied im Kern kommt gut zur Darstellung.

Tumoren und die Prüfung carcinogener Substanzen, die wir zur Zeit am EHRLICHschen Mäuseascitestumor durchführen.

Zusammenfassend stellen wir fest, daß die Histochemie wertvolle Beiträge liefern kann für die Funktions- und Carcinomdiagnostik, insbesondere aber für das Studium von Stoffwechselveränderungen in der Einzelzelle.

Anmerkung: Wir werden demnächst ausführlich über unsere Arbeiten berichten. Der Notgemeinschaft Deutscher Wissenschaften sowie der Krebs- und Scharlach-Stiftung (Strebel-Werke) Mannheim sind wir für die Unterstützung unserer Untersuchungen zu Dank verpflichtet.

Eröffnung des 2. Kongreßtages durch den Präsidenten.

Wir haben heute 2 Geburtstagskinder unter uns, denen wir unsere Glückwünsche zum Ausdruck bringen möchten.

Professor Dr. ZURHELLE-Aachen vollendet heute sein 70. Lebensjahr. Mir persönlich ist es eine besondere Freude, Ihnen, lieber Herr ZURHELLE, die Glückwünsche der Gesellschaft auszusprechen, da ich unter Ihrer Anweisung als Oberarzt der Bonner Frauenklinik, der Sie damals unter OTTO v. FRANQUE waren, meine ersten Zangenextraktionen und Wendungen ausführen und deren Technik erlernen durfte.

Sie, lieber Herr Kollege HÖLSCHER, feiern heute Ihren 92. Geburtstag. Sie sind der älteste in diesem hohen Alter noch praktizierende deutsche Arzt, und wir bewundern die Frische und Tatkraft der beiden Jubilare, die ich bitte, für den heutigen Tag am Vorstandstisch Platz nehmen zu wollen.

Das 2. Hauptreferat habe ich ausgewählt von dem Gedanken ausgehend, daß wir in der modernen Prophylaxe und Therapie der Thrombose und Embolie dem Ausland gegenüber etwas ins Hintertreffen geraten sind, besonders dadurch, daß uns nach dem Kriege die modernen Präparate fehlten. Herr HELD-Zürich wird uns einen Überblick geben über den augenblicklichen Stand der Dinge in der Welt, besonders in der Schweiz, in Schweden und in den angelsächsischen Ländern, und es den Zuhörern dadurch erleichtern, sich ein eigenes Urteil über die auch bei uns schon stark angeschwollene Literatur dieses Gebietes zu bilden. Ich bitte Herrn HELD, das Wort zu nehmen.

II. Hauptbericht.

Die Prophylaxe und Behandlung der Thromboembolie.

Von

E. HELD-Zürich.

Mit 11 Textabbildungen.

Einleitung.

Im Laufe der letzten Dezennien hat an allen Frauenkliniken die potstparale und postoperative Mortalität stark abgenommen, und besonders in den letzten 10 Jahren sind die Infektionstodesfälle auf eine ganz kleine Quote zusammengeschrumpft, die Verblutungstodesfälle zur Seltenheit geworden. Die Embolietodesfälle sind nur zum Teil gleichmäßig mit der übrigen Mortalität zurückgegangen, in besonders emboliegefährdeten Gegenden sind sie zur Haupttodesursache geworden, so daß es schon deshalb gerechtfertigt erscheint, dieses Thema heute hier eingehend zu behandeln. Dazu kommt nun noch die Tatsache, daß vor etwa 15 Jahren zu der bisherigen physikalisch-medizinischen Prophylaxe und zur sog. konservativen Therapie der Thromboembolie neue Möglichkeiten hinzugekommen sind: ich denke an die Prophylaxe und Behandlung mit koagulationshemmenden Medikamenten.

Die Gerinnung des Blutes spielt, wie wir noch sehen werden, eine große Rolle bei der Entstehung des Koagulationsthrombus, ihre Hemmung bei der Thrcmboembolie-Prophylaxe und -Therapie mit antikoagulierenden Medikamenten. Die alte MORAWITZsche Lehre bildet immer noch die Grundlage zur Erklärung der Gerinnungsvorgänge; unser Blutgerinnungsschema (Abb. 1) baut darauf auf, unter Berücksichtigung der Wandlungen, die dieses Gebiet der Medizin in den letzten 50 Jahren durchgemacht hat. Die Angriffspunkte der Antikoagulantien — und damit greifen wir etwas vor — wurden darin einbezogen.

Zum Prothrombinkomplex sind nach QUICK zu rechnen das Prothrombin A und B und der labile factor, letzterer dürfte mit dem Faktor V von OWREN, dem Accelerator von FANTL und NANCE und dem Ac-Globulin von SEEGERS identisch sein.

Stark auseinander gehen die Meinungen der Autoren über die Zusammensetzung des Thrombokinasekomplexes (WILLI) und über seine Umwandlung in die aktive Thrombokinase (Thromboplastin — QUICK, Thrombokinin — LENGGENHAGER). Nach Durchsicht der Literatur müssen wir feststellen, daß ganz besonders in diesem Sektor der Blutgerinnungslehre noch zahlreiche Fragen offenstehen.

LENGGENHAGER ist der Auffassung, daß die Plättchen keine spezifische Rolle in der ersten Phase der Gerinnung spielen und daß sie erst nach dem Auftreten von Profibrin dasselbe gleichsam auffangen und zu seiner Verklumpung beitragen. Nach diesem Autor spielt sich der Vorgang wie folgt ab:

Prothrombokinin + Thrombokatalysin $\xrightarrow{\text{Kontaktkalalyse}}$ Thrombokinin
(= aktive Thrombokinase).

Die beiden Ausgangssubstanzen dieser Reaktion sind im Plasma gelöst vorhanden.

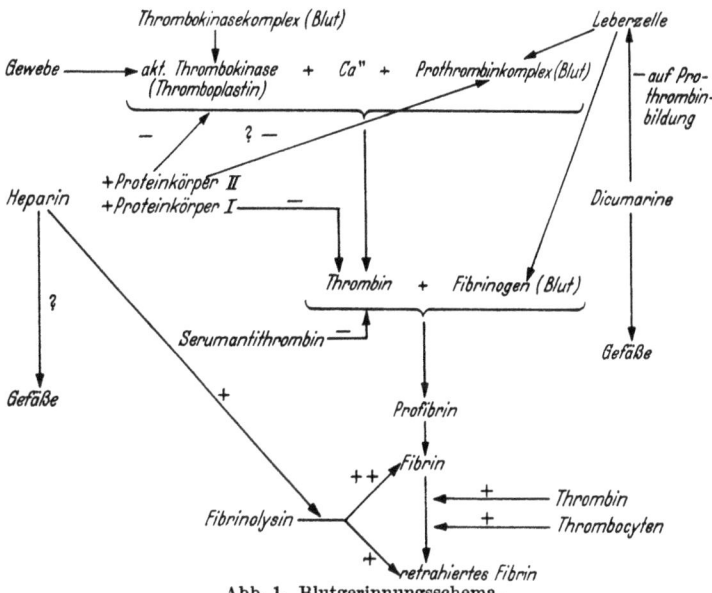

Abb. 1. Blutgerinnungsschema.

QUICK nimmt an, der Thrombokinasekomplex bestehe aus dem im Plasma gelösten Thromboplastinogen und den Blutplättchen, welch letztere durch Kontaktkatalyse das Plättchenenzym abgeben; durch dieses erfolgt die Aktivierung des Thromboplastinogens zu Thromboplastin:

Thromboplastinogen (plasmat.) + Plättchenenzym $\xrightarrow{\text{Kontaktkalalyse}}$ Thromboplastin
(= aktive Thrombokinase).

FEISSLY (Lausanne) ist der Auffassung, daß die Gerinnung unter Umständen auch ohne Thrombocyten stattfinden kann. Normalerweise erfolgt nach diesem Autor die Einleitung der Gerinnung durch plasmatische Aktivatoren, zu denen dann noch ein Aktivator aus den Thrombocyten hinzukommt.

Wir ersehen daraus, daß die Bedeutung der Thrombocyten für die Bildung der aktiven Thrombokinase (Thromboplastin) von den meisten

Autoren anerkannt wird; der genaue Mechanismus oder die verschiedenen Mechanismen der Entstehung einer aktiven Thrombokinase sind noch bei weitem nicht abgeklärt.

Aus Gewebe kann auch eine sehr aktive Thrombokinase gewonnen werden, und es ist anzunehmen, daß nach operativen Eingriffen größere Mengen dieser Gewebsthrombokinase oder bereits durch sie zu Thrombin aktiviertes Prothrombin im Blut zirkulieren. Ob sie zur Wirkung gelangen, hängt von der Wirksamkeit der körpereigenen antikoagulierenden Stoffe und von der Zirkulationsgeschwindigkeit ab.

Das *Heparinantithrombin* ist normalerweise nicht oder nur in minimalen Mengen im Plasma nachweisbar. Das Heparin wirkt erst bei Gegenwart eines Plasmaeiweißkörpers als Antithrombin. Das Thrombin zeigt zu diesem Heparinantithrombin eine größere Affinität als zum Fibrinogen, weshalb in seiner Anwesenheit die Profibrinbildung unterbleibt. Im Gegensatz dazu tritt das *Serumantithrombin* erst nach erfolgter Gerinnung in Tätigkeit (F. KOLLER), indem es das überschüssige Thrombin nach folgender Formel bindet:

Thrombin (überschüssig) $+$ Serumantithrombin $=$ Metathrombin (inaktiv).

Schließlich erklärt sich aus dem Schema auch die Tatsache, daß das Fibringerinnsel und somit auch ein Gerinnungsthrombus bei Einwirkung von Heparin und Dicumarin (FONIO) lockerer gebaut ist und somit wahrscheinlich auch leichter der Fibrinolyse anheimfällt — vielleicht auch hie und da leichter abbröckelt und zu kleinen Embolien führt — als wenn die Gerinnung und die Retraktion des Gerinnsels ohne Eingreifen antikoagulierender Medikamente erfolgen würde. Wir haben darin auch bereits einen Hinweis auf die Gefahr, welche einer ungenügenden Dosierung der zugeführten gerinnungshemmenden Stoffe innewohnt.

Pathogenese der Thrombose.

Die *Pathogenese der Thrombose* (Th.) wurde durch F. KOLLER (Zürich) 1949 in einem vorzüglichen Referat kurz dargestellt und die pathogenetischen Faktoren in einer Tabelle zusammengefaßt, die wir leicht modifiziert wiedergeben (Abb. 2).

Von der *Endothelläsion*, welche die Plättchenagglutinate hervorruft und sie fixiert, müssen wir annehmen, daß sie unter Umständen nur mikroskopisch oder funktionell ist. Neueste Untersuchungen von JÜRGENS haben gezeigt, daß die Plättchenagglutination unabhängig von der Fibrinbildung erfolgen kann, z. B. durch Histamin, Bakterientoxine, Kobra- und Bienengift. Auch Stoffe aus der atrophierenden oder komprimierten Muskulatur (Wade, RÖSSLE-VOEGT) könnten hier von Bedeutung sein.

Die Prophylaxe und Behandlung der Thromboembolie. 89

Sludge- oder Schlammbildung spielt sich nach KNISELY und Mitarbeiter zur Hauptsache in den Capillaren ab als Folge einer verlangsamten Zirkulation und einer erhöhten Senkbarkeit der Erythrocyten (post operationem und post partum); die entstandenen Erythrocytenklümpchen bleiben in Engpässen stecken und führen zu Stauungen, die die Bildung roter Thromben begünstigen.

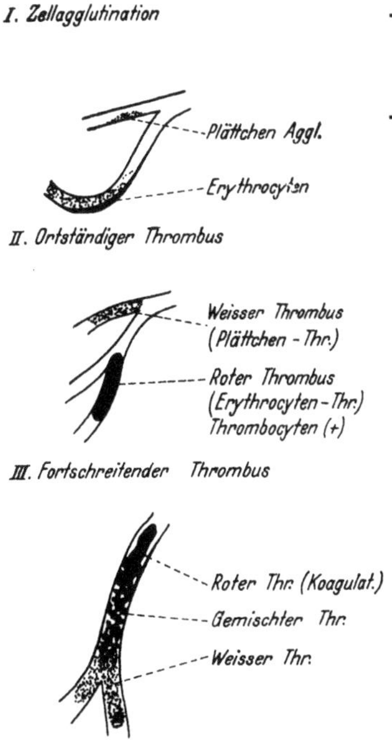

	Pathogenetische Faktoren.			
	Endothelläsion (auch funkt.)	„Sludge" Formation	Stagnation	Gerinnungsfähigkeit des Blutes (inkl. Plättchen)
I. Zellagglutination — Plättchen Aggl. — Erythrocyten	+	—	—	ohne Belang
II. Ortständiger Thrombus	—	+	+	ohne Belang
Weisser Thrombus (Plättchen-Thr.) Roter Thrombus (Erythrocyten-Thr.) Thrombocyten (+)	+	—	—	normal
	(+)	+	+	normal
III. Fortschreitender Thrombus Roter Thr. (Koagulat.) Gemischter Thr. Weisser Thr.	+	(+)	+	gesteigert

Abb. 2. Schematische Darstellung der Entstehung der Thrombose (nach F. KOLLER).

Auf die Bedeutung der *Blutstromverlangsamung* brauche ich nicht näher einzugehen, da sie vielfach bewiesen wurde und allgemein anerkannt ist.

Wie aus dem Schema hervorgeht, muß zur Entstehung des dem weißen und dem gemischten Thrombus (Kopf) aufsitzenden roten Thrombus (Schwanz), der beim Auftreten einer Embolie (E.) die Hauptrolle spielt, eine gesteigerte Gerinnbarkeit des Blutes vorliegen. F. KOLLER hebt mit Recht hervor, daß es nur mit Belastungsproben gelingt, diese erhöhte Gerinnungsfähigkeit nachzuweisen, z. B. mit der Heparinbelastungsprobe. Daraus erklären sich auch die großen Heparindosen, welche bei der Behandlung frischer Thromboembolien (Th.-E.) zur Verlängerung der Gerinnungszeit benötigt werden. Im Abschnitt über die Prophylaxe werden wir noch an Hand von 2 Kurven die Verhältnisse darstellen, so wie sie sich diesbezüglich post operationem und post partum ergeben (s. S. 96 und 97).

Die Einflußnahme einer Operation oder Geburt auf die Th.-E.-Entstehung erfolgt in Anlehnung an TH. KOLLER in großen Zügen nach folgendem Schema (Abb. 3).

Aus den Untersuchungen von DE TAKATS, der zeigen konnte, daß adrenergische Substanzen und Einflüsse (Angst, Stress usw.) die Ten-

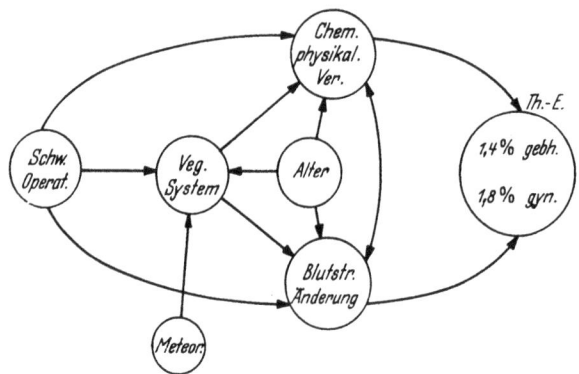

Abb. 3. Thromboembolie-Entstehung, modifiziert nach TH. KOLLER.

denz zu beschleunigter Gerinnbarkeit des Blutes erhöhen und cholinergische (Prostigmin) dieselbe herabsetzen, geht hervor, daß die Blutgerinnung auch durch neurale Regulationsmechanismen beeinflußt wird.

Die *meteorologischen Einflüsse* dürften sich in erster Linie auf das Gefäßsystem via vegetatives System auswirken.

Frühprognose der Thromboembolie bei konservativer Behandlung.

Die Frühprognose der Th.-E. ist durch die tödliche E. beherrscht. Aus einer großen statistischen Zusammenstellung von ZILLIACUS (1946), welcher Material aus deutschen, skandinavischen und auch das älteren Krankengut aus der Zürcher Frauenklinik (HOLZMANN, 1903—1922) zusammenfaßt, ergeben sich bei der bisher üblichen konservativen Behandlung für die geburtshilflichen Fälle folgende Zahlen:

Th.-E.-Frequenz	0,62—2,15%	der Geburtenzahl
E.-Frequenz	10—35%	aller Th.-E.-Patienten
Tödliche E.	2,3—4,9%	aller Th.-E.-Patienten
Tödliche E.	0,022—0,074%	der Geburtenzahl.

Bei Berücksichtigung der Th.-E. und der tödlichen E. betragen die neueren Zürcher Zahlen (Direktorat WALTHARD-ANDERES):

Tabelle 1.

	Geburtenzahl	Thrombo-embolie	Tödliche Embolie /Thrombo-embolie	Tödliche Embolie Geburtenzahl
1922—1942 (TH. KOLLER)	35204	1,4% (494)	1,4% (7/494)	0,02% (7)

Für ein chirurgisch-gynäkologisches Krankengut lauten die entsprechenden Zahlen von ZILLIACUS:

Th.-E.-Frequenz 0,66—3,5% aller Patienten
E.-Frequenz 25—66% aller Th.-E.-Patienten
Tödliche E. 10—25% aller Th.-E.-Patienten
Tödliche E. 0,10—0,65% aller aufgenommenen Patienten.

Aus dem gynäkologischen Krankengut der Frauenklinik Zürich ergeben sich folgende Zahlen:

Tabelle 2.

	Patientenzahl	Thrombo-embolie	Tödliche Embolie/Thrombo-embolie	Tödliche Embolie/ Patientenzahl
1922—1942 (TH. KOLLER)	21726	1,8% (394)	12% (47/394)	0,22% (47)

Bei 214 konservativ behandelten Fällen (ZILLIACUS) erstreckte sich die Th. in 4 von 5 Fällen auch auf den Oberschenkel. Das Übergreifen der Th. von einer Seite auf die andere kam in 66 Fällen (= 30%) vor. Nach TH. KOLLER findet dieses Übergreifen bei postpartalen Th. bis zu 80% der Fälle statt. Bei konservativer Behandlung kommt ZILLIACUS auf eine Liegedauer von durchschnittlich 35 Tagen, TH. KOLLER (Basel) auf eine solche von 41 Tagen. Es hängt diese Zahl weitgehend davon ab, ob 2 oder 3 Wochen Symptomfreiheit vor dem Aufstehen postuliert werden. Die große Schwankungsbreite der Prozentzahlen in der Sammelstatistik von ZILLIACUS rührt zum Teil vom Krankengut und von der geographisch-meteorologischen Th.-E.-Gefährdung her, zum Teil aber auch von der Art der Erkrankung, die zur Th.-E. gerechnet wird. Wir möchten deshalb vorschlagen, daß zur besseren Beurteilung der Prophylaxe und Therapie in Zukunft zum mindesten unterschieden wird zwischen 1. oberflächlichen Th. und 2. tiefen Th. der unteren Extremitäten.

Letztere können dann noch in 1. Unterschenkel-Th., 2. Oberschenkel-Th. ± Unterschenkel-Th., 3. Beckenvenen-Th. ± Übergreifen auf die unteren Extremitäten unterteilt werden, falls man der Ausbreitung im Verlauf einer Extremität eine besondere Aufmerksamkeit schenken will.

Die Oberschenkel- und Beckenvenen-Th. können auch zusammengefaßt werden, obschon eine isolierte Beckenvenen-Th. in bezug auf die Spätfolgen gutartiger sein kann als eine Oberschenkel-Th.

Spätfolgen der Thrombosekrankheit.

Aus den Untersuchungen von G. BAUER und von ZILLIACUS ergibt sich die grundlegende *Bedeutung der Ausdehnung* der Th. am Bein für das spätere Auftreten von Ödemen, Indurationen und Ulcera cruris. Die folgenden Zahlen von G. BAUER, Mariestad, 1947, mögen dies belegen:

Tabelle 3. *Postthrombotische Komplikationen bei Kontrollen 3—5 Jahre nach der Erkrankung.*

Ausdehnung der tiefen Thrombose	Anzahl Fälle	Postthrombotische Veränderung	
		keine oder ganz geringgradige	deutliche
Unterschenkel	76	76	—
Oberschenkel + Unterschenkel .	27	14	13

Tabelle 4. *Postthrombotische Veränderungen bei 99 Fällen nachkontrollierter tiefer Oberschenkel- und Unterschenkelthrombosen.*

	Ödeme	Induration	Ulcera
1 Jahr nach der Erkrankung	99	3	—
5 Jahre nach der Erkrankung . . .	99	45	20
10 Jahre nach der Erkrankung . . .	99	72	52
15—20 Jahre nach der Erkrankung .	99	91	79

ZILLIACUS konnte an Hand von 467 nach 5 Jahren kontrollierten Patientinnen zeigen, daß

183 konservativ behandelte Fälle von tiefer Ober- und Unterschenkel-Th. in einem großen Prozentsatz eine chronische Anschwellung und Verfärbung, Induration und Varicen zeigten; in 14 Fällen war ein Ulcus cruris konstatiert worden;

154 mit Heparin behandelte ähnliche Fälle dieselben Veränderungen aufwiesen; 11 Patientinnen hatten ein Ulcus cruris;

130 mit Heparin behandelte Unterschenkel-Th. zeigten nach 1 bis 4 Jahren praktisch keine Beschwerden oder nur gelegentlich nach Anstrengung eine Anschwellung des Unterschenkels.

Als Schlußfolgerung aus diesen Feststellungen ist zu verlangen, daß eine möglichst frühzeitige Diagnose der Th., d. h. wenn sie noch auf den Unterschenkel lokalisiert ist, falls der Ausgangspunkt in diesem Segment der unteren Extremität liegt, zu erfolgen hat. Die Behandlung hat *sofort* nach gestellter Diagnose einzusetzen, um womöglich

1. das E.-Risiko zu verkleinern,
2. die Dauer der Erkrankung abzukürzen,

3. das Übergreifen auf die Femoralis und eventuell auf das andere Bein zu verhindern und somit

4. den Spätfolgen mit ihren wirtschaftlichen Auswirkungen vorzubeugen.

Wir werden später sehen, daß die Antikoagulantien uns hier um einen großen Schritt vorwärts gebracht haben.

Diagnose der Thromboembolie.

Für die erfolgreiche Behandlung der Th. und der E. mit Antikoagulantien spielt somit die Frühdiagnose dieser Erkrankung eine bisher etwas vernachlässigte Rolle.

Wir müssen vorausschicken, daß die spontan angegebenen Klagen der Patientinnen zu Beginn einer *Th.* sehr oft fehlen oder daß ihnen von Arzt und Pflegerin nicht immer die richtige Aufmerksamkeit geschenkt wird. Es ist deshalb von größter Bedeutung, wenn das ganze medizinische Personal einer Klinik auf die Th.-E.-Frühdiagnose eingestellt, „Thrombosis-minded" ist, wie G. BAUER richtig sagt, d. h. wenn Schwester, Gymnastikerin, Masseuse und natürlich auch der Stationsarzt nicht nur die spontanen Klagen der Patientinnen zur Kenntnis nehmen, sondern auch täglich, während der kritischen Periode, nach Th.-Symptomen suchen.

So muß jeder krampfartige Schmerz oder jede Spannung, die zufällig von einer Patientin in der Wade angegeben werden, auch ohne Beinschwellung zu einer genauen Untersuchung veranlassen. Dasselbe ließe sich von jeder unerklärlichen Puls- und Temperatursteigerung sagen; eine Bedeutung hat oft auch die am 5. Tag post operationem und später noch nicht erfolgte Normalisierung der Temperatur, wenn keine entzündliche Reaktion im Bereich der Bauchdecken oder der pelvinen Operationswunde nachweisbar ist. Hier liegt nicht selten eine Beckenvenen-Th. vor, und es erfolgt gelegentlich rasche Entfieberung auf Heparin. Manchmal zeigen die Th.-Patientinnen vor Auftreten der lokalen Symptome Appetitlosigkeit, Unruhe, Schlaflosigkeit ohne auffindbaren Grund (G. BAUER, ZILLIACUS).

Nach G. BAUER beginnt in einem chirurgisch-gynäkologischen Krankengut die Th. der unteren Extremitäten in mehr als 95% der Fälle in den tiefen Venen der Wade. Für ein rein geburtshilflich-gynäkologisches Material ist diese Zahl wahrscheinlich zu hoch angesetzt, indem hier der Ausgangspunkt etwas häufiger als bei den chirurgischen Fällen in den Beckenvenen liegt. Die sorgfältige Beobachtung der Operierten ergibt aber in einem weit höheren Prozentsatz, als dies bis anhin von den Frauenärzten angenommen wurde, einen Beginn der Erkrankung in den tiefen Wadenvenen und Fußvenen, hie und da auch in den

Adductorenvenen und wahrscheinlich gelegentlich in den Glutäalvenen. Berücksichtigung müssen folgende Zeichen finden:
 1. Druckschmerz der Wade bei a. p.-Kompression,
 2. Druckschmerz der Wade bei seitlicher Kompression, gelegentlich besonders deutlich auf der fibularen Seite,
 3. Druckschmerz bei seitlicher Kompression des Unterschenkels knapp vor der Achillessehne,
 4. tiefer Wadenschmerz bei Anspannen der Wadenmuskulatur infolge passiver Dorsalflexion des Fußes (HELLSTEN, HOMANS),
 5. Druckschmerz am unteren Rande der Fossa poplitea,
 6. teigiges Anfühlen der Wadenmuskulatur auch schon vor Eintritt einer meßbaren Verdickung,
 7. Schmerz bei Druck auf die Planta pedis knapp vor dem Fersenbein (douleur prétalonnière, DUCUING; distaler Plantarvenenpunkt, NEUMANN); dieser Druckschmerz tritt oft nur sehr flüchtig auf.
 8. Schmerz bei Druck auf die Gegend zwischen Calcaneus und Malleolus internus (proximaler Plantarvenenpunkt, NEUMANN; Fußsohlendruckschmerz, PAYR, TSCHMARKE).

Später kommen natürlich noch alle gut bekannten Zeichen wie Cyanose, venöser Kollateralkreislauf, Ödem, Druckempfindlichkeit entlang dem ganzen Venenverlauf zur Ausbildung; ein Strang ist bei tiefer Venen-Th. am Unterschenkel meist gar nicht oder erst spät zu fühlen. Nach G. BAUER ist der lokalisierte a.p.-Druckschmerz in der Wade eines der konstantesten Zeichen der beginnenden Th. Zur sicheren Diagnosestellung verlangt dieser Autor die Ergänzung der Exploration durch das Phlebogramm. In der gynäkologisch-geburtshilflichen Praxis darf man unseres Erachtens bei Berücksichtigung der Punkte 1—8 auch bei beginnender Unterschenkel-Th. darauf verzichten; zur wissenschaftlichen Erforschung der Thrombogenese und vielleicht auch zur Abklärung der Th.-Diagnose bei vorausgegangenem Beintrauma ist die Methode sehr aufschlußreich.

Die Diagnose der Vena femoralis-Th. ist zu bekannt, als daß wir darüber Worte verlieren.

Sehr oft legt uns eine Beckenvenen-Th., wenigstens zu Beginn ihrer Existenz, unüberwindliche diagnostische Schwierigkeiten in den Weg. Hier gilt es ganz besonders, das zu berücksichtigen, was weiter oben über das psychische und vegetative Verhalten der Patientin, über das Verhalten von Puls und Temperatur gesagt wurde. Die großen Beckengefäße sind bei der äußeren Untersuchung druckempfindlich, und auch bei der inneren Exploration erscheinen die Parametrien druckdolent, oft trotz fehlendem Infiltrat; bei gleichzeitig bestehender Parametritis oder Adnexitis kann die Diagnose leider in der Regel erst bei Propagation auf die Femoralis oder bei Auftreten einer E. gestellt werden. DUCUING hat mit Recht auf die neurovegetativen Auswirkungen der Beckenvenen-Th. hingewiesen (gesteigerte Pilomotorik, Harnretention, Windretention mit oder ohne Meteorismus).

Auf die Beschreibung der klassischen *Embolie*symptome kann ich verzichten, da sie leider jedem Frauenarzt nur allzu gut bekannt sind. In Anbetracht der Leistungsfähigkeit der Antikoagulantientherapie bei Lungen-E. ist es aber von größter Bedeutung, die kleinsten Lungeninfarkte richtig zu deuten, denn sehr oft geht dem foudroyanten tödlichen Schub eine kleine Migration voraus oder es erfolgt (nach MURRAY und MACKENZIE in $2/3$ der tödlichen E.) der Tod erst nach mehreren Stunden oder Tagen infolge Bildung eines pulmonalen Pfropfthrombus (HELD) oder an wiederholten embolischen Schüben. Seitenstechen nach einer Operation oder einer Geburt, speziell nach einer operativen Entbindung, ist auch bei negativem Auskultations- und Durchleuchtungsbefund, ebenfalls bei Fehlen von blutigem Sputum, praktisch fast stets das Zeichen einer kleinen Lungenembolie und keine Intercostalneuralgie. Ein beträchtlicher Teil der als postoperative Pneumonien angesprochenen Erkrankungen darf wohl als Infarktpneumonie gedeutet werden; diese Patientinnen reagieren nicht selten schlecht auf Antibiotica und rasch auf Heparin (ZILLIACUS, HELD). Da die Th. innerhalb von Stunden an Ausdehnung gewinnen kann und auf ein scheinbar unwesentliches Seitenstechen ebenfalls nach wenigen Stunden die massive tödliche E. folgen kann, muß das Pflegepersonal die gemachten Beobachtungen sofort weiterleiten und der Arzt nach Bestätigung der Diagnose innerhalb kürzester Frist die Heparintherapie einleiten.

Prophylaxe der Thromboembolie.

Zu den prophylaktischen Maßnahmen gehört selbstverständlich die gründliche allgemeine Durchuntersuchung der Patientin mit eventueller internistischer Vorbereitung auf den Eingriff und, wenn nötig, eine Gebißsanierung, ferner Turnen und Massage, bei plethorischen Frauen eine salzarme, lactovegetabile, eher calorienarme Kost, bei hypotonischen, kachektischen und untergewichtigen Patientinnen eiweißreiche Nahrung. Beinahe am wichtigsten noch erscheint uns eine genügend lange präoperative Hospitalisation, während der die Frau ihr vegetatives System (= vegetatives Nervensystem + endokrines System) schonen kann; bei Einhalten dieser Vorbedingung wird die Narkose leichter durchführbar, und auch die postoperativen zirkulatorischen und physikalisch-chemischen Umstellungen und Belastungen werden besser ertragen. Daß eine sorgfältige operative Technik und Blutstillung sowie eine adäquate Narkose bzw. Anästhesie auch von großer Bedeutung sind, darf als allgemein anerkannt angesehen werden.

Nach einer Operation und im Wochenbett kommen in erster Linie Maßnahmen in Frage, welche die Blutströmung, speziell in den unteren Extremitäten und im kleinen Becken, fördern: Fußende hochlagern (ohne Versacken des Beckens!), Turnen, Massage, Früh- oder Sofortaufstehen, ausreichende Flüssigkeitszufuhr. Auch die physikalischchemischen und biologischen Veränderungen im Organismus sollten Berücksichtigung finden können. Bis vor wenigen Jahrzehnten geschah dies nur in sehr unvollständiger Art und Weise, heute ist es durch die Kenntnis der postoperativen Krankheit, durch die Plasma- und Blutübertragung und durch eine wirksame Infektionsbekämpfung weitgehend möglich geworden.

Seit etwa 15 Jahren wurde nun auch in der Th.-E.-Prophylaxe dem Gerinnungssystem eine größere Beachtung geschenkt. Nach F. KOLLER

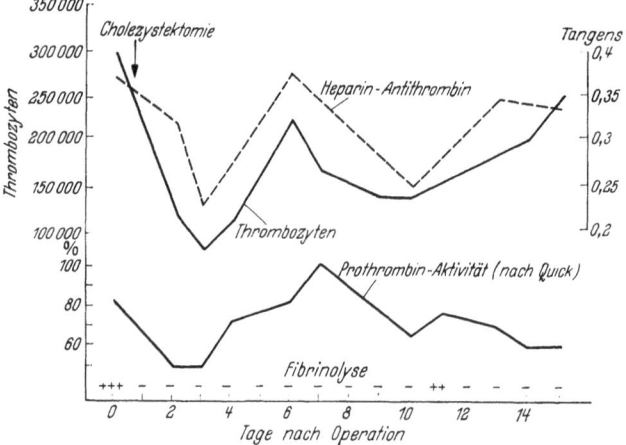

Abb. 4. Verhalten einzelner Gerinnungsfaktoren nach einer Operation.

besteht zwischen den gerinnungsfördernden und den gerinnungshemmenden Stoffen normalerweise ein Gleichgewicht. Nun zeigen aber die maßgebenden Faktoren große Schwankungen sowohl im Gefolge einer Operation als auch nach einer Geburt, so daß sehr leicht das Gleichgewicht im Sinne einer vermehrten Gerinnbarkeit gestört wird, dies um so mehr, als am Ende der Schwangerschaft die Prothrombin- und Fibrinogenkonzentration im Plasma stark erhöht sein kann und nach einer Operation große Mengen der sehr aktiven Gewebsthrombokinase in den Wunden gebildet werden und sicher von hier aus auch in die Zirkulation gelangen.

Die beiden Kurven (Abb. 4 und 5), welche einer Arbeit von F. KOLLER entnommen sind, geben das Verhalten einiger der für die Gerinnungsförderung und -hemmung wichtigen Faktoren nach einer Operation und im Wochenbett wieder.

Auch die Prothrombinindexkurve, welche TH. HALSE auf Grund der Befunde bei 120 Laparotomierten aufgestellt hat, deutet auf Schwankungen der Gerinnbarkeit post operationem hin (Abb. 6).

Die Prophylaxe und Behandlung der Thromboembolie. 97

Es ist infolgedessen nicht erstaunlich, wenn die postoperative Th.- und E.-Frequenzkurve der REHNschen Klinik einen ähnlichen Verlauf

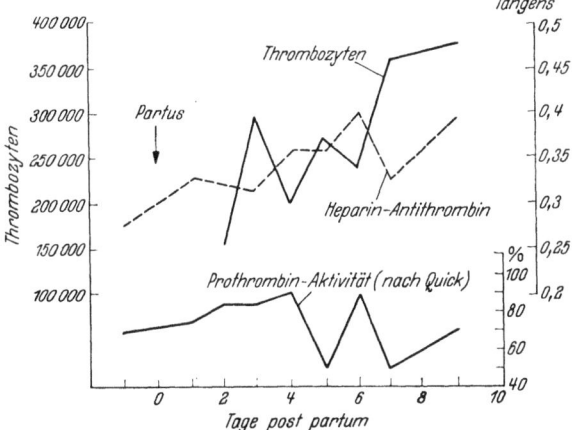

Abb. 5. Verhalten einzelner Gerinnungsfaktoren post partum.

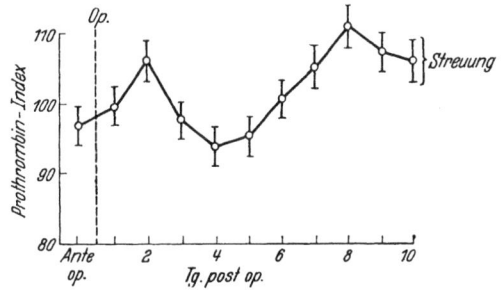

Abb. 6. Das Verhalten des Prothrombin-Index in der postoperativen Phase unter Berücksichtigung der Streuung (Durchschnitt aus 120 Laparotomien) (nach TH. HALSE).

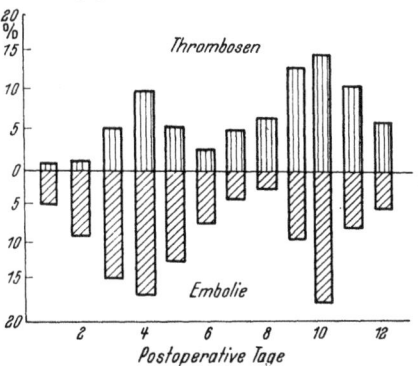

Abb. 7. Prozentuale Häufigkeitsverteilung der postoperativen Beinvenenthrombosen und letalen Lungenembolien (nach TH. HALSE).

aufweist wie die Prothrombinindexkurve, der sie in ihren Ausschlägen um ungefähr 2 Tage nachhinkt (Abb. 7).

Zur Gerinnungshemmung stehen heute im Vordergrund: das Heparin[1] und die Dicumarine.

Das aus den Gewebsmastzellen (Heparinocyten, R. EHRSTRÖM, JORPES) stammende *Heparin* ist nach JORPES ein Polyschwefelsäureester des Mucoitins. Heparin ist peroral unwirksam und muß somit intravenös, intramuskulär oder subcutan zugeführt werden. Es inaktiviert das Thrombin bei Anwesenheit eines Globulins (F. KOLLER-USTERI), ferner inaktiviert es die Thrombokinase (Thromboplastin). Nach MERZ ist die oft angenommene Prothrombininaktivierung scheinbar, denn sie soll auf der Antithrombin- und Antithromboplastinwirkung beruhen. Es ist aber noch nicht ganz ausgeschlossen, daß das Heparin die Verwertung des Prothrombins durch einen anderen Mechanismus verhindert oder erschwert. Die Retraktion des Fibrins wird gehemmt (FONIO). Nach den Untersuchungen von TH. HALSE scheint das Heparin die Wirkung der körpereigenen fibrinolytischen Fermente zu verstärken, dementsprechend akzeleriert Heparin im Tierversuch (LOEWE, HIRSCH, GRAYZEL und KASHDAN, 1948) die Rekanalisation thrombosierter Gefäße. Nach unseren klinischen Erfahrungen (Hämaturie bei ungeschädigter Niere) glauben wir annehmen zu dürfen, daß das Heparin, so wie es heute im Handel erhältlich ist, auch noch die Capillarpermeabilität im Sinne einer erhöhten Durchlässigkeit beeinflussen kann.

Eine *Kontraindikation* zur Heparinprophylaxe und Therapie sind die nichtvasculären hämorrhagischen Diathesen, die Endocarditis lenta, ferner Ulcerationen im Magen-Darmtrakt und auch Operationen am Zentralnervensystem.

Falls wegen Blutung die *Heparinwirkung aufgehoben* werden muß, so steht uns das Protaminsulfat, welches die Fähigkeit besitzt, das im Blut zirkulierende Heparin sofort zu fällen, zur Verfügung. Zur Neutralisierung von 25 000 IE Heparin intravenös genügen 2mal 5 cm³ der 1%igen Protaminsulfatlösung intravenös injiziert. Um ein Heparindepot unwirksam zu machen, müssen 5 cm³ 5%iges Protaminsulfat intramuskulär injiziert werden; diese Dosis ist, wenn nötig, nach 2—4 Std zu wiederholen.

Im Gegensatz zu dieser fast physiologischen Gerinnungshemmung des Heparins wirken die *Dicumarine* (Dicumarol, Tromexan usw.) per os gegeben hemmend auf die Produktion des Prothrombins (Prothrombin B, QUICK) in der Leber.

Der Effekt der Dicumarine auf die Leberzellen ist nach den Untersuchungen von F. KOLLER, Zürich, von FOLLEY und WHRIGHT und auch

---

[1] Über das synthetische *Heparinoid*, Thrombocid, möchte ich mich mangels eigener Erfahrung nicht äußern. Ein abschließendes Urteil kann darüber noch nicht abgegeben werden, weil dieses Präparat erst seit wenigen Jahren verwendet wird; s. auch S. 116.

Die Prophylaxe und Behandlung der Thromboembolie. 99

nach denjenigen der Mayo Clinic weitgehend als spezifisch zu betrachten, indem andere Leberfunktionen als die Prothrombinbildung gar nicht oder nur vorübergehend in Mitleidenschaft gezogen werden. Die Hemmung der Prothrombinbildung ist nach Absetzen des Medikamentes vollständig reversibel. Bei bereits vorhandenem Leberschaden zieht F. KOLLER an Stelle des Dicumarols Heparin vor. Auch bei Nierenschädigung ist mit Dicumarol Vorsicht geboten; Tromexan soll nach v. KAULLA unter diesen Umständen gut vertragen werden.

$$\underset{\text{Dicumarol}}{\overset{\text{OH}}{\underset{\text{O}}{\bigcirc}}-\overset{\phantom{\text{OH}}}{\underset{\text{CO}}{}}-CH_2-\overset{\phantom{\text{OH}}}{\underset{\text{OC}}{}}-\overset{\text{OH}}{\underset{\text{O}}{\bigcirc}}} \qquad \underset{\text{Tromexan}}{\overset{\text{OH}}{\underset{\text{O}}{\bigcirc}}-\overset{\phantom{\text{OH}}}{\underset{\text{CO}}{}}-\underset{COOC_2H_5}{CH}-\overset{\phantom{\text{OH}}}{\underset{\text{OC}}{}}-\overset{\text{OH}}{\underset{\text{O}}{\bigcirc}}}$$

Die therapeutische Prothrombinsenkung tritt mit äquivalenten Tromexandosen nach 24 Std, mit Dicumarol nach 36—48 Std auf. Das Dicumarol wird bedeutend langsamer aus dem Organismus ausgeschieden als das Tromexan, so daß die Prothrombinausgangswerte bei ersterem meist nach 3—4 Tagen, bei letzterem in der Regel schon nach 48 Std wieder erreicht sind. Nach PULVER und v. KAULLA spielt beim rascheren Verschwinden der Tromexanwirkung nicht nur dessen Ausscheidung, sondern auch noch die Inaktivierung innerhalb des Organismus eine Rolle. Dementsprechend muß die Tromexandosis gut über den Tag verteilt und die Prothrombinzeit täglich bestimmt werden, während dies mit Dicumarol nach sorgfältiger Einstellung unter Umständen nur jeden 2. Tag zu erfolgen braucht. Leider übt Dicumarol noch eine schädigende Nebenwirkung (Capillardilatation und Permeabilitätssteigerung) auf die Capillarwand aus (F. KOLLER), so daß auch ohne mechanische Gefäßläsion, also auch ohne Wunde, Blutungen auftreten können. Nach F. KOLLER geht diese Wirkung des Dicumarols weitgehend parallel zu seiner hemmenden Wirkung auf die Prothrombinbildung. v. KAULLA, REINIS und KUBIK nehmen auf Grund ihrer Untersuchungen an, die gefäßschädigende Wirkung des Tromexans sei bei gleich starker Absenkung des Prothrombinindexes viel geringer als die des Dicumarols. Aus unserer klinischen Erfahrung können wir dies bestätigen.

Vor Beginn der Dicumarineinnahme muß festgestellt werden, daß das RUMPEL-LEEDEsche Phänomen (Manschettendruck während 5 min in der Mitte zwischen Maxima und Minima) negativ ist. Weil die Dicumarine eine gefäßschädigende Wirkung ausüben können, ist ihre Einnahme nicht nur bei hämorrhagischen Diathesen, bei Leberschädigungen und eventuell bei Nierenschädigungen kontraindiziert, sondern auch bei Infektionskrankheiten mit Gefäßschädigung (rheumatismale

Erkrankungen, Endocarditis lenta, vasculäre hämorrhagische Diathesen usw.). Gravidität und Stillen s. S. 115.

Da Natrium salicylicum und Acid. acetylo-salicylicum in der Regel eine durch Vitamin K (auch wäßrig!) reversible Hypoprothrombinämie geben (MEYER und HOWARD, RAPOPORT, WING und GUEST, SHAPIRO, P. LINK u. a., ASHWORTH u. a.), werden diese Medikamente bei der Behandlung mit Dicumarinen am besten ganz sistiert. JOHOW hat mit Sulfonamiden keine Verstärkung der Cumin-(Dicumarol-)Wirkung beobachtet. Nach ALLEN (zit. nach REINIS und KUBIK) soll bei gleichzeitiger Einnahme von Sulfathiazol eine erhöhte Empfindlichkeit gegen Dicumarine bestehen (auch 1 Fall von REINIS und KUBIK). OTT zieht aus seinen Untersuchungen den Schluß, daß hohe Dosen von Sulfonamiden normalerweise den Prothrombinspiegel leicht senken, daß aber Überempfindliche paradox mit Steigerung des Prothrombinspiegels reagieren können. Auch Chinin senkt nach den Beobachtungen von PIRK und ENGELBERG den Prothrombinindex deutlich; diese Wirkung kann durch Vitamin K aufgehoben werden. Wir haben daraus den Schluß gezogen, daß während der Behandlung mit Antikoagulantien (Ak.) die Medikamente, von denen auch nur eine gelegentliche Beeinflussung des Gerinnungssystems bekannt ist, ganz zu vermeiden sind. Auch die gleichzeitige Einnahme anderer Pharmaka erlauben wir nur mit größter Vorsicht und unter scharfer Kontrolle der Prothrombin- und der Gerinnungszeit.

Während die Neutralisierung des Heparins relativ rasch und leicht erfolgen kann, ist die *Aufhebung der Dicumarinwirkung* schwerer zu erzielen. Zur Verminderung der Capillarschädigung wurde Pyramidon oder Rutin empfohlen, von Calcium, Vitamin C und Citrin konnte keine Wirkung beobachtet werden, die der Kritik standhält. Zur Behebung der Hypoprothrombinämie sind im Falle von Blutungen sofortiges Absetzen des Medikamentes, wiederholte Bluttransfusionen und Einnahme von natürlichem, öllöslichem Vitamin K_1 angezeigt. Präparate, die das synthetische wasserlösliche Vitamin K enthalten, sind in der Regel entweder unwirksam oder nur ganz wenig aktiv.

Auf die Frage nach dem Wert einer Prophylaxe gibt nur die Statistik eine Antwort. Die Häufigkeit der Th.-E. und der tödlichen E. ist hier in erster Linie maßgebend. Ausschlaggebend erscheint letzten Endes die Frequenz an tödlichen E., da diese Diagnose durch die Autopsie sichergestellt werden kann. Zur besseren Beurteilung der Erfolge der Prophylaxe und der Therapie hat MERZ 3 Gruppen von Todesursachen unterschieden: Tod infolge E., Tod infolge Infektion, übrige Todesursachen (Herz, Nieren usw.).

Die klinische Beobachtung lehrt uns nun, daß es, wenn wir von Ak. absehen, wohl Maßnahmen gibt, die in etwas ausgesprochenerer

Weise die eine oder andere Todesursache seltener werden lassen, daß die meisten aber doch eine günstige Rückwirkung auf die Mortalität im ganzen haben. Nicht selten tritt durch die Vermeidung einer Todesursache eine andere sogar in den Vordergrund. So kann z. B. eine gute kardiovasculäre Vorbereitung der Patientin den postoperativen Tod an Kreislaufschwäche verhindern, aber sich doch noch genügend auswirken, daß es schließlich zur Th. und gelegentlich zu einer tödlichen E. kommt. Ähnliches gilt bestimmt auch bis zu einem gewissen Grad

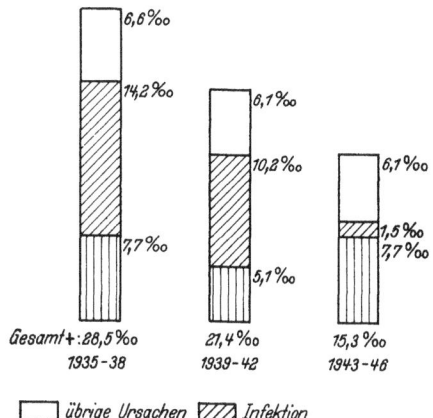

Abb. 8. Frauenklinik St. Gallen, Gynäkologie. Postoperative Mortalität 1935—1946 nach W. R. MERZ.

von der Infektion: Die Patientinnen, welche nicht mehr an postoperativer Peritonitis oder Infektion sterben, haben Zeit, eine Th. und eventuell eine tödliche E. zu machen; vielleicht sind sie auch durch die Auswirkung einer kleinen, klinisch unterschwelligen Infektion zur Th.-E. prädisponiert. Die Mortalitätskurve der Gynäkologischen Abteilung der St. Galler Frauenklinik darf wohl in diesem Sinne interpretiert werden, wenn man noch hinzufügt, daß seit 1941 eine verschärfte prä- und postoperative Th.-Prophylaxe getrieben wurde (Abb. 8).

Daß aber auch gezielte physikalisch-diätetische Maßnahmen eine besonders starke Verminderung der E.-Todesfälle ergeben können, zeigen folgende 2 Diagramme aus der Zürcher (ANDERES-KOLLER) und aus der Basler Frauenklinik (KOLLER-MERZ). Von 1938 an wurde in Zürich die Th.-E.-Prophylaxe intensiviert. Von 1942 an wurde nach Übernahme der Direktion der Basler Klinik durch TH. KOLLER eine verschärfte Th.-E.-Prophylaxe durchgeführt (Abb. 9 und 10).

Auch die Zahlen von v. JASCHKE zeigen, was mit vorwiegend medikamentös-physikalischen Maßnahmen und Frühaufstehen (am 2. Tag post operationem) zur Th.-E.-Prophylaxe bei anfänglich sehr hoher

E.-Mortalität beigetragen werden kann. Die E.-Mortalität sank in seinem Krankengut von 14⁰/₀₀ sukzessive auf 6 und 4⁰/₀₀, um schließlich in einer letzten Serie von 4430 Operationen 1,3⁰/₀₀ zu erreichen.

An den chirurgisch-gynäkologisch operierten Patienten des Kantonsspitals von Glarus, einem Ort mit besonders ungünstigen meteorologischen Verhältnissen der Schweizer Alpen (Föhneinbrüche usw.)

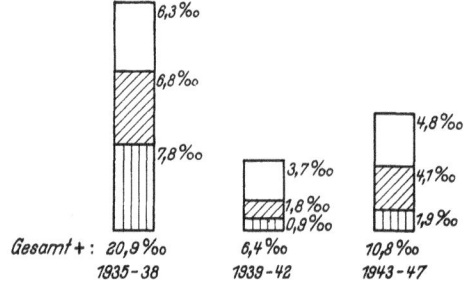

Abb. 9. Frauenklinik Zürich, Gynäkologie. Postoperative Mortalität 1935—1947. (Nach W. R. MERZ.)

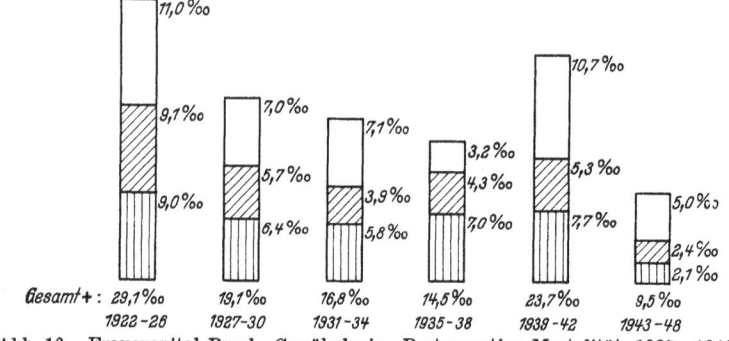

Abb. 10. Frauenspital Basel, Gynäkologie. Postoperative Mortalität 1922—1948. (Nach W. R. MERZ.)

konnte E. FRITZSCHE in überzeugender Weise die Auswirkung des Sofort- und Frühaufstehens nachweisen (Tabelle 5).

Tabelle 5.

	Zahl der Operationen	Postoperative Embolietodesfälle
1929—1933 keine Prophylaxe	4311	14 = 3,25⁰/₀₀
1934—1938 Sympatol und Bewegungsübungen	4669	15 = 3,21⁰/₀₀
1941—1945 Sofort- und Frühaufstehen	5041	1 = 0,19⁰/₀₀

Daß man damit die operierten Frauen nicht unbedingt vor Th.-E. schützt, zeigen uns die neuesten Erfahrungen an der Frauenklinik Zürich (s. S. 112).

Was ergibt nun die Prophylaxe mit Heparin und Dicumarinen? Die folgende tabellarische Zusammenstellung soll versuchen, darauf eine Antwort zu geben, indem darin die Resultate einiger der namhaftesten Autoren, welche sich mit Heparin- und Dicumarolprophylaxe beschäftigt haben, wiedergegeben werden. Es wurden dort, wo dies möglich war, auch Kontrollzahlen angeführt (Tabelle 6).

Verglichen wurden von den meisten Autoren die Ergebnisse der Ak.-Prophylaxe mit Kontrollserien aus älterem Krankengut. Exakter wäre es, wenn abwechslungsweise ein Fall prophylaktisch Ak. erhalten und der nächstfolgende keine solche Prophylaxe bekommen würde. Es ist vielleicht nicht unangebracht, darauf hinzuweisen, daß an vielen Kliniken gleichzeitig mit der Einführung der medikamentösen Prophylaxe auch die physikalischen Maßnahmen (Turnen, Frühaufstehen usw.) zur Bekämpfung der Th.-E. intensiviert wurden. Infolgedessen stellt wahrscheinlich manche Statistik die Ak. eher in ein etwas zu günstiges Licht. Die Ergebnisse der Heparinprophylaxe bei chirurgischen Operationen scheinen ermutigend zu sein, die Versuche dürfen aber nicht als abgeschlossen gelten, denn es besteht immer noch die Gefahr der Hämatombildung. Im gynäkologisch-geburtshilflichen Sektor ist wegen der häufigen Blutungen größte Zurückhaltung mit Heparinprophylaxe angezeigt. Nach unseren bisherigen Erfahrungen haben wir den Eindruck bekommen, daß die Bauchdecken bei Pfannenstielschnitt und die Prolapsoperationen besonders gefährdet sind. Wir selbst haben 1941 eine wegen Prolaps operierte Patientin an Verblutung verloren. nachdem ihr nach der Vorschrift von LENGGENHAGER $1^1/_2$ Std post operationem 10 cm³ Liquemin mit 4000 IE Heparin i.v. prophylaktisch verabreicht wurden wegen sehr starker Varicosis. Auch vor kurzem konnten wir 2 Bauchdeckenhämatome (ein größeres und ein kleineres, beide bei Pfannenstielschnitt) in Fällen beobachten, in denen bereits 72 Std nach einer Laparotomie wegen Th. eine Heparintherapie (45 000 IE i.m. in 24 Std) eingeleitet worden war.

Wir ziehen deshalb vorläufig in den Fällen, in denen eine Prophylaxe mit Ak. notwendig erscheint (große Th.-E.-Gefährdung), die Verabreichung von Dicumarol oder Tromexan mit Beginn 48 Std post partum oder post operationem vor.

Die Einnahme geschieht in der Regel wie folgt:

Dicumarol: Am 2. postoperativen Tag 3×100 mg ($= 6$ Tabletten zu 50 mg); am 3. postoperativen Tag 2×100 mg ($= 4$ Tabletten); vom 4. postoperativen Tag an je nach dem Prothrombinindex 1 bis 3×50 mg.

Der Prothrombinindex ist bis zur Einstellung täglich, später jeden 2. Tag zu bestimmen. Urinkontrolle (Blut!).

Tabelle 6. *Heparin- und*

Autor	Klinik	Patientenzahl	Zufuhr	Beginn
				Heparin-
MURRAY u. BEST 1938 (Toronto)	Chir. u. Urol.	315	Dauertropf-Infusion	4—24 Std post op.
MURRAY u. MACKENZIE 1942 (Toronto)	Chir. u. Urol.	260	Dauertropf-Infusion	4—24 Std post. op.
Kontrolle		alle Op.	—	—
Kontrolle		große Op.	—	—
CRAFOORD u. JORPES 1941 (Stockholm)	Chir. u. Urol.	126 1937/38	i.v. 4—6mal täglich	4—24 Std post op.
Kontrolle	Chir. u. Urol.	809 1935/37	—	—
	Chir. u. Urol.	325 1937/40	i.v. 4mal täglich	4 Std post op.
Kontrolle	Chir. u. Urol.	302 1937/40	—	—
WETTERDAL 1943 (Stockholm)	Gynäk.	231 1940/41	i.v. 3—4mal täglich	8 Std post op.
Kontrolle	Gynäk.	4766 1919!/38	—	—
LEISSNER 1941 (Lund)	Gebh.	50 1940	i.v. 4mal täglich	zuerst 2 Std, später 12–24 Std post part.
				Dicumarol-
E. V. ALLEN 1948 Mayo Clinic	Abdom. Hysterektomie	832	Dicumarol per os	2. oder 3. Tag post op.
Kontrolle	Abdom. Hysterektomie	?	—	—
JOHOW 1950 (Hamburg)	Gynäk.	390	Cumid und zum Teil Thrombocid	—
Kontrolle	Gynäk.	410	—	—

LENGGENHAGER (Chirurgische Klinik Bern) hat von 1935—1944 bei 5200 von 22465 Operierten wegen besonderer Gefährdung prophylaktisch Heparin, zuerst 3mal (1, 5 und 30 Std post operationem), später 5mal (1, 5, 12, 24 und 36 Std post operationem) 40 mg Heparin i.v. injiziert; Emboliemortalität 1⁰/₀₀. In einer Vergleichsserie von 20000 Operationen betrug die Emboliemortalität 2,7⁰/₀₀.

Dicumarolprophylaxe.

Dauer	Tagesdosis	Komplikationen	Thromboembolie	Tödliche Embolie

prophylaxe.

Dauer	Tagesdosis	Komplikationen	Thromboembolie	Tödliche Embolie
5—7 Tage und mehr	etwa 200 mg	4 Hämatome	—	—
5—7 Tage und mehr	etwa 200 mg	4 Hämatome	—	—
—	—	—	?	0,25%
—	—	—	?	2,2—7,5%
4 Tage	300—500 mg	5 Blutungen (1 davon tödlich endend)	—	—
—	—	—	8%	?
5—10 Tage	250—350 mg	Serie von 201 Fällen ohne Blutung	—	—
—	—	—	11%	3%
8—10 Tage	150—250 mg	7 Blutungen (1 davon intraperitoneal tödlich)	3,5%	seit 1940 auch Frühaufstehen! (MERZ)
—	—	—	5%	0,5%
2 Tage	300 mg	1 starke uterine Blutung	4%	—

prophylaxe.

Dauer	Tagesdosis	Komplikationen	Thromboembolie	Tödliche Embolie
So lange bis Pat. 3—7 Tage herumgegangen ist	1. Tag 300 mg, 2. Tag 200 mg, dann soviel, daß das Prothrombin auf etwa 20% bleibt	im ganzen auf 1983 Fälle 2 tödliche Blutungen	0,36%	—
—	—	—	3,96%	0,72%
—	individualis.	?	1,5%	0,25%
—	—	—	5,4%	0,48%

REHN und HALSE haben bei 4411 (31%) von 14 182 Operierten (chirurgische Patienten) aus den Jahren 1945—1949 individualisierend prophylaktisch Dicumarol gegeben. Resultat: 0,25% Thrombosen und 0,035% tödliche Embolien. In einer Kontrollserie von 28 118 Fällen aus den Jahren 1930—1939 sind 1,46% Thrombosen und 0,35% tödliche Embolien zu verzeichnen. Zwei tödliche Blutungen (eine Darmblutung bei Mesenterialvenenthrombose und eine Hämatemesis bei Operation wegen Gefäßobliteration bei Endocarditis lenta).

Tromexan: Am 2. postoperativen Tag 3×300 mg ($= 3 \times 1$ Tablette); am 3. postoperativen Tag 3×150 mg ($= 3 \times {}^1/_2$ Tablette); vom 4. postoperativen Tag an je nach dem Prothrombinindex 1 bis 4×75 mg ($= 1$—$4 \times {}^1/_4$ Tablette).

Gute Verteilung der Tagesdosis über den ganzen Tag ist bei Tromexan von größter Bedeutung. Der Prothrombinindex ist täglich zu bestimmen. Urinkontrolle (Blut!).

Wir senken dabei den Prothrombinindex auf 20—30% und fahren mit der Einnahme des Dicumarinpräparates so lange fort, bis die Patientin mindestens 3 Tage normal herumgegangen ist. Bei sehr sorgfältiger Kontrolle der Patientin und der Prothrombinzeit haben wir damit nie Unangenehmes erlebt. Rutin kann hier vielleicht die Blutungsgefahr noch etwas herabsetzen, bisher sind wir ohne dasselbe ausgekommen. Für die Mehrzahl der Operierten und der Wöchnerinnen steht die physikalisch-medizinische Prophylaxe nach wie vor an erster Stelle.

Behandlung der Thromboembolie.

Die konservative Behandlung ist bereits vor mehr als einem Jahrzehnt zu einem vorläufigen Abschluß gekommen. Ihre Erfolge waren in erster Linie von der Frühdiagnose der Th.-E. und von der strikten Durchführung der therapeutischen Maßnahmen abhängig. Die konservative Therapie wurde im September 1950 in Heidelberg von TH. KOLLER als Ergebnis seiner langjährigen Zürcher und Basler Bestrebungen ausgezeichnet beschrieben, wir folgen hier weitgehend seinen Angaben:

Bei *Thrombose* sofortige Bettruhe und Immobilisierung, Vermeiden von Anstrengungen bei Miktion und Defäkation. Die tägliche Pflege ist stets durch 2 Personen (1 Schwester und 1 Hilfsschwester) zu besorgen. Keine Herz- und Gefäßmittel. Reichlich Sedativa, wobei Opiate zu Beginn meist nicht zu umgehen sind. Vermeiden von Darmklysmen. Vorerst flüssige, später flüssig-breiige, salzarme, später salzarme, lactovegetabile Ernährung. Bei Schwellung und Schmerz der unteren Extremitäten Hochlagerung derselben, warme Wickel mit Alkohol (1 Teil Alkohol 95% + 2 Teile Wasser) oder essigsaurer Tonerde (30,0—50,0 Al. acet. tart. sol. auf 1 Liter Wasser). Antibiotica und Chemotherapeutica nur wenn wirklich ein Infektionsherd vorhanden ist. Bei *Embolie*, im Gegensatz zur reinen Th., Höherstellen des Kopfendes. Schmerz- und Angstbekämpfung mit Morphium, Eupaverin usw., eventuell zuerst intravenös. Mobilisieren und Aufstehen erst nach 2- bis 3wöchiger Fieber- und Symptomfreiheit; der Puls wird in der Regel in der Zwischenzeit auch wieder normal. Eine progredient abnehmende

BSR. gibt einen Fingerzeig mehr für das Abklingen des thrombotischen Prozesses. Zur Förderung der Th.-Heilung und gleichzeitig zur Fixierung frei flottierender Thromben empfiehlt TH. KOLLER die 3malige Injektion von 10 cm³ fremden Frischblutes, tief intramuskulär, ganz besonders bei schweren E. Thrombosegeheilte Patientinnen bedürfen in der Folge einer sorgfältigen ärztlichen Kontrolle und einer physikalischen Nachbehandlung: Einbinden der Beine, Turnen, Sole-Badekuren, Massage usw.

Es wird zur Beurteilung der Leistungsfähigkeit einer Therapie nicht nur wichtig sein, die Häufigkeit der tödlichen E. zu berücksichtigen, sondern auch genaue Angaben über die Spätfolgen zu machen, wie dies namentlich durch die skandinavischen Autoren mit Recht getan wurde. Nur eine voll ausgebaute physikalisch-diätetische Th.-E.-Prophylaxe und eine strikte und frühzeitig angewendete Th.-E.-Therapie können als Grundlage zu Vergleichen mit der Ak.-Therapie dienen.

Seit 30 Jahren wird praktisch an allen größeren Frauenkliniken eine mehr oder weniger intensive Th.-E.-Prophylaxe getrieben und bei Ausbruch der Erkrankung in der Regel eine ausschließlich konservative Behandlung durchgeführt. Die Wirkung der Prophylaxe und diejenige der Therapie überdecken sich, wenn nur die Frequenz an tödlichen E., bezogen auf die Gesamtpatientinnen- bzw. Wöchnerinnenzahl, in Betracht gezogen wird. Die Wirksamkeit der prophylaktischen Maßnahmen spiegelt sich direkt in der Häufigkeit der Th.-E., bezogen auf die Gesamtpatientinnen- bzw. Wöchnerinnenzahl wider, die der Therapie in der Häufigkeit der tödlichen E. bezogen auf die Anzahl Th.-E. Als allgemeine Grundlage für die mit der physikalisch-diätetischen Prophylaxe und der konservativen Therapie erzielten Ergebnisse mögen die Zahlen, welche im vorigen Abschnitt angegeben wurden, dienen. Um sich über die Wirksamkeit neuerer prophylaktischer und therapeutischer Maßnahmen orientieren zu können, sollte in Anbetracht der von einem Ort zum andern stark wechselnden Neigung zur Th.-E.-Bildung jede Klinik über eine eigene Basalstatistik verfügen. Auch wird es beim Vergleich verschiedener Statistiken von Belang sein, wenn nähere Angaben über die Zusammensetzung des Operationskrankengutes gemacht werden. Alle jene Fälle von Th. und E., deren Diagnose nicht genügend gesichert werden kann, sollten besonders angeführt werden, damit sich bei einer späteren Aussprache über den Gegenstand alle Votanten derselben Sprache bedienen und die vorgebrachten Zahlen einen wirklichen Beitrag zur Lösung dieser so komplexen Frage leisten.

An Ak. stehen uns in der Therapie der Th.-E., wie bei der Prophylaxe, in erster Linie das Heparin und die Dicumarine zur Verfügung[1].

---
[1] Heparinoide s. S. 98 und 116.

Heparin muß intravenös oder intramuskulär gegeben werden, peroral ist es unwirksam. Es greift sofort in das Gerinnungssystem ein und verhindert die Bildung eines Koagulationsthrombus (Schwanz) bei Th. und eines Pfropfthrombus bei Lungenembolie. Es übt seine Wirksamkeit, wie wir gesehen haben, an mehreren Stellen des Gerinnungssystems aus und fördert sehr wahrscheinlich die Fibrinolyse und die Rekanalisierung bereits thrombosierter Gefäße; die sekundären Venenwand- und Klappenveränderungen bleiben leider, nach den phlebographischen Untersuchungen zu schließen, weitgehend bestehen. Die Dicumarine werden, wie schon erwähnt, per os zugeführt; sie wirken dämpfend auf die Prothrombinproduktion in der Leber. Sie brauchen dazu eine gewisse Anlaufszeit (24—48 Std, je nach dem Präparat) und üben gelegentlich eine gefäßtoxische Wirkung aus. Dementsprechend werden wir dort, wo eine rasche und energische Behandlung angezeigt ist, Heparin intravenös oder intravenös und intramuskulär verabfolgen, die Dicumarine als Ergänzung des Heparins oder besser zur Fortsetzung der kostspieligen Heparintherapie verordnen. Die Dicumarine können auch allein gegeben werden, wenn es mit dem Wirkungsbeginn keine allzu große Eile hat.

Die schwedischen Autoren haben zur Behandlung der Th.-E. vorwiegend Heparin (Vitrum) intravenös, zum Teil auch Heparin intravenös und Dicumarol per os, entweder simultan oder zuerst simultan und später nur noch Dicumarol verwendet, nur selten haben sie Dicumarol ohne Heparin gegeben. G. BAUER und ähnlich ZILLIACUS verordnen im Falle einer *Thrombose* bei alleiniger Heparintherapie über den Tag verteilt (nachts Behandlungspause!) 3 intravenöse Injektionen von 150, 100 und 150 (= 400 mg) Heparin Vitrum oder 32000 IE. Bei schwerer Erkrankung wird am 1. Tag eine 4. Dosis zu 100 mg eingeschaltet, so daß also unter Umständen mit 500 mg Heparin Vitrum = 40000 IE begonnen wird. An den folgenden Tagen wird mit Besserung der Symptome abnehmend dosiert: 100, 50, 100 mg, später noch 100 und 125 mg und zuletzt eventuell nur noch 100 mg pro die. Bei *Embolie* sind zu Beginn 4stündlich 150 mg Heparin intravenös zu geben und mit Besserung der Symptome wird auf die Th.-Dosis übergegangen. Diese Heparintherapie erfolgt somit intermittierend intravenös und nur am Tag; die um 50% stärkere Abend- und Morgendosis soll den nächtlichen Injektionsausfall wettmachen. In bezug auf die Dicumaroldosierung scheint unter den schwedischen Autoren noch keine einheitliche Auffassung zu bestehen: Entweder am 1. Tag 500 mg Dicumarol, gefolgt von einer 1tägigen Pause, oder 250 mg am 1. und 2. Tag, gefolgt von einer kurzen Pause, dann meist intermittierend 125 mg. Die Prothrombinzeit wird dadurch nicht auf einem sehr konstanten Niveau gehalten. Nach J. WALKER und RHOAS sollen kleine Dosen Dicumarol die Patientinnen für intravenös und intramuskulär verabfolgtes Heparin empfindlicher machen. Neuerdings hat auch JORPES zur Frage der Kombination von Heparin und Dicumarol Stellung genommen und auf die Notwendigkeit einer genügend hohen Dosierung und genügend langen Verabreichung des Heparins aufmerksam gemacht. Zu diesen therapeutischen Anordnungen kommt noch sofortiges Bewegen der erkrankten Gliedmaßen und Frühaufstehen, d. h. wenn die Patientinnen afebril oder nur noch leicht subfebril sind, unter Umständen sogar bevor der Puls wieder ganz normal geworden ist.

MURRAY und seine Mitarbeiter (Toronto) ziehen eine Dauertropfinfusion mit 240—430 mg (24000—43000 IE) je 24 Std vor; dabei wird die kleinere Dosis bei leichten Th. und die größere Dosis bei massiver E. injiziert. Die Mayo Clinic hat in den letzten 6 Jahren (E. ALLEN, W. KVALE) das Hauptgewicht auf das Dicumarol gelegt und Heparin nur wegen seiner raschen Wirkung, wenn nötig, zu Beginn der Behandlung verwendet. Der Prothrombinindex soll zwischen 10 und 30% gehalten werden. Die Patientinnen stehen erst auf, wenn die Ödeme weitgehend verschwunden sind, also nicht allzu früh. L. LOEWE, PH. ROSENBLATT und E. HIRSCH haben zur Prophylaxe und Therapie der Th.-E. ein 10%iges Depotheparin in PITKINs Menstruum (Eisessig, Gelatine, Dextrose, Wasser) empfohlen. Die Dosen waren (1946) nach den heutigen Begriffen zu klein: 300 mg Heparin für 48 Std. Auch J. A. EVANS und R. J. BOLLER haben in ähnlicher Weise, zum Teil unter Zusatz von Dicumarol, behandelt. Im selben Sinne wurde von D. STATS und H. NEUHOF ein 10%iges wäßriges Heparin mit Depotwirkung intramuskulär injiziert unter Kontrolle der Blutgerinnungszeit. Auch J. WALKER hat die intramuskuläre Injektion einer wäßrigen Heparinlösung empfohlen. Von DE TAKATS werden zur Dauerbehandlung 200—400 mg Depot-Heparin (in Gelatine und Dextrose) täglich intramuskulär gegeben.

MERZ (Basel) hält sich bei der Th.-E.-Behandlung im Prinzip an die schwedischen Autoren, nur daß er das Heparin bedeutend höher dosiert: 55000—100000 IE am 1. Tag, dann 2—8 Tage lang 45000—60000 IE und nach dem Aufstehen 40000—50000 IE, auf 4 intravenöse Dosen (8, 12, 16, 20 Uhr) verteilt. Auch er empfiehlt frühes aktives Bewegen und setzt seine Patientinnen an den Bettrand, wenn die Temperatur subfebril geworden ist und die subjektiven Beschwerden nur noch angedeutet sind; Aufstehen wird gestattet, sobald die Temperatur wieder normal ist.

Welches sind nun die Resultate, die bei Th.-E. mit den Ak. erzielt werden?

Folgende Zahlen mögen einen Einblick in die Behandlungsergebnisse der schwedischen Kliniken geben (Tabelle 7).

G. BAUER (vorwiegend chirurgisches Krankengut) beobachtete mit 32000—40000 IE Heparin, auf 3—4 tägliche intravenöse Injektionen verteilt, bei seinen 438 eigenen Fällen nur 10 (= 2,2%) leichte Blutungszwischenfälle (Hämaturie, Hämatemesis, Wundhämatome und Hämarthros). In einem Fall (= 0,2%) traten anaphylaktische Erscheinungen auf.

Tabelle 7.

	Tiefe Thrombosen	Tödliche Embolien	Prozent tödliche Embolien	Bettlägerigkeit Tage
G. BAUER, Mariestad (1950):				
Mit Ak. behandelte Patienten (Heparin)	438	2 (3 ?)	0,4 (0,6 ?)	4,6
Konservativ behandelte Patienten	264	47	18,0	40
G. BAUER (Sammelstatistik 1947):				
Mit Ak. behandelte Patienten (zur Hauptsache Heparin)	820	5	0,6	--
Konservativ behandelte Patienten	539	86	16,0	--
ZILLIACUS (Sammelstatistik 1946):				
Mit Ak. behandelte Patienten (Heparin und Heparin + Dicumarol)	445	2	0,4	7,5 (Unterschenkel-Th.) bis 11,3 (Oberschenkel- ± Unterschenkel-Th.)
Nur mit Dicumarol behandelte Patienten	131	1	0,76	9,6
Konservativ behandelte Patienten	214	20	9,3	35,1

Die anschließende graphische Darstellung, welche einer Arbeit von F. KOLLER entnommen und etwas modifiziert wurde, gibt eine Zusammenfassung aus der bemerkenswerten Sammelarbeit von ZILLIACUS (1946) wieder (Abb. 11).

MURRAY und seine Mitarbeiter (Toronto) haben bei 218 Patienten mit Th.-E., wovon 61 schon multiple Infarkte gehabt hatten, keinen Todesfall erlebt: nur 3 dieser 61 Patienten haben wahrscheinlich noch einen weiteren Infarkt durchgemacht.

Sehr aufschlußreich sind auch die Zahlen aus der Mayo Clinic (ALLEN 1948), in der nur als Einleitung mit Heparin, dann sehr rasch mit Dicumarol behandelt wird (Tabellen 8 und 9).

Tabelle 8.

	Anzahl Fälle	Embolienzahl	Tödliche Embolien
Mit Antikoagulantien behandelte Thrombosen	352	9 = 2,5%	0 = 0%
Bei konservativer Therapie und gleicher Thrombosenzahl sind zu erwarten ...		88 = 25%	20 = 5,7%

Tabelle 9.

	Anzahl Fälle	Spätere thromboembolische Schübe	Tödliche Embolien
Mit Antikoagulantien behandelte Embolien	329	3 = 0,9%	1 = 0,3%
Bei konservativer Therapie und gleicher Embolienzahl sind zu erwarten		144 = 44%	60 = 18%

Auf 2000 Fälle, welche an der Mayo Clinic postoperativ Dicumarol — oft wurde die Behandlung über kurze Zeit mit Heparin eingeleitet —

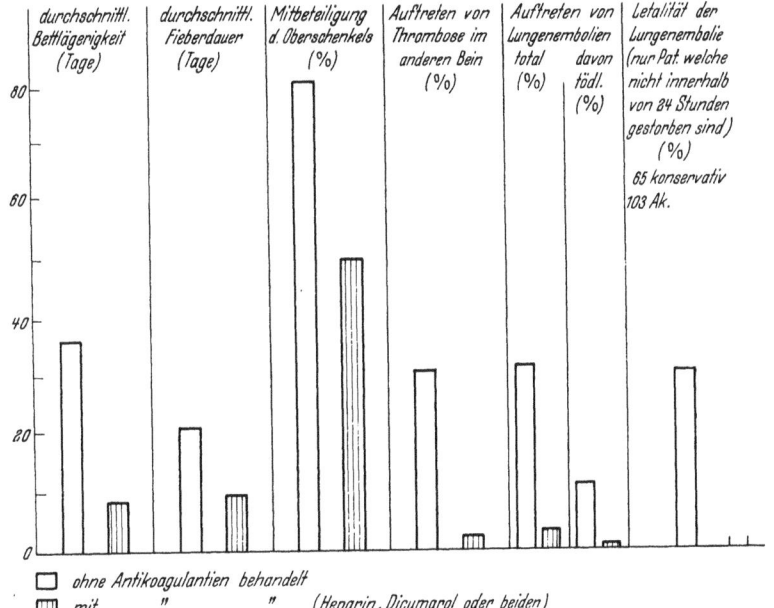

Abb. 11. Therapie der Thromboembolie mit und ohne Antikoagulantien nach ZILLIACUS. (Nach einer Zusammenstellung von F. KOLLER).

erhielten, zeigten 3,4% geringgradige Blutungen (Epistaxis, Hämatome, lokale Ekchymosen), 1,8% größere Blutungen (Blutungen aus der Operationswunde oder im Bereich des Magen-Darmtraktes) und 0,1% (2 Fälle) eine tödliche Blutung.

Auch MERZ (Universitäts-Frauenklinik Basel) konnte nach Einführen der Th.-E.-Behandlung mit Ak. (Ende 1948) die Bettlägerigkeit der Th.-E.-Patientinnen bereits beträchtlich herabsetzen (Tabelle 10).

MERZ hatte bei relativ hoher Dosierung des Heparins und verhältnismäßig spätem Behandlungsbeginn post operationem oder post partum 20/109 = 18% leichte und 4 = 4% schwere Blutungen (Lochienvermehrung, Bauchdeckenhämatom, vaginale Nachblutung bei

Tabelle 10.

	Kons. Thrombosetherapie 1943/46		Thrombosetherapie mit Antikoag. 1949/50	
	ohne Embolie	mit Embolie	ohne Embolie	mit Embolie
Bettlägerigkeit der gynäkologischen Th.-E.-Patienten in Tagen....	46	46	18,5	21
Bettlägerigkeit der geburtshilflichen Th.-E.-Patienten in Tagen....	36,5	50,5	13	21

Portioamputation) zu verzeichnen. Zur Beurteilung der notwendigen Heparindosis berücksichtigt er, wie übrigens auch alle andern Autoren, den Allgemeinzustand und dazu noch die Wasserbilanz; ein Überschuß in der Ausscheidung soll auf einen Umschwung zur Heilung (Krise, Lyse) im Th.-Verlauf hinweisen und in der Regel eine Reduktion der Heparindosis erlauben.

Eigene Erfahrungen.

Wir haben in St. Gallen und in Zürich (bis Ende 1950) 228 Fälle von Th.-E. *(nur tiefe Thrombosen)* mit Ak. behandelt und dabei eine einzige Patientin (= 0,44%) an Lungenembolie verloren. Bei Berücksichtigung der Diagnose zu Beginn der Behandlung ergibt sich folgende Aufteilung der behandelten Patientinnen (Tabelle 11).

Tabelle 11.

	St. Gallen 1946—1950				Zürich 1950		Total	
	Dic. od. Trom.		Liq./Dic.		Liq./Trom.		Antikoagul.	
	Gebh.	Gyn.	Gebh.	Gyn.	Gebh.	Gyn.	Gebh.	Gyn.
Anzahl Th.[1].....	33	49	11	19	21	23	65	91
Übergang auf 2. Bein.	2	3	1	3	3	4	6	10
Embolien......	2	2	1	2	6	5	9	9
Tödliche E......	—	—	—	—	—	—	—	—
Anzahl E.[2].....	7	9	15	31	4	6	26	46
Nachträgliche Th. ..	1	5	6	14	—	—	7	19
Wiederholte E. ...	—	2	3	3	2	4	5	9
Tödliche E......	—	—	—	—	—	1	—	1

[1] Diagnose bei Behandlungsbeginn.
[2] Bei Behandlungsbeginn Embolie ohne manifeste Thrombose.
Total 156 Thrombosen; total 72 Embolien; total 228 Thromboembolien; Mortalität 0,44%.

Trotzdem wir schon seit 5 Jahren mit Ak. behandeln, beginnt diese Therapie erst in den letzten Jahren, mit Fortschreiten der Schulung von Ärzten und Schwestern, ihre Früchte zu tragen. Folgende Zahlen mögen einen Einblick in die Auswirkungen, die diese Behandlung auf die E.-Mortalität ausübt, geben.

Die Prophylaxe und Behandlung der Thromboembolie.

In St. Gallen hatten wir zunächst den Prolaps- und Inkontinenzoperationen unsere besondere Aufmerksamkeit geschenkt. Die erzielten Resultate waren folgende (Tabelle 12).

Tabelle 12.

	Zeit	Anzahl Prolapsoperationen	Thromboembolien	Embolien	Tödliche Embolien
Konservativ behandelte Th.-E.	1. 4. 40 bis 31. 5. 46	701	46 = 6,5%	31 = 67,4%	6 = 13,0%
Mit Antikoagulantien behandelte Th.-E.	1. 6. 46 bis 31. 3. 50	463	42 = 9,0%	19 = 45,2%	0 = 0%

In Zürich wurden vom 1. 1. 50—15. 4. 50 die Th.-E. mit Tromexan und vom 16. 4. 50—31. 12. 50 jeweilen 5 Tage mit Liquemin, vom 4. Tag an kombiniert mit Tromexan, dann vom 6. Tag an nur noch mit Tromexan behandelt. Die Th.-E.-Frequenz ergibt sich aus nachstehender Tabelle 13.

Tabelle 13.

	Thromboembolien/ Patienten[1]	Embolien/ Thromboembolien	Tödliche Embolien/Thromboembolien	Tödliche Embolien/ Patienten
3186 gebh. Patienten	32 = 1,0%	15/32 = 46,9%	0 = 0%	$0 = 0^0/_{00}$
2055 gyn. Patienten	34 = 1,65%	13/34 = 38,3%	1 = 2,9%	$1 = 0,5^0/_{00}$

[1] Nur tiefe Thrombosen.

Wenn die Th.-E. am 5. Tag post operationem bzw. 72 Std post partum oder später zur Behandlung kommt, so gehen wir an der Zürcher Frauenklinik bei *Thrombose ohne Embolie* zur Zeit folgendermaßen vor:

Sofort nach Stellen der Diagnose wird die Blutgerinnungszeit und die Prothrombinzeit bestimmt und das RUMPEL-LEEDEsche Phänomen geprüft. Liegt keine Kontraindikation zur Behandlung mit Ak. vor, so erhält die Patientin sofort 15 000 IE des 5%igen Liquemins Roche i.v., 2 Std später 45 000 IE des 40%igen Depotliquemins Roche i.m. Das neue Depotliquemin Roche[1] enthält je Kubikzentimeter 40 000 IE Heparin und 20 mg Ephedrin in wäßriger Lösung.

Etwa 20—22 Std nach der intramuskulären Injektion kontrollieren wir die Gerinnungszeit. Wenn dieselbe dann noch zwischen 10 und 20 min liegt (normal 3—5 min), wird 24 Std nach der ersten intramuskulären

---

[1] Für die großzügige Überlassung von Versuchsmengen eines noch nicht im Handel befindlichen 40%igen Depot-Liquemins Roche sind wir der Firma F. Hoffmann-La Roche & Cie. AG., Basel, zu großem Dank verpflichtet. Gegenüber dem weniger konzentrierten wäßrigen Depot-Heparin bedeutet diese stark konzentrierte Lösung nach unserer bisherigen Erfahrung einen Fortschritt. Der im folgenden angegebene Behandlungsplan stellt gleichsam einen Prototyp einer Depot-Heparinbehandlung als Einleitung zur Dicumarintherapie dar.

Injektion eine 2. Depotliquemin-Injektion von 45000 IE intramuskulär gegeben. Am 3. Behandlungstag wird gleich verfahren. Am 4. Behandlungstag wird gleichzeitig mit der Gerinnungszeit die Prothrombinzeit bestimmt. Es wird die Heparintherapie intramuskulär fortgesetzt, wobei die Dosis eventuell auf 40000 IE herabgesetzt und mit der Tromexaneinnahme begonnen werden kann: 3mal 300 mg am 4. Tag. Dasselbe erfolgt am 5. Behandlungstag, nur daß die Tromexandosis jetzt 3mal 150 mg beträgt. Am 6. Tag Bestimmung der Prothrombinzeit und je nach dem Ergebnis Festsetzung der täglichen Tromexandosis. Es ist von größter Bedeutung, daß von diesem Tage an der Prothrombinindex nicht über 20—30% steigt, bis die Patientin mindestens 3 Tage herumgegangen ist.

Die Mobilisierung geschieht folgendermaßen: Sobald die Patientin 1—2 Tage fieberfrei (weniger als 37,2°), und wenn der Venenverlauf auf Druck indolent oder fast indolent ist, Flachlegen der unteren Extremitäten, am folgenden Tag Zehen und Fuß aktiv bewegen; am Tag darauf das ganze Bein aktiv bewegen; wenn im Laufe dieser 3 Tage keine erneute Temperatursteigerung auftritt und der Venenverlauf nicht wieder druckdolent geworden ist, so darf die Frau am kommenden Tag an den Bettrand sitzen und am nächsten Tag aufstehen.

Bei *Embolie* werden 4stündlich 15000 IE des 5%igen Heparins (Liquemin Roche) intravenös injiziert; sobald die Erscheinungen zurückgehen, erhält die Patientin 2 Std nach der letzten intravenösen Injektion eine intramuskuläre Injektion von 45000 IE des 40%igen Depot-Liquemins Roche. Fortsetzung der Therapie wie bei einfacher Th.

Tritt eine *Thromboembolie* vor dem 5. postoperativen Tag oder in den ersten 72 Std post partum auf, so wird frühestens 24 Std nach der Operation oder nach der Geburt am 1. Behandlungstag auch hier Heparin nach obigem Schema intravenös und intramuskulär gegeben, aber gleichzeitig Tromexan verabfolgt und dann, wenn möglich, vom nächsten Tag an allein mit Tromexan fortgefahren, selbstverständlich unter peinlichster Prothrombinindexkontrolle.

Im Gegensatz zu den schwedischen Autoren sind wir mit dem Aufstehen etwas vorsichtig. Wir setzen sodann die Behandlung mit Ak. länger fort als sie, indem wir glauben, daß trotz antikoagulierender Therapie und trotz rascher Entfieberung sowie Verschwinden der Schmerzhaftigkeit die Th.-E.-Krankheit im Minimum 2—3 Wochen dauert.

Bei *ausgedehnter oberflächlicher Thrombose* der Vena saphena magna oder parva führen wir gelegentlich auch eine Behandlung mit Ak. durch, speziell wenn die Einmündungsstelle in das tiefe Venensystem stark ergriffen ist. Der Erfolg ist in der Regel eklatant, die Patientinnen werden sehr rasch beschwerdefrei und stehen nach kürzester Bettlägerigkeit auf.

Abgesehen von der Wirkung der Ak. auf die Mortalität an E. bei Th.-E. und auf die Dauer der Bettlägerigkeit muß auch noch mit ganz besonderem Nachdruck auf den übrigen klinischen Verlauf dieser Erkrankung unter dem Einfluß der neuen Behandlung hingewiesen werden: Die *Thrombose* bleibt fast immer auf eine Seite lokalisiert; wenn sie bereits im Stadium der Wadenthrombose diagnostiziert wird, kann man sehr oft die Ausbreitung auf den Oberschenkel verhindern. Die bei Th. auftretenden Lungenembolien sind seltener und namentlich viel leichter geworden. Der Verlauf der einzelnen Th. ist, sogar wenn Oberschenkel und Unterschenkel ergriffen sind, viel milder in bezug auf die subjektiven Beschwerden, und die Beinschwellungen nehmen nur noch ausnahmsweise das von früher her bekannte Ausmaß an. Dasselbe läßt sich ebenfalls von den *Embolien* sagen: Die Atemnot, die Angst und die Schmerzen verschwinden erstaunlich rasch, und das Bedürfnis nach Morphiuminjektionen wird geringer und dauert weniger lang. Die Verabreichung von Opiaten wird namentlich durch eine energische intravenöse initiale Heparintherapie wesentlich abgekürzt.

Dicumarol und Heparin in graviditate und beim Stillen.

Hie und da gelangt eine tiefe Th. während der Gravidität zur Entwicklung, und wir stehen dann vor der Frage einer spezifischen Therapie mit Ak.

Bei der graviden Frau kann infolge übermäßiger Dicumarolgaben, die bei der Mutter zu Blutungen führen, das Kind in utero absterben, sogar ohne Genitalblutung und ohne Bildung eines retroplacentaren Hämatoms (ein wegen massiver Hämaturie zugewiesener Fall). In einer Beobachtung von SCHEDEL und SKIBBE trat im Laufe einer regelrechten Dicumarolbehandlung ein Abort mens II auf. SACHS und LABATE haben eine Gravida mit Th.-E. zunächst während 6 Tagen mit Heparin, dann wochenlang mit Dicumarol behandelt, so daß die Prothrombinzeit nur 2mal ganz kurz auf 65 sec stieg, dann aber 14 Tage lang zwischen 20 und 35 sec schwankte, bis das Kind plötzlich abstarb; bei der Autopsie zeigte es multiple Organblutungen, ferner einen Hämatothorax und ein Hämatoperikard. Es muß somit auch dann mit einer intrauterinen Schädigung oder sogar einem Absterben der Frucht gerechnet werden, wenn bei der Mutter keinerlei Störungen und Blutungen auftreten. Trotzdem wir in einigen wenigen Fällen von Dicumarolbehandlung in graviditate keine nachteiligen Folgen beobachten konnten, möchten wir vorläufig vor einer Dicumarintherapie warnen. Ob neuere Dicumarinderivate, die frei von gefäßtoxischen Wirkungen sind, auch für die Schwangerschaft als gefahrlos betrachtet werden dürfen, bleibt noch abzuklären.

Bisher sind mir keine Zwischenfälle mit Heparin bekanntgeworden. MERZ hat in 6 Fällen und wir selbst haben in 4 Fällen eine Th. in graviditate mit gutem Ergebnis einer Heparinbehandlung unterzogen, ohne einen Zwischenfall von seiten des Kindes zu erleben. Da aber Heparin in therapeutischen Dosen das Gefäßsystem oft nicht unberührt läßt (Hämaturie usw.), ist äußerste Vorsicht geboten; die Tagesdosis sollte womöglich 40000—50000 IE nicht übertreffen.

Oft wird vor einer *Dicumarintherapie bei der stillenden Frau* wegen der Gefahr einer kindlichen Hypoprothrombinämie gewarnt. Es ist zuzugeben, daß die Dicumarine durch die Milch auf das Kind einwirken können. Bisher haben wir bei Neugeborenen, deren Mütter Dicumarol oder Tromexan erhielten, nur einmal eine kurz dauernde Melaena nach Dicumarol beobachtet bei einem kindlichen Prothrombinindex von 30—25%. Tägliche Prothrombinindexkontrollen bei Mutter und Kind zeigten, daß eine Beeinflussung der kindlichen Prothrombinzeit stattfinden kann; die Wirkung ist aber sehr unkonstant und erreicht beim Säugling meist nicht so hohe Grade wie bei der Mutter. Das Stillen braucht somit nicht als unbedingte Kontraindikation gegen eine regelrecht durchgeführte Dicumarol- oder besser noch Tromexantherapie bei der Mutter angesehen zu werden, falls keine Zeichen einer hämorrhagischen Diathese des Neugeborenen vorliegen. Zur Vorsicht wird man in den ersten 2 Lebenswochen mindestens jeden 2. Tag die kindliche Prothrombinzeit kontrollieren.

Zum Schluß möchte ich noch kurz auf die heparinartigen Substanzen aus der Gruppe der Polysacharid-Schwefelsäureester hinweisen, zu der das namentlich von der REHNschen Klinik (TH. HALSE) untersuchte Thrombocid gehört. Nach HALSE stimmt Thrombocid in seinen gerinnungshemmenden Eigenschaften weitgehend mit dem Heparin überein, seine Wirkung kann auch durch Protaminsulfat aufgehoben werden. Thrombocid hat keine fibrinolytische Wirkung in vitro, wohl aber bedingt es eine Steigerung des fibrinolytischen Potentials in vivo durch Phosphatidmobilisation (HALSE und Mitarbeiter). Die bisher an der Freiburger Chirurgischen Klinik damit erzielten Resultate bei 24 Lungenembolien und bei über 100 Th. erlauben noch kein definitives Urteil über dieses Medikament, sie eröffnen aber doch sehr interessante Perspektiven in bezug auf die Herstellung synthetischer heparinartiger Stoffe, die natürlich viel billiger und in größeren Mengen zu erhalten wären als die „genuinen" Heparine.

Zusammenfassend können wir feststellen, daß auf dem Gebiet der Geburtshilfe und Gynäkologie neben einer adäquaten medizinischen Vorbereitung der Patientinnen die physikalische Prophylaxe der Th.-E. nach wie vor im Mittelpunkt unserer Bemühungen stehen sollte. Eine medikamentöse Prophylaxe mit Ak. kann bis jetzt höchstens für einzelne besonders thrombosegefährdete Patientinnen oder Operationen empfohlen werden. Die Dicumarinderivate, frühestens 48 Std post operationem oder post partum verabreicht, scheinen uns dazu in Übereinstimmung mit den Erfahrungen der Mayo Clinic am besten geeignet zu sein; Vorbedingung ist aber eine sorgfältige, zuverlässige tägliche Bestimmung des Prothrombinindexes. Letzterer sollte mindestens auf 20—30% herabgesetzt werden. Unverkennbar ist der Fortschritt, der durch die Einführung der Ak. auf dem Gebiet der Behandlung der Th.-E. erzielt wurde. Erstens wurde der Frühdiagnose und Therapie dieser Erkrankung ein neuer Auftrieb gegeben, dann wurde die Anzahl tödlicher E. im Gefolge einer Th. vermindert und der Ablauf der Th. selbst auch sonst noch wesentlich verkürzt und benigner gestaltet. Sogar die massive Lungenembolie kann meistens noch gerettet werden, und der Tod an multiplen embolischen Schüben ist praktisch verschwunden, die TRENDELENBURGsche Operation überflüssig geworden. Neben dieser lebenserhaltenden Wirkung der Ak. tragen sie auch zu einem besonders in bezug auf die subjektiven Beschwerden milderen Verlauf des einzelnen E.-Schubes bei.

Alle diese Vorzüge dürfen aber nicht hervorgehoben werden, ohne die immer noch lauernde Blutungsgefahr zu erwähnen, welche die Behandlung mit diesen sehr differenten und noch nicht in jeder Beziehung idealen Medikamenten bedeutend schwieriger und zeitraubender — für Arzt und Schwester — gestaltet, als es nach dem Behandlungsschema den Anschein haben könnte.

Wir wollen schließen, indem wir der Hoffnung Ausdruck geben, daß uns die Forschung neue zuverlässige und weniger gefährliche Ak. zur Verfügung stellen wird.

Literatur.

AESCHBACHER, R.: Praxis **1947**, 879. — ALLEN, E. V.: Col. Papers Mayo Clin. **38**, 343 (1946). — N. Y. Acad. Med. **24**, 491 (1948). — ASHWORTH, C. T., and J. F. McKEMIE: J. Amer. med. Assoc. **126**, 806 (1944). — BAUER, A.: Helvet. chir. Acta **14**, H. 2 (1947). — BAUER, G.: J. Amer. med. Assoc. **131**, 196 (1946). — Lyon chir. **42**, 656 (1947). — Amer. J. Nurs. **47**, Sept. (1947). — Angiology **1**, 161 (1950). — BAUER, G., H. BOSTRÖM, E. JORPES u. S. KALLNER: Acta med. scand. (Stockh.) **136**, 188 (1950). — BIRCHLER, O.: Zur Kasuistik der Thrombose- und Embolie-Erkrankungen nach gynäkologischen Operationen. Diss. Zürich 1942. — BRINKHOUS, K. M.: Proc. Soc. exper. Biol. a. Med. **66**, 117 (1947). — CHARBONNIER, M. A.: Rev. méd. Suisse rom. **1935**, Nr 7/8. — C. r. Soc. franç. Gynéc. **1938**, Nr 7. — CRAFOORD, C.: Acta chir. scand. (Stockh.) **79**, 407 (1937). — CRAFOORD, C., and E. JORPES: J. Amer. med. Assoc. **1941**, 2831. — DEUTSCH, E.: Schweiz. med. Wschr. **1949**, 1010. — ESSER, A.: Arch. Gynäk. **179**, 87 (1950). — EVANS, J. A., and R. J. BOLLER: J. Amer. med. Assoc. **131**, 879 (1946). — FANTL, P., and M. NANCE: Nature (Lond.) **158**, 708 (1946). — FEISSLY, R.: Helvet., med. Acta **10**, H. 1/2 (1943); **12**, 215 (1945). Schweiz. med. Wschr. **1947**, 427; **1949** 829. — J. suisse Méd. **1947**, 1354. — Extrait du Congrès Franç. Méd. 27e session,

Genève 1949. — FEISSLY, R., et M. ENOWICZ: J. suisse Méd. 1944, 274. — FETZER, E.: Med. Klin. 1950, 1497. — FONIO, A.: Diskussionsbem. Int. Chir.-Kongreß, London 1947. — Praxis 1947, NI 43. — Bull. Schweiz. Akad. med. Wiss. 6, 115 (1950). — Schweiz. med. Wschr. 1950, 1095. — FONIO, A., u. J. SCHWENDENER: Die Thrombocyten des menschlichen Blutes und ihre Beziehung zum Gerinnungs- und Thrombosevorgang. Bern: Hans Huber 1942. — FRICK, R.: Acta haemat. 4, H. 2 (1950). FRITZSCHE, E. F.: Ther. Umschau 4, 1 (1947). — GÄUMANN, F.: Konstruktion eines Retraktometers zur Messung der Retraktion bei der Blutgerinnung. Diss. Bern 1950. — HALSE, TH.: Heparin und Heparinoide. Dicumarol. Zürich: S. Hirzel 1950. — HELLSTEN, W. O.: Acta chir. scand. (Stockh.) 86, Suppl. 73 (1942). — HOLZMANN, M.: Schweiz. med. Wschr. 1924, 569. — HOPF, E.: Mschr. Geburtsh. 120, 261 (1945). — Schweiz. med. Wschr. 1945, 597. — HOWALD, U.: Über den Einfluß abnehmender Thrombocytenzahlen auf den Grad der Retraktion des Blutplasmagerinnsels. Diss. Bern 1950. — HUGENTOBLER, F., u. CH. WUNDERLY: Helvet. physiol. pharmacol. Acta 7, 321 (1949). — JASCHKE, R. TH. V.: Ärztl. Forschg 3, 41, 109 (1949). — Wien. med. Wschr. 1950, 143. — JOHOW, R.: Geburtsh. u. Frauenheilk. 1950, 898. — JOHOW, R., u. H. A. THIES: Med. Klin. 1949, 985. — JORPES, J. E.: Oxford University Press. London 1946. — Acta chir. scand. (Stockh.) Suppl. 149 (1950). — JÜRGENS, R.: Z. exper. Med. 63, 74 (1928). — Schweiz. med. Wschr. 1944, 113. — Compendium ,,Roche" 1948. — Z. Vitaminforschg 19, H. 3/4 (1948). — Schweiz. med. Wschr. 1949, 817. — JÜRGENS, R., u. K. BACH: Dtsch. Arch. klin. Med. 176, 626 (1934). — JÜRGENS, R., u. H. BRAUNSTEINER: Schweiz. med. Wschr. 1950, 1388. — JÜRGENS, R., u. A. STUDER: Helvet. physiol. Acta 5, C 42 (1947); 6, C 24—C 25 (1948). — Helvet. physiol. pharmacol. Acta 6, H. 1 (1948). — KAULLA, K. N. v.: Monogr. Med. Klin. 1949, H. 7. — KAULLA, K. N. v., u. R. PULVER: Schweiz. med. Wschr. 1948, 806. — KNISELY, M. H., E. H. BLOCH and L. WARNER: Science (Lancaster, Pa.) 106, 431 (1947). — KOLLER, F.: Ärztl. Mh. 1946 II, 381. — Helvet. med. Acta 16, 184 (1949). — Praxis 1950, 68. — KOLLER, TH.: Schweiz. med. Wschr. 1942, 1008; 1943, 85. — Geburtsh. u. Frauenheilk. 1951, 13. — KOLLER, TH., u. W. R. MERZ: Gynaecologia 129, 295 (1950). — KRIEG, E.: Praxis 1950, 351. — KÜNZLER, H.: Mschr. Geburtsh. 115, 285 (1943). — LANGERON, J.: Gynéc. et Obstétr. 46, 3, 330 (1947). — LEISSNER, H.: Acta med. scand. (Stockh.) 107, 127 (1941). — LENGGENHAGER, K.: Über die Entstehung, Erkennung und Vermeidung der postoperativen Fernthrombose. Stuttgart: Georg Thieme 1948. — Weitere Fortschritte in der Blutgerinnungslehre. Stuttgart: Georg Thieme 1949. — LEU, H.: Bestimmung des physiologischen Retraktionswertes des weißen Blutgerinnsels. Diss. Bern 1950. — LÉVY-SOLAL, E., E. BADIN et Mme. ROBERT-VENÉS: Gynéc. et Obstétr. 48, 3, 225 (1949). — LINK, K. P., R. S. OVERMAN, W. R. SULLIVAN, CH. F. HUEBNER and L. D. SCHEEL: J. of biol. Chem. 147, 463 (1943). — LOEWE, L., E. HIRSCH, D. M. GRAYZEL u. F. KASHDAN: Zit. nach F. KOLLER u. TH. HALSE. — LOEWE, L., PH. ROSENBLATT and E. HIRSCH: J. Amer. med. Assoc. 1946, 386. — MARX, R., u. H. BAYERLE: Ärztl. Forschg 1948, H. 15/16. — MERZ, W. R.: Helvet. med. Acta, Ser. A, Suppl. 24, Beil. zu Bd. 16, H. 3/4 (1949) oder Helvet. chir. Acta, Ser. B Suppl. 6 16, H. 4 (1949). — Helvet. med. Acta, Ser. A 16, 217 (1949). — Gynaecologia Suppl. 130 (1950). — MERZ, W. R., O. MONSCH u. A. GALLINO: Schweiz. med. Wschr. 1949, 1180. — MEYER, O. O., and B. HOWARD: Proc. Soc. exper. Biol. a. Med. 53, 234 (1943). — MURRAY, D. W. G.: Brit. J. Surg. 27, 567 (1939/40). — Arch. Surg. 40, 307 (1940). — MURRAY, D. W. G., and C. H. BEST: J. Amer. med. Assoc. 1938, 118. — Ann. Surg. 108, 163 (1938). — MURRAY, D.W.G., and R. MACKENZIE: Amer. J. Surg. 1942, 414. — NEUMANN, R.: Virchows Arch. 301, 708 (1938). — OTT, W.: Helvet. chir. Acta 16, 432 (1949). — OWREN, P. A.: Acta med. scand. (Stockh.) Suppl. 194 (1947). — Lancet 1947, 446. — PIRK and

ENGELBERG: Amer. J. med. Sci. **213**, 592 (1947). — POSSA, A.: Über die Beeinflussung endogener und exogener Faktoren auf die Retraktilität des Blutplasmagerinnsels. Diss. Bern 1950. — PULVER, R., u. K. N. v. KAULLA: Schweiz. med. Wschr. **1948**, 956. — QUICK, A. J.: Amer. J. med. Sci. **1947**, 272. — Surg. etc. **91**, 296 (1950). — RAPOPORT, S., M. WING and G. M. GUEST: Proc. Soc. exper. Biol. a. Med. **53**, 40 (1943). — REHN, E.: Dtsch. med. Wschr. **1947**, 18. — REHN, E. u. TH. HALSE: Dtsch. med. Wschr. **1949**, 1552. — REINIS, Z., u. M. KUBIK: Schweiz. med. Wschr. **1948**, 785. — REUTIMANN, H. R.: Was leistet die präoperative Beurteilung und Vorbehandlung im Hinblick auf die Thrombose- und Emboliprophylaxe? Diss. Basel 1950. — RIEBEN, W. K.: Beiträge zur Kenntnis der Blutgerinnung. Basel: Benno Schwabe & Co. 1947. — RÖSSLE, R.: Virchows Arch. **300**, 180 (1937). — SACHS, J. J., and J. S. LABATE: Amer. J. Obstetr. **57**, 965 (1949). — SCHEDEL, F., u. I. SKIBBE: Med. Klin. **1949**, 1173. — SCHMID-BILFINGER, E.: Mschr. Geburtsh. **118**, 45 (1944). — SHAPIRO, SH.: J. Amer. med. Assoc. **125**, 546 (1944). — STATS, D., and H. NEUHOF: Amer. J. med. Sci. **214**, 159 (1947). — STUTZ, H.: Praxis **1948**, 279. — DE TAKATS, G.: Arch. Surg. **48**, 105 (1944). — J. Amer. med. Assoc. **142**, 527 (1950). — UMBRICHT, W.: Schweiz. med. Wschr. **1943**, 1515. — WALKER, J.: Surgery **17**, 54 (1945). — WALTHARD, M.: Schweiz. med. Wschr. **1925**, 898. — WARE, A. G., R. C. MURPHY and W. H. SEEGERS: Science (Lancaster, Pa.) **1947**, 618. — WECHSLER, A.: Die qualitative Beeinflussung der menschlichen Thrombocyten in bezug auf ihre retraktionsauslösende Funktion. Diss. Bern 1950. — WESPI, H.: Praxis **1944**, Nr 18. — WETTERDAL, P.: Zbl. Gynäk. **1941**, 173. — Acta obstetr. scand. (Stockh.) **23**, 707 (1943). — ZILLIACUS, H.: Acta med. scand. (Stockh.) Suppl. **171**—178 (1946).

Der Präsident dankt Herrn HELD für sein mit großem Beifall aufgenommenes Referat.

Aussprache zum II. Hauptbericht.

Vorgemerkte Diskussionen.

1. Herr SCHRECK-München: Es wurden an der I. Universitäts-Frauenklinik München insgesamt 112 Patientinnen mit Antikoagulantien behandelt. Die durchschnittliche Behandlungsdauer betrug 11,4 Tage. Die Behandlungsergebnisse sind in gute, mittelgute und schlechte aufgeteilt. Als gute sind solche geführt, deren Behandlungsdauer weniger wie 10 Tage benötigte, als mittelgute solche, die zwischen 10—20 Tage lagen, als schlechte solche, die länger als 20 Tage benötigten. In 92 Fällen = 82,1% wurden gute, in 12 Fällen = 10,7% wurden mittelgute und in 8 Fällen = 7,1% wurden schlechte Behandlungserfolge erzielt. Frische Thrombosen benötigten zur Behandlung 8,7 Tage im Durchschnitt. Entsprechend gut waren die Ergebnisse bei Embolien mit 7,3 Tagen. Bestand die Thrombose bei Behandlungsbeginn bereits längere Zeit, so wurden 18,6 Tage benötigt. Die sofort einsetzende Behandlung von Thrombosen und Embolien mit Antikoagulantien erbrachte somit eindeutig verbesserte Ergebnisse gegenüber früheren rein konservativen Methoden.

Bedeutend schwieriger ist es, über den Wert einer prophylaktischen Behandlung etwas auszusagen. Die Erfassung aller thromboembolieghefährdeter Patientinnen gelingt immer noch nicht in befriedigender Weise. Auch laufende Prothrombinspiegel- und Blutgerinnungszeitkontrollen sind unserer Erfahrung nach nicht in der Lage, eine Thromboemboliegefährdung mit Sicherheit anzuzeigen, ja sie versagen sehr häufig gerade in den Fällen, wo keinerlei klinische Symptome die später erfolgte Embolie anzeigten. Wir sahen eine ganze Reihe von Thrombosen und Embolien entstehen bei normalen Prothrombin- und Blutgerinnungszeitwerten, zum Teil lagen sie sogar an der unteren Grenze der Norm. Zu einer generellen und umfangreichen Prophylaxe konnten wir uns daher nicht entschließen. Sie ist sicher nicht in der Lage, Thrombosen und Embolien ganz zu verhindern.

Zu dieser sehr zurückhaltenden Einstellung der prophylaktischen Behandlung gegenüber kamen wir nicht zuletzt dadurch, daß es in 7 Fällen = 6,3% zu Blutungen unter der Behandlung kam. Bei 2 Patientinnen = 1,8% waren diese ernsterer Natur und konnten nur durch wiederholte Bluttransfusionen zum Stehen gebracht werden. Es handelte sich um Dicumarolblutungen, bei denen intravenöse Gaben von Vitamin K erfolglos waren. Besondere Vorsicht ist in unserem Fachgebiet bei allen Operationen geboten, bei denen die Scheidenhaut angegangen werden mußte. Hier ist die Gefahr von Blutungen unter der Dicumarolwirkung besonders groß.

Die Behandlung mit Antikoagulantien erfolgt an der I. Universitäts-Frauenklinik in München, um dies zusammenfassend zu sagen, an Hand der gemachten Erfahrungen mit Thrombocid und Dicumarol nach dem kombinierten Behandlungsverfahren und hat sich gut bewährt. Prophylaktische Behandlungen werden nur noch in Ausnahmefällen durchgeführt. Um eine weitere Verbesserung und Vereinfachung der Behandlungsmethode zu erzielen, wurde seit einigen Monaten die einleitende Thrombocidbehandlung mit einem neuen intramuskulär injizierbaren Depot-Thrombocid durchgeführt und hat sich gut bewährt. Damit entfallen die 4—5stündlichen intravenösen Injektionen und werden durch tägliche 2malige intramuskuläre Injektionen ersetzt. Weitere Erfahrungen müssen hier noch gesammelt werden. Es läßt sich aber schon jetzt sagen, daß die Behandlungsergebnisse weiter verbessert werden konnten. Die allgemeine Verträglichkeit des Medikaments ist besser geworden, der antikoagulierende und fibrinolytische Effekt ist mindestens genau so gut wie vom intravenösen Thrombocid. Örtlich traten weder Schmerzhaftigkeit, noch entzündliche Infiltratbildung, noch größere Hämatombildung auf. Um die Injektionsstelle herum kam es gelegentlich zu harmlosen Blutaustritten aus den verletzten Capillaren, die eine vorübergehende gelbgrüne Hautverfärbung hervorrief. Durch Verwendung dünner kurzgeschliffener Nadeln konnte diese harmlose Nebenerscheinung in der letzten Zeit fast gänzlich vermieden werden. Möglicherweise ist dieses Präparat geeignet, die Behandlung mit Antikoagulantien weiter zu vereinfachen, was so dringend erwünscht wäre.

Tabelle 1.

Erkrankung	Anzahl behandelter Patienten	Behandlung in Tagen	Behandlungserfolg		
			gut	mittel	schlecht
Thromboembolie Gefahr (Prophylaxe)	32	10,7	32	0	0
Frische Thrombosen	56	8,6	46	6	4
Alte Thrombosen	8	18,6	0	5	3
Embolien	16	7,3	14	1	1
Anzahl von Behandlungen	112	11,4	92 = 82,1%	12 = 10,7%	8 = 7,1%
Komplikationen (Blutungen)	7 = 6,3%, davon schwer 2 = 1,8%				

2. Herr WILBRAND-Hamburg: An der Universitäts-Frauenklinik Eppendorf wird seit Mitte 1947 eine postoperative Thromboseprophylaxe mit Antikoagulantien durchgeführt. Wegen der Unsicherheit einer selektiven Prophylaxe und der nur bedingten Möglichkeit, mit Hilfe von Laboratoriumsmitteln das Drohen von Thrombosen und Embolien rechtzeitig zu erkennen, sind wir bald dazu übergegangen, eine generelle Prophylaxe durchzuführen. Diese birgt zweifellos die erhöhte Gefahr von Nachblutungen in sich und erfordert daher ein individuelles Vorgehen bei der Medikation unter der Berücksichtigung der Prothrombinwerte, dem Sitz und der Art der Operation und des Zustandes der Patientin.

Alles in allem haben wir bei 1166 Patientinnen eine Prophylaxe nach gynäkologischen Operationen durchgeführt. Dabei traten in 1,1% eine Thrombose, in 0,26% ein Infarkt und in 0,17% eine tödliche Embolie auf. Ohne Prophylaxe waren die entsprechenden Werte bei 410 gynäkologischen Operationen etwa 3—4mal so hoch.

Tabelle 1.

	Thrombose	Infarkt	Embolie
Ohne Prophylaxe ...	4,1%	0,7%	0,48%
Mit Prophylaxe	1,1%	0,26%	0,17%

Mit diesem Ergebnis scheint tatsächlich die Grenze der prophylaktischen Möglichkeiten erreicht zu sein, wenn man nicht das Risiko gehäufter und stärkerer Nachblutungen eingehen will. Die Zwischenfälle traten fast ausschließlich bei Patientinnen auf, bei denen aus irgendeiner Notwendigkeit heraus die Prophylaxe unvollständig oder gar nicht durchgeführt wurde.

Wegen der leichteren Durchführbarkeit wird von vielen die Therapie der eingetretenen oder angenommenen Thrombose bevorzugt. Auch wir verwenden sie und erkennen ihre Erfolge an. Wir sind jedoch der Ansicht, daß ein durchschlagender Erfolg bei der Bekämpfung der Thromboembolie nur durch die Heranziehung der Prophylaxe zu erzielen ist.

Im letzten halben Jahr haben wir ein neues Antikoagulans, das Thrombodym, klinisch erprobt. Chemisch gesehen handelt es sich um ein Salz der seltenen Erde Neodym mit Nicotinsäure. Intravenös appliziert, führt es zu einer sofortigen stärkeren Herabsetzung des Prothrombinspiegels. Durch seinen allmählich protrahierten Wiederanstieg wird der Prothrombinspiegel längere Zeit auf der für die Prophylaxe gewünschten Höhe gehalten. Günstig sind ferner eine nur mäßige funktionelle Kumulation und die geringe individuelle Variation der Wirkung. Nach der bisherigen Erfahrung erscheint die Verabfolgung des Präparates bei geeigneter Medikation ohne Prothrombinkontrolle möglich. Es wurden keinerlei toxische oder capillartoxische Wirkungen festgestellt. Voraussetzung bei der Applikation ist allerdings eine einwandfreie intravenöse Technik, da es sonst zu schmerzhaften, über mehrere Tage anhaltenden Schwellungen kommt.

Herr Prof. HELD erwähnte mehrfach das Rutin als ein Antidot gegen die capillartoxischen Wirkungen der Dicumarine. Ich möchte hierzu nur bemerken, daß das Rutin wegen seiner völligen Wirkungslosigkeit bereits seit einem Jahr von dem Conncil of Pharmacy and Chemistry nicht mehr diskutiert wird.

Abschließend möchte ich betonen, daß es unserer Ansicht nach nicht richtig ist, nur eine prophylaktische Maßnahme anzuwenden, und den Wert anderer Maßnahmen zu negieren. Nur durch die konsequente Anwendung aller bewährter Maßnahmen läßt sich in der Thrombose- und Embolieverhütung das Optimum erreichen.

3. Herr THOMASCHECK-Berlin-Neukölln: Die antithrombotische Wirkung der Heparine, besonders der in Schweden und in der Schweiz erprobten Präparate Heparin „Vitrum" und „Liquemin" dürfte nach der großen Zahl der Veröffentlichungen heute außer Zweifel stehen. Bei uns in Deutschland kann aber von einer generellen Anwendung dieser Präparate wegen des hohen Kostenpreises keine Rede sein.

MARX, VATH, FRIEDRICH, RUF, PHILIPP, MATIES und vor allem HALSE haben in ihren experimentellen Arbeiten und in ihren klinischen Berichten das synthetische Heparin „*Thrombocid*" (Thc.) den besten Heparinen ebenbürtig zur Seite gestellt. Auf dem Urologen-Kongreß 1949 wurde von MICHEL ebenfalls über günstige Erfahrungen mit Thc. in der postoperativen klinischen Anwendung berichtet. Wir selbst haben nach dem sprunghaften Anstieg der Thromboseemboliehäufigkeit nach Aufhebung der Berliner Blockade das Mittel in 83 Fällen verwandt. Das Präparat hat sich als schnell wirksames und relativ billiges Antithromboticum nach unseren Erfahrungen allein und in Verbindung mit Dicumarol zur protahierten Behandlung außerordentlich gut bewährt.

Unter Berücksichtigung der sozialmedizinischen Gesichtspunkte, die BAUER und ZILLIACUS über die erhebliche Verminderung der Arbeitsunfähigkeit bei Thromboseträgern nach Heparinapplikation beobachtet haben, richteten wir unser Hauptaugenmerk auf eine gründliche Nachuntersuchung unserer mit Thc. behandelten Patientinnen. Von 28 tiefen Thrombosen bzw. Thrombophlebitiden der Beinvenen in der Geburtshilfe wurden nach 3 Monaten bis zu 1 Jahr 22 absolute Heilungen beobachtet. Die Patientinnen vermögen völlig beschwerdefrei zu laufen und geben nicht die geringste Beeinträchtigung ihrer Arbeitsfähigkeit an. In 6 Fällen wird nach anstrengendem Laufen und langem Stehen ein gelegentliches, geringes Ödem an dem befallenen Bein angegeben. In der postoperativen und konservativen Gynäkologie wurden von 40 Patientinnen 32 als völlig beschwerdefrei nach dem angegebenen Untersuchungszeitraum befunden. 4 Fälle zeigten ähnliche Beschwerden wie die erwähnten 6 geburtshilflichen Patientinnen ohne Minderung der Arbeitsfähigkeit. Zweimal wurde bei alten Thrombosenträgerinnen kein Behandlungserfolg erzielt.

In der Gravidität wurde das Präparat ohne nachteiligeFolgen 3mal anstandslos vertragen, ohne daß Mutter und Kind ante oder post partum Blutungseffekte aufzuweisen hatten.

Wir haben in der Weltliteratur bisher die Erwähnung einer Beobachtung vermißt, die bei entsprechender Nachuntersuchung der mit Heparin behandelten Patientinnen nicht zu übersehen ist: Der diffuse und starke Ausfall des Haupthaares 2 Monate nach der Behandlung mit Heparin.

Durch die gleiche Beobachtung bei unseren, mit Thc. behandelten Patientinnen angeregt, wandte ich mich an Herrn MERZ, Basel, der mir diese Feststellung bestätigte und den Haarausfall bei 54% seiner gynäkologischen und bei 66% seiner geburtshilflichen, nur mit Heparin behandelten Fälle in der Zwischenzeit als erster Autor veröffentlicht hat. Meine anfängliche Befürchtung, daß es sich bei uns um eine toxische Wirkung des synthetischen Heparins (Thc.) handeln könnte, wurde durch die gleiche Beobachtung an dem Organpräparat Heparin nicht bestätigt.

Damit möchte ich diese, gerade in unserem Fachgebiet nicht unwesentliche Erscheinung — denn welche Frau möchte ihres Haupthaares verlustig gehen — für die physiologischen Chemiker und die Dermatologen zur Diskussion stellen.

Von 53 genauestens nachuntersuchten mit Thc. behandelten Frauen zeigten 51 den erwarteten starken Haarausfall. Der durchschnittliche Beginn liegt bei $9^{1}/_{2}$ Wochen nach dem Tag der 1. Injektion des Mittels.

Einige wenige und nicht spezifizierte Hinweise erschienen in der Literatur, nachdem ich mit dem Hersteller des Thc., Herrn Dr. BENNEND, München, bereits

Anfang 1950 über dieses Problem in Verbindung stand. In diesen Veröffentlichungen wurde von einem gelegentlichen Haarausfall gesprochen. Nach meinen Erfahrungen entspricht das nicht den Tatsachen. Unabhängig von der Dosis tritt der Haarausfall mit beinahe 100%iger Sicherheit auf.

Der gewöhnlich in Verbindung mit Thrombosen beschriebene Haarausfall manifestiert sich noch während der Erkrankung. Der Beginn liegt aber nicht $9^1/_2$ Wochen nach Thrombosenbeginn, sondern ist noch während der Erkrankung selbst festzustellen. Damit ist nur ein relativer Zusammenhang zwischen beiden Erscheinungen anzunehmen. Der erneute Haarwuchs nach Thc.-Applikation wird 2—3 Wochen nach Ausfall der Haare, besonders in der Schläfen- und Scheitelgegend sichtbar. Der Haarwuchs selbst ist von erstaunlicher Intensivität.

Eine deutliche Wirkung auf den Beginn des Haarausfalls konnte ich nach gleichzeitiger Applikation von Thc. und 2 mg Vitamin D_2 in Milch-Eiweißverbindung pro die feststellen (C. M. Kühn & Co. KG.). Statt wie erwartet nach $9^1/^5$ Wochen begann der Ausfall in diesen 7 Fällen erst nach 14—17 Wochen, und zwar 3mal wesentlich schwächer, als ich bei gleicher Dosierung sonst zu sehen gewohnt war. In 4 Fällen applizierte ich Vitamin D_2 zu je 80—100 mg Gesamtdosis 7 Wochen nach Behandlungsbeginn von Thc.

Diese 4 Patientinnen ließen einen nur ganz geringen Haarausfall an den Schläfen erkennen, blieben aber sonst im Vollbesitz ihres Haupthaares.

Wenn auch die Zahl der mit Vitamin D_2 in Milch-Eiweißverbindung behandelten Frauen noch keine bindenden Schlüsse zuläßt, so glaube ich doch bei Weiterausbau dieser zusätzlichen Therapie, die gerade für Frauen so deletären Nacherscheinungen einer Heparin- und Heparinoidbehandlung günstig beeinflussen zu können.

4. Herr SCHWALM-Marburg: Bei der Besprechung der Wirkung von Antikoagulantien müssen wir deutlich unterscheiden zwischen Thrombosebehandlung und Thromboseprophylaxe. Die Abkürzung der Krankheitsdauer bei der Thrombose ist gewiß ein Gewinn, wobei der zugrunde liegende Wirkungsmechanismus, ob es eine Thrombolyse gibt, ja noch weitgehend ungeklärt ist. Die Statistik muß die Frage klären, ob eine Verminderung oder gar völlige Vermeidung der Embolie bei manifester Thrombose möglich ist. Theoretisch erscheint es gar nicht ausgeschlossen, daß durch eine Thrombolyse das Losreißen von Thrombusstücken und damit die Embolie sogar gefördert wird. Viel wichtiger scheint aber die Tatsache, daß ein großer Teil der Infarkte und auch der tödlichen Embolien sich ereignet, ehe die Thrombose irgendwelche Symptome macht, also wenn die Thromben noch keine Gefäßverstopfung, keine Schmerzen, keine Ödeme verursachen, sondern frei flottierend im Lumen schwimmen. Wenn wir eine wirksame Vorbeugung gegen die Embolie unternehmen wollen — und das ist ja doch wohl das letzte Ziel aller dieser Bemühungen —, dann dürfen wir nicht erst mit der Behandlung anfangen, wenn Thrombosesymptome vorhanden sind, sondern müssen eine umfassende Prophylaxe starten. Dabei ist die vorherige Beurteilung der sog. Thrombosegefährdung im Einzelfall doch recht schwierig. Gewiß wissen wir, daß Kranke mit Varicen, hohem Alter und schlechtem Kreislauf, mit gewissen konstitutionellen Eigentümlichkeiten mehr thrombose- und emboliegefährdet sind als andere, aber wie oft werden wir von solchen Ereignissen überrascht, ohne daß wir vorher irgendwelchen Verdacht hatten. Man muß also den Kreis einer Prophylaxe sehr weit ziehen und allenfalls ganz junge Frauen und ganz kleine Eingriffe herauslassen.

Wir haben an der Marburger Klinik im Sinne einer solchen umfassenden Prophylaxe seit 2 Jahren alle operierten Kranken ausnahmslos ohne Unterschied des Alters, der Konstitution, des Kreislaufzustandes einer Prophylaxe unterzogen. Dabei wurde, um die Wirksamkeit *eines* Medikamentes zu studieren, nur Dicumarol bzw. Dicuman benutzt, also kein Heparin verwandt. Die Prophylaxe wurde zur exakten statistischen Auswertung als alternierende Reihe angesetzt, d. h. jede 2. Kranke bzw. Operierte wurde behandelt. Das ließ sich — wenn auch mit einiger Mühe — planmäßig durchführen, so daß das Material beider Hälften der Reihe wirklich homogen ist hinsichtlich Alter, Jahreszeit, Schwere der Krankheit, Ausdehnung der Operation usw. und daher wohl einen Schluß erlaubt. Insgesamt übersehen wir jetzt 510 Fälle je zur Hälfte mit und ohne Dicumarol. Unter den behandelten Fällen war 1 Thrombose, 1 Embolie; nach Beendigung der Dicumarolgaben entstanden bei 4 weiteren Frauen noch späte Thrombosen, was die vorhandene Thrombosebereitschaft deutlich macht. In der unbehandelten Kontrollserie wurde 10 Thrombosen, keine Embolie beobachtet. Die Thrombosehäufigkeit ist also unter der Dicumarolprophylaxe ganz signifikant vermindert. Wundheilungsstörungen und Nachblutungen traten in beiden Serien in genau gleicher Zahl auf. Die Dosierung haben wir zu Beginn der Reihe entsprechend den internationalen Schrifttumsangaben etwas kräftiger genommen und je nach Prothrombinspiegel 300 bis 700 mg gegeben. Es gab einige Wundnachblutungen und Hautblutungen. Deshalb haben wir die Dosierung gesenkt und geben jetzt nie mehr als insgesamt 300 mg, verteilt auf 3mal je 100 mg. Der täglich geprüfte Prothrombinindex sinkt dabei nicht unter 80%. Das scheint uns das Bemerkenswerte: Während zur Erreichung eines therapeutischen Effektes bei manifester Thrombose offenbar wesentlich höhere Dosen erforderlich sind und eine Senkung des Prothrombinindex auf 30—20% erforderlich ist (HARTERT sagte, man muß die Patientin an den Rand der hämorrhagischen Diathese bringen), scheinen für die Prophylaxe geringere Dosen und wesentlich geringfügigere Prothrombinsenkungen ausreichend zu sein. Wir sind dann noch einen Schritt weitergegangen und haben bei den letzten 60 Operationen die Dicumarolgaben nicht mehr individuell je nach dem Prothrombinspiegel gegeben, sondern eine schematische Dosierung, je 100 mg am 1., 3. und 7. Tag post operationem verabreicht. Wir haben einstweilen sicherheitshalber die Prothrombinkontrolle noch weitergeführt, werden aber nunmehr wohl hiervon absehen. Wir haben einmal eine mäßige Blutung bei diesem Vorgehen erlebt, aber sonst haben wir bei gleichbleibendem Erfolg der Thromboseverhinderung keine Störungen erlebt. Ein ähnlicher Vorschlag mit etwas anderer Dosierung ist von SMITH— wie wir kürzlich lasen—schon einmal gemacht worden.

Unsere Reihe bestätigt also die Möglichkeit einer wirksamen Thromboseprophylaxe mit einer geringen Dicumaroldosierung, einer Dosierung, die unter der therapeutischen Dosis liegt und zu einer so geringen Prothrombinsenkung führt, daß es erlaubt scheint, auf die tägliche Kontrolle zu verzichten, was sicherlich vielen Kliniken überhaupt erst die Anwendung dieses Verfahrens möglich macht.

5. Herr BELLER-Karlsruhe (mit 1 Textabbildung): Die Prophylaxe und Therapie mit Antikoagulantien, vor allem mit Dicumarol, bedeutet einen schweren Eingriff in das Gerinnungssystem. Ohne die Überwachung des Prothrombinpotentials ist eine Dicumarol- oder Thromexanbehandlung unzulässig und gefährlich. Es ist allgemein üblich, diese Überwachung durch Bestimmung der Prothrombinzeit auszuführen. Bekanntlich wird diese durch Zusatz von Thrombokinase in vitro bestimmt. Die sich hierbei ergebenden Werte sind abhängig von der Aktivität der verwandten Thrombokinase.

Die handelsüblichen Thrombokinasepräparate werden aus Hirnrinde hergestellt, da diese am wenigsten Antithrombokinase enthält. Die Firmen OWG-Chemie, Lich, die Behringwerke, sowie Boehringer, Mannheim, und Geigy, Basel, verwenden hierzu Kaninchengehirn, während das Biotestpräparat Humanhirn enthält. Wegen der ausschlaggebenden Bedeutung der Thrombokinase für die

Überwachung der Therapie haben wir verschiedene Thrombokinasen auf ihre Aktivität geprüft. Dabei ergab sich, daß die Thrombokinase eines Tierspecies mit dem Blut der zugehörigen Tierart die stärkste Verkürzung der Prothrombinzeit ergibt, also am aktivsten ist, wenn man mit artgleichem Blut arbeitet. Verwendet man artfremdes, etwa Humanblut, so vermindert sich die Aktivität für jede Thrombokinaseart in verschiedener Weise. Die Zahlen sind aus der Tabelle zu entnehmen.

Daraus ergibt sich, daß Thrombokinasen verschiedener Herstellungsart niemals gleiche Werte ergeben können. Die geringste Verminderung ihrer Aktivität bei Reaktionen mit artfremdem Blut zeigt die aus Kaninchenhirn gewonnene Thrombokinase. Verwendbar ist aber praktisch jede Thrombokinase, wenn man ihre Aktivität kennt. Diese ist aber nicht nur vom Ausgangsmaterial und der Variation von Blut- und Thrombokinasespecies abhängig, sondern außerdem von der Temperatur, bei der die Thrombokinase angesetzt, d. h. in H_2O gelöst wird (Abb. 1).

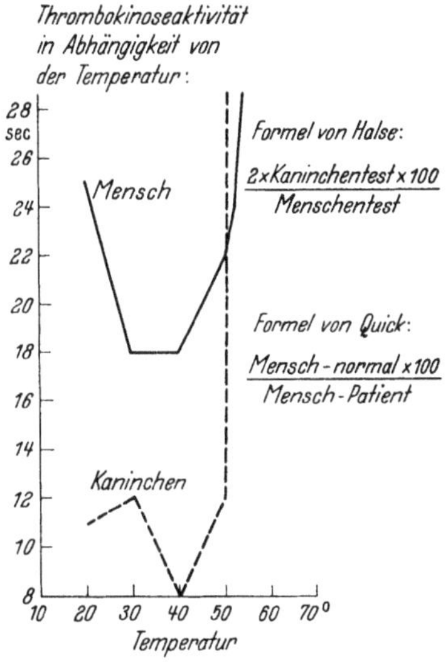

Aus dieser Kurve sehen Sie, daß Kaninchenthrombokinase mit Kaninchenblut andere Gerinnungswerte in Abhängigkeit von der Temperatur ergibt, als diese gleiche Thrombokinase mit Menschenblut. Daraus geht hervor, daß die Indexformel von HALSE, die bisher allgemein in Gebrauch war, falsche Werte ergeben kann. Es ist vielmehr zweckmäßig, die alte QUICKsche Formel zu verwenden.

Weiterhin ergibt sich, daß es unmöglich ist, die von einigen Firmen für ihr Präparat mitgegebenen Testkurven zur Ablesung des Prothrombinpotentials in Prozenten zu verwenden, weil hier die Thrombokinaseaktivität unter Bedingungen bestimmt wurde, die zur Zeit der Reaktion in der Praxis nicht gelten oder nur schwer reproduzierbar sind. Es ist im Gegenteil notwendig, die Aktivität der für einen Tag angesetzten Thrombokinase an jedem folgenden Tag neu zu bestimmen und eine entsprechende Verdünnungsreihe herzustellen.

Abb. 1.

Formel von Halse:
$$\frac{2 \times Kaninchentest \times 100}{Menschentest}$$

Formel von Quick:
$$\frac{Mensch\text{-}normal \times 100}{Mensch\text{-}Patient}$$

Tabelle 1.

Blut von	Thrombokinase von						
	Mensch	Hammel	Hund	Pferd	Rind	Kaninchen	Vipern-gift
	Prothrombinzeit in Sekunden						
Mensch	19	65	72	42	80	19	19
Hammel ...	25	14	24	60	20	25	18
Hund	18	22	12	18	25	10	13
Pferd	18	76	52	18	25	8	13
Rind	28	18	31	53	25	25	12
Kalb	30	15	31	90	29	28	13
Kaninchen ...	23	20	13	17	14	8	12
Schwein	19	19	15	24	21	9	13

Der Versuch von SCHMID, eine allgemein gültige Thrombokinaseeinheit zu finden, ist in Anbetracht dieser Schwierigkeiten außerordentlich zu begrüßen, hat aber noch zu keinen für die Praxis verwertbaren Resultaten geführt.

Dagegen hat sich gezeigt, daß man an Stelle der Thrombokinase für die klinische Überprüfung der Dicumarolwirkung, aber nur für diese, das RUSSELINIsche Schlangentoxin verwenden kann, das außerordentlich konstante Werte ergibt. Verwendet man das Russelini-Toxin zur Gerinnungsbestimmung unter anderen Voraussetzungen als der Dicumarolüberwachung, so ergeben sich Abweichungen, deren Bedingungen erst genauer studiert werden müssen. Blutverdünnungskurven müssen mit Aqua dest. statt mit NaCl angesetzt werden.

Abschließend sei darauf hingewiesen, daß Dicumarinpräparate die körpereigene Thrombokinase nicht beeinflussen, daß aber das in Salbenform verwendete Hirudoid an der Thrombokinase selbst anzugreifen scheint. Möglicherweise kann deshalb die Hirudoidwirkung mit der Prothrombinzeitbestimmung nicht erfaßt werden.

6. Herr H.-K. ZINSER-Jena: Unsere Kurve der Embolietodesfälle am operativen Krankenbestand der letzten 15 Jahre zeigt den in der Abbildung dargestellten Verlauf. Während des Krieges kam es zu einer auffallenden Häufung der Thrombose, besonders aber der Emboliemortalität, die wir auf den zeitweilig stark gestörten stationären Betrieb zurückführen möchten. Nach 1945 sanken die Thrombosezahlen und vornehmlich aber die Frequenz der tödlichen Embolie ab. Eine Beobachtung, die wohl überall gemacht wurde und auf Ernährungseinflüsse zurückgeführt wird.

Trotz des starken Ansteigens der Operationsziffer und der Verdoppelung der großen Eingriffe, besonders der Carcinomoperationen, hatten wir bei einer Thrombosehäufigkeit von etwa 2% in den letzten 3 Jahren unter 2480 Operationen keine Embolie mit Infarkt und nur einen Embolietodesfall zu verzeichnen. Wir führen diesen Erfolg auf die im vollen Umfang aufgenommene Thromboseprophylaxe zurück, wobei wir neben der präoperativen Vorsorge gerade der Lumbal- und Periduralanästhesie, der intraoperativen Bluttransfusion zur Minderung der postoperativen Stoffwechselstörungen, der Betthochstellung nach SCHMID und dem Frühaufstehen besonderen Einfluß beimessen. Wir können also nur nachdrücklich den ausschlaggebenden Wert einer systematischen Anwendung aller antithrombotischen Maßnahmen unterstreichen und glauben mit v. JASCHKE, daß damit zumindest die Emboliemortalität auf 2% herabzusetzen ist.

Abschließend möchte ich auf den Einfluß der Operationstechnik — auf die Operationskunst — verweisen, der eine besondere Bedeutung in dieser Frage zukommt.

7. Herr H. WIMHÖFER-Heidelberg: Seit einem Jahr werden an der Heidelberger Frauenklinik nach orientierenden Vorversuchen alle operativ behandelten und thrombosegefährdeten Patientinnen täglich laufenden Blutuntersuchungen zugeführt. Sie geben neben klinischen Gesichtspunkten die Grundlage für die Anwendung der Antikoagulantien in der gezielten Prophylaxe der Thromboembolie. Bei etwa 500 Patientinnen wurden prä- und postoperativ bis zum 14. Tage ausgeführt: 1. Die Reaktionszeitbestimmungen nach HARTERT und HOWELL; die erstere Methode hat den Vorteil der größeren Exaktheit. 2. Die Prothrombin-Indexbestimmungen nach QUICK und QUICK-LEHMANN. Die letztere Methode erwies sich als zuverlässiger. Neuerdings wurde die Zweistufenmethode angewandt. 3. Die Bestimmung der Thrombocytenwerte. Sie zeigen konstant einen Abfall nach der Operation. 4. Die Prüfung der Fibrinelastizität im Thrombelastogramm nach HARTERT, um Rückschlüsse auf eine eventuell entstehende hämatogene hämorrhagische Diathese ziehen zu können.

Als Antikoagulanz wurde nach orientierender Überprüfung der handelsüblichen Präparate hauptsächlich das Tromexan verwandt. Klinisch hat es sich als genügend zuverlässig erwiesen, eine Kombination mit Thrombocid oder Heparin ist bei akuten Erscheinungen (Infarkt) möglich. Komplikationen wurden selbst bei stärkster Indexerniedrigung (32 Patientinnen unter 10) bisher nicht beobachtet. Die Dosierung ist individuell verschieden und den Indexwerten anzupassen. Bei Nieren- und Herzaffektionen ist Vorsicht geboten.

Bei klinisch-prämonitorischen Symptomen und nachweisbarer Änderung der Blutwerte wurde unter sofort einsetzender Prophylaxe keine Thrombose beobachtet (136 Patientinnen). Bei positiven klinischen Symptomen und unveränderten Blutwerten wurde auf die gezielte Prophylaxe verzichtet; eine Thrombose kam in keinem Fall zur Ausbildung (45 Patientinnen). Schließlich kamen 2 eindeutige Versager zur Beobachtung, bei denen es trotz fehlender prämonitorischer Symptome und bei normalen Blutwerten einmal zu einer massiven Thrombose, im 2. Fall zu einer tödlichen Embolie kam. Die Behandlungszeit bei manifester Thrombose verkürzte sich im Durchschnitt bis zum Aufstehen auf 12,7 Tage, bis zur Entlassung auf 17 Tage (bei den Infarkten auf 12,3 bzw. 18,4 Tage).

8. Herr H. H. SCHMID-Rostock: Unter 4000 großen gynäkologischen Operationen sind nur 4 Embolietodesfälle vorgekommen = 0,1 % $\pm$ 0,1 zweifach mittlerer Fehler. Diese Zahl ist günstiger als die der meisten anderen Autoren und wird auch von der Mehrzahl der Statistiken über gerinnungswidrige Medikamente an größeren Zahlenreihen kaum übertroffen. Dabei standen der Rostocker Universitäts-Frauenklinik bis vor kurzem leider keine gerinnungswidrigen Medikamente zur Verfügung. Entsprechend der großen Bedeutung der Strömungsverlangsamung werden Kreislaufmittel gegeben und grundsätzlich nach jeder gynäkologischen Operation das Bettfußende bis zum 4. Tag nach der Operation 25 cm höher gestellt, da jeder Operierte ohne Ausnahme thrombosegefährdet ist und die Prophylaxe nicht erst nach dem Aufwachen aus der Narkose (Atemübungen) oder am folgenden Tag (Frühaufstehen) beginnen soll. Seit 4 Monaten kann für ausgewählte Fälle Thrombocid verwendet werden, ist aber leider nicht in genügender Menge für alle Operierten vorhanden. Eine weitere Verbesserung der Thromboembolieverhütung ist von einer Kombination der Darreichung gerinnungswidriger Medikamente mit der Hochlagerung des Bettfußendes zu erwarten. (Ausführlich im „Chirurg".)

9. Herr SCHMIDT-ELMENDORFF-Düsseldorf: An Hand statistischer Auswertung seines Materials sind an der Düsseldorfer Frauenklinik unter insgesamt 29000 gynäkologischen Patienten an 0,36% Thromboembolie und an 0,08% tödliche Embolie beobachtet worden. Unter diesen finden sich 9616 Operierte mit 0,58% Thromboembolie, 0,2% Embolie und 0,13% tödlicher Embolie.

Die Häufigkeitsquote liegt bei vaginalen Operationen am höchsten und bei rein abdominalen Operationen am geringsten. Nach Einführung der Dicumarolprophylaxe wurden bei 415 operierten Frauen keine Thrombosen beobachtet. Es wurden über 3—4 Tage vom 4. Tage nach der Operation 600—700 mg Dicumarol gegeben und dabei eine individuell verschiedene Senkung um 35—60% erzielt.

Die Gefahr der Nachblutung war besonders groß bei Kolporrhaphienähten und entzündlichen Prozessen im Becken. In 3,8% traten die Blutungen auf.

Geburtshilflich wurden in derselben Zeitspanne 6562 Geburten beobachtet mit 0,6% Thrombosefrequenz und 0,06% Embolien ohne tödlichen Ausgang. Zurückhaltung wurde geübt wegen der Gefahr der Blutung aus dem Wundgebiet, der Placenta und der Toxeschädigung des Brustkindes. Bei 466 Ducumarol behandelten Wöchnerinnen wurden immerhin noch 3 Thrombosen, 0,64%, beobachtet.

Die generelle Thromboseprophylaxe wird abgelehnt wegen des kosten- und arbeitstechnischen Aufwandes. Durchgeführt wird sie lediglich bei Thrombosebereitschaft im Sinne REHNS. Es wird betont, daß die wesentlichen Faktoren zur Thromboseverhütung eine gewebsschonende Operationstechnik und ein schonendes Anästhesieverfahren sind neben einer Kreislauf- und Muskeltonisierung.

10. Herr RUNGE-Heidelberg: Unsere ersten Erfahrungen über eine systematische Thromboseprophylaxe konnte ich hier in Pyrmont auf einer Tagung der Nordwestdeutschen Gynäkologengesellschaft 1933 vortragen. Wir setzten damals an meiner Greifswalder Klinik bei den prämonitorischen Zeichen der Thrombose Blutegel an die Beine und wickelten die Beine mit Elastoplastbinden. Schon damals wurde dem Grundsatz, daß das gesamte Personal der operativen Station sorgsam auf die Vorzeichen der Thrombose achten muß, Rechnung getragen. Unsere Erfahrungen schienen damals gut. Heute müssen wir sagen, daß diese Erfolge, wie der Herr Referent schon betonte, vielleicht dadurch erklärt wurden, daß eben sehr sorgfältig auf die Frühzeichen der Störung geachtet wurde. Wir haben uns seitdem daran gewöhnt, viele zunächst unklare Störungen zunächst auf ihren Zusammenhang mit einer eventuellen Thromboembolie anzusehen. Besonders wichtig scheint uns hier der Respirationstrakt. Wir glauben, daß kleinere Störungen in diesem Bereich viel häufiger Folgen von Infarkten sind, als man dies im allgemeinen denkt. Wir halten aus diesem Grunde auch nichts davon, die Patienten in solchen Fällen vor den Röntgenschirm zu stellen oder einen Internisten zu holen. Absolute Ruhe und die Gabe von Narkotica sind uns hier zunächst das Wichtigste. In der Anwendung von allgemeinen prophylaktischen Methoden zur Vermeidung der Thrombose und Embolie stimmen wir durchaus mit dem Referenten überein. Für die Praxis sei vielleicht nochmals betont, daß das Frühaufstehen nur so lange erlaubt ist, wie mit Sicherheit keine erhöhte Emboliegefahr besteht. Die meisten tödlichen Embolien passieren ja beim Aufstehen oder beim Pressen. So sind also diejenigen Patienten, welche prämonitorische klinische Symptome oder eine Verlängerung der Gerinnungszeit zeigen, streng im Bett zu halten. Erwähnt darf vielleicht noch werden, daß auch Transfusionen in solchen Fällen kontraindiziert sind. Über die Ergebnisse der Heidelberger Klinik mit der systematischen Prophylaxe und Therapie hat WIMHÖFER berichtet. Wir haben hiernach keinen Zweifel, daß wir in der Lage sind, mit Hilfe von Antikoagulantien diese Erkrankung, deren Ätiologie eine so vielgestaltige ist, sowohl prophylaktisch als auch therapeutisch zu beeinflussen. Leider ist die Methode noch nicht reif für die Praxis. Sie bedarf unbedingt laufender klinischer Laboratoriumsuntersuchungen, da sonst entweder durch eine Unterdosierung nicht der therapeutische Zweck erreicht wird oder durch eine zu starke Senkung des Index schwere lebensbedrohliche Blutungen und Nierenstörungen auftreten können. Wenn also auch die Prophylaxe der Embolie durch Antikoagulantien in der Praxis noch schwierig ist, so bedeutet allein die Beobachtung der prämonitorischen Symptome und aller prophylaktischen klinischen Maßnahmen sicherlich bereits einen bedeutenden Rückgang der Erkrankungshäufigkeit. Daß andererseits auch unter der Anwendung von Antikoagulantien ganz rasche Thrombosen und tödliche Embolien entstehen können, bzw. bei laufender Blutuntersuchung, hat WIMHÖFER an einem unserer Fälle gezeigt.

Zur Ätiologie der Erkrankung möchte ich noch auf neuere Arbeiten von KNISELY-USA. aufmerksam machen. Dieser Autor konnte in Tierexperimenten durch Gewebsläsionen, die paravenös gesetzt wurden, Gerinnungsklümpchen in den Venen erzeugen, welche in den großen Kreislauf gespült wurden. Diese Gerinnungsklümpchen werden nach KNISELY unter Normalumständen phagocytiert oder aufgelöst. Es ist aber anzunehmen, daß bei einer Herabsetzung des Gerinnungsindex hieraus Fernthrombosen entstehen können.

11. Herr D. van Veen-Hoogeveen (Holland): Die Behandlung der diagnostisch sichergestellten Thrombose bietet nur noch relative Schwierigkeiten. Seit dem Gebrauch der Antikoagulantien in adäquater Dosierung kann jede festgestellte Thrombose beherrscht und einer tödlichen Lungenembolie vorgebeugt werden. Unsere Aufgabe der Zukunft ist die möglichst frühzeitige Feststellung einer Thrombose, damit nicht die erste Manifestation eine vielleicht tödliche Lungenembolie ist, oder damit nicht die Thrombose so weit „gewachsen" ist, daß unbeeinflußbare Folgezustände am Ende der Krankheit übrigbleiben.

Abgesehen von den Zeichen von Michaelis und Mahler sind alle Frühsymptome der Thrombose subjektiver Art. Zur Vorbeugung oder Behandlung einer Frühthrombose könnte man 2 Methoden wählen:

1. Jede gefährdete Patientin oder jede Patientin mit minimalen subjektiven Symptomen mit Antikoagulantien behandeln;
2. könnte man versuchen durch mehr objektive Diagnostik die Gefahr des Entstehens und Wachsens einer Frühthrombose zu bestimmen, d. h. eine „drohende Thrombose", also eine Art „prethrombotic State" (präthrombotisches Stadium) festzustellen.

Schon im Jahr 1878 hat Vierordt[1] vermutet, „daß es vielleicht der künftigen Wissenschaft gelingen dürfte, aus bestimmten Erscheinungen und Eigenschaften des dem Körper entnommenen gerinnenden Blutes auf bestimmte Vorgänge im lebenden Organismus Schlüsse zu ziehen". Seitdem haben viele Untersucher sich mit der Blutgerinnung beschäftigt und die gezogenen Schlüsse sind sehr wertvoll gewesen.

Seit einigen Jahren hat man sich mehr damit beschäftigt, mit Hilfe von Bestimmungen der Gerinnungszeit die drohende Thrombose festzustellen (Bergquist[2], Cummin[3] and Lyons, de Takats[4], Koller[5], van Veen[6], de Vetten[7]). Fast alle Untersucher glauben an die Existenz einer Thrombosedrohung, d. h. einer Art Präthrombose. Es handelt sich nun darum, diesen Zustand mit einfachen klinischen Mitteln nachweisbar zu machen. Die Resultate dabei sind teils positiv, teils negativ.

In der Städtischen Frauenklinik zu Rotterdam haben wir mittels einer neuen Methode zur Bestimmung der Gerinnungszeit nach dem Bestehen einer drohenden Thrombose gesucht. Ich möchte die Methode mit ein paar Sätzen beschreiben und die Resultate mitteilen:

Mittels einer paraffinierten Spritze nimmt man Blut aus der Vene. Ein Blutstropfen wird auf einer Unterlage mit festem Paraffin deponiert, allseitig umgeben von flüssigem Paraffin. Die Blutkörperchen senken sich nun, und im nativen Plasma entsteht ein Fibringerinnsel. Mittels einer binoculären Lupe wird der Blutstropfen — ohne ihn zu schaukeln oder zu berühren — beobachtet, bis man dies sieht. Mit dieser Methode haben wir mehr als 8000 Bestimmungen gemacht. Die normale Gerinnungszeit beträgt mehr als 30 min; im Puerperium und in der postoperativen Phase bewegt sie sich zwischen 20 und 30 min; und eine „drohende Thrombose" besteht, wenn mehrfach eine Gerinnungszeit von weniger als 20 min gefunden wird.

Die Resultate können folgendermaßen festgelegt werden:

1. Einer jeden klinisch deutlichen Thrombose oder Phlebothrombose geht eine drohende Thrombose voran.
2. Oberflächliche und teilweise auch tiefe Thrombophlebitiden können entstehen ohne deutliche Zeichen einer drohenden Thrombose.
3. Eine drohende Thrombose kommt vor, ohne daß eine manifeste Thrombose folgen muß.

4. Einige Fälle von drohender Thrombose mit hohem Fieber und allgemeinem Kranksein haben sich deutlich gebessert, wenn Antikoagulantien bei der Therapie mitverwendet wurden.

Eine drohende Thrombose ist am deutlichsten bei jenen Thrombosen, die keine Erscheinungen von Gefäßentzündung zeigen und schnell wachsen, also die gefährlichsten sind. Wir glauben, daß die Feststellung einer „drohenden Thrombose" eine große Bedeutung für die Frühtherapie hat.

Literatur.

[1] VIERORDT, C. H.: Arch. Heilk. **19**, 193 (1878). — [2] BERGQUIST, G.: Acta chir. scand. (Stockh.) **83**, 415 (1940). — Acta chir. Scand. (Stockh.) **92**, Suppl. 101 (1945). — [3] CUMMINE, H. A., and R. N. LYONS: Brit. J. Surg. **35**, 338 (1948). — [4] DE TAKATS, G.: Surg. etc. **77**, 31 (1943). — [5] KOLLER, F.: Helvet. med. Acta A **16**, 184 (1949). — [6] VAN VEEN, D.: Bloedstolling, Thrombosedreiging en Thrombose. Monographie. Assen: Van Gorc. en Co 1949. — [7] DE VETTEN, A. L.: Onderzoekingen over Thrombose en Embolie in de Chirurgische Kliniek. Monographie. Amsterdam: Scheltema en Holkema 1950.

---

12. Herr W. BICKENBACH-Tübingen (mit 1 Textabbildung): Schon seit langem sind geographische Unterschiede in der Häufigkeit der Thromboembolien bekannt. Sie werden besonders eindrucksvoll, wenn man sein Tätigkeitsfeld aus dem Norden nach dem Süden unseres Landes verlegt. Als ich im Sommer vorigen Jahres die Tübinger Klinik übernahm, fiel mir sehr bald die im Vergleich zu Münster weit höhere Emboliefrequenz auf. Sie war der Anlaß, Vergleichsuntersuchungen zwischen der Münsterschen und der Tübinger Klinik anzustellen (Abb. 1).

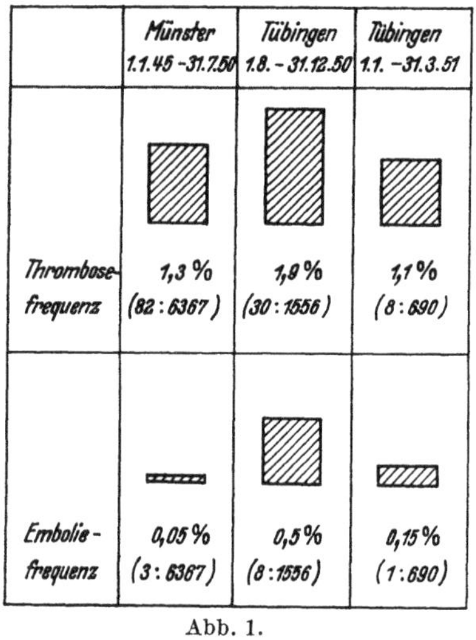

	Münster 1.1.45-31.7.50	Tübingen 1.8.-31.12.50	Tübingen 1.1.-31.3.51
Thrombosefrequenz	1,3 % (82:6367)	1,8 % (30:1556)	1,1 % (8:690)
Emboliefrequenz	0,05 % (3:6367)	0,5 % (8:1556)	0,15 % (1:690)

Abb. 1.

Es ist auffällig, daß die Zahl der *Thrombosen* in Tübingen und Münster etwa gleich groß ist. Sehr eindrucksvoll ist aber die wesentlich größere Frequenz der *Embolien* in Tübingen. Sie ist um mehr als das Zehnfache höher.

Ich vermutete die Ursache zunächst in anderen sozialen Verhältnissen. Die württembergischen Frauen sind stärker abgearbeitet als die westfälischen. Es zeigte sich aber, daß die weniger verbrauchten Kranken der I. und II. Verpflegungsklasse genau so häufig von Embolien befallen waren wie diejenigen der III. Klasse. Ich nahm dann an, daß besondere konstitutionelle Ursachen im Spiele seien. Unter den Frauen mit Embolien befanden sich auch viele Flüchtlingsfrauen, die aus dem Osten und dem Norden stammten. Die gruppenweise Häufung und das gleichzeitige Auftreten anderer Gefäßkrisen, wie z. B. Migräne usw., ließen sehr bald an *bioklimatische Einflüsse* denken. Wir haben in Tübingen außer mit atlantischen Wettereinflüssen auch mit mediterranen Lufteinwirkungen zu rechnen, die zu schnellen Frontdurchzügen führen.

Während ich in Münster bei der Seltenheit der Embolien mit der *Behandlung der Thrombosen* mit Antikoagulantien (Thrombocid und Tromexan) auskam, zwang die Häufigkeit der Embolien in Tübingen sehr bald auch zu einer *prophylaktischen Anwendung*. In Münster hatte ich mich in der Vorbeugung im wesentlichen auf hämodynamische Maßnahmen, wie Frühaufstehen, Bein- und Beckenhochlagerung, Sympatol, Massage und Gymnastik beschränkt. In Tübingen bin ich ab Januar 1951 zu einer gezielten Vorbeugung mit Antikoagulantien übergegangen. Die Ergebnisse sehen Sie aus der letzten Spalte der Tabelle. Es gelang tatsächlich, die Emboliehäufigkeit herabzudrücken. Die Senkung ist zwar statistisch noch nicht zu sichern, aber in Verbindung mit dem, was wir heute hier gehört haben, als ein Erfolg der Antikoagulantien anzusehen.

Es entsteht die Frage, ob es notwendig ist, die Vorbeugung mit Antikoagulantien in *jedem Krankenhaus* einzuführen. Meines Erachtens hängt das wesentlich von der örtlichen Emboliefrequenz ab. Die Antikoagulantien haben nämlich wegen der hohen Kosten und der eindeutigen Zunahme der Wundstörungen auch nicht unbeachtliche Nachteile. Diese werden nur bei hoher Emboliefrequenz aufgewogen. In Krankenhäusern mit geringer Emboliefrequenz dürfte die Anwendung der Antikoagulantien auf die eigentliche Thrombose*behandlung* zu beschränken sein. Sie führt auch nach unseren Erfahrungen zu einer wesentlichen Verkürzung der Krankheitsdauer. Eine Prophylaxe mit diesem Mittel wird erst notwendig, wenn die Emboliefrequenz so groß ist, daß die geschilderten Nachteile in Kauf genommen werden müssen.

Freie Diskussionen.

13. Herr HEYNEMANN-Hamburg stimmt auf Grund fast 5jähriger Erfahrungen dem Referenten zu. Die zunehmende Bevorzugung der Therapie bei der Bekämpfung der Thromboembolie durch gerinnungshemmende Mittel erklärt sich durch ihre sehr viel größere Einfachheit. Sie gibt die Möglichkeit, sich auf die intravenöse Injektion von Heparin und dessen Ersatzprodukten zu beschränken und auf Prothrombinbestimmungen zu verzichten. Die Zahl der zu Betreuenden ist sehr viel geringer als bei der Prophylaxe. Wegen der Gefahr von unter Umständen tödlichen Blutungen ist sorgfältigste klinische Beobachtung auf kleinste Blutungen unentbehrlich. Außerklinische Anwendung nur ganz ausnahmsweise bei Sicherstellung dieser Beobachtung angängig.

Durchschlagender Erfolg ist nur durch die Prophylaxe bei allen gynäkologisch Operierten möglich, jede einschränkende Indikationsstellung führt zu Mißerfolgen. Bei Abrasionen, Incisionen und Aborten ist sie überflüssig, bei Spontangeburten ist sie wegen der erhöhten Blutungsgefahr in der Schwangerschaft abwegig. Daher ist selbst bei abdominalen Schnittentbindungen und bei größeren geburtshilflichen vaginalen Operationen die Anwendung nur unter besonderen Vorsichtsmaßnahmen statthaft.

Zur Prophylaxe der besonders gefährlichen Femoralis- und Beckenvenenthrombosen ist besonders in Schweden die möglichst frühzeitige Therapie der Wadenthrombose empfohlen. Die unbedingt erforderliche *Früh*diagnose ist aber auch bei Benutzung des Röntgenverfahrens schwierig und unsicher. Falsche Diagnosen täuschen Erfolge vor. Die Ergebnisse erscheinen daher im allgemeinen besser, als sie tatsächlich sind. Mit zunehmender Erfahrung bessert sich die Diagnose und damit der Erfolg. Auch wir machen von dem Verfahren Gebrauch.

Die Anwendung der gerinnungshemmenden Mittel stellt bei der Bekämpfung der Thromboembolie einen wesentlichen Fortschritt dar, auch wenn sie uns noch nicht die thromboemboliefreie Frauenklinik gebracht hat.

14. Herr A. W. Schwenzer-Frankfurt a. M. (mit 1 Textabbildung): Ich darf vielleicht kurz auf eine Frage eingehen, die in der heutigen Diskussion eigentlich kaum angeschnitten wurde, die aber in diesem Zusammenhang doch von besonderer Wichtigkeit zu sein scheint.

Bisher standen als Maßnahmen, einen nach Dicumarolgaben zu stark abgesunkenen Prothrombinspiegel möglichst rasch wieder der Norm zu nähern, die *Bluttransfusion, Vitamin-K-Zufuhr* und eventuell noch das Hämostypticum *Finestal* zu Verfügung. Bis auf die Bluttransfusion, deren Nutzen außer jedem Zweifel steht, wird die Wirksamkeit der anderen Medikamente verschieden beurteilt.

Auf der Suche nach weiteren wirkungsvollen Maßnahmen stellten wir an der Frankfurter Frauenklinik Versuche mit Methionin an und konnten durchaus befriedigende Ergebnisse erzielen. Methionin steigert den Prothrombinspiegel zwar nicht so intensiv wie wir es zunächst erhofft hatten, es verkürzt aber die Gerinnungszeit wesentlich und verhindert dadurch das Auftreten von Spontanblutungen. Wir konnten nachweisen, daß es sich bei dem Methionin vorwiegend um eine Wirkung auf die Thrombokinase handelt.

Aus Abb. 1 geht die Wirkung von 2 g Methionin per os auf die Blutwerte bei einer nüchternen Versuchsperson hervor. Die ausgezogene Linie stellt den Prothrombin*spiegel* (Quicksche Methode) dar, der 3 Std nach der Einnahme des Medikaments seinen höchsten Wert erreicht. Die 3 anderen Kurven geben die Verkürzung der Prothrombin*zeit* (Capillarmethode nach Pedrazzini u. a.) und der Gerinnungszeit (Vollblut und Capillarblut) wieder.

Auch hierbei ist die stärkste Verkürzung 3 Std nach Verabreichung des Methionins festzustellen.

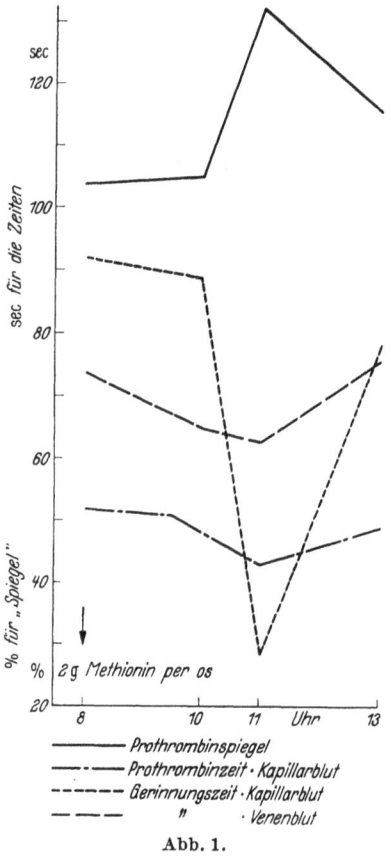

Abb. 1.

Wir glauben daher, daß in Fällen, in denen eine rasche Erhöhung der Gerinnungstendenz des Blutes erwünscht ist, *die Gabe von Methionin per os durchaus empfohlen werden kann.*

15. Herr Buschbeck-Harzburg: Alle Redner des heutigen Vormittags, die zu den Antikoagulantien Stellung nahmen, haben auf die beträchtlichen Nachteile und Gefahren hingewiesen, die mit der Anwendung dieser Medikamente verbunden sind. Held zog aus seinem ausführlichen Referat die Schlußfolgerung, daß für die Prophylaxe die Antikoagulantien noch nicht in Frage kommen und statt dessen die physikalisch-mechanischen Methoden den Vorzug verdienen. Das drängt zu der Frage, ob mit einer solchen „hämodynamischen" Behandlung tatsächlich auch eine ins Gewicht fallende prophylaktische Wirkung erzielt werden kann. Gerade dem hierbei im Vordergrund stehenden Frühaufstehen ist man ja seit einem halben Jahrhundert immer wieder mit großer Skepsis hinsichtlich seines thrombose- und damit emboliverhütenden Effektes begegnet.

Auf Grund einer Materialsammlung von HEEGEMANN (Inaug.-Diss. Göttingen 1946) bin ich heute in der Lage, Ihnen hierzu Statistiken über sehr große Zahlen vorzulegen. Sie sehen auf Tabelle 1 an einem Material von fast 700 000 Wöchnerinnen, daß bei den Frauen, die erst am 4. Wochenbettstag oder später erstmalig aufstanden, eine tödliche Lungenembolie auf rund 3000 Frauen kommt, bei am 1., 2. oder 3. Wochenbettstag Aufgestandenen aber erst auf rund 20000. Die Differenz zwischen den Prozentsätzen 0,031 und 0,005% beträgt fast das Sechsfache des mittleren Fehlers, sie ist also statistisch einwandfrei gesichert.

Die HEEGEMANNsche Materialsammlung erlaubt erstmalig auch eine feinere Aufteilung nach dem Tag des ersten Aufstehens. Es ist ja doch eine immer noch umstrittene Frage, wo man die Grenze zwischen Früh- und Spätaufstehen ziehen soll. Während manche Autoren nur dann von Frühaufstehen sprechen, wenn am 1. Wochenbettstag aufgestanden wird (KRÖNIG, v. JASCHKE, GAUSS u. a.), wird heute von vielen Kliniken das erstmalige Aufstehen am 5., 6., ja am 7. Tag noch als Frühaufstehen bezeichnet. Zur Entscheidung in diesem Meinungsstreit vermag wohl die folgende Tabelle 2 einen Beitrag zu liefern. In ihr sind die Gruppen „Erstmalig aufgestanden am 4. oder 5. Tag" und „Erstmalig aufgestanden am 1., 2. oder 3. Tag" einander gegenübergestellt und hinsichtlich der Frequenz der tödlichen Lungenembolien verglichen. Man sieht, daß bei der Gruppe „4. oder 5. Tag" tödliche Lungenembolien doppelt so häufig auftraten. Die Fehlerberechnung zeigt, daß die Differenz den dreifachen mittleren Fehler zwar nicht ganz erreicht, aber den doppelten mittleren Fehler übertrifft, was immerhin einer Wahrscheinlichkeit für die Signifikanz dieser Differenz von 95,45% entspricht. Das Material ist also trotz der groß erscheinenden Zahlen für eine mathematisch exakte Beweisführung immer noch zu klein. Das liegt daran, daß die Mehrzahl aller Kliniken immer noch spät aufstehen läßt und daher Statistiken über früh aufgestandene Wöchnerinnen nur selten zu finden sind. Das zeigt auch eine von GAUSS im Jahre 1940 veranstaltete Umfrage, aus der hervorgeht, daß von 56 Universitäts-Frauenkliniken und Hebammenlehranstalten des deutschen Sprachgebiets einschließlich Österreichs und der Schweiz nur 9 Kliniken ihre Wöchnerinnen am 1., 2. oder 3. Tag erstmalig aufstehen ließen, davon nur 2 am 1. Wochenbettstag ohne alle Einschränkungen, d. h. auch nach operativer Entbindung, nach Dammnähten, bei Fieber usw.

Nach diesen neuen Statistiken dürfte wohl kein Zweifel mehr daran bestehen, daß durch eine weitere Verbreitung und Intensivierung des Frühaufstehens die Zahl der tödlichen Lungenembolien im Wochenbett[1] noch ganz beträchtlich gesenkt werden kann, und zwar ohne Inkaufnahme zusätzlicher Belastungen und Gefahren.

Tabelle 1.

Tödliche Embolien im Wochenbett I.

Spät	Früh
ab 4. Tag	1.—3. Tag
620 205 Geb.	58 275 Geb.
194 Emb.	3 Emb.
0,031%	0,005%
1:3192	1:19425
Diff.:	0,026%
3 × m Diff.:	0,014%

Tabelle 2.

Tödliche Embolien im Wochenbett II.

4.—5. Tag	1.—3. Tag
41 157 Geb.	58 275 Geb.
4 Emb.	3 Emb.
0,0097%	0,0052%
1:10 289	1:19425
Diff.:	0,0045%
3 × m Diff.:	0,0054%
2 × m Diff.:	0,0036%

---

[1] Für die gleiche Sachlage nach gynäkologischen Operationen demonstrierte ich auf dem letzten Kongreß der Gesellschaft in Karlsruhe statistische Belege. Siehe auch Dtsch. med. Wschr. 1951, 1112.

16. Herr LAEMMLE-Mannheim: Gestatten Sie mir, zur Prophylaxe der Thromboembolie einige kurze Worte. Wir verwenden in der von mir geleiteten Klinik nun seit 22 Jahren das alte Mittel der Fußhochlagerung der Betten um 25 cm. Seit 15 Jahren wird diese Hochlagerung bei allen operierten Patientinnen durchgeführt, nach Entbindungen nur bei den thrombosegefährdeten, insbesondere bei alten Gebärenden. Die Patientin kommt vom Operations- oder Kreißsaal schon in das so vorbereitete Bett; nach kurzer Gewöhnung wird die veränderte Lagerung nicht mehr unangenehm empfunden.

Wir bestimmen zwar trotzdem Prothrombin-Index und Gerinnungszeit, hatten aber bisher nie Gelegenheit zur Emboliebehandlung, da wir seit Jahren nur einen Emboliefall hatten und dieser betraf eine akute Appendicitis, bei der das Bett aus Versehen nicht hochgestellt worden war.

Dieses alte, einfache Verfahren wurde neuerdings wieder durch SCHMIDT-Rostock in Erinnerung gebracht und wir wollen es heute aus eigener Erfahrung wiederum warm empfehlen.

17. Herr ARESIN-Leipzig (mit 1 Textabbildung): Die im Hauptreferat betonten Basalstatistiken der einzelnen Kliniken werden nicht nur durch einen geographischen Faktor, sondern auch durch kurzwirkende und langwirkende zeitliche Komplexe bestimmt. An der Universitäts-Frauenklinik in Leipzig konnte eine Embolietodesfälle-Frequenz bei 10090 Operationen von 1937—1945 von 0,61% registriert werden und von 1946 bis Ende 1949 eine Embolietodesfälle-Frequenz von 0,12% (Abb. 1). Seit Beginn 1950 konnte kein einziger Fall an tödlicher Embolie verzeichnet werden. Diese Feststellungen ermöglichen es also, an der alleinigen Wirkung der Antikoagulantien bei der Verhütung von Embolietodesfällen zu zweifeln. Die Behandlung der postoperativen Fälle an der Universitäts-Frauenklinik ist die übliche (sehr bald post operationem einsetzende Gymnastik, Hochstellen des Bettes usw.). Zusätzlich aber sehen wir in der Anwendung der Periduralanästhesie und der Sympathicusblockade nach der Auffassung von OCHSNER ein wichtiges kausales und symptomatisches Mittel zur Verhütung von Thrombose und Embolie, aber auch eine sehr wesentliche symptomatische Behandlungsmöglichkeit der Thrombosen selbst, wobei zu betonen ist, daß vor allem die wiederholte Anwendung dieser Maßnahmen Erfolg bringt.

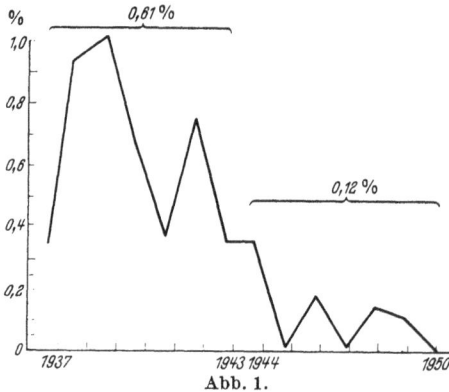

Abb. 1.

18. Herr KLINK-Frankenthal: Sie haben heute vieles über die medikamentöse Behandlung der Thrombose gehört. Von anderer Seite wurde aber auch auf den hohen Wert der physikalischen Methoden zur Prophylaxe der Thromboembolie hingewiesen. Ich möchte Sie kurz mit einer neuen Behandlungsart bekanntmachen, die ich seit kurzem auf meiner Abteilung zur Verhütung der postoperativen Thrombose und Thrombophlebitis eingeführt habe. Es handelt sich um eine von KRIEG[1] an der Orthopädischen Universitätsklinik Frankfurt ausgebaute Druckmassagebehandlung.

---

[1] Anschrift: Dr. HERBERT KRIEG, (22b) Neustadt a. d. Weinstraße, Städt. Krankenhaus.

Hierbei werden mittels besonders konstruierter Gummimanschetten, die den Gliedmaßen angepaßt und nach Art der Blutdruckmanschette aufblasbar sind, in rhythmischer Folge Drücke von 0,3—0,8 atü auf Füße und Unterschenkel der operierten Patientinnen ausgeübt. Man pumpt die Manschette bis zu dem noch eben gut ertragbaren Druck auf, läßt den Druck 5 sec lang auf dem Gewebe lasten, um ihn dann durch schlagartige Entlüftung wegzunehmen und nach einer Pause von 5—12 sec in gleicher Weise fortzufahren, insgesamt 20mal während einer Behandlung.

Die Drücke, die vergleichsweise 250—600 mm Hg entsprechen, sind so stark, daß nicht nur das venöse, sondern auch das arterielle Blut und die Lymphe aus dem Gewebe ausgepreßt werden, um bei der Dekompression wieder schlagartig einzuschießen.

KRIEG hatte das Verfahren ursprünglich zur Bekämpfung posttraumatischer Schwellungszustände entwickelt. Später erweiterte er das Indikationsgebiet. Wie er mitteilte, konnte er besonders bei peripheren arteriellen und venösen Durchblutungsstörungen bemerkenswerte Erfolge erzielen.

Abgesehen von der augenfälligen Verbesserung der Durchströmungsgeschwindigkeit des Blutes erklärte er — teils unter Anlehnung an bestehende Massagetheorien, teils aus eigener Vorstellung heraus — den therapeutischen Effekt dieser Behandlung damit, daß es durch die rhythmische Kompression und Dekompression der Weichteile zu einer erhöhten Bildung von örtlich (und wahrscheinlich auch fern) wirkenden Gewebshormonen kommt, die das Gewebe in einen „Zustand erhöhter Lebenstätigkeit" versetzen.

Darüber hinaus soll das wiederholte Auspressen der Venen, Arterien und Lymphbahnen und das Wiedereinschießen von Blut und Lymphflüssigkeit in die Gefäße wie eine halb passive, halb aktive Gefäßgymnastik wirken, durch die es auf reflektorischem Weg zu einer Belebung der Zirkulationsverhältnisse in den peripheren Strombahnen kommt.

Diese Überlegungen ließen den Schluß zu, daß sich diese Methode auch zur Bekämpfung der venösen Stase und damit zur vorbeugenden Behandlung der postoperativen Thrombose eignen müsse.

Ich habe bei meinen Patientinnen vom 1. Tag nach der Operation an die Druckmassage angewandt durch Anlegen von Manschetten, die einen Fuß und das untere Drittel eines Unterschenkels umfassen, und die Behandlung 10 Tage lang durchgeführt. In keinem der behandelten Fälle ist es bisher zu einer Thrombophlebitis gekommen, während die Thrombosehäufigkeit bei den nichtbehandelten Fällen (521 gynäkologische Operationen und Schnittentbindungen der letzten 2 Jahre) etwa 5,5% betrug.

Die Zahl meiner derart behandelten Fälle ist noch zu klein, um ein endgültiges Urteil über den Wert der Druckmassage abgeben zu können, der Zweck meiner Ausführungen war der, Sie auf diese neuartige und vielversprechende Methode aufmerksam zu machen.

Wie mir aus einem Referat in der „Medizinischen Klinik" (**1950**, H. 42, S. 1357) bekannt wurde, sollen auch in USA. (CARTHY, JOHNSON und GATEWOOD) und Frankreich [L. LEGER: Mobilisation précoce dans la prévention des thrombes veineuses-Presse méd. 58, 29 (1950)] Versuche in ähnlicher Richtung mit Erfolg angestellt worden sein.

Nebenbei darf ich darauf hinweisen, daß das Drägerwerk-Lübeck demnächst ein vollautomatisch arbeitendes Gerät herausbringen wird, mit dem die Druckmassage dann in vielfacher Variation ausgeführt werden kann.

19. Herr SCHOPOHL-Berlin: Thromboemboliepxophylaxe wird von uns an der Charité-Frauenklinik seit Jahren weder ante noch intra noch post operationem in irgendeiner Form betrieben. Trotzdem haben wir bei den letzten etwa 2300 Operationen nur 1mal eine Embolie erlebt. Auch die postoperativen Thrombosen sind außerordentlich selten. Wenn sie einmal ausnahmsweise zur Beobachtung gelangen, behandeln wir sie mit einem Zinkleimverband, der von der Zehenbasis bis zur Schenkelbeuge reicht. Meistens können dann die Patienten, wenn die Operation es erlaubt, 3—4 Tage später aufstehen und herumgehen. Wir hatten zuerst geglaubt, daß die Ernährungsverhältnisse Ursache des seltenen Vorkommens der Thromboembolie sind, auch auf der geburtshilflichen Abteilung beobachteten wir keine, doch scheint das, nachdem sich die Ernährungsverhältnisse gebessert haben, nicht mehr als Begründung auszureichen, da eine entsprechende Zunahme dieser Erkrankung nicht erfolgt ist. Außerdem wird mir von anderen Kliniken, deren Krankengut ungefähr dem unserer Klinik entspricht, berichtet, daß bei ihnen die Verhältnisse anders liegen. Eine Erklärung für dieses eigenartige Verhalten und seltene Vorkommen der Thromboembolie kann ich nicht geben.

20. Herr ROEMER-Karlsruhe: Es unterliegt nach dem, was wir eben gehört haben, keinem Zweifel, daß die Behandlung der manifesten Thrombose und Embolie mit Antikoagulantien einen bedeutenden Fortschritt darstellt. Wir haben so eindrucksvolle Erfolge mit dieser Behandlung gesehen, daß wir diese Therapie ganz regelmäßig anwenden, allerdings unter genauester Kontrolle der Prothrombinzeit, bei der wir, wie Herr BELLER gezeigt hat, jedesmal die Thrombokinaseaktivität neu bestimmen.

Daß wir eine Thromboseprophylaxe treiben müssen, unterliegt ebenfalls keinem Zweifel. Zur Diskussion steht lediglich, ob dabei die hämodynamischen Faktoren allein berücksichtigt werden sollen, oder ob man zusätzlich auf den außerordentlich empfindlichen Gerinnungsmechanismus des Blutes chemisch einwirken soll. Wenn wir uns auf die Erfahrungen der Gießener Klinik stützen, die über eine Basalstatistik, wie sie der Herr Referent zur Beurteilung dieser Frage fordert, von über 35 Jahren verfügt, so zeigt sich, daß mit einer hämodynamischen Prophylaxe, wenn ich Frühaufstehen, Elastoplastverbände, Strophanthinbehandlung bei latenter Herzinsuffizienz und Hochstellen des Bettendes nach H. H. SCHMIDT kurz so benennen darf, die Emboliemortalität auf $0{,}12^0/_{00}$ herabdrücken kann (v. JASCHKE). Die REHNsche Klinik hat trotz einer ausgiebigen Prophylaxe mit Antikoagulantien keine besseren Resultate.

Die alte Streitfrage, ob Gerinnung oder Blutstromverlangsamung das auslösende Moment für die Entstehung der Thromboembolie sei, kann hier nicht im einzelnen diskutiert werden. Ich möchte auf 2 Gesichtspunkte hinweisen:

1. Die Thrombose entsteht fast ausschließlich in den unteren Extremitäten. Wie soll dies mit einer Vermehrung der Thrombokinase im zirkulierenden Blut erklärt werden können?

2. In jüngster Zeit ist aus der HUGHschen Schule eine Arbeit erschienen, in der experimentell nachgewiesen wird, daß die Blutstromverlangsamung erst sekundär zur Änderung des Gerinnungsmechanismus führt. Wir vertreten darum den Standpunkt, daß man sich bei der routinemäßigen Thromboseprophylaxe auf die Maßnahmen beschränken soll und muß, die wir kurz als hämodynamische bezeichnen, während uns ein so schwerer und gefährlicher Eingriff in den Gerinnungsmechanismus, wie ihn die Verwendung der Antikoagulantien darstellt, als prophylaktische Maßnahme weder notwendig noch sinnvoll erscheint.

21. Herr ANDERES-Zürich: Aus der heutigen Diskussion ergibt sich mit Eindeutigkeit, daß Thrombosen und Embolien mit Antikoagulantien zu behandeln sind.

Wichtig ist dabei, daß die Diagnose so früh als überhaupt möglich gestellt wird und daß man die Behandlung mit entsprechend großen Dosen beginnt. Die Kosten dürfen keine Rolle spielen, da man nur mit diesen Mitteln sichere Erfolge erzielen kann. Im übrigen ist darauf hinzuweisen, daß trotz des hohen Preises der Antikoagulantien die Gesamtkosten geringer werden, da man durch deren Anwendung die Zahl der Krankheitstage auf ungefähr $^1/_3$ reduzieren kann.

Nicht die gleiche Übereinstimmung besteht mit Bezug auf die Prophylaxe. Ich bin, besondere Fälle ausgenommen, gegen eine prophylaktische Verwendung der Antikoagulatien wegen der bestehenden Gefahren, vor allem der Blutungen. Dann aber auch wegen der mit einer solchen Prophylaxe für eine größere Klinik verbundenen Kosten.

Herr SCHMIDT empfiehlt das Hochlagern der Beine, wir machen das an der Züricher Klinik seit mehr wie 20 Jahren. Das allein genügt aber nicht. Unsere physikalische Prophylaxe besteht darin, daß neben dieser Hochlagerung der Beine die Patientin turnen muß, daß sie 1—2mal täglich massiert wird und daß wir vom Fühaufstehen ausgiebig Gebrauch machen. Mit dieser Prophylaxe erreichen wir, wie das die Zahlen des Herrn Referenten zeigen, mindestens ebenso gute Resultate, wie sie bei Verwendung von Antikoagulantien erhalten werden. Das zu betonen scheint mir deswegen besonders wichtig zu sein, weil diese Art der Prophylaxe auch im kleinen Krankenhaus und auch vom Privatarzt durchgeführt werden kann. Kommt es trotzdem einmal zu einer Thrombose, dann kann man Heparin verabreichen; beim Heparin ist es nicht notwendig den Prothrombinspiegel fortwährend zu bestimmen, man braucht also keine Laboratorien.

22. Herr HELD-Zürich (Schlußwort):
(Manuskript nicht eingegangen).

Vorträge.

7. Herren JOHN NAESLUND und OLLE SNELLMANN-Upsala: **Untersuchungen über die Contractilität im Korpus, Isthmus und in der Cervix uteri unter normalen Verhältnissen und während der Schwangerschaft und der Entbindung.** (Mit 3 Textabbildungen.)

Man hat die Frage noch nicht beantworten können, wie es kommt, daß sich die Isthmusgegend im Uterus während der Geburt im großen ganzen passiv verhält, während das Korpus kräftige Kontraktionen aufweist. Histologisch hat man keine sicheren Unterschiede konstatieren können.

Bekanntlich ist es SZENT GYÖRGYI und seinen Mitarbeitern gelungen, aus quergestreiften Muskeln einen Eiweißstoff Aktomyosin zu isolieren, der nunmehr allgemein als die contractile Substanz im Muskelgewebe angesehen wird.

Von diesen Resultaten ausgehend, liegt es nahe, zu untersuchen, wie sich dieser Stoff in der Uterusmuskulatur verhält, und zwar vor allem im Isthmus und im Korpus während der Entbindung.

Im Frühjahr 1948 begannen SNELLMAN, ERDÖS, CSAPO und ich eine solche Untersuchung, wobei wir Muskelstücke verwendeten, die von verschiedenen Teilen des Uterus bei gynäkologischen und geburtshilflichen Operationen entnommen waren.

Durch Extraktion der Muskelstücke wurden Stammlösungen hergestellt, deren Viscositätsverhältnisse wir nach der STRAUBschen Methode bestimmten. Aus den Viscositätszahlen kann man einen approximativen Wert für den Aktomyosingehalt bekommen.

Tabelle 1 zeigt die Aktomyosinwerte der Muskelstücke von 10 nichtgraviden Frauen, und wie man sieht, variierten diese im Korpus zwischen 2 und 7 mit 5 mg Muskelgewebe als Mittelwert. In der Cervix lagen die Werte etwas niedriger mit 4 als Mittelwert.

Tabelle 1. *Muskelproben von Korpus und Cervix uteri bei nicht graviden Frauen.*

J.-Nr.	Alter	Corpus uteri		Cervix uteri	
		Aktomyosin in mg/g Muskel	Kontraktionszeit in min	Aktomyosin in mg/g Muskel	Kontraktionszeit in min
546/48	35	7	10	5	*
589/48	41	6	9		
596/48	44	6	10	4	*
610/48	37	6	9		
708/48	52	5	10		
746/48	41	4	10	5	15
864/48	48	4	*	3	*
877/48	44	2	*	5	*
882/48	50	5	10	4	*
541/48	21	5	8	3	*

* Aktomyosingehalte so gering, daß keine Fasern dargestellt werden.

Wir untersuchten auch 7 Fälle von Gravidität im 3. bis 8. Monat (s. Tabelle 2). Hier lagen die Aktomyosinwerte bedeutend höher, besonders im Korpus, wo der Mittelwert 9 mg war. Im Isthmus war er 6.

Tabelle 2. *Muskelproben vom Korpus und Isthmus uteri bei graviden Frauen.*

J.-Nr.	Alter	Gravidität Monate	Corpus uteri		Isthmus uteri	
			Aktomyosin in mg/g Muskel	Kontraktionszeit in min	Aktomyosin in mg/g Muskel	Kontraktionszeit in min
859/48	37	III	6	7		
735/48	33	V	10	5	8	5
956/48	29	VII			3	*
1008/48	39	VII	7	*	5	*
688/48	20	VII	11	5	7	5
897/48	24	VIII	8	3	9	4
724/48	22	VIII	10	5	4	5

* Aktomyosingehalte so gering, daß keine Fasern dargestellt werden.

Schließlich wurde in 6 Fällen der Aktomyosingehalt während der Entbindung bestimmt, und hier fanden wir (s. Tabelle 3), daß der Aktomyosingehalt in sämtlichen Fällen bedeutend höher im Korpus als im

Isthmus war, oft mehr als doppelt so hoch. Der Mittelwert für das Korpus war 11 mg und für den Isthmus nur 4.

Tabelle 3. *Muskelproben vom Korpus und Isthmus uteri bei vollendeter Gravidität während der Geburt.*

J.-Nr.	Alter	Corpus uteri		Isthmus uteri	
		Aktomyosin in mg/g Muskel	Kontraktionszeit in min	Aktomyosin in mg/g Muskel	Kontraktionszeit in min
762/48	42	12	2¹/₂	7	10
866/48	24	12	2	3	*
1024/48	39	10	2	2	*
1139/48	27	11	2	2	*
1263/48	41	8	2	2	*
1436/48	41	10	2	7	2

* Aktomyosingehalte so gering, daß keine Fasern dargestellt werden.

Während der Entbindung scheint also das Korpus bedeutend mehr wirksames Aktomyosin zu enthalten als der Isthmus.

Wie WEBER gezeigt hat, kann man unter gewissen Umständen Aktomyosin aus quergestreifter Muskulatur in Form von feinen Fasern, die sich nach Zusatz von Adenosintriphosphat kontrahieren, ausfällen.

Aus den Stammlösungen, deren Viscositätsverhältnisse wir bestimmt hatten, versuchten wir solche Fasern darzustellen, deren Kontraktionsfähigkeit wir zu messen versuchten, dadurch, daß wir die Zeit bestimmten, die eine Faser bestimmter Länge brauchte, um sich auf die Hälfte zu kontrahieren.

Wenn wir nun zurückkommen auf die Tabellen 1—3 und die Spalten mit den Kontraktionszeiten der Fasern prüfen, finden wir folgendes:

In der ersten Tabelle, die die Fälle von nichtgraviden Frauen umfaßt, konnten wir in 8 von 10 Korpusfällen Fasern darstellen, die sich in etwa 10 min auf ihre halbe Länge kontrahierten. In den Cervixfällen konnten nur in einem Fall Fasern dargestellt werden, und hier war die Kontraktionszeit 15 min.

In der zweiten Gruppe, die die Fälle während der Gravidität umfaßt, war es bedeutend leichter Aktomyosinfasern darzustellen (s. Tabelle 2) und hier war die Kontraktionszeit nur 5 min.

In der letzten Gruppe (s. Tabelle 3), wo die Proben während der Entbindung entnommen wurden, gaben sämtliche Korpusfälle Aktomyosinfasern, die sich innerhalb von 2—2¹/₂ min um die Hälfte zusammenzogen. Von den Isthmusproben konnte man nur in 2 Fällen Fasern darstellen, mit der Kontraktionszeit von 2 und 10 min.

Diese Untersuchung hat also im großen ganzen dasselbe Resultat ergeben wie unsere Viscositätsmessungen, nämlich daß das Korpus während der Entbindung einen wirksameren und höheren Aktomyosingehalt aufweist als der Isthmus.

Die bisher erwähnten Untersuchungsmethoden, besonders die letztgenannten, sind indessen bei weitem nicht so genau, wie man es wünschen möchte.

In den letzten Jahren haben SNELLMAN und ich unsere Untersuchungen weitergeführt, mit Anwendung auch von anderen, genaueren physikalisch-chemischen Methoden.

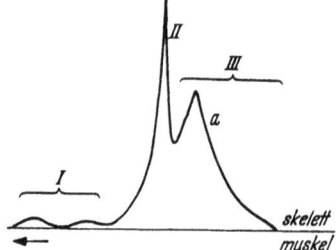

Abb. 1. Elektrophoresediagramm von Homogenisat aus Skeletmuskulatur vom Menschen (0,45 Mol KCl und Veronalacetatpuffer mit p_H 7,3).
Fraktion I   mit $u = 5$—6×10^{-5} cm^2 Volt^{-1} sec^{-1} (Myoalbumin);
Fraktion II   mit $u = 3,0 \times 10^{-5}$ cm^2 Volt^{-1} sec^{-1} (Aktomyosin);
Fraktion III mit $u = 1,5$—3×10^{-5} cm^2 Volt^{-1} sec^{-1} (Myosin und wasserlösliche Proteine).

Für uns in Upsala liegt es nahe, die Anwendung von TISELIUS' Elektrophoresemethode für das Studium des Aktomyosins zu versuchen.

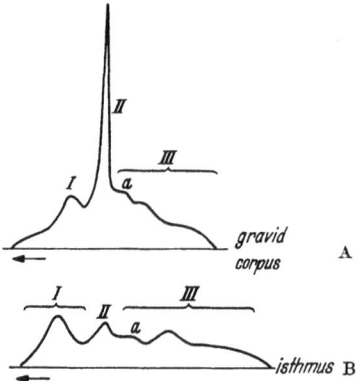

Abb. 2 A u. B. Elektrophoresediagramm von Homogenisat aus Muskulatur von A) gravidem Korpus, B) gravidem Isthmus (0,45 Mol KCl Veronalacetatpuffer mit p_H 7,3).
Fraktion I   mit $u = 5$—6×10^{-5} cm^2 Volt^{-1} sec^{-1} (Myoalbumin);
Fraktion II   mit $u = 3,6 \times 10^{-5}$ cm^2 Volt^{-1} sec^{-1} (Aktomyosin);
Fraktion III mit $u = 1,5$—3×10^{-5} cm^2 Volt^{-1} sec^{-1} (Myosin und wasserlösliche Proteine).

Elektrophorese von Homogenisat von quergestreifter Kaninchenmuskulatur wurde früher von DUBUISSON und JACOB ausgeführt, denen es gelang, mehrere der verschiedenen Komponenten in den Elektrophoresediagrammen zu identifizieren.

Wir haben auch Versuche an quergestreifter Muskulatur gemacht, aber vom Menschen und in Abb. 1 haben wir ein solches Elektrophoresediagramm. Erst kommen zwei kleinere Spitzen mit der höchsten Wandergeschwindigkeit [von $5—6 \times 10^{-5}$ cm² Volt⁻¹ sec⁻¹ (s. Abb. 1, Spitze I)], welche mit DUBUISSON und JACOBS beiden ersten Komponenten übereinstimmen und aus Myoalbumin bestehen dürften. Dann folgt eine scharf ausgeprägte Spitze, die ihre Aktomyosinspitze entspricht. Eine naheliegende Spitze ist etwas breiter und dürfte Myosin und wasserlösliche Proteine enthalten.

Mit Homogenisat von Korpusmuskulatur, die während der Geburt entnommen wurde, haben wir nun wiederholte Elektrophoreseuntersuchungen gemacht und Abb. 2A stellt ein solches Diagramm dar. Die

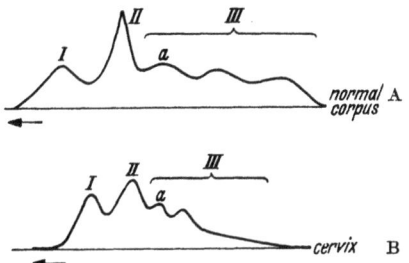

Abb. 3 A u. B. Elektrophoresediagramm von Homogenisat aus Muskulatur von A) nichtgravidem Korpus, B) nichtgravider Cervix (0,45 Mol KCl und Veronalacetatpuffer mit p_H 7,3).
Fraktion I mit $u = 5—6 \times 10^{-5}$ cm² Volt⁻¹ sec⁻¹ (Myoalbumin);
Fraktion II mit $u = 3,6 \times 10^{-5}$ cm² Volt⁻¹ sec⁻¹ (Aktomyosin);
Fraktion III mit $u = 1,5—3 \times 10^{-5}$ cm² Volt⁻¹ sec⁻¹ (Myosin und wasserlösliche Proteine).

erste Komponente ist hier etwas größer. Die schmale Spitze, die das Aktomyosin enthalten muß, kommt auch hier vor und ist sehr charakteristisch. Fraktion III enthält die wasserlöslichen Proteine und wahrscheinlich auch Myosin im ersten Teil (in Abb. 2 mit a bezeichnet).

Der gravide Isthmus in den entsprechenden Fällen (s. Abb. 2B) zeigt hinsichtlich Komponente I und III die gleichen Merkmale, aber hinsichtlich der Aktomyosinkomponente ist eine bedeutsame Veränderung eingetreten. Die Spitze ist bedeutend niedriger und ausgebreiteter. Diese Veränderung muß damit zusammenhängen, daß das Material eine größere Diffusionsfähigkeit besitzt.

Lösungen vom nichtgraviden Uterus, sowohl vom Korpus als auch von der Cervix, zeigen ein Elektrophoresediagramm, das am meisten mit dem der graviden Isthmusfälle übereinstimmt. Auch hier ist die Komponente II, die Aktomyosinspitze, bedeutend niedriger als im Diagramm vom graviden Korpus. (Abb. 3).

An unseren Elektrophoresediagrammen haben wir das Verhältnis zwischen den Proteinmengen in den verschiedenen Fraktionen bestimmt und dabei interessieren uns besonders die Werte in Fraktion II, die das Aktomyosin enthält.

Wie man in der ersten Spalte der Tabelle 4 sieht, zeigt Fraktion II für das Korpus während der Geburt einen Mittelwert von 14,4, der nur ein wenig höher ist als der in der quergestreiften Muskulatur 13,6. Im graviden Isthmus liegen die Werte etwas niedriger bei 8,2 und ebenso im normalen Korpus und Cervix bei 12 und 7,7.

Um Vergleichsziffern für den Aktomyosingehalt zu bekommen, haben SNELLMAN und ich an allen unseren Fällen Viscositätsmessungen vorgenommen und wie aus Tabelle 4 hervorgeht, sind die Viscositätswerte für das gravide Korpus beinahe identisch mit denen in Fraktion II bei aus den Elektrophoreseuntersuchungen (14,2 und 14,4). Dagegen liegen die Viscositätswerte für den graviden Isthmus bedeutend niedriger, nämlich bei 2,5 und ebenso für normales Korpus und Cervix, bzw. 4 und 2,4.

Tabelle 4. *Vergleich zwischen den Mittelwerten für Fraktion II (Aktomyosin) aus den Elektrophoresediagrammen und den Viscositätswerten für Aktomyosin.*

Substanz	Fraktion II	Viscosität
Korpus, gravid . .	14,4	14,2
Isthmus, gravid . .	8,2	2,5
Korpus, normal (nichtgravid) . .	12,0	4,0
Cervix	7,7	2,4
Skeletmuskulatur .	13,6	17,1

Um diese Diskrepanz zu erklären, haben wir zunächst angenommen, daß die Fraktion II (die Aktomyosinspitze) in den Elektrophoresediagrammen sich zusammensetzt teils aus aktivem Aktomyosin, das mit dem übereinstimmt, welches sich in der quergestreiften Muskulatur findet, und teils aus intaktivem, das sich durch geringere Viscosität und größere Diffusionsfähigkeit auszeichnet. Die Moleküle sind hier wahrscheinlich kleiner oder haben eine andere Form.

Im Uterus sollten wir nur in dem graviden Korpusmuskel das meiste Aktomyosin in aktivem Zustand haben. Dies würde als Erklärung dafür dienen, warum wir hier *dieselben Werte erhalten haben bei den Viscositätsbestimmungen wie bei den Elektrophoreseversuchen, welche auch große Übereinstimmung aufweisen mit denen der quergestreiften Muskulatur. Im graviden Isthmus und normalen Uterus dürfte nur die Hälfte bis ein Drittel des Aktomyosins aktiv sein und der Rest inaktiv.* Hier werden also die Werte bei den Viscositätsbestimmungen sehr niedrig im Vergleich mit denen aus den Elektrophoresediagrammen.

Dieser Umstand, daß sich nur im graviden Korpusmuskel reichlich Aktomyosin in aktiv contractiler Form findet, dagegen nicht im Isthmus, könnte also als Erklärung dafür dienen, daß das Korpus während der Entbindung eine so wohl entwickelte Contractilität besitzt, während dagegen Isthmus schlaff ist.

8. Herren R. BAYER und F. HOFF-Graz: Die Bedeutung der nervösen Steuerung der menschlichen Gebärmutter für die Schwangerschaft und den Geburtsverlauf. (Mit 4 Textabbildungen.)

Die menschliche Gebärmutter wird motilitätsmäßig, wie in ihrem Reaktionsverhalten über den Tonus mit Hilfe einer Reflexkoppelung zwischen Corpus uteri und dem isthmisch-cervicalen Abschnitt nervös gesteuert.

Die organeigene muskuläre reflektorische Tonusregulation ist seit langem bekannt und ermöglicht auf Grund des hormonal bedingten

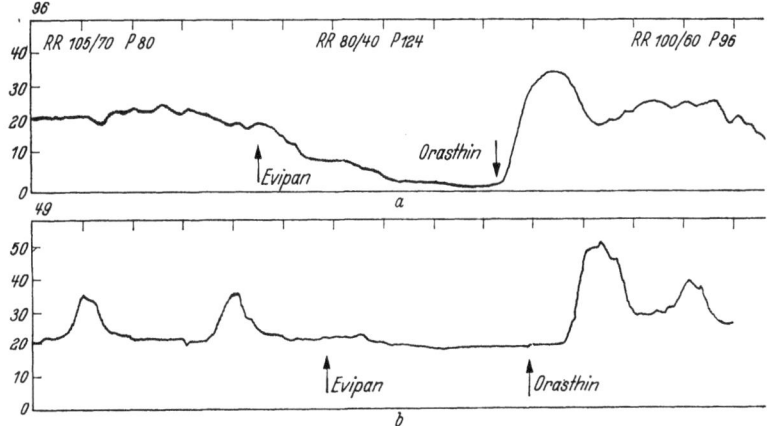

Abb. 1a u. b. a Funktionstonussenkung durch Evipan am nichtgraviden Muskel (C.l.H.. Phase), R.-Nr. 96; b Ausbleiben der Funktionstonussenkung nach Evipan am graviden Muskel (Ml. V), R.-Nr. 49.

Bauzustandes der Muskelzelle die verschieden starke Anpassung an die jeweils vorhandenen Dehnungskräfte.

Darüber hinaus besteht aber noch eine besondere Beziehung zur zentralen Tonusregulation, da von uns experimentell am in situ Uterus der Frau nachgewiesen werden konnte, daß in Abhängigkeit vom hormonalen Phasenzustand variable Tonuszustände vorzufinden sind, die mit Hilfe einer initialen Evipangabe geändert werden können. Wir bezeichnen die hierbei wirksamen zentral übergeleiteten Tonusimpulse als Funktionstonuseinflüsse und besitzen auf Grund des Tonusabfalles einen Hinweis für ihren Größenwert (Abb. 1a).

Diese Funktionstonuseinflüsse vermögen weitgehend das spontane Motilitätsverhalten und die Reaktionseignung des Uterusmuskels im nichtgraviden Zustand zu bestimmen.

In der Schwangerschaft jedoch sind sie überraschenderweise nicht mehr nachzuweisen (Abb. 1b). Nachdem der gravide Muskel für die ganze Dauer der Schwangerschaft bis knapp vor den Geburtseintritt diese Evipantonussenkung praktisch missen läßt, muß angenommen werden, daß die hormonalen Kräfte der Schwangerschaft zentrale Funktionstonuseinflüsse zurückdrängen und damit eine bedeutsame Störungsquelle ausschalten. Allerdings ist diese Ausschaltung nicht absolut, da zentrale Katastrophenreaktionen diese Sicherung zu durchbrechen vermögen.

Gegenüber diesem weitgehenden Ausschalten zentraler Tonuseinflüsse in der Schwangerschaft konnte von uns neben dem Nachweis eines stärkemäßig unterschiedlichen Kontraktionsverhaltens zwischen Corpus uteri, Isthmus uteri und Cervix gezeigt werden, daß der anatomisch intakte Uterusmuskel durch eine nervöse Reflexkoppelung dieser anatomischen Abschnitte in der Schwangerschaft ein bestimmtes Reaktionsverhalten zeigt. Mit Hilfe von Doppelbläschenuntersuchungen stellte sich für die normale Schwangerschaft eine Schaltung dar, derzufolge sowohl die Spontanwehe wie die H.H.H.-Reaktion am druckstärksten im Isthmus uteri, schwächer im Corpus uteri und kaum meßbar im untersten cervicalen Abschnitt abläuft (Abb. 2). Da diese Reflexkoppelung physiologisch mit dem Eintritt der Schwangerschaft auftritt und für die Dauer der biologischen und hormonalen Intaktheit und Vollfunktion des Eies bis zum Geburtseintritt erhalten bleibt, können nur die hormonalen Kräfte von Frucht und Placenta als auslösende Ursache angenommen werden (Abb. 2a).

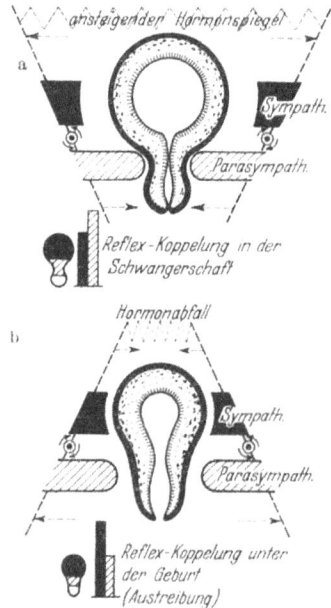

Abb. 2a u. b.
a Schema der Fruchthalterschaltung als Ergebnis der schwangerschaftsbedingten Reflexkoppelung zwischen Corpus uteri und isthmisch-cervicalem Abschnitt; b Schema der Expulsionsschaltung als Ergebnis der geburtsfördernden Umstellung der Reflexkoppelung zwischen Corpus uteri und isthmisch-cervicalem Abschnitt.

Dieser erworbenen schwangerschaftsbedingten Reflexkoppelung, deren Vorkommen als Ergebnis nervöser Fehlschaltungen auch bei gewissen Dysmenorrhoeformen nachgewiesen ist, steht die Expulsionsschaltung gegenüber. Diese ist normal am nichtgraviden Uterus, sowie unter der Geburt oder nach intrauterinem Fruchttod, sowie bei Störungen der Chorionfunktion nachzuweisen und koppelt die Dynamik der Uteruskontraktionen so, daß nunmehr die Kontraktionsstärke im Corpus uteri die Kontraktionsstärke am unteren Uteruspol überwiegt (Abb. 2b).

Diese Schaltung entspricht dem Uterus als Expulsionsorgan und stellt die primäre Voraussetzung für die Austreibung des Uterusinhaltes dar, da nur die Differenz der Wehenamplitude zwischen Korpus und isthmisch-cervicalem Abschnitt die Aufdehnung der Cervix bzw. des Muttermundes zuläßt.

Das Bedeutsame dieser Untersuchungen glauben wir darin sehen zu können, daß eine nervöse Schaltung das contractil unterschiedliche Reaktionsverhalten des graviden Uterus sichert und in der Schwangerschaft jeden Reiz zu einer überwiegenden Isthmuskontraktion und damit einer Erhöhung der Fruchthalterleistung lenkt, und daß das Aufgeben dieser Schaltung erst das Wirksamwerden der Wehenarbeit ermöglicht.

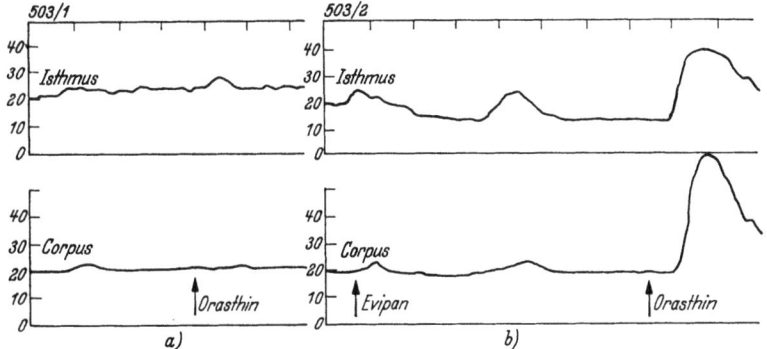

Abb. 3a u. b. Umkehr der Fruchthalterschaltung mit Hilfe einer Lumbalanästhesie in Höhe L 1 auf die Expulsionsschaltung (Normalgravidität Ml. V). a Vor Lumbalanästhesie; b in Lumbalanästhesie.

Der Nachweis für die nervöse Verankerung dieser Steuerungsvorgänge konnte mit Hilfe von nervösen Blockaden in der zentralen oder peripheren vegetativen Steuerung erbracht werden. Sowohl die zentral angreifende Evipannarkose wie eine Lumbalanästhesie in der Höhe L 1 bis L 3, aber auch eine gut plazierte parametrane Anästhesie vermag z. B. die schwangerschaftsbedingte Reflexkoppelung auf die Expulsionsschaltung umzukehren (Abb. 3).

Ist der Uterus spontan auf die Expulsionsschaltung umgestellt, dann erwirken die vorgenannten Eingriffe in die nervöse Steuerung eine besondere Motilitätsfreistellung und eine bedeutende Verstärkung der quantitativen Reizbeantwortung (Abb. 4).

Die Bedeutung der nervösen Steuerung in der Schwangerschaft ist demnach darin zu sehen, daß trotz des experimentell möglich gewordenen Nachweises einer weitgehenden Ausschaltung von zentral überleitbaren Tonuseinflüssen der gravide Uterus eine besondere Reflexkoppelung erwirbt, die eine außergewöhnlich gute Verschlußsicherung des unteren Uteruspoles garantiert und damit jeden Störungsversuch über eine Wehenauslösung unter der Voraussetzung anatomischer Intaktheit der Cervix sowie des Eies und einer normalen vegetativen Gleichgewichtslage unwirksam macht und in sein Gegenteil umschaltet.

Für die Geburt bedeutet vor allem die *totale Umkehr* auf die Expulsionsschaltung eine Voraussetzung für den *optimalen* Geburtsfortschritt. In der *Trägheit* der Aufgabe der schwangerschaftsbedingten Reflexkoppelung können wir einen der *häufigsten Störungsfaktoren* der Eröffnungsperiode erkennen und müssen aus dieser Erkenntnis entsprechende Schlüsse für die Geburtsleitung ziehen. In Bestätigung unserer Arbeitsergebnisse hat sowohl KARLSON mit einer sehr diffizilen intrauterinen elektrographischen Methode und REYNOLDS mit seinem elektrographischen Tokodynamometer die Bedeutung des verschiedenen Kontraktionsablaufes festgestellt und letzterer an einem Beispiel einer fals labor

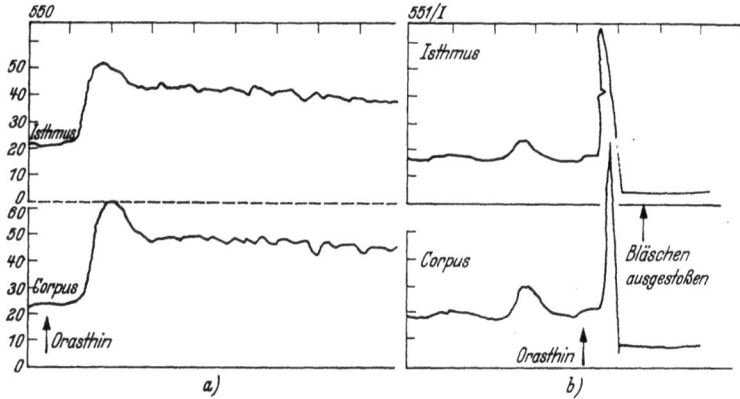

Abb. 4a u. b. Nervöse Enthemmung der Spontanmotilität und der Reizbeantwortung durch eine Lumbalanästhesie in Höhe L 2 bei expulsionsbereitem Uterus (intrauteriner Fruchttod Ml. VI). a Vor Lumbalanästhesie; b in Lumbalanästhesie.

die Bedeutung der überstarken isthmisch-cervicalen Kontraktion für die Geburtshemmung beschrieben.

Nun gilt es, die vorhandene klinische Erfahrung mit den neuen, und zwar durch verschiedene Methoden gewonnenen Erkenntnissen in Einklang zu bringen und die therapeutischen Wege zur Regulierung und Erleichterung der Eröffnungsperiode auszubauen, die vorläufig nur über die nervöse Blockade gangbar scheinen.

Aussprache zu den Vorträgen 7 und 8.

1. Herr HOFF-GRAZ: Daß die verschiedenen Uterusabschnitte Unterschiede im Kontraktionsablauf zeigen können, hat schon SCHATZ mit seinem Tokodynamometer festgestellt. Auch spätere Nachuntersucher haben ein abweichendes Kontraktionsverhalten von Korpus und Isthmus immer wieder gefunden, ohne aber eine befriedigende Erklärung für die gefundenen Kontraktionsunterschiede geben zu können. Erst durch die systematische Anwendung der Mehrbläschenregistrierung in der Gravidität und im nichtschwangeren Zustande war es uns möglich, Klarheit darüber zu gewinnen, warum die Cervix uteri immer in einem kontraktionslosen Zustand verharrt, während der Isthmus uteri sich mal schwächer, mal stärker

zusammenzieht als das Corpus uteri. Es hat sich nämlich gezeigt, daß je nachdem, ob der Uterus eine Haltefunktion oder Expulsionsleistungen zu vollbringen hat, im Kontraktionsablauf ein Isthmus- oder Korpusüberwiegen vorherrscht. Diese Unterschiede im Kontraktionsverhalten sind komplexer Natur und ergeben sich zunächst aus der wechselnden baulichen Beschaffenheit der Muskelzellen, was am deutlichsten am Beispiel des hormonal verwaisten Uterus zu demonstrieren ist. Der bewegungslose Uterus einer Kastratin wird durch Zufuhr von Follikelhormon nicht nur baulich umgestaltet, sondern zeigt jetzt auch typisch ablaufende Spontankontraktionen von hoher Frequenz und geringer Amplitudenhöhe (follikulärer Bewegungstyp).

Bei zusätzlicher Corpus luteum-Hormonzufuhr nehmen die Uterusmuskelzellen an Größe noch weiter zu und werden noch stärker aufgelockert; entsprechend dieser erweiterten baulichen Umgestaltung zeigt sich nun auch im Motilitätsbild eine deutliche Veränderung. Gegenüber dem follikulären Bewegungstyp läßt die luteogene Bewegungsform langsame Kontraktionen mit hoher Amplitude erkennen und der luteogen transformierte Uterusmuskel reagiert auch auf Wehenmittel mit einer starken tonischen Kontraktion.

Ein zweiter Faktor, der das Kontraktionsverhalten zwischen Isthmus und Corpus uteri mitbestimmt, konnte in neuroreflektorischen Steuerungsmomenten erkannt werden. Über das Zentralnervensystem wird zwischen Corpus uteri und Isthmus eine Reflexkoppelung in der Form hergestellt, daß je nachdem, ob der Uterus eine Haltefunktion oder eine Expulsionsleistung zu vollbringen hat, mal die Korpus-, mal die Isthmuswehen stärkemäßig überwiegen. Diese funktionelle Koppelungsreaktion steht unter nervöser Leitung, da sich, wie Sie eben vom Kollegen BAYER gehört haben, jederzeit durch eine Lumbalanästhesie oder durch eine Evipannarkose eine Umkehr der schwangerschaftsbedingten Reizbeantwortung (Isthmusüberwiegen) erzielen läßt.

2. Herr WOLF-Freiburg: Die von BAYER demonstrierten Kurven scheinen auf den ersten Blick sehr klar zu sein. Wenn man aber mit der Wehenmessung sich etwas genauer befaßt hat, dann weiß man, daß das Lesen derartiger Kurven gar nicht leicht ist. Ich kann mir selbst auch kaum vorstellen, wie man 3 verschiedene Bläschen so exakt in einen doch noch relativ kleinen Uterus einführen kann, daß man die Tätigkeit des Korpus, Isthmus und der Cervix uteri getrennt registrieren kann. Der Druckanstieg im Uterusinneren erfolgt ja auch so rasch, daß die Bläschen fast alle gleichzeitig ansprechen müssen. Wenn größere Unterschiede in den aus der Cervix und dem Korpus gewonnenen Kurven auftreten, dann können sie nicht nur durch die Verschiedenheit des Druckes, sondern auch durch die verschiedene Wandspannung bedingt sein. Eine größere Rolle dürfte aber die Raumfrage im Uterus spielen. Die Beurteilung, welche Größen BAYER tatsächlich gemessen hat, ist also sehr schwierig. Ich glaube deshalb auch nicht, daß die Untersuchungen dazu beitragen, die sehr alte, in der letzten Zeit aber doch wieder sehr unwahrscheinlich gewordene Anschauung zu stützen, wonach der Eröffnungsvorgang allein durch einen Dualismus in der Innervation der oberen und unteren Uterusabschnitte zu erklären sei.

3. Herr BAYER-Graz (Schlußwort): Zum Einwand von Herrn WOLF, daß der Tonusbegriff die Beurteilung der gebrachten Erklärung erschwere sei festgestellt, daß einerseits der Tonusbegriff nach den allgemein physiologisch geltenden Auffassungen formuliert ist und daß in den gebrachten Kurven nicht absolute Tonuswerte festgehalten sind, da es sich um Innendruckkurven handelt, daß aber Tonusveränderungen mit registriert werden. Der Beweis für die nervöse Verankerung der unterschiedlichen Kontraktionsabläufe im Corpus uteri und

Isthmus uteri ist durch die jederzeit auslösbare Umkehrwirkung mit Hilfe der nervösen Blockade durch die Lumbalanästhesie erbracht. Die Sicherung der Ergebnisse erscheint durch die Bestätigung gleichgerichteter Untersuchungen, sowohl mit Hilfe der Innendruckmethode von KARLSON, wie mit Hilfe der sehr genauen Tonusmeßmethode von REYNOLDS gegeben.

Vorträge.

9. Herr Ch. CHRYSIKOPULOS-Korfu: Douglasabsceß bei einem 7 Monate alten Säugling.

Mein hochverehrter Herr Präsident, meine Damen und Herren! Ich bin glücklich, daß ich mich unter Ihnen befinde, und daß ich meinen hochverehrten Lehrer Geheimrat STOECKEL gesund wieder getroffen habe.

Mein Thema ist: Douglasabsceß bei einem 7 Monate alten Säugling. Mit diesem seltenen Fall hoffe ich einen, wenn auch nur kleinen, so doch interessanten Beitrag bringen zu können.

Vor geraumer Zeit wurde ich zu dem schon moribunden Kinde Maria Metalino gerufen. Die Hauptsymptome der Erkrankung waren eine durch Harnverhaltung stark überfüllte Harnblase, ein aufgetriebener Leib und das Fehlen jeglichen Stuhlganges. Ein Versuch zu katheterisieren mißlang wegen der Verdrehung der Vesica und Urethra. Nachdem ich andere Kollegen, Urologen und Pädiater, hinzugezogen hatte, entschloß ich mich, eine Blasenpunktion durchzuführen. Es entleerten sich dabei etwa 2 Liter zuerst klaren, dann trüben und zuletzt putriden Urins. Nach der Punktion blieb eine Resistenz para- und retrovesical palpabel, die an einen Tumor, vielleicht an ein Sarkom denken ließ. In den folgenden Tagen trat keine Besserung des Befindens ein. Eine spontane Miktion konnte nicht erreicht werden. Da das Katheterisieren unmöglich blieb, mußte abermals eine Blasenpunktion vorgenommen werden. Wieder floß zunächst klarer, dann trüber und zuletzt eitriger Urin ab. Die Resistenz blieb in unverminderter Größe tastbar. Die Temperaturen schwankten zwischen 37,2 und 37,8^0. Ich applizierte Sulfo-Thiazol und Urotropin. Zwei Tage nach der letzten Punktion gelang es mir, das Kind zu katheterisieren. Da der Katheterismus sehr schwierig war, legte ich für 5 Tage einen Dauerkatheter ein. Nach der Entfernung des Katheters war eine Spontanmiktion noch immer nicht möglich, so daß täglich zweimal katheterisiert werden mußte. Die Tumorentwicklung hinter der Blase war deutlich zu fühlen. Der Allgemeinzustand war schlecht. Eine endgültige Diagnose konnte ich noch nicht stellen, doch schien mir ein Sarkom jetzt unwahrscheinlich. 42 Tage nach dem Eintritt der Erkrankung trat ein plötzlicher Temperaturanstieg auf 39,4^0 ein. Starke Unruhe und Schlaflosigkeit. Der Unterleib war hart und aufgetrieben. Eine Röntgenuntersuchung ergab nichts Positives. Im Blutbild fanden sich 16000 Leukocyten, 80 Neutrophile,

20 Lymphocyten, 0 Eosinophile. Bei der rectalen Untersuchung palpierte man eine starke Vorwölbung der vorderen Rectumwand, Fluktuation war dahinter deutlich zu fühlen.

Der gleiche Befund konnte bei der vaginalen Untersuchung erhoben werden. Infolgedessen nahm ich eine Probepunktion des Douglas vor, die eitriges Sekret ergab. Anschließend erweiterte ich die Punktionsstelle durch Incision, wonach sich etwa 300 cm³ entleerten. Die mikroskopische Untersuchung ergab das Vorhandensein von Staphylokokken. Nach diesem Eingriff verschwanden sämtliche Krankheitssymptome. Die Temperatur sank zur Norm ab, gute spontane Miktion, der Leib blieb weich und druckschmerzfrei. Nach einigen Tagen konnte das Kind wieder als völlig gesund angesprochen werden. Ich behielt die Patientin in den inzwischen vergangenen 8 Monaten in Beobachtung, es trat keine erneute Absceßbildung ein.

Durch den Douglasabsceß war eine Harnverhaltung und durch den Druck auf das Rectum anfänglich eine Stenose und dann die Ostructio hervorgerufen worden. Ätiologisch ist unklar geblieben, welche Ursache dieser Absceßbildung zugrunde liegt.

Heute ist das Mädchen 5 Jahre alt, gesund und blühend.

10. Herr **K. G. Ober**-Marburg a. d. Lahn: **Das Verhalten verschiedener Phosphatasen in Carcinomen des Genitaltraktes.**
(Erscheint in der „Zeitschrift für Krebsforschung".)

Aussprache zu den Vorträgen 6 und 10.

1. Herr Runge-Heidelberg: Die Vorträge von Stoll und von Ober behandeln ein neues Forschungsgebiet, welches unabhängig voneinander, aber fast mit der gleichen Fragestellung von der Marburger und der Heidelberger Klinik in Angriff genommen wurde. In äußerst mühevollen, sich über Jahre erstreckenden Untersuchungen mit dieser neuen histochemischen Technik wurden von beiden Kliniken Ergebnisse erzielt, welche von kleineren Einzelheiten abgesehen, in guter Übereinstimmung stehen. Die Anwendung histochemischer Methoden setzt uns in die Lage, Veränderungen der Zellfunktion auch dort zu erkennen, wo uns die gewöhnlichen histologischen Methoden keine Änderung der morphologischen Struktur zeigen. So stellt sich der Funktionswandel des Endometriums mit diesen Methoden z. B. viel besser definiert dar, als mit den gewöhnlichen Färbemethoden. Besonders aussichtsvoll erscheint die Methode für die Differenzierung der Carcinomzellen. Hier war es Stoll, Ebner und Strecker erstmalig möglich, die Fermentreaktionen auch in Zellausstrichen zur Darstellung zu bringen und hiermit eine direkte Vergleichsmöglichkeit mit der Papanicolaou-Färbung und der Phasenkontrastmikroskopie zu ermöglichen. Eine morphologische Unterscheidung der Carcinomzelle von der normalen Zelle und eine bessere Definierung der allmählichen Malignisierung erscheint durch eine systematische Anwendung der Fermentreaktionen möglich. Diese werden damit vermutlich zu einem wichtigen Hilfsmittel bei der Beschäftigung mit experimentellen Tumoren. Für die Praxis sei bemerkt, daß es sich zunächst bei der Anwendung der Methode noch nicht um ihre routinemäßige Verwendung, etwa im Sinne der Papanicolaou-Färbung handeln kann.

2. Herr J. ZANDER-Marburg: Die Untersuchungen von Herrn STOLL und Herrn OBER weisen auf die Bedeutung der Histochemie zur Aufklärung der stofflichen Substrate der Zelle bei ihren verschiedenen Funktionszuständen hin. Es ist nun die Frage, auf welche Phosphor enthaltenden Verbindungen die Phosphatasen in der Zelle fermentativ einwirken. Herr STOLL hat schon auf die Nucleinsäuren hingewiesen. Zweifellos kommt ihnen ein besonderes Interesse zu, da wir durch die Untersuchungen von CASPERSSON wissen, daß die biologische Eiweißsynthese der Zelle an ihre Gegenwart gebunden ist. Wir haben gemeinsam mit BREMER und OBER an der Marburger Klinik mit einer Fermentreaktion nach dem Prinzip von BRACHET das Verhalten der Nucleinsäuren im normalen Endometrium histochemisch untersucht. Nach Behandlung der Präparate mit den Fermenten Ribonuclease oder Desoxyribonuclease verlieren die entsprechenden Ribo- und Desoxyribonucleinsäuren durch ihre Spaltung die Fähigkeit zur Bindung basischer Farbstoffe. Auf diese Weise können Lokalisation und Mengen der Nucleinsäuren im histologischen Präparat exakt bestimmt werden. Unsere Befunde haben gezeigt, daß während der Proliferationsphase im Cytoplasma des Drüsen- und Oberflächenepithels eine starke Anreicherung von Ribonucleinsäuren stattfindet. Dies spricht für eine aktive Eiweißsynthese. Im Verlaufe der Sekretionsphase nimmt der Ribonucleinsäuregehalt des Cytoplasmas in den Drüsenepithelien immer mehr ab, und die Zelle ist schließlich prämenstruell als Zelle ohne wesentliche biologische Aktivität zu betrachten. Im Gegensatz dazu befinden sich im Oberflächenepithel auch in der Sekretionsphase reichlich Ribonucleinsäuren. Dieses muß also funktionell von den Drüsenepithelien unterschieden werden. Die Befunde werden an einigen Bildern demonstriert.

Vorträge.

11. Herr SIEBKE-Bonn: **Bemerkungen zur didaktischen Gruppierung der Blastome des Ovars.**

Wenn man im medizinischen Staatsexamen über Tumoren im Bereich der Adnexe prüft, dann wird es deutlich, wie schwer es für den werdenden Arzt noch am Ende seiner theoretischen Ausbildung ist, sich ein klares Bild zu machen von den grundsätzlichen Unterschieden zwischen einem Adnextumor, einem Tumor des Ovars (beispielsweise einem solchen aus Follikel- und Teercysten) und schließlich einem Blastom des Ovars, also einer echten Neubildung.

Viel wäre gewonnen, wenn wir Gynäkologen so wie die Pathologen unterscheiden würden zwischen Tumor und Blastom. KERMAUNER empfiehlt schon im Beginn seines Handbuch-Artikels über die Geschwülste des Eierstocks, auf die Bezeichnung Tumor zu verzichten, wenn wir Neubildung meinen. Auch geschichtlich erscheint ihm das richtig; denn die ursprüngliche Auffassung sei gegeben in der Zusammenfassung der Entzündungserscheinungen: tumor, rubor, calor, dolor. Gemeint ist demnach mit Tumor die Anschwellung; Adnextumor ist also eine richtige Bezeichnung, Ovarialtumor höchstens so lange, wie es sich lediglich um einen Tastbefund handelt, der nicht entscheiden läßt, ob es sich um ein Ovar mit Cysten oder um ein Ovar mit Neubildung handelt. Ist die Neubildung erwiesen, dann sollte die Bezeichnung Blastom gewählt werden.

Versuchen wir nun aber, die Blastome des Ovars so didaktisch klar zu unterscheiden, wie wir es bei den Geschwülsten des Uterus tun, wenn wir wegen der Symptomatologie, Diagnostik, Therapie und Prognose das Collumcarcinom vom Korpuscarcinom, das Wandsarkom vom Schleimhautsarkom trennen, dann geraten wir bei der Vielfalt der Blastome des Ovars in Verlegenheit, eine Verlegenheit, die jeder kennt, der über dieses Thema Kolleg hält. Auch in den Lehrbüchern werden die Schwierigkeiten bei der Gruppierung der Blastome des Ovars meist erkennbar.

ANTOINE und WEIBEL teilen ein in: epitheliale Tumoren, histoide Tumoren — darunter rechnen sie Fibrom, Myom und Sarkom, sowie 3. in „Tumoren seltener Art", nämlich Granulosazelltumor, Arrhenoblastom, Disgerminom und Brenner-Tumor. Dazu kommen als 4. Gruppe die Teratome, bei denen nach Dermoid und Struma ovarii das Hypernephrom und das Teratoblastom genannt werden.

MARTIUS unterteilt in Anlehnung an das Schema von OTTO VON FRANQUÉ: 1. epitheliale, 2. bindegewebige und 3. embryonale — also aus allen 3 Keimblättern entstehende — Geschwülste.

SCHRÖDER resigniert hier (was meinem verehrten Lehrer sonst gar nicht liegt); er schreibt: ein tragfähiges, befriedigendes Einteilungsprinzip ist schwer zu finden. So wählt SCHRÖDER eine zwanglose Besprechung und nennt die häufiger vorkommenden Blastome zuerst, danach die selteneren Geschwülste.

STOECKEL meint, didaktisch sei die — durch Neuentdeckungen der letzten Jahre zu vervollständigende — von PFANNENSTIEL vorgeschlagene Gruppierung die beste: 1. epitheliale, 2. bindegewebige, 3. ovulogene Geschwülste.

Bleiben wir bei der meist gebrauchten Gruppierung: epithelial, stromatogen, ovulogen, dann ergibt sich für jede Gruppe die Unterteilung: a) gutartig, b) bösartig, und eben diese Gruppierung versagt, wenn man nun weiterhin zugeben muß, daß beispielsweise das Arrhenoblastom zwar nach der histologischen Struktur maligne, klinisch jedoch meist benigne ist. Auch das Granulosablastom kann — wie schon die Heilungsziffern nach durchaus nicht immer radikaler Operation zeigen — klinisch verhältnismäßig wenig maligne sein, ich verweise auf die Zusammenstellungen von H. O. KLEINE und SCIPIADES jr.; offenbar metastasiert es spät, es ist jedoch ein Carcinom. Und selbst in einem Brenner-Tumor, der doch als gutartig gilt, haben DUBRAUSKY und v. MASSENBACH Carcinom gefunden.

Wir haben also eine Gruppe von Blastomen (sie ließe sich noch um einzelne Seltenheiten vermehren), die meist unter Zwang den übrigen epithelialen Blastomen des Ovars zugeteilt wird, sich dem Schema gutartig oder bösartig jedoch nicht fügt. Diese Blastome nehmen demnach klinisch eine Sonderstellung ein wie auch darüber hinaus ihrer Herkunft nach; denn Arrhenoblastom — vermännlichendes Blastom — des Ovars, Brenner-Tumor, Disgerminom, Granulosazelltumor, sie alle stammen — soweit wir das heute deuten können — entweder von heterosexuellen Zellen oder undifferenziertem Keimepithel der frühen Embryonalzeit oder vom embryonalen Mesenchym der Keimleiste oder von liegengebliebenen Granulosazellsträngen und -zellhaufen ab. Es erscheint mir deshalb logisch, sie einmal als eine besondere Gruppe zusammenzufassen, sie zum anderen aber auch nicht als benigne oder maligne zu unterteilen. Wir haben dann neben den 3 Gruppen der vom Epithel, vom Stroma und von eiwertigen Keimen ausgehenden Blastome des Ovars eine vierte Gruppe derjenigen Blastome, die von embryonalen Vorstufen ausgehen (s. Tabelle 1).

Tabelle 1. *Ovarialtumoren.*

Ovarblastome ausgehend von			
Epithel	Stroma	Ei	embryonalen Vorstufen
Cystoma a) pseudomucinosum b) cilioepitheliale serosum Besondere Form von a) a₁) Pseudomyxoma ovarii,	Fibrom Myom	Teratoma adultum = Dermoid	Arrhenoblastom Brenner-Tumor
Pseudomyxoma peritonei a) *primäres Carcinom* b) *Carcinom in Cystomen* c) *Carcinommetastase* (z. B. KRUKENBERG)	*Sarkom*	*Teratoma embryonale = Teratoblastom*	Disgerminom Folliculom = Granulosazelltumor = Carcinoma cylindromatosum et folliculoides

Die Fortschritte in der Embryologie haben längst die Lehre von der strengen Spezifität der Keimblätter erschüttert, und je jünger die Zelle ist, um so mehr müssen wir ihr nach den Ergebnissen der experimentellen Embryologie Pluripotenz zubilligen. So glaube ich, daß uns diese Unterteilung der Blastome des Ovars in 4 Gruppen didaktisch weiterhilft. Didaktische Leckerbissen ergeben sich dann, wenn man dieser Tafel der Ovarblastome die Tafel von der Embryologie der Zwillinge gegenüberstellt, und wenn man Fragen erörtert wie die, ob man nicht doch eines Tages beispielsweise auch das Cystadenoma glandulare pseudomucinosum aus der ersten Spalte des Schemas fortnehmen wird zu den Teratomen oder zur Gruppe der Blastome, die von embryonalen Vorstufen ausgehen. Kurz, wenn man Gedanken äußert aus der verschwenderischen Fülle von Ideen, die ROBERT MEYER, der Meister dieses Gebietes, geäußert hat, oder Gedanken von RÖSSLE aus seiner schönen — für jeden Gynäkologen lesenswerten — Monographie über „Stufen der Malignität".

12. Herr C. M. MARSHALL-Liverpool (England): **Kaiserschnitt: Neue Resultate und Operationstechnik in Großbritannien.** (Mit 7 Textabbildungen.)

Es macht mir wirklich Freude, die mir freundlicherweise von Ihrem Präsidenten übersandte Einladung anzunehmen und Ihnen kurz über einige neue Resultate des Kaiserschnittes in Großbritannien zu berichten. Ich schätze gleichfalls die sich mir bietende günstige Gelegenheit sehr hoch ein, einen Beitrag zu der Rolle zu liefern, die ihre hervorragenden Vorgänger in der Entwicklung des Kaiserschnittes gespielt haben, und meine große persönliche Dankesschuld gegenüber der deutschen Literatur auf diesem Gebiet auszudrücken.

Ich beabsichtige, erstens die wichtigsten Zahlen einer statistischen Untersuchung wiederzugeben, die alle in den Jahren 1943—1947 an 16 Universitäts-Frauenkliniken ausgeführten Kaiserschnitte berücksichtigt. Zweitens werde ich Ihnen die Gesamtzahl der Kaiserschnitte an 7 Frauenkliniken in Nordbritannien im Jahre 1950 darlegen, einschließlich deren mütterlicher Sterblichkeit. Schließlich will ich Ihnen die Hauptpunkte in der Technik dieser Operation aufzählen, wie sie ausgeführt wird, oder wie ich ihre Ausführung für zweckmäßig halte.

1.

In den Jahren 1943—1947 wurden in den genannten 16 Frauenkliniken 7762 Kaiserschnitte vorgenommen, das bedeutet einen Prozentsatz von 6,2% unter allen Entbindungen an diesen Krankenhäusern. Die Tabelle 1 zeigt die Art der Operation.

Es ist zu erkennen, daß der klassische Kaiserschnitt in rund 22% der Fälle angewendet wurde. Die folgende Tabelle 2 gliedert die Häufigkeit seiner Anwendung aus den verschiedenen Indikationen für die Operation auf.

Tabelle 1. *Art der Operation.*

	Anzahl	Mütterliche Sterblichkeit %
Unteres Uterinsegment	5851	0,60
Klassisch	1734	2,19
Andere Schnittarten	177	2,2

Die gesamte mütterliche Sterblichkeit bei den 7762 Operationen beträgt 0,99%. Der Unterschied zwischen der Sterblichkeit beim Kaiserschnitt im unteren Uterinsegment und beim klassischen Kaiserschnitt kann nur in 3 Gruppen gezeigt werden. Aber hierbei ist er außerordentlich auffällig (Tabelle 3).

Aus der Tabelle 3 und auch aus der ganzen statistischen Untersuchung geht augenscheinlich hervor, daß die klassische Schnittentbindung heutzutage nicht mehr gerechtfertigt ist.

Tabelle 2. *Fälle mit klassischem Kaiserschnitt.*

	%
Patienten unter der Geburt	4,5
Nach dem Versuch einer vaginalen Entbindung	6
Nach chirurgischer Einleitung	8
Nabelschnurvorfall	8
Enges Becken (vor Geburtsbeginn)	24
Wiederholter Kaiserschnitt	30
Herzkrankheiten	43
Eklampsie	43
Placenta praevia	46
Vorzeitige Lösung der normal sitzenden Placenta	49

Tabelle 3. *Mütterliche Sterblichkeit.*

	Enges Becken (nicht unter der Geburt)	Enges Becken (alle Fälle unter der Geburt)	Placenta praevia
Unteres Uterinsegment	0,13%	0,89%	0,25% (399 Operationen)
Klassisch	0,35%	3,4%	2,04% (343 Operationen)

Der Rest meiner Ausführungen und Tabellen wird deswegen nur noch die Ergebnisse der Entbindung durch Schnitt im unteren Uterinsegment berücksichtigen.

Tabelle 4. *Fälle mit günstiger Prognose.*

(Der Ausdruck „günstige Prognose" wird hier gebraucht, um alle die Frauen zusammenzufassen, die hauptsächlich wegen Beckenverengerungen und Mißverhältnissen operiert wurden, die zum Zeitpunkt der Operation noch nicht unter der Geburt standen und die körperlich völlig gesund und wohlauf sind.)

Anzahl der Fälle ... 2276
Mütterliche Todesfälle ... 3
Sterblichkeit in Prozent ... *0,13*
Kindliche Sterblichkeit in Prozent (ungereinigt) ... 3,57
Kindliche Sterblichkeit (gereinigt) ... 3,2

Die folgende Tabelle 5 zeigt die mütterliche und kindliche Sterblichkeit aller Fälle, die nach *Beginn der Wehentätigkeit* wegen Beckenverengerung, Mißverhältnis zwischen Kopf und Becken, Wehenlosigkeit usw. operiert wurden. Sie zeigten keine anderen Komplikationen oder Krankheiten, *aber sie schließen nicht diejenigen Fälle ein, die schließlich abdominal entbunden wurden, nachdem Versuche einer vaginalen Entbindung fehlschlugen.*

Tabelle 5.

Anzahl der Fälle	2286
Mütterliche Todesfälle	19
Mütterliche Sterblichkeit in Prozent	0,8
Kindliche Sterblichkeit in Prozent (gereinigt)	4,7

Die mütterliche Sterblichkeit steigt mit der Dauer der Wehentätigkeit an, wie die folgende Tabelle 6 zeigt.

Auf diese Weise läßt sich wieder einmal ganz deutlich zeigen, daß die Dauer der Wehentätigkeit der wichtigste Einzelfaktor in der Beeinflussung der mütterlichen Sterblichkeit beim Kaiserschnitt ist.

Es wurden 46 Operationen am unteren Uterinsegment ausgeführt, nachdem Wendungs- oder Zangenversuche unternommen worden waren, um das Kind vaginal zu entbinden.

Tabelle 6.

Dauer der Wehentätigkeit	Anzahl der Operationen	Mütterliche Sterblichkeit in %
0— 6 Std	302	0
6—24 Std	852	0,35
24—48 Std	599	0,67
über 48 Std	533	2,49

Unter ihnen befinden sich zwei Todesfälle, was einer mütterlichen Sterblichkeit von 4,3% entspricht. Wie STABLER gezeigt hat, ist die Sterblichkeit in solchen Fällen wesentlich niedriger als die mütterliche Sterblichkeit bei Kraniotomie in Großbritannien.

Die folgende Tabelle 7 zeigt auf einen Blick die Sterblichkeiten bei hier nicht näher unterteilten Indikationen. Sie beziehen sich alle nur auf Schnittentbindungen im unteren Uterinsegment.

Tabelle 7.

	Anzahl	Mütterliche Sterblichkeit in %
Toxämie (Präeklampsie)	392	0,5
Eklampsie	22	0,0
Vorzeitige Lösung der normal sitzenden Placenta	24	0,0
Herzkrankheiten	113	2,6
Diabetes	115	0,0
Schwere mütterliche Erkrankungen (Nephritis, Beckencarcinom usw.)	61	1,6
Gutartige Beckengeschwülste	94	1,06
Nabelschnurvorfall	86	0,0
(Kindliche Sterblichkeit)	(6)	(6,67)
Placenta praevia	399	0,25
(Kindliche Sterblichkeit)	(47)	(11,6)

Unter den gesamten 7762 Kaiserschnitten wurde in 69 Fällen die Hysterektomie durchgeführt und in 26 Fällen die extraperitoneale

Operation. Nur 26 von diesen 95 Operationen wurden an den 2467 unter der Geburt stehenden Patienten durchgeführt. Es wird deutlich, daß keine von beiden Operationen in unserem Land bevorzugt wird, in der Absicht, den Infektionstod zu verhindern. Die Todesursachen bei sämtlichen Fällen gehen aus der folgenden Tabelle 8 hervor.

Tabelle 8. *Todesursachen.*

Blutungen, Blutungen und Schock, Schock	16
Peritonitis, septische Entzündungen	11
Lungenembolie	11
Toxämie, Eklampsie	10
Darmparese, Ileus usw.	7
Herzversagen	7
Anästhesie (direkt oder indirekt)	4
Lungenentzündung	2
Verschiedenes	9

Bei 43 Patienten trat der Tod innerhalb von 72 Stunden nach der Operation ein.

2. Resultate des Jahres 1950.

Wie bereits oben ausgeführt, beträgt die Gesamtsterblichkeit bei 5851 Kaiserschnitten im unteren Uterinsegment 0,60%. Man hätte

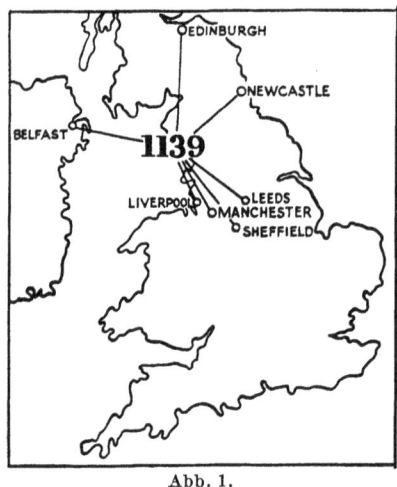

Abb. 1.

erwarten können, daß im Jahre 1950 irgendeine Besserung gegenüber diesem Prozentsatz erzielt worden wäre. Ich habe deswegen die Gesamtzahl der Kaiserschnitte in diesem Jahr in 7 Krankenhäusern von Nordbritannien zusammengestellt. Sie umfassen die Universitäts-Frauenkliniken von Liverpool, Leeds, Sheffield, Newcastle-on-Tyne, Manchester, Edinburgh und Belfast (Abb. 1).

Die Sterblichkeit bei diesen 1139 Fällen betrug 0,56% und glich damit fast völlig der Sterblichkeit in der Zeit von 1943—1947.

Tabelle 9. *Gesamtzahl 1139.*

		Todesfälle
Unteres Uterinsegment	1072	6
Klassisch	67	1

Es ist besonders hervorzuheben, daß im Jahre 1950 nicht ein einziger Todesfall durch Infektion beobachtet wurde (Tabelle 10).

Tabelle 10. *Ursachen der Todesfälle.*

Anästhesie	1
Herzkrankheiten	1
Schock (langdauernde Geburt)	2
Schock (langdauernde Geburt und Präeklampsie)	1
Schock (vorzeitige Lösung der normal sitzenden Placenta)	1
Mesenterialthrombose	1

Wichtig sind folgende Feststellungen in Verbindung mit dieser zuletzt erwähnten Statistik:

1. Es wurde kein Todesfall bei Kaiserschnitt wegen Placenta praevia beobachtet (schätzungsweise 120 Operationen).

2. Ich entdeckte, daß während der 5 Jahre (1946—1950) am Simpsom Maternity Hospital, Edinburgh, 1019 Kaiserschnitte mit nur 2 Todesfällen erfolgten. Solch eine niedrige Sterblichkeit nähert sich den Veröffentlichungen von DIECKMANN (Chicago) und CLIFFORD LULL (Philadelphia).

Im folgenden gestatte ich mir, einige wenige Schlüsse hieraus zu ziehen.

1. Der Kaiserschnitt wegen verengten Beckens, Mißverhältnis zwischen Kopf und Becken usw., der vorzugsweise im unteren Uterinsegment bei der sonst gesunden Frau ausgeführt wird, sollte keine höhere Sterblichkeit als 1⁰/₀₀ besitzen.

2. Dieser Kaiserschnitt ist in Fällen übermäßig langer Geburtsdauer noch immer relativ gesprochen ein gefährliches Ereignis. Durch Blutübertragung, Sulfonamide und Penicillin werden die Todesfälle infolge von Infektionen größtenteils vermieden. Diese Patienten erfordern jedoch die größte Sorgfalt bei der Operation sowohl was die Anästhesie als auch was die Operationstechnik angeht, denn selbst ohne stärkeren Blutverlust sind sie teilweise der Gefahr ausgesetzt, am Schock zu sterben.

3. In Britannien wird weder die extraperitoneale Operation noch die Hysterektomie als ein Eingriff betrachtet, der geeignet ist, die Sterblichkeit an Infektion zu senken.

4. Der Kaiserschnitt im unteren Uterinsegment hat glänzende Resultate bei der Behandlung der Placenta praevia erzielt. Zusätzlich zu den

schon oben genannten Zahlen kann ich feststellen, daß in den letzten 10 Jahren in der Frauenklinik von Liverpool 176 solche Operationen wegen Placenta praevia ohne einen einzigen mütterlichen Todesfall ausgeführt wurden.

5. In der nördlichen Gruppe britischer Frauenkliniken wird der Kaiserschnitt im unteren Uterinsegment in 93% aller Kaiserschnittfälle angewandt und diese Operation ist mit modernen technischen Erweiterungen der Querschnitt von KEHRER.

3. Anästhesie und Technik.

Anästhesie. Wie folgende Tabelle zeigt, ist die Inhalationsanästhesie noch die weitverbreitetste Methode in Großbritannien.

Anästhesie (1943—1947).

Inhalation	5917
Lokalanästhesie	1004
Spinal	619
Caudal	60
Epidural	15
Curare usw.	147
	7762

Curare usw. bedeutet, daß d-Tubarin, Hydrochlorid mit einer zusätzlichen kleinen Dosis intravenöser und Inhalationsanästhesie gegeben wurde.

Noch vor einigen Jahren legten deutsche Autoren, insbesondere FRANKEN, die speziellen Gefahren der Lumbalanästhesie bei Kaiserschnitten dar. Mit moderner Medikation und besonderen Vorsichtsmaßnahmen haben jedoch LULL (Philadelphia), DIECKMANN (Chicago), COSGROVE and WATERS (Jersey City) gezeigt, daß sie ebenso sicher und vielleicht sogar noch sicherer sein kann als die Inhalationsanästhesie. Ich glaube, daß die Lokalanästhesie immer die größte Sicherheit für Mutter und Kind bei Patienten mit Toxämie, Herzerkrankung, schwerer Anämie und in solchen Fällen bietet, in denen der Fetus frühreif ist oder schon Zeichen von Asphyxie aufweist. Der ungünstigen Einwirkung der Inhalationsmethoden auf die Wehentätigkeit kann weitgehend durch intravenöse Injektion von Ergometrin entgegengewirkt werden. Die hauptsächlichste Gefahr der letzteren Methode ist das Risiko, in der Einleitungsphase zu erbrechen und Mageninhalt in Trachea und Bronchien zu inhalieren.

Technik. Die Technik kann kurz mitgeteilt werden.

Schnittführung. In der Mittellinie und unterhalb des Nabels. Der Pfannenstielschnitt wird in Großbritannien nicht viel benützt. Er ist jedoch der Schnitt der Wahl bei sehr dicken Patienten und besonders bei den Typen mit einer großen Fettschürze. Die Schürze wird nach oben gezogen und die Incision quer in der darunterliegenden Falte angebracht.

Das utero-vesicale Peritoneum. Es wird quer eröffnet und die Blase in mäßigem Ausmaß stumpf abgeschoben.

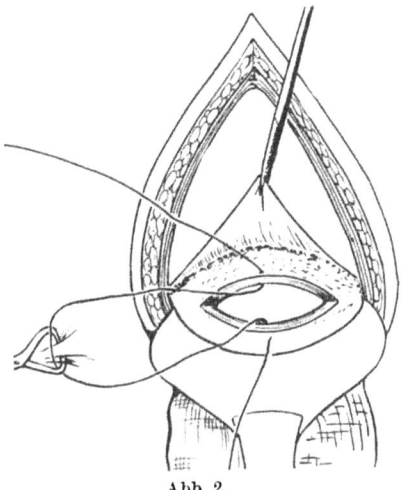

Abb. 2.

Der Uterusschnitt. Mit kurzen Skalpellschnitten wird ein kleiner querliegender Einschnitt bis zu den Eihäuten gemacht. Bevor diese

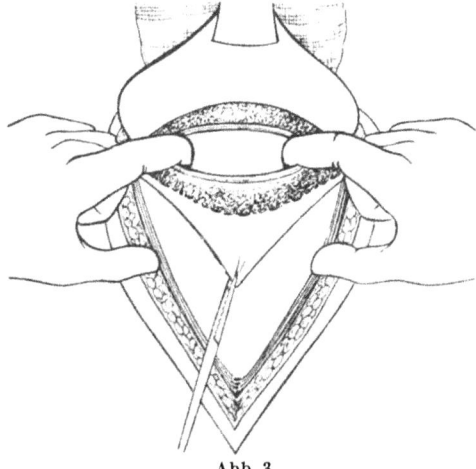

Abb. 3.

eröffnet werden oder der Einschnitt erweitert wird, wird eine Naht durch den oberen und unteren Wundrand gelegt und die dadurch entstehende Fadenschlinge wird dadurch beiseite gehalten, daß sie unter einer Bauchklemme durchgezogen wird (Abb. 2). Nun wird der Schnitt seitlich und etwas nach oben mit den Fingern vergrößert, wie es von GEPPERT und HAUSER empfohlen wurde (Abb. 3).

Die Fruchtblase wird gesprengt, die kleine Kaiserschnittzange an den Kopf angelegt und dieser langsam entwickelt (Abb. 4).

Intravenöse Gabe von Ergometrin. In dem Augenblick, in dem der Kopf mit der Zange gefaßt ist, werden 0,25 mg (oder häufig 0,5 mg)

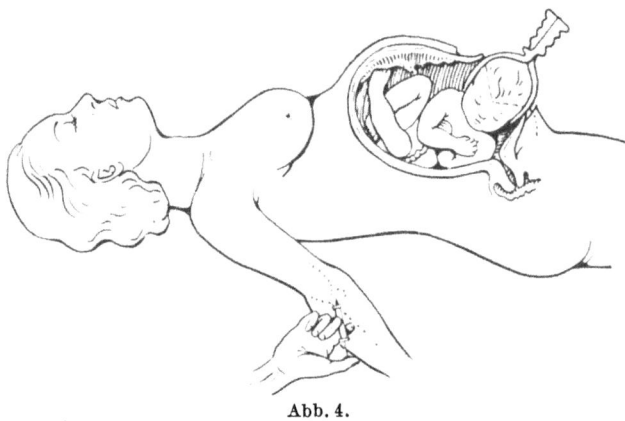

Abb. 4.

Ergometrin intravenös injiziert. Die Placenta wird dann durch manuelle Expression und Zug an der Nabelschnur entwickelt. Häufig erscheint

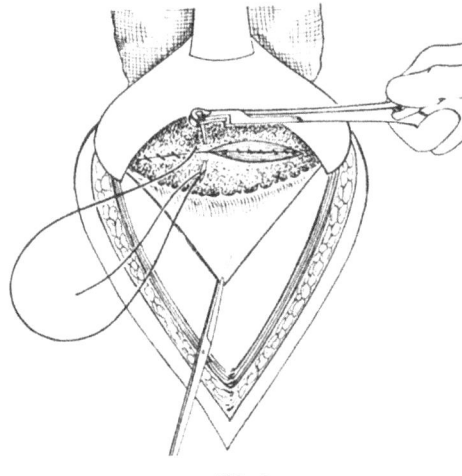

Abb. 5.

sie spontan in der uterinen Wunde unmittelbar nach der Entwicklung des Kindes (Abb. 4).

Die anfangs gelegte zentrale Naht wird nun geknotet, damit werden die Ränder der Schnittwunde zusammengebracht und nun kann der Schnitt leicht in 2 Lagen geschlossen werden mit fortlaufenden Catgutnähten, die mit der Bonney-Reverdin-Nadel gelegt werden (Abb. 5).

Nun wird das viscerale Peritoneum wieder vereinigt und die Bauchhöhle ohne Drainage verschlossen. Bei Patienten, bei denen die Wehentätigkeit schon fortgeschritten war, wird der kindliche Kopf nur mit der Hand entwickelt. Manchmal besteht darin eine Schwierigkeit, ihn aus dem mütterlichen Becken herauszuheben, aber dies kann mit Ruhe und Sanftheit bewerkstelligt werden. Es besteht kein Grund für Eile, wenn die Placenta bis dahin noch unberührt ist.

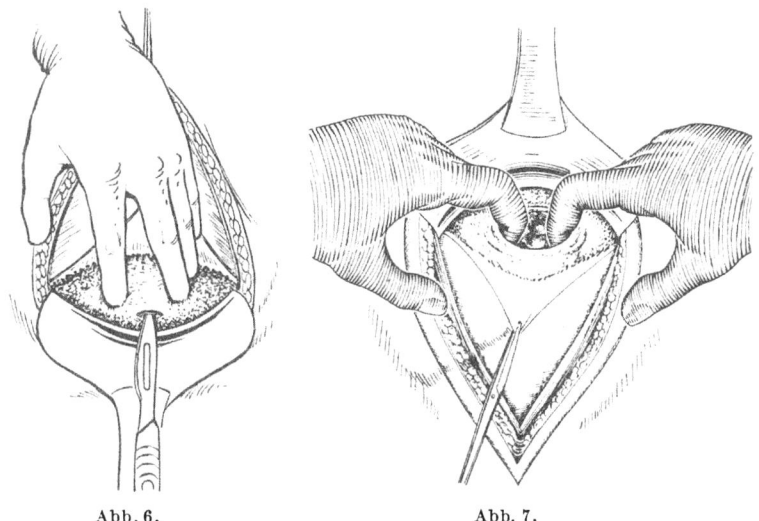

Abb. 6.   Abb. 7.

Placenta praevia. Wenn die Placenta an der Vorderseite liegt, wird die Schnittöffnung besonders klein gemacht (Stichincision von GEPPERT und HAUSER) (Abb. 6).

Erst dann wird sie erweitert durch Anspannen mit den Fingern (Abb. 7).

Die Wendung wird nicht als eine Methode zur Entwicklung des Kindes benützt, außer gelegentlich bei Fällen von Placenta praevia.

Aussprache zum Vortrag 12.

1. Herr v. MASSENBACH-Göttingen: Vorweisung der Häufigkeit und Mortalität der abdominalen Schnittentbindung an der Universitäts-Frauenklinik Göttingen. Die Häufigkeit der Schnittentbindung betrug in den Jahren 1926—1940 3,6%, von 1941—1950 2,3%. Die Schnittentbindung wurde bei uns also wesentlich seltener als in England durchgeführt. Während in dem ersten Zeitabschnitt unter 568 Schnittentbindungen 70mal (12,3%) wegen Eklampsie eine abdominale Schnittentbindung gemacht wurde, entschlossen wir uns in dem zweiten Zeitabschnitt unter 351 Schnittentbindungen nur bei 12 Fällen von Eklampsie (3,4%) zum Kaiserschnitt. Die ungereinigte Mortalität ließ sich von 4,9% auf 1,5% senken, wobei die Mortalität bei Eklampsie in der einen Gruppe 14,2%, in der anderen 0 betrug. Die Verbesserung der Ergebnisse ist zu einem Teil sicher durch das

seltenere Auftreten der Eklampsie in den Jahren 1941—1950 und durch die Zurückhaltung in der Indikationsstellung zur Schnittentbindung bei Eklampsie zu erklären. Da bei dem Diabetes mellitus die Kinder infolge einer post partum auftretenden Hypoglykämie gefährdet sind, sind wir jetzt dazu übergegangen, ohne das Ergebnis der Blutzuckerbestimmung abzuwarten, den Kindern prophylaktisch 2 g Traubenzucker in die Nabelvene zu injizieren. Dadurch wird die kritische Zeit bis zum Bekanntwerden des ersten Blutzuckerwertes überbrückt.

2. Herr H. NAUJOKS-Frankfurt a. M.: Die von Herrn Kollegen MARSHALL genannten Kaiserschnittergebnisse gehören zu den besten, die je mitgeteilt worden sind. Man kann ihn nur aufrichtig dazu beglückwünschen. Allerdings handelt es sich bei den Mortalitätszahlen nur um die Todesfälle nach cervicalen Schnitten innerhalb der ersten 72 Std; zweifellos müssen auch später auftretende unglückliche Ausgänge zu einem Teil ursächlich mit dem Kaiserschnitt in Zusammenhang gebracht werden.

Die Infektionstodesfälle sind — ebenso wie in Deutschland — erheblich zurückgetreten gegenüber den anderen Ursachen (Kreislauf-Lungenkomplikationen, Narkose, Verblutung u. a.), die sich auch mit den modernen antibiotischen Mitteln nicht vermindern lassen. Die Hoffnung, die Kollege MARSHALL zum Ausdruck gebracht hat, daß wir mit der Mortalität auf $1^0/_{00}$ kommen werden, wird wohl eine unerfüllte Sehnsucht bleiben. Wir können zufrieden sein, wenn wir mit der Mortalität unter 1% stehen. Jedenfalls scheint mir eine Anwendung des Kaiserschnitts in 6% aller Geburten und mehr zu weitgehend. Eine Ausdehnung der Sectio caesarea auf leichtere Geburtskomplikationen würde natürlich die Kaiserschnittmortalität herabdrücken, aber die allgemeine Geburtsmortalität erhöhen.

3. Herr DOLFF-Wuppertal: Beim Vergleich der großen Statistik von Herrn MARSHALL und unserer fällt einmal die hohe Zahl der Kaiserschnitte auf, die schon vor Beginn der Geburt durchgeführt wurden, und zum anderen die hohe Kaiserschnittfrequenz von 6,2% mit einer mütterlichen Mortalität von 0,99%. Demgegenüber beträgt an der Landesfrauenklinik Wuppertal in den Jahren 1937—1950 bei 26966 Geburten die Kaiserschnittfrequenz 2,68% und liegt mehr als die Hälfte niedriger mit einer mütterlichen Mortalität von 2,1%. Berücksichtigen wir die Eklampsietodesfälle bei dieser Statistik nicht, so haben wir eine gereinigte Mortalität von nur 0,8%. Wenn wir diese Statistik unterteilen in die Zeitabschnitte vor, während und nach dem Kriege, so finden wir bei 120 Kaiserschnitten vor dem Kriege keinen Todesfall; bei den 323 Schnittentbindungen während des Krieges beobachteten wir 5 = 1,5% (ohne Eklampsietodesfälle) tote Mütter und bei 279 Schnittentbindungen nach dem Kriege nur 1 = 0,36%. Wir glauben die vorübergehende Verschlechterung während des Krieges auf die zweitweise ungenügende personelle Versorgung mit ihrem häufigen Wechsel zurückführen zu können.

Hervorheben möchten wir noch, daß wir in den letzten 6 Jahren keine Schnittentbindung mehr an einer Infektion verloren haben, trotzdem wir in rund 8% infizierte Kaiserschnitte mit Temperaturen von 38—40° operiert haben. Auch haben wir ohne Rücksicht auf den Zeitpunkt des Blasensprunges und die Anzahl der vaginalen Untersuchungen die Schnittentbindungen durchgeführt. Wir glauben diese ungewöhnlich geringe Mortalität nicht nur auf die lokale Sulfonamidprophylaxe bei infizierten Schnittentbindungen, sondern vor allen Dingen auf die schonenden Anästhesieverfahren zurückführen zu können. Wir verwendeten vorwiegend die Periduralanästhesie und bei sehr dringlichen Fällen die protrahierte kontinuierliche Lumbalanästhesie.

Vorträge.

13. Herr V. Conill-Barcelona: **Ambulant auszuführende Kleisis bei senilem Prolaps.**

Es handelt sich hier um eine Kolpoepisiokleisis, die in Lokalanästhesie durchgeführt wird. Nach der Operation kann die Kranke nach Hause gehen. Sie begibt sich 10 Tage später wieder zur Klinik, damit die Silkworm-Nähte entfernt werden können. Während dieser 10 Tage hat sie ein normales Leben führen können; sie kann nach Belieben urinieren — dieses alles, ohne daß sie auch nur einen Tag das Bett hüten mußte. Dieses ist ein sehr wichtiges Erfordernis, das wir warm empfehlen.

Bei allen therapeutischen Verfahren beim senilen Prolaps (Nevgebauer, Lefort, Kahr, Labhard) ist das lange Verweilen im Bett mit einem Dauerkatheter für die thrombophlebitischen und pulmonalen Komplikationen verantwortlich zu machen, die in der Hauptsache die Mortalität bedingen, welche in verschiedenen Statistiken zwischen 3 und 7% schwankt. Bei den Verfahren von Kahr und Labhard wird diese Mortalität besonders durch das Manipulieren in dem Parakolpium und ischiorectalen Gewebe begünstigt. Abgesehen von der Unbequemlichkeit, die längere Bettruhe mit sich bringt, muß auch die Ersparung der Kosten für den Klinikaufenthalt beachtet werden. Diese Ausgaben fallen bei unserer Methode fort. Sie hat keine Mortalität.

Es ist erforderlich, daß die Patientin ihren Darm durch ein Mittel vor der Operation entleert, damit die Anstrengungen der Stuhlentleerung bis zum 5. postoperativen Tag vermieden werden.

Die Einzelheiten der Technik sind folgende:

1. Infiltration der beiden Schamlippen und der vorderen und hinteren Scheidenwand, Anwendung einer Lösung von 1% Novocain.

2. Anfrischung beider Schamlippen, indem man ungefähr dem Sulcus nympholabialis folgt. Mit der Schere wird ein Streifen des Gewebes reseziert und damit die blutige Oberfläche vergrößert. Die Abpräparierung muß bis nahe zur Commissur gehen.

Anfrischung von einem Viereck in jedem Kolpokele.

3. Naht mit Catgut und Vereinigung der Punkte und Ränder, wie es in Diapositiven und in Filmen gezeigt wird.

4. Beendigung der Naht mit Nylon.

14. Herr Bracht-Berlin: **Vereinfachte Inkontinenzoperation.**

Bracht-Berlin zeigt eine vereinfachte Operation der *Blaseninkontinenz* (Filmvorführung) durch Blasenhalshebung für solche Fälle, in denen die üblichen Methoden der Raffung und Ureterpolsterung des Schließmuskels zu keinem befriedigenden Resultat geführt haben.

Die Enden eines besonders präparierten Streifens der Achillessehne des Rindes (bzw. Collafilkordel) werden in die Enden zweier langer, leicht gebogener Hohlnadeln eingenäht. Bei Längen unter 30 cm wird der Streifen zweckmäßig für die Dauer des Eingriffs durch einen starken Seidenfaden auf 40 cm verlängert.

Eine der Nadeln wird etwa 4 cm von der Mittellinie entfernt dicht oberhalb der Symphyse in die Haut eingestochen und zwischen Fett und Fascie quer durchgeleitet zu einem korrespondierenden Punkt der anderen Seite, hier ausgestochen, mit dem anhängenden Sehnenstreifen herausgezogen und sogleich in umgekehrter Richtung in das gleiche Loch senkrecht wieder eingestochen und mit der halbstumpfen Spitze durch die Fascie hindurch hinter den Schambeinast geleitet. Die zweite Nadel wird durch den ersten Einstich hindurch ebenfalls hinter den gleichseitigen Schambeinast geführt.

Ein steriles Tuch deckt die senkrecht stehenden Nadeln mit dem Sehnenstreifen zwischen ihnen ab.

Nach Hochschlagen der bisher horizontal gehaltenen Beine wird in der vorderen Scheidenwand, dicht hinter der Sphinctergegend blasenwärts jederseits etwa $1^{1}/_{2}$ cm von der Mittellinie entfernt eine kurze Längsincision durch die Scheidenwand geführt und die Scheidenwand seitwärts auf kurze Strecke hin von der Blase getrennt. Die Zeigefingerspitze der linken Hand geht in diese Öffnung ein und leitet die von der rechten Hand mittelst des sterilen Abdecktuches von oben zur Scheide gedrängte Hohlnadel jeweils zur gleichseitigen Scheidenwunde hinaus. (Strenge Asepsis im oberen Operationsgebiet!)

Die Nadel wird jederseits mit dem Nadelhalter herausgezogen und nun die nachfolgenden Fadenenden unter nicht zu festem Zug über dem etwas angerauhten medianen Scheidenstreifen einmal geknotet, die parallel herausgehaltenen Sehnenenden durch Umwickeln mit Seide verbunden, der Überstand abgeschnitten. Von einer Vereinigung der seitlichen Ränder der Scheidenincisionen über der Knotung wurde meist abgesehen.

Die anzuhebende Stelle der vorderen Scheidenwand soll blasenwärts vom Sphincter liegen, nicht urethralwärts!

Die Knotung könnte, dank der Zugfestigkeit des Materials, leicht zu fest geschehen und später einschneiden!

---

15. Herr LEWIS-London: **Pelvic evisceration for advanced pelvic malignant disease.**

Since 1949 this type of operation has been carried out on selected cases at the Chelsea Hospital for Women, and up to date 14 operations have been performed. The cases are of three types. Patients in whom growth has recurred in spite of full irradiation treatment, patients in whom growth has persisted in spite of treatment and, rarely, patients with visceral involvement when first seen in whom the growth is too advanced for ordinary treatment but in whom it is still technically removeable. The majority are cases of carcinoma of the cervix, some with involvement of bladder or occasionally rectum, or both, but cases of growths arising from the vagina, ovary or colon have been dealt with.

Careful selection of patients is most important. Technically the growth needs to be removable and not fixed to the lateral pelvic walls. The patient needs to be physically *and* psychologically able to stand such a major procedure and its consequences. Ordinary methods of treatment, by radiotherapy or surgery should have been tried and failed or be considered hopeless. In fact, the originator of this type of surgery, ALEXANDER BRUNSCHWIG of New York, still considers it to be a means only of palliation, so that one consideration in selection of a patient is that the operation is more likely to succeed in relieving her suffering than sedation alone. In short, the operation should be reserved for hopeless cases who, though physically fit and technically operable, are doomed to die miserable deaths without it.

Before operation the patient should be made fit with the aid of nursing and nourishment, including vitamins, and blood transfusion where necessary. Aperients should be given for two days before operation as should sulphonamides and streptomycin. Where the gut is to be opened, sulphasuccidine or sulphaguanidine is indicated.

Three operations fall into the category of pelvic evisceration: Removal of the uterus and vagina with the bladder; removal of the uterus and vagina with the rectum; and removal of the uterus and vagina with the bladder and rectum. Where the rectum is removed an end colostomy is made, and when the rectum and bladder are both removed, the ureters are transplanted into the colon to form a ,,wet colostomy". Many variations in technique can be adopted according to circumstances: For instance, a two-stage procedure can be carried out and the ureters transplanted at the first stage, while the evisceration is done second; or both manoevres can be done in one stage. Again, the operation can be started from the abdomen and completed from the perineum; or done entirely from the abdomen, the vagina being cut off at the level of the levatores ani; or the perineal part of the operation can be performed first, and the abdominal part second. A factor to be taken into account when the choice of operation is being made is the site of disease in relation to the pelvic floor, because a growth well above the levatores ani can be removed all from above; and when it is doubtful if the growth can still be removed a two-stage procedure will allow a preliminary exploration to be made. In this connection it is worth remembering that more extensive removal of the pelvic cellular tissue can be achieved if the bladder is removed with the uterus and vagina en bloc than in a WERTHEIMs operation. Comparison between the disability of a colostomy with ureters transplanted into it and that of an intact colon with transplanted ureters makes evident the desirability of preserving the rectum where possible. And, in fact, the rectum is not nearly so frequently involved in cancer of the cervix as the bladder.

BRUNSCHWIG employs large transfusions while he is operating. We have not found these necessary and attention to haemostasis does not greatly prolong the operation. Two or three pints of blood should be enough during most operations. Post-operative measures such as gastric suction and intravenous infusion are often needed, but peculiar to this type of operation are a potassium deficiency syndrome diagnosed by electrocardiographic recording and, rarely, acute adrenal failure. Both conditions can be dealt with by recognition and appropriate therapy.

With your permission I shall show you some slides:
(Diagrams illustrating removal of uterus, vagina, and bladder in one stage, starting with the perineum and completing the operation from the abdomen.

Diagrams illustrating the removal of uterus, vagina, bladder and rectum in one stage.

Diagram illustrating the type of ureteric transplant after BRUNSCHWIG.

Slides of specimens removed at operation. Table of results.)

In conclusion, may I be permitted to say what I consider will be the future of this sort of surgery. I think it will continue to hold a place as a means of palliation in otherwise hopeless cases, and the results of such operations as judged by survival of the patients are bound to be very bad as I have shown. But perhaps there will also be a small place for the rare case with growth limited to the cervix and its immediate surroundings, but involving the base of the bladder to an extent ruling out ordinary treatment. Again, it does offer a second line of approach to the fit patient who has been treated by radiotherapy, but in whom the growth, still localised, persists or recurs.

Herr MARTIUS-Göttingen (Schlußwort zum Vortrag LEWIS): Ich danke Herrn LEWIS für seinen Bericht. In Europa besitzt CHARLES READ- London die größte persönliche Erfahrung mit der BRUNSCHWIGschen *Operation*. CHARLES READ konnte, da er eine Reise nach Amerika antreten mußte, meinen Wunsch, uns über dieses neuartige operative Verfahren zu berichten, nicht selber erfüllen und hat seinen Mitarbeiter LEWIS beauftragt, ihn zu vertreten. Ich habe die BRUNSCHWIGsche Operation in London von CHARLES READ und in New York von BRUNSCHWIG ausführen sehen. Es handelt sich um einen sehr großen Eingriff, der nur möglich ist im Verlaß auf die modernen Hilfsmittel der großen Chirurgie,

Blutersatz, Anästhesie und Nachbehandlung. Technisch ist der Eingriff gar nicht so übermäßig schwierig, da ja nichts übrigbleibt, was verletzt werden kann. Die Zukunft wird zeigen, wie vielen Patienten durch diese neue Richtung in der operativen Gynäkologie das Leben gerettet werden kann. Naturgemäß ist die primäre Sterblichkeit erheblich. Erst später wird statistisch entschieden werden können, ob man die Rezidivpatienten nach Operation oder Bestrahlung, um die es sich ja handelt, in größerer Anzahl durch das *radikale Operieren* nach BRUNSCHWIG oder durch eine nochmalige *radikale Strahlenbehandlung*, bei der die Rücksicht auf Blase und Mastdarm zurückgestellt wird, retten kann. Ich danke Herrn LEWIS, daß er uns über den augenblicklichen Stand der Dinge in so kritischer Form unterrichtet hat.

Aussprache zu den Vorträgen 13—15.

1. Herr WILLI SCHULTZ-Hamburg: In Hamburg ist die BRUNSCHWIGsche Operation in 6 Fällen ausgeführt worden (HOLLENBACH 2, MITTELSTRASS 1, eigene 3). Es handelte sich nur um die subtotale Exenteration; in keinem Fall wurde Darm und Blase gleichzeitig entfernt. Eine Rarität (eigener Fall mit Exstirpation der Urinblase) stammt aus dem Jahre 1937, lebt heute bereits 14 Jahre nach der COFFEYschen Ureterinplantation, kann ihren Haushalt versorgen und einholen. Ein eigener Fall mit Entfernung der Beckendrüsen und Vagina einschließlich Vulva ist ein halbes Jahr später an fortschreitendem Carcinom gestorben, die anderen Fälle leben. Die Exstirpation der Blase sollte wegen der seelischen und körperlichen Belastung der Kranken nur in Ausnahmefällen geschehen, während die Rectumresektion und Wiedervereinigung nach der HOCHENEGGschen Durchziehmethode normale Verhältnisse erzielt und bei Aureomycin meist primär heilt.

Das Problem des Genitalcarcinoms ist ein Drüsenproblem. Technische Schwierigkeiten bieten Drüsenrezidive an den großen Beckenwandgefäßen (1), während die Entfernung der Drüsen des Foramen obturatum (2) und der Hypogastricae (3) wesentlich einfacher gelingt. In 3 weiteren Fällen haben wir die Drüsen 1—3 entfernt. Die dann eintretende Aushülsung oder Skeletierung der Iliacalgefäße hat aber in 2 Fällen zu Nekrosefisteln von Darm bzw. Blase mit einem postoperativen Todesfall geführt. Immerhin sind 2 dieser Fälle etwa 1 Jahr nach der Operation leistungsfähig. Wir glauben, daß bei Rezidiven eine solche Gefäßskeletierung zu erwägen ist. Vorbedingung für gute Ergebnisse ist, den erheblichen Eiweißverlust durch Bluttransfusionen auszugleichen und die Aureomycin-, neuerdings auch Supracillinprophylaxe 24 Std vor der Operation zu beginnen. Die Zahl der auf diese Weise zu heilenden Fälle ist sicher nur klein. Da es aber bei der Heilung auf jeden einzelnen Fall ankommen muß und die Frauen ohne Operation mit Sicherheit verloren sind, stellt das Verfahren unseres Erachtens einen Fortschritt dar.

1a. Herr DÖDERLEIN-Jena: Die neue Operation von CÓNILL scheint mir besser zu sein als die Plastik nach KAHR, weil sie, ähnlich der Methode von NEUGEBAUER-LE FORT, eine tragfähige Septumbrücke dem Verschluß am Introitus vorschaltet. Sie dürfte aber nicht genügen für Fälle von senilem Prolaps mit Harninkontinenz. Bei dieser Kombination hat sich uns bis in das hohe Greisenalter die *Querriegelkolporrhaphie* bestens bewährt. Wir haben 50 Prolapsfälle operiert, darunter 20 gleichzeitig mit Harninkontinenz. Die Querriegelkolporrhaphie hat bei uns bisher keine primäre Mortalität. Sie beseitigt nicht nur den Prolaps, sondern auch die Harninkontinenz mit großer Sicherheit[1].

---

[1] Zbl. Gynäk. **1951**, H. 5a, 387.

Die BRUNSCHWIGsche Operation haben schon WERTHEIM, LATZKO und G. A. WAGNER vereinzelt ausgeführt, als es vor Einführung der Strahlenbehandlung keine andere Wahl gab, als weit fortgeschrittene Collumcarcinome entweder einem heroischen Eingriff zu unterziehen, oder sie von vornherein verloren zu geben. BRUNSCHWIG hat das große Verdienst, den Eingriff systematisiert und, der Entwicklung der Chirurgie folgend, durch gleichzeitige ausgiebige Bluttransfusionen ertragbar gestaltet zu haben.

Wir gehen in der Indikationsstellung zur Operation des Collumcarcinoms nicht so weit wie BRUNSCHWIG, auch nicht so weit wie G. A. WAGNER, immerhin aber erheblich weiter als andere Kliniken, die nur Fälle der Gruppe I operieren. Ich vertrete die Ansicht, daß man beginnende Fälle von Collumcarcinom ebensogut durch Strahlenbehandlung wie durch Operation heilen kann. Bei den fortgeschrittenen Fällen ist es viel notwendiger zu operieren und die Radikaloperation mit der Strahlenbehandlung zu kombinieren, um beide Eisen im Feuer zu haben. Das Kernproblem der Radikaloperation ist die Senkung der primären Mortalität. Bei erweiterter Indikationsstellung zur Radikaloperation des Collumcarcinoms bis in die Gruppe III hinein[2] haben wir seit 1. 1. 50 bis 31. 3. 51 in einer fortlaufenden Serie von 200 Radikaloperationen (183 vaginal, 17 abdominal operiert) keine primäre Mortalität mehr erlebt. Dieser Fortschritt ist den laufenden Bluttransfusionen, der Periduralanästhesie und der Anwendung der Antibiotica zu verdanken.

Wenn wir auch nicht so weit gehen wie BRUNSCHWIG, so sehen wir in der Anwendung der weitgehend lebenssicher gewordenen Methoden der Radikaloperationen mit anschließender Strahlenbehandlung gerade bei fortgeschrittenen Collumcarcinomen einen wichtigen Faktor zur Verbesserung der Heilergebnisse.

2. Herr SPIEGLER-Ulm: Es wird an Hand von einzelnen Lichtbildern über eine neuartige Methode berichtet zur Behebung des Prolapses und zur Behebung von Urin-Inkontinenz infolge Sphincterschwäche. Das Wesentliche der Methode besteht darin, daß nicht eine Excision der überflüssigen Schleimhaut vorgenommen wird, sondern daß diese überflüssige Schleimhaut eingestülpt und dadurch eine Verstärkung des Blasenbodens erzielt wird.

3. Herr K. BURGER-Würzburg (mit 3 Textabbildungen): Nach dem Bericht über eine neue Operationsmethode, die von einem so vorzüglichen Operateur wie

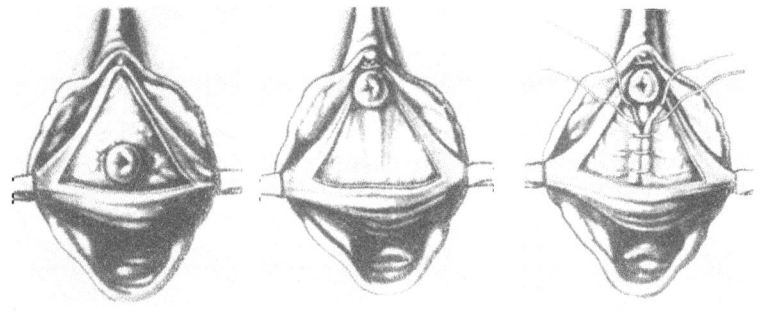

Abb. 1.   Abb. 2.   Abb. 3.

Abb. 1. Umschneiden der Urethraöffnung in einer Breite von 5 mm. Umschneiden eines Dreieckes, beginnend unterhalb der Klitoris. Abpräparieren der Scheidenhaut zwischen diesem Dreieck und der Urethraöffnung.

Abb. 2. Mobilisieren der Urethra und Fixieren der Orif. extern. urethrae unter der Klitoris mit einer Naht.

Abb. 3. Raffen des dem Diaphragma urogenitale zugehörenden Gewebes und Unterpolsterung der Urethra.

---

[1] Zbl. Gynäk. **1950**, H. 24a.

Herrn BRACHT stammt, möchte ich Sie an eine ganz einfache subtile Methode erinnern, die ich 1943 bereits veröffentlichte. Es handelt sich um die Modifikation einer durch BERKOW angegebenen Technik, die ich hier in aller Kürze demonstrieren möchte (Abb. 1, 2, 3).

Ich darf nur noch die Wichtigkeit der richtigen Indikationsstellung erwähnen und möchte das eine besonders hervorheben, daß für diesen Eingriff vor allem jene Fälle geeignet sind, bei denen die Urethraöffnung von der Klitoris weit entfernt liegt.

4. Herr STÜRMER-Bonn: *Zum Vortrag 14.* Wir haben in der Frauenklinik Bonn in 10 Fällen gute Erfahrungen mit der wirklich einfachen Inkontinenzoperation gemacht, die von BERKOW angegeben und von BURGER modifiziert wurde. Diese Operation setzt voraus, daß die Indikation richtig gestellt ist.

Zum Vortrag 15. Im Zeitalter der Antibiotica hat die Infektion nach großen Operationen ihre Schrecken verloren. Der frühzeitige Tod post operationem tritt durch den Schock ein. Die Schockbekämpfung während der Operation steht im Vordergrund unserer Bemühungen. Das Substrat des Schocks ist die Albuminverminderung im Blutserum. Eigene elektrophoretische Untersuchungen bei gynäkologischen Operationen beweisen den Wert intravenöser Humanalbumingaben während der Operation (2 Diagramme).

5. Herr ORCOYEN-Madrid: Wir stehen im allgemeinen auf dem Standpunkt, daß beim Collumcarcinom die Indikation zur operativen Behandlung möglichst erweitert werden sollte, und wir operieren tatsächlich mit der WERTHEIMschen Technik sogar Fälle im Stadium III. Wir haben auch die operative Technik nach BRUNSCHWIG in einigen Fällen durchgeführt, bei welchen die Blase bereits infiltriert war. Aber wir glauben, daß die Resektion des Mastdarmes in diesen Fällen die Heilungszahl nicht erhöht. Es ist unseres Erachtens von großer Bedeutung, daß in den Fällen, bei denen das Rectum bereits infiltriert ist, meistens auch die Leber in Mitleidenschaft gezogen oder in beginnender Metastasierung ist. Dieser Umstand bedeutet eine schwerwiegende Beschränkung für die Resultate dieser Technik.

Hinsichtlich der Ergebnisse, die man mit der BRUNSCHWIGschen, WERTHEIMschen, TAUSIGschen und anderen Operationen erhält, ist auf die Möglichkeit von hämatogenen Metastasierungen hinzuweisen, die ja von WALTHER gut begründet sind und von uns auch bestätigt wurden. Bei diesen Fällen sind die Heilungsresultate ohnehin schlecht, unabhängig vom Entwicklungsstadium des Carcinoms.

Unserer Ansicht nach ist es gegenwärtig wichtiger, zu ermitteln, warum Patientinnen im Stadium I sterben, als statistische Studien über die allgemeine Mortalität zu betreiben. Die systematische Untersuchung der Operationspräparate ergibt gelegentlich aufschlußreiche Befunde hinsichtlich der Behandlungsmißerfolge bei anscheinend günstigen Fällen.

6. Herr KRAATZ-Halle:
(Manuskript nicht eingegangen.)

7. Herr EYMER-München: Die Ausführungen des Herrn BRACHT zeigen, daß den geübten Operateur gerade atypisches Vorgehen besonders interessiert. Die Operation von GOEBELL (Verwendung des Pyramidalis) und FRANGENHEIM (Mitbenützung der Fascie) habe ich immer so durchgeführt, daß ich den Musculus pyramidalis mit langem, breitem Fascienstück beiderseits von oben gekreuzt um die Harnröhre herumgeführt und wieder *vor* der Harnröhre vereinigt habe. Das Öffnen der Scheidenhaut habe ich aus Gründen der Asepsis stets streng vermieden. Ich glaube, daß der Verschluß der Harnblase dadurch herbeigeführt wird, daß für gewöhnlich die Recti in einem mittleren Tonus etwas nach vorn gewölbt sind, und daß dann bei dem Versuch der Entleerung der Blase, wenn die Musculi recti

gespannt werden, das ganze neu angelegte Muskel-Fasciensystem etwas nach hinten rückt und der Detrusor die Spannung überwinden kann. In der letzten Zeit habe ich das MARTIUSsche Verfahren der Bulbocavernosusplastik in einzelnen Fällen mit Erfolg angewandt, und zwar unter Annähung des freien Bulbocavernosuslappens an den vorderen Anteil des Levators. — Im übrigen werden zu plastischen Zwecken an meiner Klinik nie irgendwelche Kunststücke gemacht, die anormale Verhältnisse schaffen; sondern es werden lediglich durch rekonstruierende Operationen die Verhältnisse, wie sie vor der Schädigung des Beckenbodens waren, wiederhergestellt.

Bei der Operation nach BRUNSCHWIG interessiert mich nur folgendes: Wie sind die Fünfjahresheilungen, und zwar natürlich ohne daß die BRUNSCHWIGschen Operationen aus dem Gesamt-Carcinommaterial herausgenommen werden? Fest bin ich davon überzeugt, daß von den nach der BRUNSCHWIGschen Operation Verstorbenen noch eine ganze Anzahl durch Bestrahlung zu heilen gewesen wäre. Ein „kühner Operateur" ist ein solcher, dessen *Patientinnen* kühn sein müssen.

8. Herr HINSELMANN-Hamburg: Mir ist es genau so ergangen wie Herrn BRACHT. Auch ich habe in den Jahren 1945 und 1946 mehrere Fälle operiert, indem ich auf den Muskelfascienstreifen verzichtete und dafür 2 dicke Catgutfäden nahm. Der Erfolg war ausgezeichnet, bis ich bei einem Fall gezwungen war, dicke Seide zu nehmen. In diesem Fall entstand eine kleine Fistel, die später bei MARTIUS geschlossen wurde, weil ich mich nicht mehr um den Fall kümmern konnte.

Weil der Gedanke des Ersatzes des lebenden Gewebes durch die Fäden so naheliegend war, habe ich mir gesagt, daß sicherlich diese Art zu operieren schon einen Vorgänger haben müsse. Und das ist auch in der Tat der Fall. RAPIN in Genf hat vor vielen Jahren in einer ausgezeichneten Monographie das Prinzip der Operation, wie ich es verwandt habe und wie BRACHT es heute mitgeteilt hat, bereits beschrieben. Ich habe noch viel über diese Dinge nachgedacht und bin zu demselben Gedanken gekommen wie Herr BRACHT, daß man nicht Fäden nehmen dürfe, sondern ein bandartiges Gebilde, wie Herr BRACHT es ja auch heute gesagt hat.

9. Frl. I. KLEIN-Berlin-Neukölln: Erlauben Sie mir hier kurz eine nichtoperative Behandlung des senilen Prolapses zu erwähnen, die wir seit gut einem halben Jahr an der Frauenklinik Berlin-Neukölln durchführen. Es handelt sich dabei um die Anwendung eines Präparates, von der Firma Knoll AG., Ludwigshafen a. Rh., unter der Bezeichnung B 611 T herausgegeben, das durch infiltrierende Einspritzung in das subcutane Gewebe eine schrumpfende, narbige Gewebsplatte bildet. Die Reaktion der Patientinnen ist eine rein lokale, das Allgemeinbefinden wird nicht gestört. Die Vorbehandlung der Patientin besteht ausschließlich aus einer intramuskulären Injektion einer Ampulle SEE schwach zur Beruhigung. Wir hatten bis jetzt immer einen vollen Erfolg mit dieser Therapie. Leider kann ich diesen, wie aus dem Vorhergesagten zu ersehen, zur Zeit eben nur bis zu einem halben Jahr bestätigen.

Von einem speziellen Fall möchte ich hier noch besonders berichten. Es handelte sich um eine Frau im Alter von 68 Jahren, die kardial so stark dekompensiert war, daß an einen operativen Eingriff auch kleinster Art nicht zu denken war. Es bestand Inkontinenz der Harnblase, Totalprolaps des Uterus und mäßiger Rectumprolaps. Auch hier hat uns die Anwendung des Präparates B 611 T zu einem vollen Erfolg geführt.

10. Herr v. MASSENBACH-Göttingen: Es ist die Frage, ob man nicht auch einen anderen Weg bei der Behandlung der fast inkurabel erscheinenden Portiocarcinome gehen kann. Die Heilungsziffern bei dem Carcinom IV sind an unserem Material rund 15%. Sie werden sich noch weiter verbessern lassen, wenn man unter Inkauf-

nehmen größerer Defekte an Blase und Darm die Frauen weiterbestrahlt. Die Fisteln werden dann später nach einer Methode, die im Zentralblatt für Gynäkologie 1950, S. 1451 veröffentlicht wurde, operiert. Wir selbst haben nach Ausheilen eines weit fortgeschrittenen Carcinoms auf diese Weise 3 Frauen, BICKENBACH 4 Patientinnen operiert. Sie urinieren nach Anlegen eines Anus praeter durch den Anus und sind völlig kontinent. Es ist eine statistische Frage, die erst in einigen Jahren zu entscheiden sein wird, mit welcher Methode die besseren Ergebnisse erzielt werden. Das von uns geübte Verfahren ist ohne Zweifel für die Patienten wesentlich schonender und die Verstümmelung ist nicht so groß wie bei der BRUNSCHWIGschen Operation.

11. Herr T. ANTOINE-Wien: Bei der BRUNSCHWIGschen ebenso wie bei der SCHAUTAschen oder WERTHEIMschen Operation stellen die Drüsen das ausschlaggebende Moment dar. Nicht ob das Carcinom mehr oder weniger weit auf Blase, Rectum oder Parametrium übergegriffen hat, sondern ob die hypogastrischen Drüsen von den großen Gefäßen ablösbar oder ob lumbale Drüsen ergriffen sind, entscheidet über die Durchführbarkeit der Operation.

12. Herr J. THIES-Leipzig: Die Operation nach BRUNSCHWIG rate ich zweizeitig auszuführen; in 1. Sitzung die Anlegung des Anus praeternaturalis und die Bildung der Mastdarmblase, wenn das Rectum noch nicht von Carcinom befallen ist. Die 2. Operation besteht in der Entfernung von Blase und Uterus und Einpflanzung der Ureteren in die Rectumblase. Schwieriger wird die Operation, wenn man eine Dünndarmblase bilden muß. Wenn möglich, rate ich, einen carcinomfreien Rest der Blase als Septum über dem kleinen Becken zu verwenden. Ich habe diese Operation vor 25 Jahren so durchgeführt mit Heilung für etwa 5 Jahre. Die Patientin hat sich und 5 Kinder als Waschfrau ernährt und die Rectumblase war für mehrere Stunden völlig kontinent. Die Brunschwig-Operation wird ein Weg sein, wenn Bestrahlung und operative Behandlung keinen Erfolg versprechen, also in aussichtslosen Fällen von Carcinom.

Vorträge.

16. Herr E. RYDBERG-Kopenhagen: **Geburtsmechanismus** (Filmdemonstration. Zusammenfassung des Vortrages und kurze Beschreibung der im Film hervorgewiesenen Modellversuche). (Mit 2 Textabbildungen.)

In der Geburt in Hinterhauptslage gemäß dem gewöhnlichen und normalen Mechanismus wird eine ganz bestimmte und charakteristische Lage vom Kinde und dessen Teilen in der abschließenden Fase der Entbindung erreicht. Wenn der Geburtsmechanismus erklärt werden soll, handelt es sich darum zu zeigen, daß die Rotationsbewegungen, die zu dieser Lage führen, so gerichtet sind, daß sie eine Entspannung der Strukturen des Geburtsweges oder eine verminderte Spannung im Kinde selbst mitführen. Diese Tatsache kann auch so ausgedrückt werden: Die Drehungsbewegungen des Kindes müssen auf die asymmetrischen Eigenschaften des Kindes und des Geburtsweges zurückgeführt werden.

SELLHEIM stützt seine Erklärung auf die ungleiche Biegsamkeit des Kindes in die verschiedenen Richtungen und faßt den Geburtsmechanismus als eine Bewegung auf, wodurch ein Spannungsminimum im

Kinde selbst erreicht wird. Nach einer kritischen Prüfung der anatomischen und physiologischen Voraussetzungen der Annahme, daß ein Spannungszustand im Kinde während der Geburt entstehen sollte, wird eine Untersuchung der Formeigenschaften des Kindskopfes vorgenommen mit spezieller Rücksicht auf seine asymmetrischen Eigenschaften — asymmetrisch soll hier in dem Sinne aufgefaßt werden, daß axiale Symmetrie nicht vorliegt, indem der Kopf selbstverständlich im großen und ganzen symmetrisch bezüglich des Sagittalplanes ist.

Der Kopf eines neugeborenen Kindes hat keine Symmetrieachse und ist nicht eiförmig. Es wird erwiesen, daß die richtigste Beschreibung

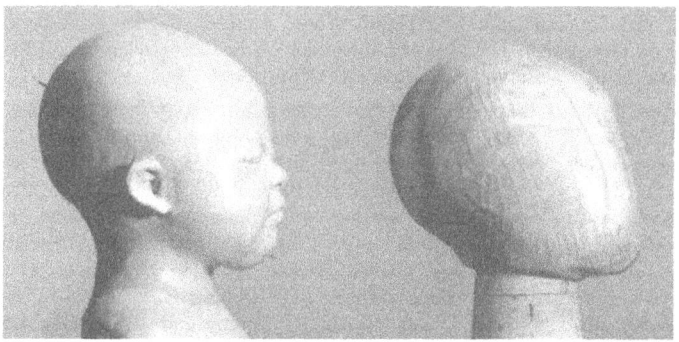

Abb. 1. Gipsabguß und Holzmodell nach einem Kopfe gemacht, der keine Deformation aufzeigte.

der Formeigenschaften die ist, den Kopf als bohnen- oder nierenförmig zu bezeichnen. Man könnte auch sagen, daß der Kopf ein ovaler gebogener Körper ist. Er hat einen längsten Durchmesser — den mentooccipitalen Durchmesser. Über und vor dem Planum mento-occipitale liegt der größte Teil seines Volumens. Dieser Teil ist die Konvexität des Kopfes: Scheitel, Stirn, Gesicht. Unter und rückwärts von demselben Plane sind die Krümmungsverhältnisse der Oberfläche ganz andere — dieser Teil des Kopfes ist einem schiefen Kegel ähnlich, mit der Spitze in der Protuberantia occipitalis externa, wenn man sich den Hals fortdenkt.

Eine Serie von Modellversuchen werden mittels eines Filmes demonstriert. Die Modelle sind aus Balsa-Holz gemacht und werden durch Gummiröhren getrieben, die die Dimensionen eines beinahe vollständig ausgeweiteten Geburtskanals haben. In den beiden ersten Experimenten werden die Modelle vermittels einer mechanischen Einrichtung hervorgetrieben, in allen folgenden Versuchen wird Luftdruck als hervortreibende Kraft verwendet. Schmierung mit Ricinusöl.

Erst werden Versuche mit einem Modell ausgeführt, das die Form eines Eies hat und folglich symmetrisch um eine Achse ist. Das Modell wird in querer Lage im Eingang gestellt. Im Beginn des Durchganges tritt Flexion ein, und beim Passieren des unteren gebogenen Teiles des Rohres folgt die Achse des Modells der variierenden Richtung des Rohres. Es wird keine Rotation um die Achse des Modells hervorgerufen. Dies wird erklärt durch die achsiale Symmetrie der Oberfläche des Modells, die für die Entstehung rotierender Kräfte bezugs der Achse des Modells keinen Anlaß gibt. Die Anpassung der Achse nach der Längsrichtung des Rohres ist offenbar eine Folge der Spannungskräfte, die im Rohre erweckt werden.

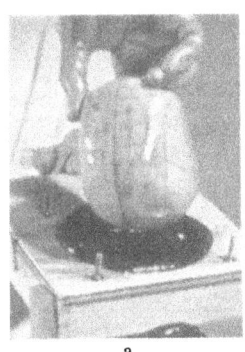 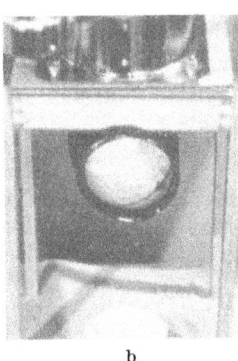 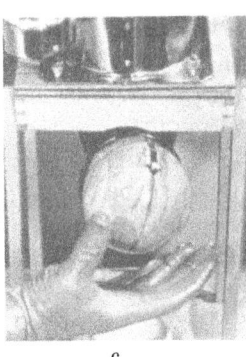

a b c

Abb. 2a—c. Ein Versuch mit demselben Modell, das in Abb. 1 abgebildet ist. Als Treibkraft wird Luftdruck angewendet. Die Pumpe ist nicht sichtbar am Bilde. a Das Modell wird in dorsoposteriorer Lage in den künstlichen Geburtskanal eingestellt; b die innere Rotation ist im Gange; c Geburt des Modells in normaler Lage mit dem Nacken vorgehend und unter Extension. Die Pfeilspitze entspricht ungefähr der Lage der kleinen Fontanelle.

Hernach werden 4 Experimente mit Modellen vorgenommen, die nach wirklichen, nicht verformten Kindesköpfen hergestellt sind. Die Modelle werden im Eingang des künstlichen Geburtskanals quergestellt plaziert. Flexion tritt beim Tiefertreten sogleich ein, wenn nicht vorhanden vom Beginn des Versuches. Während des Durchtrittes folgt der mento-occipitale Durchmesser der Längsrichtung des Rohres, und in dem unteren, gebogenen Teil des Rohres tritt als neue Bewegungskomponente eine Rotation um diesen Durchmesser auf, die dazu führt, das die Konvexität des Modells — Scheitel, Stirn, Gesicht — zuletzt hinten und nach unten im Rohre zu liegen kommt und die hintere Höhlung des Rohres ausfüllt. Das Modell wird unter Deflexion „geboren". Die Bewegung ist dem natürlichen Geburtsmechanismus vollständig ähnlich, wenn man dafür sorgt, daß das Modell während des Durchtrittes etwas vor- und rückwärts verschoben wird, so daß die Bewegung oschillierend wird. Die in den letzten Versuchen observierte, neue Bewegungskomponente muß einleuchtend als einfache Akkomodation betrachtet werden, die beim Zusammenspiel von der Form des Modells und der Deformationsspannung des Gummirohres hervorgebracht wird.

Ein Modell wird im Eingang des Rohres in der ersten hinteren Hinterhauptslage eingestellt. Während des Durchtritts wird eine lange innere Rotation vollgebracht, und das Modell wird wie vorher mit dem Nacken vorgehend und dem Scheitel und der Stirn nach unten liegend geboren (Abb. 2a—c).

Zuletzt werden Experimente gezeigt, die mit einem Modell vorgenommen werden, das nach einem sehr deformierten Kopf hergestellt war. Die Geburt hatte lange Zeit in der zweiten hinteren Hinterhauptslage stillgestanden. Dabei war ein großer Geburtsgeschwulst über die linke, obere Parietalregion gebildet, der den Formcharakter des Kopfes ganz verändert hatte im Sinne einer vorwärts und nach links gerichteten Abbeugung der Scheitelpartie. Dieses Modell rotiert nicht so wie die anderen. Wird es in der zweiten hinteren Hinterhauptslage im Eingang gestellt, passiert es das Rohr in derselben Lage und wird unter Vorwärtsbeugung geboren mit dem Nacken rückwärts und nach rechts. Wird es in querer Lage mit dem Nacken nach rechts im Eingang gestellt, dreht sich der Nacken beim Durchtritt rückwärts, und der Austritt vollzieht sich wie vorher.

Diskussion des observierten mechanischen Prozesses und seine eventuelle Analogie mit den natürlichen Vorgängen in der Geburt.

Mechanisch betrachtet ist die Geburt *eine Deformationsarbeit*. Der weiche Geburtsweg wird dilatiert und gestreckt durch Anpressen des Kopfes auf seiner Oberfläche. Dabei entstehen Spannungskräfte, die den Kopf so zu stellen streben, daß er mit geringstmöglicher Deformationsspannung des Geburtsweges hindurchgeht. Es ist ohne weiteres klar, daß dieser Prozeß vieles gemein mit den Modellversuchen hat, und man kann darüber nicht im Zweifel sein, daß rotierende Kräfte entstehen, die denen ähnlich sind, die in den Experimenten die Bewegung der Modelle beherrschen. Welche Bedeutung ihr zugemessen werden soll, ist eine andere Frage.

Die Raum- und Formeigenschaften des knöchernen Beckens können nicht den Geburtsmechanismus erklären — darum herrscht praktisch Einigkeit — wenn man auch nicht behaupten kann, daß sie ohne jede Einwirkung auf die Bewegung sind.

Die wenn möglich zu beantwortende Frage ist dann zuletzt diese: Können die Spannungskräfte im Geburtsweg den Geburtsmechanismus erklären, wenn die Form des Kindskopfes berücksichtigt wird, und sind sie der eigentliche wirksame Faktor in Ausbildung des Bewegungstypus. oder sind Spannungen im Kinde selbst mitwirkend oder sogar von ausschlaggebender Bedeutung für den Mechanismus?

Wenn ich die geschmeidige, oszillierende Schraubenbewegung des Kopfes während der Entbindung beobachte, kann ich mich nicht des

Eindrucks erwehren, daß der Ablauf der Bewegung im großen und ganzen durch die Berührung des Kopfes mit dem Geburtskanal bestimmt wird, und daß die Kräfte, die hier wirksam sind, zu jeder Zeit die Stellung des Kopfes beherrschen. Die Annahme, daß Spannungen im Kinde selbst entstehen, die Bedeutung für die Bewegung haben, ist eine schwer zu beweisende Hypothese, die in dem, was observiert werden kann, nur wenig Stütze findet.

Einige Einwände gegen diese Hypothese folgen:

1. Wenn man die Beweglichkeit und Biegsamkeit des Halses eines *eben geborenen* Kindes prüft, muß man sagen, daß sie auffallend groß sind.

2. Ein totes Kind wird nach dem gewöhnlichen Mechanismus geboren, und beim toten Kinde wenigstens sind die Beweglichkeit und Schlaffheit des Halses ganz außerordentlich groß.

3. In einer nicht geringen Zahl der Fälle wird die innere Rotation ausgelöst und schreitet ohne jede ausgesprochene Flexion wie gewöhnlich fort; die avancierte Flexionshaltung muß doch die Voraussetzung sein für die Entstehung eines nennenswerten Spannungszustandes im Kinde selbst.

4. Wenn der Kopf durch langes Verweilen in Querstellung oder dorsoposteriorer Hinterhauptslage verformt geworden ist, so wirkt diese Deformation in vielen Fällen so, daß diese Lage konserviert wird, ebenso wie es der Fall war in dem Versuch mit dem deformierten Modell.

Diese Tatsachen sind jedem Obstetriker wohlbekannt, und es muß hervorgehoben werden, daß die konservierende Wirkung der Verformung des Kopfes eben deutlich bei Lagen hervortritt, wo die rotierende Wirkung der Haltungsspannung des Kindes besonders groß sein möchte, wie bei persistierender hinterer Hinterhauptslage. *Die Formeigenschaften des Kindskopfes geben eine hinreichende Erklärung des Geburtsmechanismus ab.*

Man muß doch die Möglichkeit zugeben, daß starke und schnelle Flexion des Kopfes ein beitragender Faktor sein könnte um die innere Rotation auszulösen, besonders in jenen Fällen von primären dorsoposterioren Lagen, wo größere Verformung des Kopfes nicht stattgefunden hat. Überhaupt muß man auch natürlich mit zufälligen Einflüssen rechnen wie die Lage der Gebärenden, Bewegungen des Kindes usw.

Die gesetzmäßige Bewegung des Kopfes, die auffallende Stabilität des ganzen Prozesses stimmt am besten mit der Annahme überein, daß die Form des Kindskopfes der entscheidende Faktor für den Geburtsmechanismus ausmacht. Alle obstetrischen Erfahrungen sprechen auch unzweideutig für die Auffassung, daß der Kopf der wesentliche und entscheidende Faktor bei dem mechanischen Verlauf der Geburt ist, sowohl unter normalen wie unter pathologischen Verhältnissen.

Die hier in ihren Hauptzügen präsentierte Theorie wurde ausführlich dargestellt in J. Obst. & Gynaec. Brit. Emp. 42, 600, 795 (1935) und eine neue erweiterte Ausarbeitung einschließlich einer Beschreibung der Modellversuche wird bald in Acta Obst. & Gynec. Scand. als Supplementum erscheinen.

Aussprache zum Vortrag 16.

1. Herr A. MAYER-Tübingen: Ich bin zutiefst beeindruckt davon, daß nun auf einmal die SELLHEIMsche Erklärung des Geburtsmechanismus, die wohl zu seinen genialsten Leistungen gehört und ihm Weltruhm eintrug, nicht mehr gelten soll.

Das Wesen der SELLHEIMschen Erklärung des Geburtsmechanismus beruht darin, daß die in verschiedenen Abschnitten anatomisch verschieden beschaffene und daher verschieden biegbare kindliche Wirbelsäule sich an das „Knie des Geburtskanales" anpaßt nach dem Gesetz des „kleinsten Zwanges", und darin, daß die Wehenwirkung über die Wirbelsäule auf den Kopf fortgeleitet wird. Man darf daher nicht die Experimente am isolierten Kopf vergleichen mit der „Fruchtwalze". Die Bedeutung der Wirbelsäule sieht man auch daran, daß nach der Geburt des Kopfes das zunächst nach hinten sehende Gesicht durch das Verhalten der Wirbelsäule im „Knie" des Geburtskanals nach der einen oder anderen Seite gedreht wird. Die SELLHEIMsche Theorie ist daher nicht widerlegt.

Außer der rein wissenschaftlichen Seite sprechen in diesem Augenblick bei mir auch *persönliche* Momente mit. In unserer gemeinsamen Assistentenzeit bei HEGAR hatte ich die SELLHEIMschen grundlegenden Forschungen von Anfang an miterlebt. In der von ihm konstruierten lebensgroßen *„Geburtsmaschine"* sollte ich nach einer „Probegeburt" in *Freiburg* auf dem *internationalen Kongreß in Madrid* vor den Augen der Gynäkologen ein zweites Mal auf die Welt kommen. Aber die Probegeburt klappte leider nicht. Die geplante Madrider Reise wurde abgestellt und SELLHEIM prophezeite mir wegen meines falschen Benehmens und wegen meiner Ungeschicklichkeit als „Geburtsobjekt", daß aus mir nichts wird. Indes in unserer gemeinsamen *Tübinger* Zeit war SELLHEIM dann der große Wurf gelungen und die Frage des Geburtsmechanismus galt als gelöst.

So stark mich auch die Vorführungen von Herrn RYDBERG beeindruckten, so haben sie mich doch nicht davon überzeugt, daß die SELLHEIMschen Anschauungen nicht stimmen. Um es noch einmal zu sagen: man darf das Verhalten des *isolierten Kopfes* nicht übertragen auf die „Fruchtwalze", unter deren Bestandteilen die *kindliche Wirbelsäule* mit ihrer in den verschiedenen Abschnitten verschiedenen Biegsamkeit eine so große Rolle spielt. Sodann darf man die über die Wirbelsäule gehende *Wirkung der Wehenkraft* auf den kindlichen Kopf nicht gleichsetzen mit einer *peripher* am isolierten Kopf *örtlich* ansetzenden Einwirkung.

Selbstverständlich verdienen die Beobachtungen des Herrn Vortragenden alle Beachtung, aber die SELLHEIMsche Theorie ist damit nicht widerlegt und ich möchte sagen: „Die Botschaft hör ich wohl, allein mir fehlt der Glaube!"

2. Herr W. LANGREDER-Freiburg (mit 1 Textabbildung): Abgesehen von den entscheidenden mütterlichen Komponenten bei der Geburt, die der Filmvortrag zum Teil neu beleuchtete, hilft auch die Frucht meines Erachtens bei ihrer Austreibung aktiv mit. Die häufige postpartale Erschlaffung der Frucht ist im Gegensatz zu RYDBERGS Anschauung „reaktiv" und entspricht den fetalen Ge-

burtsanstrengungen. Der fetale Aktionsbeitrag zum Partus, der beim Menschen bekannt wurde, ist an Hand von Abbildungen bei den großen uniparen Säugetieren gut demonstrierbar. Auch hier erleichtern die meines Erachtens reflektorischen Kopf- und Beinstreckungen, welche auf Druckreize hin einsetzen, die

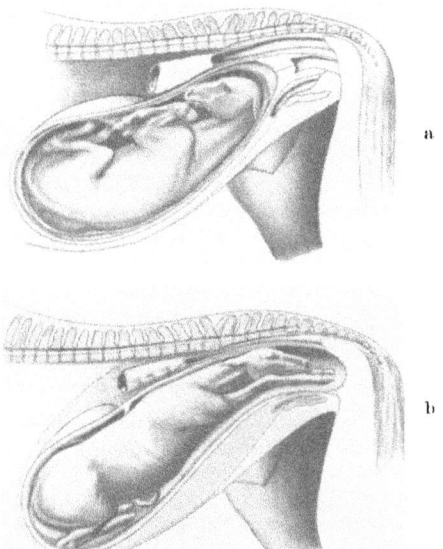

Abb. 1a. Die „Ruhelage" stellt die aktiv eingenommene uterine Normalhaltung während der Schwangerschaft und zu Beginn der Geburt dar.
Abb. 1b. Zur Geburt wird der Fet in „Bewegungslage" gedreht, wobei auch am Tier reflektorische Bein- und Kopfstreckungen zu beobachten sind, welche den Geburtsvorgang aktiv unterstützen. (Abb. von STOSS, Arch. Tierhk. 53, 6.)

Austreibung (s. Abb. 1b). Sie fehlen beim toten Feten, der mit intrauteriner Haltung geboren wird (s. Abb. 1a). Das lebende Neugeborene ist aber selbst bei den Nestflüchtern direkt post partum (im Gegensatz zum Zustand unter der Geburt und am Tage nach der Geburt) völlig erschöpft und schlaff.

3. Herr WOLF-Freiburg: Die SELLHEIMschen Anschauungen über den Geburtsmechanismus sind ja keineswegs so vollkommen anerkannt, wie wir in Deutschland meist annehmen. So lehnt FEKETE gerade die Erklärung der inneren Stellungsdrehung durch die verschiedene Biegsamkeit der kindlichen Wirbelsäule vollkommen ab. Tatsächlich wird ja auch FEKETEs eigene Anschauung, die allein den Levatorschenkeln einen Einfluß zuerkennt auch in der deutschen Literatur, so auch von unserem Herrn Präsidenten in seinem Handbuchbeitrag über die Deflexionslagen, immer dann herangezogen, wenn man glaubt, mit der SELLHEIMschen Theorie nicht auszukommen. Des weiteren hat ja auch DE SNOO über SELLHEIMs Anschauungen hinaus noch auf andere Momente hingewiesen, die ebenfalls zur inneren Stellungsdrehung des kindlichen Schädels mit beitragen. Ich glaube, daß die DE SNOOsche Anschauung bis zu einem gewissen Grade sogar der RYDBERGschen ähnlich ist. DE SNOO hat ja eine ganz große Bedeutung dem exzentrischen Stand des kindlichen Hinterhauptes zugebilligt. Er hat dabei den vorderen Teil des kindlichen Gehirnschädels mit dem Gesichtsschädel zusammen als eine Art Ellipsoid

betrachtet, dem das Hinterhaupt als Vorsprung aufsitzt. RYDBERG scheint im Gegensatz dazu dem an das Ellipsoid des kindlichen Gehirnschädels als Vorsprung angesetzten Gesichtsschädel bei der inneren Stellungsdrehung eine größere Bedeutung zuzumessen.

SELLHEIM hat man ja am meisten immer vorgeworfen, daß er mit seiner Theorie die innere Rotation nur erklären könne, wenn sie frühestens im Knie des Geburtskanals beginnen würde. Tatsächlich fände aber bei sehr vielen Geburten die Drehung schon wesentlich höher statt. Diesen Vorwurf kann man auch RYDBERGS Theorie machen. Bei den Bildern, die wir gesehen haben, dreht sich der Schädel ja auch immer erst sehr tief, eigentlich erst auf dem Beckenboden.

Wir selbst haben in den letzten Jahren uns die Frage gestellt, ob die innere Stellungsdrehung nicht durch ein ganz anderes Phänomen wenigstens *eingeleitet* wird. Wir haben Versuche unternommen, die Weite des Muttermundes unter der Geburt fortlaufend zu messen. Zu diesem Zweck brachten wir rechts und links am Muttermund ganz kleine elektrische Spulen an und bestimmten durch Induktion deren Abstand. Dabei zeigte sich nun auffallenderweise, daß bei der I. Hinterhauptslage die linkssitzende Spule schon sehr frühzeitig stark nach vorn gegen die Symphyse rückte, während die gegenüberliegende Spule weniger stark nach hinten gegen das Kreuzbein sich verschob. Etwa gleichzeitig berichtete OTTOW im Zentralblatt für Gynäkologie über Spiralrisse in den seitlichen Scheidengewölben, die zweifellos dadurch entstehen, daß der Uterusausführungsgang sich unter der Geburt stark gegen die Scheide verdreht. Man mußte sich die Frage vorlegen: Kommt diese Drehung des Uterusausführungsganges dadurch zustande, daß der rotierende kindliche Kopf das untere Uterinsegment mitnimmt, oder wird die Drehung nicht primär durch das untere Uterinsegment und die Cervix eingeleitet? Wir bauten Modelle, in denen nach der GOERTTLERschen Anschauung die Uterusfasern als Spiralen dargestellt wurden. Es zeigte sich dann, daß in einem solchen System tatsächlich eine Drehung einsetzt, wenn man es einseitig belastet. Diese einseitige Belastung tritt aber auch bei der normalen Geburt aus Hinterhauptslage dadurch auf, daß das exzentrisch stehende kindliche Hinterhaupt den Durchtrittsschlauch wesentlich stärker ausbuchtet als die Stirn und das kindliche Gesicht. Es könnte also tatsächlich so sein, daß dank der spiraligen Anordnung der Uterusfasern die innere Stellungsdrehung des kindlichen Schädels durch den Uterus selbst eingeleitet wird. — Leider muß diese Anschauung Hypothese bleiben, da es wohl vorerst keine Methode gibt, mit der man den Nachweis erbringen könnte, ob der kindliche Schädel oder der Durchtrittsschlauch zuerst mit der Rotation beginnt.

4. Herr v. SCHUBERT-Berlin: Wir haben gestern gehört, daß bei der „schmerzlosen Geburt" die Frequenz der Zangen enorm steigt, zwischen 8% und 80% sämtlicher Geburten, je nach Methode und nach dem Temperament des Geburtshelfers. Wir haben weiter gehört, daß bei der „schmerzlosen Geburt" die Zahl der tiefen Querstände stark zunimmt, und wir haben endlich durch die außerordentlich wichtigen Mitteilungen von SCHRÖDER-Barmbeck erfahren, wie häufig bei durch Zange entwickelten Kindern Gehirnstörungen festzustellen sind durch das Encephalogramm. Halten wir diese Tatsachen zusammen, ergibt sich die Notwendigkeit, die in Zukunft so viel häufigeren Zangenoperationen auf die schonendste Weise durchzuführen. Insbesondere beim tiefen Querstand bedeutet das übliche Fassen des Kindsschädels in der Diagonale eine sicher viel größere Gefährdung des Gehirns als das grundsätzlich biparietale Fassen des Schädels mit der Kielland-Zange, die deshalb in weitestem Umfang angewendet werden sollte, wogegen die Operation nach SCANZONI abzuschaffen wäre.

Bei der Technik der Kielland-Zange ist auf 2 Punkte hinzuweisen:

1. Muß der vorne liegende Löffel bei dem Kielland-Manöver so gedreht werden, daß seine konkave Kante sich über den konvexen Kindsschädel abrollt. Zu diesem Zweck muß der vordere Löffel, wenn es der linke ist, rechts herumgedreht werden, wenn es der rechte ist, linksherum. In den meisten deutschen geburtshilflichen Lehrbüchern wird dieser Akt genau verkehrt dargestellt.

2. Soll auch der gut gefaßte Schädel nicht zur gewaltsamen Erweiterung der Weichteile, besonders bei Erstgebärenden, benutzt werden, sondern es sollen alle Hindernisse aus dem Weg geräumt werden durch einen möglichst weit seitlich angelegten tiefen, mit einem geknöpften Messer angelegten Scheiden-Dammschnitt. Mit dieser Technik gelingt es in spielend eleganter Weise, den völlig unbeschädigten Schädel innerhalb einer Minute zu entwickeln, an dem die Zangenmarken, wenn überhaupt vorhanden, auf den Wangen des Kindes ruhen, wo sie das Gehirn nicht in Gefahr bringen. Die tiefen Scheiden-Dammschnitte heilen nach exakter Naht anstandslos, so daß die so operierten Frauen durchschnittlich am 17. Tage entlassen werden. In 30jähriger Anwendung der Kielland-Zange ist meine eigentliche kindliche Zangenmortalität gleich Null und sind mir auch spätere Hirnschädigungen nicht bekannt geworden. — Es folgt ein Film über die Durchführung dieser Operation bei einer Erstgebärenden, wobei der querstehende Schädel in Beckenmitte gefaßt, mit Leichtigkeit rotiert und nach Anlegen eines Scheiden-Dammschnittes extrahiert wird, was alles zusammen kaum eine Minute dauert.

5. Herr RYDBERG-Kopenhagen (Schlußwort):
Manuskript nicht eingegangen.

Eröffnung des 3. Kongreßtages.
Einleitung zu dem Referat TAYLOR.

Wir kommen heute zu unserem 3. Referatthema. Der Plan, die neuro-vegetativ bedingten Störungen im kleinen Becken der Frau zum Gegenstand von Hauptberichten zu machen, wurde auf der Queen Mary bei meiner Reise nach Amerika gefaßt und durch die lebhaften Gespräche mit den englischen Kollegen, besonders mit JAMES YOUNG, hervorgerufen. Der Plan reifte zum Entschluß heran, nachdem ich in Amerika gesehen hatte, in wie hohem Maße die gynäkologische Psychosomatik augenblicklich dort diskutiert wird. Sie können daraus erkennen, wie stark die praktische Medizin und medizinische Forschung in der Neuen Welt nicht nur technisch und experimentell, sondern auch erkenntnistheoretisch orientiert ist!

Meine Absicht geht nun dahin, in den Referaten *nicht* die Art der psychischen Reize, die somatische Störungen zur Folge haben können, also *die psychoanalytische Seite der Sache*, zur Darstellung bringen zu lassen; *das möge bei einer anderen Gelegenheit geschehen*; sondern die *Einwirkungswege*, auf denen *psychische Noxen* über die zentralen Regulationseinrichtungen auf das Genitale der Frau störend einwirken können. Dazu suchte ich zunächst nach Referenten aus den Grundlagenfächern Anatomie und Physiologie. Ich wollte z. B. die eigentümlichen neuro-hormonalen Wechselwirkungen in der *Kontaktfläche des Hypophysenstieles* und das dort befindliche hochorganisierte Schaltsystem zwischen den humoralen und neuralen Regulationen dargestellt wissen. Aber es geschah das Überraschende, daß ich dafür keinen Referenten fand. Man wisse noch nicht genug darüber. Ich mußte mich deshalb auf die *klinischen* Referate beschränken, und wir haben wieder einmal den Fall vor uns, daß die Klinik voraneilt und das Normale zuerst auf dem Umwege über die Pathologie untersucht wird, wie es schon oft in der medizinischen Forschung vorgekommen ist, z. B. in der *Konstitutionslehre,* in der das Studium der abnormen Konstitutionsformen erst sekundär zum Studium der normalen Konstitutionstypen geführt hat. In unserem Falle eilt also die Regulationspathologie der Regulationsphysiologie voraus. Man könnte frei nach dem Neuen Testament sagen: An ihren Fehlern sollt ihr sie erkennen!

Die Referate beziehen sich also auf die Frage, welche Möglichkeiten der Einwirkungen peripherer Reize — in diesem Sinne gehört auch die Psyche und damit das Großhirn zur Peripherie — zu krankhaften Erregungen mit zunächst nur funktionellen, dann aber bald auch anatomischen genitalen Störungen der Frau führen können.

Ich bitte nunmehr Herrn TAYLOR, zu dem 1. Referat das Wort zu ergreifen. Ich danke Herrn Kollegen TAYLOR aufrichtig dafür, daß er meiner Aufforderung nachgekommen ist. Ich weiß, daß Ihnen, lieber Herr Kollege, die Reise gerade zu diesem Zeitpunkt sehr schwer gefallen ist, da Sie vor kurzem noch in St. Francisco sprechen mußten, und daß Ihnen die Reise nach Europa in dieser frühen Jahreszeit miserabel schlecht paßt. Wir danken Ihnen für das große Opfer, das Sie bringen an Zeit und Arbeitskraft!

III. Hauptbericht.
Die neurovegetativ bedingten Störungen im kleinen Becken der Frau.

Von

H. C. TAYLOR-New York.

Meine Damen und Herren!

Ich glaube, daß es die wesentliche Aufgabe meines heutigen Vortrages ist, die Vorträge anderer Redner und eine allgemeine Diskussion einzuleiten. Es besteht zweifellos ein großes Bedürfnis danach, daß sich die Gynäkologen verschiedener Länder über die Terminologie, die Grundauffassungen und die Ziele weiterer Forschung einigen.

Zunächst will ich Ihnen einen kurzen Überblick darüber geben, was von der Anatomie und Physiologie des autonomen Nervensystems im Becken bekannt ist.

Hierauf möchte ich in Kürze auf diejenigen klinischen Zustände in der Geburtshilfe und Gynäkologie hinweisen, bei denen das autonome Nervensystem eine Rolle spielt.

Schließlich möchte ich auf einen gewissen Punkt des Themas, dem ich besondere Aufmerksamkeit gewidmet habe, etwas genauer eingehen, nämlich auf denjenigen Zustand, der früher als ,,chronische Parametritis posterior" bezeichnet wurde und der jetzt verschiedentlich als ,,plexalgie hypogastrique", als ,,pelvic congestion" und als ,,spastische Parametropathie" beschrieben wird.

I. Einiges über die normale Anatomie und Physiologie des autonomen Nervensystems im Becken.

Die autonome Nervenversorgung des Uterus und seiner Adnexe, der glatten Muskulatur und der Gefäße der Beckengewebe stammt, wie bei allen anderen Organen, aus zwei verschiedenen Ursprungsorten. Die sympathischen Fasern kommen zum größten Teil aus dem unteren Brust- und oberen Lendenmark, die parasympathischen Fasern stammen aus dem Sacralmark. Die sympathischen und die parasympathischen Nervenfasern haben mehr oder weniger entgegengesetzte Wirkungen, wobei das richtige Gleichgewicht zwischen beiden Systemen den normalen Zustand herbeiführt.

Wenn man eine Betrachtung in großen Zügen anstellt und eine Menge von Widersprüchen und Ausnahmen zuzugeben bereit ist, dann kann man zusammenfassend feststellen, daß der Sympathicus die motorischen Fasern zu den glatten Muskeln und zu den Gefäßen des Geschlechtsapparates liefert, während der Parasympathicus Gefäßerweiterung bewirkt, zumindest am äußeren Genitale und wahrscheinlich auch im

Uterus, und daß er die Uterusfunktion hemmt. Erwähnt seien auch noch afferente Fasern, die die autonomen Nervenfasern begleiten und die sensiblen Reize der Beckenorgane leiten.

Die Physiologie des autonomen Nervensystems im Becken wird durch 2 Umstände außerordentlich kompliziert, nämlich 1. durch den lokalen, organeigenen Regulationsmechanismus der Gefäße und des Myometriums und 2. durch die Wirkung humoraler Faktoren, im wesentlichen durch die Steroidhormone.

1. Es ist seit 75 Jahren bekannt (GOLTZ und FREUSBERG[23]), daß bei Tieren Empfängnis und Geburt normal verlaufen können, auch wenn das Rückenmark vorher vollkommen durchtrennt wurde. Durchschneidung des Plexus hypogastricus superior bewirkt bei Frauen vielleicht verringerte Schmerzen während der Geburt, jedoch keineswegs den Verlust normaler Uterusleistung (ANSELMINO und PLASKUDA[2]). Reflektorische Erweiterung der Gefäße des äußeren Genitales tritt nach kompletter Zerstörung des Sacralmarkes auf. Aus diesen Beispielen geht hervor, daß ein selbständig wirkender, unabhängiger Apparat vorhanden ist, der die Muskulatur und die Gefäße des Beckens beherrscht, und daß die Funktion des autonomen Nervensystems nur darin besteht, die physiologischen Vorgänge zu regulieren, nicht aber sie zu bestimmen oder gar völlig zu beherrschen.

2. Der zweite, sehr wesentliche, komplizierende Faktor ist der Einfluß der endokrinen Substanzen auf die Organe des Beckens. Der Einfluß der Hormone ist in der Tat so stark, daß man, wie aus der Literatur hervorgeht, viele Jahre lang der Wirkung von nervösen Einflüssen im Becken kaum Beachtung geschenkt hat. Das endokrine System beeinflußt die Vorgänge im Becken durch die Hormone in verschiedener Weise (Tabelle 1).

Tabelle 1. *Beziehungen zwischen Hormonen und vegetativem Nervensystem.*
1. Hormone und Aufrechterhaltung der normalen Ansprechbarkeit der Erfolgsorgane.
2. Hormone als Teilfaktoren im „gemischten Reflex".
3. Hormone und Änderung der Reaktion auf nervöse Impulse.
4. Hormone als Faktor bei der Entstehung des Stress-Syndroms.

a) Die Hormone der Hypophyse und der Ovarien halten die Genitalorgane in einem Zustand, in dem sie auf nervöse Impulse ansprechen können. Ohne Einfluß der gonadotropen Hormone stellen die Ovarien ihre Funktion ein. Bei Wegfall der Wirkung der Follikelhormone atrophiert die Muskulatur der MÜLLERschen Gänge und reagiert nicht mehr auf nervöse Reize. Es wurde beobachtet, daß sogar die Ganglienzellen im FRANKENHÄUSERschen Ganglion bei Kastration oder in der Menopause atrophieren (KENNEDY[33] und BLOTEVOGEL[6]).

b) Es kommt auch das Zusammenarbeiten des autonomen Nervensystems mit einem Hormon vor, und es entsteht dann in gewissem Sinn eine Art gemischter Reflex. Das beste Beispiel dafür kann man in der Physiologie der Fortpflanzung bei denjenigen Versuchstieren finden, bei denen, wie beim Kaninchen, eine mechanische oder elektrische Reizung der Cervix auf dem Nervenwege zur Hypophyse geleitet wird. Von der Hypophyse aus kommen hierauf gonadotrope Hormone zur Ausschüttung, die ihrerseits auf dem Blutwege die Ovulation einleiten (HINSEY[28]). Viele Beispiele dieser Art von Zusammenarbeit des nervösen und endokrinen Systems sind bekannt.

c) Die Ovarial- und andere Steroidhormone können aber auch die Reaktionen auf nervöse Impulse in ihr Gegenteil umkehren. Ein sehr auffallendes Beispiel für dieses Phänomen bietet sich uns bei der Beobachtung des sog. „pregnancy reversal", der umgekehrten Schwangerschaftsreaktion, wie sie bei der Katze vorkommt. Bei Katzen bewirkt die Reizung des Plexus hypogastricus eines nichtschwangeren Tieres Erschlaffung des Uterus, während die Reizung beim schwangeren Tier Uteruskontraktion verursacht (CUSHNY[12] und DALE[13]). Diese Schwangerschaftsumkehrreaktion ist anscheinend im wesentlichen dem Progesteron zuzuschreiben, denn sie kommt auch bei Scheinschwangerschaft (VAN DYKE und GUSTAFSON[27, 61]) und auch bei bloßer Injektion von Progesteron vor (KENNARD[32]). Die Reaktionsumkehr hängt wahrscheinlich mit dem Einfluß der Steroidhormone auf die Wirkung der chemischen Substanzen zusammen, die bei der Übertragung von Nervimpulsen eine Rolle spielen. Follikelhormon z. B. mobilisiert Acetylcholin im Kaninchenuterus (REYNOLDS[51]), und es ist sehr wahrscheinlich, daß bei gebärenden Frauen der Uterus Acetylcholin und vielleicht Sympathin in das Blut und in die Lymphbahnen während der Geburt abgibt (REYNOLDS[52]).

d) Wie man in der amerikanischen Medizin heute mit ziemlicher Sicherheit annimmt, fällt den Hormonen auch eine bedeutende Rolle bei der Entstehung der „Stress"-Reaktion des Körpers zu. Diese Auffassung wird von HANS SELYE[55, 56] in Montreal vertreten, und von ihm stammt auch der Terminus: „general adaptation syndrome", allgemeines Anpassungssyndrom. Es entwickelt sich in 3 Stadien: a) die Alarmreaktion, b) das Stadium des Widerstandes und c) das Stadium der Erschöpfung. Anstrengungen und Belastung verschiedener Art, physische wie seelische, erzeugen eine vermehrte Sekretion von adenocorticotropem Hormon, abgekürzt ACTH, das dann seinerseits die Nebennierenrinde zur Sekretion von Corticosteron bringt. Das Alarmstadium wird, wie man annimmt, von einer starken Überfunktion des adrenergischen sympathischen Systems begleitet und zeigt Spannungs- und Aufregungszustände im Falle von leichtem „Stress" und Depression im Falle von heftigem Schock. Es ist eine der wichtigsten Aufgaben der Gynäkologie von heute, die Einwirkung von Stress auf die physiologischen Vorgänge der Fortpflanzungsorgane zu studieren und sich darüber klar zu werden, welche Rolle den endokrinen Drüsen und dem Nervensystem dabei zukommt.

Wenn wir je dahin gelangen wollen, die Funktion des autonomen Nervensystems in der Gynäkologie in ihren Einzelheiten zu verstehen, so dürfen wir nicht nur die eigentliche primäre Funktion dieses Nervensystems betrachten, sondern müssen auch die lokalen Regulationsmechanismen, die am Werke sind, und die Manifestationen hormonaler Einflüsse berücksichtigen.

II. Klinische Zustände, die als Folge von Störungen im autonomen Nervensystem angesehen werden.

Wenn man sich der Betrachtung klinischer Zustände zuwendet, die entweder zur Gänze oder zum Teil gewissen Funktionsstörungen im autonomen Nervensystem zugeschrieben werden, so eröffnet sich einem ein weites Gebiet und gleichzeitig ein etwas verworrenes Bild. Erst das Studium der internationalen Literatur macht es möglich, Tabellen anzufertigen, mit deren Hilfe man den ungefähren Umfang des ganzen Gebietes darstellen kann.

Es erweist sich als notwendig, wenn man den Mechanismus der Zustände wirklich kennenlernen will, eine Untersuchung der Verhält-

Tabelle 2. *Mechanismus der neurovegetativen Störungen.*

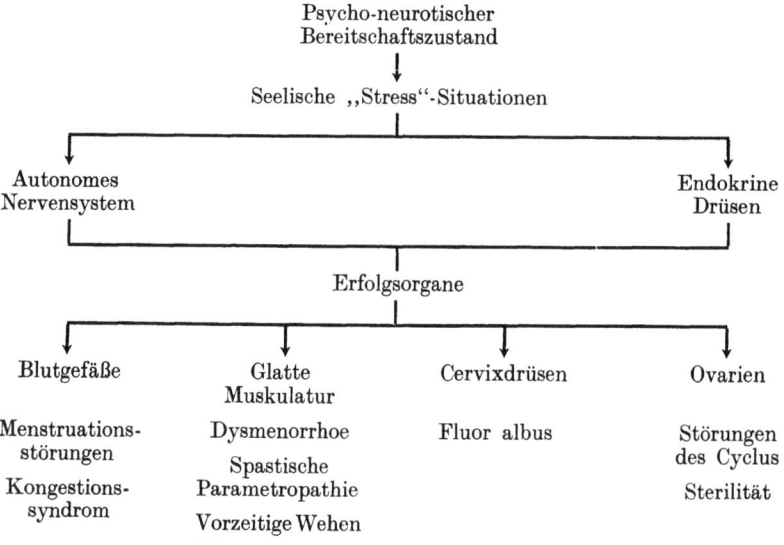

nisse, die den Symptomen zugrunde liegen, von wenigstens 4 Gesichtspunkten aus anzustellen. Die zweite Tabelle gibt eine schematische Übersicht über die Zusammenhänge, die hier in Betracht kommen. In typischen Fällen wird die Patientin, bevor die Krankheit manifest wird, durch die Erlebnisse in früheren Jahren sozusagen sensibilisiert und trägt eine Bereitschaft in sich, in gewissen Situationen ihres Lebens in besonderer Weise zu reagieren. Sie bleibt jedoch gesund bis zu dem Augenblick, wo diese physische oder seelische Stress-Situation auftritt. Im Verlauf einer solchen Stress-Situation gelangen Reize zu den Endorganen im Becken sowohl auf dem Wege über das autonome Nervensystem wie über die Hormone. Die betroffenen Endorgane sind die Blutgefäße, das Myometrium, die Ovarien und die cervicalen Schleimdrüsen. An diesen Organen können eine ganze Reihe von Symptomen entstehen.

Über all das ist schon viel geschrieben worden, aber unsere Kenntnisse auf diesem Gebiet sind im wesentlichen theoretischer Natur und viele Mitteilungen sind unverläßlich. Und doch würden wir gerade hier

Tabelle 3. *Funktionsstörungen des Uterus und der Ovarien.*

Klinische Symptome	Erfolgsorgane bzw. Nervenbahnen	Experimentelle bzw. neurologische Beweise	Psycho-pathologische Unterlagen	
			auslösende Ursache	psychodynamischer Faktor
Amenorrhoe	Hypothalamus, Follikel, Corpus luteum	Folgen von Hypothalamusschädigung	Klimawechsel, Berufswechsel, Unfall oder Schock, Depression	„Maskulinitäts-Komplex" Angst vor oder Wunsch nach Schwangerschaft
Aufhören der Menstruation	Gefäße des Endometriums, Myometriums	Unterbrechung der Menstruationsblutung infolge von Schreck	Schock oder Unfall	Physiologischer Abwehrmechanismus
Intermenstruelle Blutung	Gefäße des Endometriums	Rückenmarksdurchtrennung, Verabfolgung von Prostigmin	Psychisches Trauma	Festhalten am bedingten Reflex
Menorrhagie	Gefäße des Endometriums, Myometrium		Konflikte im Sexualleben, Aufregungszustände	Abneigung gegen Geschlechtsverkehr
Flour albus	Drüsen der Cervixschleimhaut	Folgeerscheinungen bei präsacraler Nervendurchtrennung	Sexuelle Erregung Sympathicotonie	Sexueller Konflikt

eine Klärung und Erweiterung unseres Wissens dringend brauchen. Die Besprechung von folgenden 3 ausgewählten Gruppen von Störungen, bei denen das autonome Nervensystem sehr wesentlich beteiligt ist, dürfte sich bei dem Versuch, dem Problem näherzukommen, als nützlich erweisen. Ein ursächlicher Zusammenhang zwischen psychischen Faktoren und klinischen Symptomen, die in diesen Tabellen angeführt sind, wird von verschiedenen Autoren als wahrscheinlich angesehen. Es handelt sich hier jedoch um nicht mehr als um gutbegründete Hypothesen.

In der 1. Gruppe (Tabelle 3) sind bestimmte Störungen der Uterus- und Ovarienfunktion angeführt, die einer neurotischen oder psychotischen Ursache zugeschrieben werden. Hierher gehören Amenorrhoe[20, 34, 41], plötzliches Aufhören der Menstruationsblutung[42], Blutung im Intervall[44, 58, 62, 63, 64], Menorrhagie[5, 18] und Fluor albus[8, 26]. Wegen Zeitmangels kann nur ein Beispiel angeführt werden.

Im Mechanismus der psychogenen Amenorrhoe spielt wahrscheinlich der Hypothalamus und die Hypophyse eine wichtige Rolle[7]. Hypothalamusläsion bei Versuchstieren bewirkt, wie man weiß, Amenorrhoe. Es wurde beobachtet, daß verschiedene Arten von Stress Amenorrhoe zur Folge haben, z. B. das Beginnen eines neuen Berufes, die Einwirkung von neuer, ungewohnter Umgebung, das Erlebnis eines schweren Schocks, z. B. Tod des Kindes, des Gatten, oder ein persönlicher Unfall. Depressionszustände verschiedener Art können mit Amenorrhoe einhergehen. Die psychoanalytische Deutung geht noch weiter und behauptet, daß Frauen, die einen unbewußten Maskulinitätskomplex[47] besitzen oder die Angst vor oder den leidenschaftlichen Wunsch nach Schwangerschaft haben, mit Amenorrhoe reagieren.

Die 2. Gruppe (Tabelle 4) zeigt Zustände, die mit Empfindungsstörungen verbunden sind, nämlich Dysmenorrhoe[9, 40, 67], Dyspareunie[4, 14, 17, 21], Pruritus[64], ausstrahlende Schmerzen oder Hyperalgesie im Zusammenhang mit der Erkrankung irgendeines inneren Organes[57]. Diese Gruppe unterscheidet sich von der früheren dadurch, daß bei ihr sensible, also afferente Spinalnervenfasern als nervöse Komponenten beteiligt sind.

Hier wieder kann nur ein einzelnes Beispiel zur Illustration gegeben werden. Die Ursache der Dysmenorrhoe liegt in einer funktionellen Störung der glatten Muskulatur des Myometriums oder seiner Blutgefäße. Welche Rolle dem autonomen Nervensystem hier zukommt, geht aus dem günstigen Erfolg hervor, der bei der Durchschneidung des präsacralen Nerven beobachtet wird und der wahrscheinlich auf die Durchtrennung von afferenten Nervenfasern zurückzuführen ist. Allerdings gibt es einen Autor (SKAJAA[57]), der behauptet, daß die Unterbrechung abnormer efferenter Reize den Erfolg herbeiführt. Es ist

Tabelle 4. *Schmerzen und andere Gefühlsstörungen.*

Klinische Symptome	Erfolgsorgane bzw. Nervenbahnen	Experimentelle bzw. klinische Beweise	Psycho-pathologische Unterlagen	
			auslösende Ursache	psychodynamischer Faktor
Ausstrahlende Schmerzen, Hyperalgesie	Haut und Eingeweidenerven	Schmerzen bei Tubenschwangerschaft, Hauthyperalgesie, HEADsche Zonen	Überempfindliches autonomes Nervensystem	Hysterische Konversion
Dysmenorrhoe	Gefäßapparat, sensible Nervenendigungen des Myometriums	Erfolge bei präsacraler Neurektomie	veränderte Umgebung, Angstvorstellungen	Protest gegen Geschlechtszugehörigkeit, emotionelle Unreife
Dyspareunie	Muskulatur, Gefäße, sensible Nervenendigungen des Parametriums		Angst vor Verletzung oder Schwangerschaft, Angst oder Abneigung gegen Partner	Abwehrmechanismus Schuldgefühle
Pruritus	Sensible Nervenendigungen, Gefäße und Drüsen des äußeren Genitales		Sexuale Konflikte, Angst	Konflikt zwischen Geschlechtstrieb und Hemmungen, „Flucht in die Krankheit"

bekannt, daß Dysmenorrhoe auch unter dem Druck von Angstzuständen oder infolge von anderer seelischer Bedrängnis verstärkt wird; und der Psychoanalytiker ist wieder gern bereit, tiefere Gründe als Erklärung anzubieten, nämlich, daß die Dysmenorrhoe der Ausdruck einer inneren Zurückweisung der weiblichen Rolle eines infantilen, d. h. unreifen Individuums ist[15].

Die nervösen oder psychischen Faktoren, die bei Schwangerschaft[39, 43, 54, 59] und Wehentätigkeit eine Rolle spielen, sind weniger eindeutig, und es gibt eine Reihe von Erklärungen für sie (Tabelle 5). In Amerika hat in jüngster Zeit der englische Geburtshelfer GRANTLY DICK REED großen Eindruck gemacht. REED behauptet, daß er durch Trainieren mit Turnübungen und durch richtige psychologische Vorbereitung der Patienten die Schmerzen während der Geburt und die Dauer der Wehen abkürzen könnte. Er ist der Meinung, daß durch seine Methode die Koordination der Uteruskontraktionen günstig beeinflußt wird und daß Wehenschwäche und Dystokie dem von ihm beschriebenen „fear-tension-pain"-Syndrom zuzuschreiben sind. Es wäre

Tabelle 5. *Konzeptionsstörungen, Schwangerschafts- und Wehenstörungen.*

Klinische Symptome	Erfolgsorgane bzw. Nervenbahnen	Experimentelle oder neurologische Beweise	Psycho-pathologische Unterlagen	
			auslösende Ursache	psychodynamischer Faktor
Sterilität	a) Hypothalamus und die Gonaden, b) Tubenmuskulatur	a) Ovulation infolge von Reizung der Cervix, b) Tubenkrampf bei Durchblasung	Angst	Angst vor Schwangerschaft
Schwangerschafts-Erbrechen	Muskulatur des Magen-Darmtraktes		Angst	Unreife, Abscheu vor Schwangerschaft
Abortus und vorzeitige Wehen	Gefäße der mütterlichen Placenta, Myometrium		Angst, Schock, emotionelle Spannung	
Wehenschwäche	Hypothalamus, Myometrium	„Natural Childbirth", Methode nach GRANTLEY DICK READ	Das „Fear-Tension-Pain Syndrome"	Fehlerhafte Erziehung, Zivilisationseinflüsse.

die Aufgabe des guten Geburtshelfers, das Auftreten des Syndroms durch vorangehende Belehrung der Patientin und durch gutes Zureden während der Geburt zu verhindern [25, 38, 66]. Es könnte sein, daß REEDs Ideen in Amerika deshalb besonderes Interesse erweckt haben, weil der Prozentsatz operativer Entbindungen hier vielleicht höher ist, als es sein müßte. REEDs Methode wird als neu, wichtig und nützlich angesehen.

III. Der Symptomenkomplex der allgemeinen Störungen des autonomen Nervensystems der Fortpflanzungsorgane.

Man muß die Möglichkeit einer Art von generalisierter Störung des autonomen Nervensystems der weiblichen Geschlechtsorgane als gegeben annehmen. Auf Grund der Kenntnis der Physiologie des autonomen Nervensystems, über die wir gesprochen haben, darf man das Vorhandensein eines solchen Symptomenkomplexes erwarten und muß von vornherein annehmen, daß das Krankheitsbild durch pathologische Vorgänge an den Gefäßen und der glatten Muskulatur und durch Störungen der Menstruation und der Drüsensekretion charakterisiert sein wird.

Der Symptomenkomplex existiert tatsächlich, und man begegnet ihm häufig. Das Syndrom ist jedoch in seinem ganzen Umfang nie richtig eingeschätzt worden, zum Teil wegen der verwirrend vielen Namen, die

Tabelle 6. *Verschiedene Einteilungsprinzipien der Pathologie des autonomen Systems im Becken.*

Entzündung	Muskulatur	Sensible Nerven	Gefäßsystem	Allgemein
Parametritis chronica	Spastische Parametropathie	Plexalgie hypogastrique	Pelvic congestion	Endosympathoses génitales
		Grande névralgie pelvienne	Congestion pelvienne	Pelipathia vegetativa
		Broad ligament neuritis		vegetative Dystonie

ihm gegeben wurden, zum Teil auch, weil weitgehende Meinungsverschiedenheiten in der Auffassung des eigentlichen Wesens der Störung bestehen (Tabelle 6).

Das Krankheitsbild wurde in Deutschland im Jahre 1876 von SCHULTZ und im Jahre 1885 von WILHELM ALEXANDER FREUND[19] als „Parametritis chronica" beschrieben. Dem Zuge der Zeit folgend, wurde damals alles nur mögliche in der Medizin als Folge eines entzündlichen Prozesses angesehen.

Einige Jahre später kam in Deutschland die Ansicht auf, daß der Zustand im wesentlichen als die Folge einer Übererregbarkeit der glatten Muskulatur des weiblichen Beckens anzusehen ist (OPITZ[49]). Die Anschauung, daß Muskelkrämpfe die Ursache der Erkrankung sind, wurde von Professor MARTIUS[45, 46] vertreten.

In Frankreich wiederum glaubte man im Gegensatz dazu, daß es die sensiblen Nerven wären, denen die größte Bedeutung bei der Entstehung der Krankheit zukäme. Diese Annahme drückt sich in der Bezeichnung „plexalgie hypogastrique" und „grande névralgie pelvienne"[10, 11] aus. JAMES YOUNG[69] in England verwendet den weniger eindrucksvollen Terminus „broad ligament neuritis".

Die Annahme einer Störung des Gefäßsystems der Beckenorgane wurde immer wieder von neuem vorgebracht und es wurde an ihr durch viele Jahre hindurch festgehalten. Man findet überall in der Literatur Hinweise darauf, in Deutschland z. B. bei KEHRER[30, 31], in Frankreich bei ARAN[3], bei COTTE[10], bei FAURE und SIREDEY[16] und bei RÉCAMIER[50] und in England bei GOOCH[24]. Da auf mich die Beteiligung des Gefäßapparates bei dem Krankheitszustand den größten Eindruck gemacht hat, so habe ich in Anlehnung an die französische Bezeichnung „congestion pelvienne" den Terminus „pelvic congestion"[60] gewählt. Ich will aber gerne zugeben, daß die Gefäßstörung nur einen Teil der Krankheit ausmacht.

Schließlich sei noch gesagt, daß einige Autoren in jüngster Zeit die Krankheit als eine Störung des gesamten autonomen Nervensystems des Beckens ansehen, was zu einer Reihe von neuen Bezeichnungen geführt hat. NETTER[48] in Frankreich schlägt den Namen ,,sympathoses'' vor, und in der deutschen Literatur findet man in Artikeln von GAUSS[22] und von v. JASCHKE[29] den Namen ,,Pelipathia vegetativa'', und in Arbeiten von KLOTZ[35, 36] die Bezeichnung ,,vegetative Dystonie''.

Unsere Kenntnisse auf dem Gebiet würden sicher raschere Fortschritte machen, wenn man sich allgemein über die Terminologie einigen könnte. Statt dessen ist jedoch zu erwarten, daß man im Besitz von neugewonnenen Kenntnissen immer wieder neue Bezeichnungen wählen wird, in der Hoffnung, damit endlich dem Gegenstand besser gerecht zu werden.

Es erscheint mir gerechtfertigt, besondere Betonung auf den Zustand der Gefäße bei der Erkrankung zu legen, weil damit zumindest das klinische Bild am treffendsten beschrieben wird. Bei der Operation eines typischen Falles findet man den Uterus vergrößert, cyanotisch und von etwas weicherer Konsistenz als normal. Die Cervix erscheint hypertrophiert, zeigt Erosionen und sezerniert große Mengen von schleimigem Sekret. Die Ovarien sind oft vergrößert, empfindlich und ödematös. In den meisten Fällen ist prämenstruelle Empfindlichkeit und Vergrößerung der Brüste vorhanden.

Es wird von vielen Autoren[10, 16, 19, 31, 60] für möglich gehalten, daß im Fall von langer Dauer der Stauung im Becken Uterus und Cervix dauernd hypertrophiert bleiben und daß die Ovarien und die Ligamenta sacrouterina fibrös verdickt werden. Auf Grund dieser Annahme wurde an unserer Klinik die Bezeichnung ,,congestion-fibrosis syndrome'' verwendet, obzwar keine überzeugenden Beweise für die Berechtigung einer solchen Benennung vorliegen.

Die charakteristischen Symptome der Erkrankung, wie immer man sie nennen will — chronische Parametritis, plexalgie hypogastrique, pelvic congestion —, wurden an unserer Klinik an 2 Gruppen von Patientinnen studiert, und zwar wurde die 1. Gruppe von einem Gynäkologen, die 2. von einem psychiatrisch geschulten Internisten untersucht.

Serie A. Gynäkologisch untersuchte Fälle.

Die folgenden Tabellen zeigen die charakteristischen Befunde bei der Erkrankung, wie sie an einer Gruppe von 105 Fällen vom Gynäkologen[60] erhoben wurden.

Tabelle 7. *Gebärfähigkeit bei Frauen mit ,,pelvic congestion''.*
Beobachtungen an 105 Patientinnen.

Alter in Jahre	Familienstand	Schwangerschaften
15—19 (1)	unverheiratet (16)	Kinder (kein Abortus) (28)
20—29 (56)	verheiratet (78)	Kinder, Abortus und Fehlgeburten (19)
30—39 (39)	geschieden (11)	Ausschließlich Abortus oder Fehlgeburten (17)
40—49 (8)		keine Schwangerschaft (41)
50— (1)		

Die Krankheit tritt nur in den Jahren auf, in denen die Ovarien funktionieren, und ist am häufigsten in der Lebensperiode, in der die Fortpflanzungstätigkeit und die sexuelle Aktivität im allgemeinen am höchsten ist. Sie tritt bei verheirateten und unverheirateten Frauen auf. Sterilität ist häufig. In der Krankengeschichte der Patientinnen findet man die Angabe einer hohen Zahl von künstlichen Aborten, ein Umstand, der entweder die Schädigung der Organe durch die wiederholten Eingriffe anzeigt oder einfach als Beweis für Unsicherheit dieser Frauen in ihrer Einstellung zu den Problemen des Lebens anzusehen ist.

Tabelle 8. *Hauptsächliche Symptome bei „pelvic congestion".*
Beobachtungen an 105 Frauen.

Schmerzen im Becken	Änderung der Menstruation	Schmerzen in den Brüsten
Blasengegend (93)	Cyclusintervall (23)	Prämenstruell (81)
Kreuzschmerzen (57)	Dauer (38)	Im Zusammenhang mit Beckenbeschwerden (49)
Sekundäre Dysmenorrhoe (63)	Schmerzen (68)	
Dyspareunie (49)		

Die Beschwerden sind in der Hauptsache Schmerzen von verschiedener Art, im Unterbauch und im Kreuz; sie nehmen fast immer während des Prämenstruums zu. Mit dem Beginn der Krankheit tritt Dysmenorrhoe auf, und zwar kommen die Schmerzen nicht — wie bei der primären Dysmenorrhoe junger Mädchen — während der Menstruationsblutung, sondern in der Woche vor Auftreten der Periode. Bei fast allen Fällen findet man Dyspareunie. Der Menstruationstypus ist oft etwas verändert, sowohl in Hinblick auf den Cyclus als auch auf die Dauer der Blutung; es gibt hier jedoch keine Regelmäßigkeit. Blutungen im Intervall sind häufig. Ein charakteristischer Befund, auf den vor vielen Jahren schon FREUND[19] hingewiesen hat, ist das häufige Auftreten von schmerzhafter Schwellung der Brüste, ein Zustand, der sich gleichzeitig mit den Beckensymptomen entwickelt.

Tabelle 9. *Organbefunde bei Frauen mit „pelvic congestion".*
Beobachtungen an 105 Patientinnen.

Uterus	Cervix	Ovarien	Parametrien	Mammae
Vergrößert (32)	vergrößert (18)	vergrößert (47)	fibrös (7)	Knotenbildung (46)
Retrovertiert (34)	„Endocervicitis"	empfindlich (74)	empfindlich (98)	empfindlich (39)
frühere Operation (12)		frühere Operation (12)		

Die physikalische Untersuchung zeigt vor allem eine hochgradige Empfindlichkeit der Ligamenta sacrouterina, die manchmal verdickt oder spastisch kontrahiert erscheinen. Der Uterus ist oft leicht vergrößert, die Cervix ist von weicher Konsistenz und zeigt Hypersekretion. Bei einigen Fällen, die zur Operation kamen, wurde eine ödematöse Schwellung der Ovarien und eine bemerkenswerte Cyanose und Weichheit des Uterus beobachtet.

Tabelle 10. *Neurovasculäre Erscheinungen und psycho-pathologische Befunde bei 105 Patientinnen mit „pelvic congestion".*

Allgemeine psychosomatische Beschwerden	Extragenitale Beschwerden	Störung im Sexualleben bei 78 verheirateten Frauen	Psychiatrische Befunde
Gespanntheitsgefühl (35)	Magenbeschwerden (24)	Sterilität (31)	Psychiatrisch positive Krankengeschichte (26)
Müdigkeit (29)	Darmbeschwerden (15)	Dyspareunie (49)	Angstneurose (14)
Kopfschmerzen (29)	Herzbeschwerden (15)	Frigidität (29)	Depression (3)
Schlaflosigkeit (17)	Beschwerden der Atmungsorgane (4)		Andere psychiatrische Störungen (3)

Die gynäkologische Fachliteratur ist reich an Mitteilungen über nervöse und emotionelle Symptome, die die Krankheit begleiten. Es wird Ihnen erinnerlich sein, daß eine von FREUNDS Arbeiten[19] den Titel trägt: „Über die durch Parametritis chronica atrophicans hervorgerufene Hysterie." Es ist noch eine Streitfrage, ob die nervösen Symptome die Ursache oder die Folge des Krankheitszustandes im Becken sind, es unterliegt aber keinem Zweifel, daß die beiden Zustände oft gemeinsam auftreten. Die Patientinnen klagen gewöhnlich über verschiedene Allgemeinsymptome, wie Müdigkeit, nervöse Spannung, Kopfschmerzen und Schlaflosigkeit. Sehr oft hört man die Klage über andere Organsymptome, besonders über Herz- und Magen-Darmbeschwerden. Wie zu erwarten ist, ist die Gebärfähigkeit und das Sexualleben der Frauen sehr oft gestört. Es wird fast ausnahmslos über Schmerzen beim Geschlechtsverkehr und meistens auch über Verlust der Libido berichtet. Bei $1/4$ der Patientinnen dieser Gruppe geht aus der Krankengeschichte hervor, daß sie einmal in regelrechter psychiatrischer Behandlung waren, und bei anderen war die Ängstlichkeit und Deprimiertheit so auffallend, daß sie als psychiatrisches Symptom gewertet werden mußten.

Serie B. Psychiatrisch studierte Fälle.

Die Analyse der ersten Serie der 105 Fälle zeigte, daß viel eingehendere Untersuchungen notwendig waren. Es war insbesondere nötig, die

Patientinnen durch einen erfahrenen Psychiater untersuchen zu lassen und weiterhin, falls die Diagnose einer pelvic congestion sichergestellt war, Messungen über die Beckendurchblutung anzustellen. Im Laufe der letzten 2 Jahre wurde von Dr. CHARLES DUNCAN, einem Arzt, der in klinischer Neurophysiologie und in interner Medizin gut ausgebildet ist, auf unserer Abteilung für Geburtshilfe und Gynäkologie Untersuchungen in dieser Richtung ausgeführt.

Dr. DUNCANs Untersuchungen sind noch nicht veröffentlicht. Sie geben einen sehr ins Detail gehenden Überblick über den psychiatrischen, oder besser gesagt psychosomatischen Zustand von 32 Patientinnen, die von einem Gynäkologen als eindeutig diagnostizierte Fälle von chronischer pelvic congestion ausgewählt worden waren. Einige von Dr. DUNCANs Erhebungen bestätigen einfach die schon seit langem bekannten Begleitphänomene der Krankheit. Andere jedoch sind eher neu und beschreiben den Geisteszustand der Patientinnen viel genauer. Folgendes ist mit Sicherheit festzustellen:

1. Pelvic congestion ist niemals eine isoliert vorkommende Krankheit in einem sonst gesunden Individuum, sondern immer nur die Manifestation einer mehr oder weniger allgemeinen Erkrankung. Jede der 32 Patientinnen hatte neben den subjektiven und objektiven Zeichen einer pelvic congestion weniger oder mehr ausgesprochene extragenitale Beschwerden. Am häufigsten waren Schwäche und Müdigkeitsgefühl, Kopfschmerzen, Muskelschmerzen, besonders in den Rückenmuskeln beim Aufrechtsitzen und Gehen, Schlaflosigkeit, Übelkeiten, Erbrechen und Diarrhoe oder andere Magen-Darmstörungen.

2. Die Familienverhältnisse und Kindheitserlebnisse dieser Patientinnen könnten möglicherweise eine Erklärung für die Unsicherheits- und Angstgefühle dieser Frauen abgeben. Die Kindheit aller bis auf 5 war unglücklich und reich an seelischen Traumen, z. B. früher Tod oder Scheidung der Eltern, Psychose oder schwere Charakterdefekte eines Elternteiles, ausgesprochene Bevorzugung eines Bruders oder einer Schwester.

3. Das Betragen und der seelische Zustand der Patientinnen als erwachsene Individuen war auch recht charakteristisch. Alle zeigten emotionelle Unreife und Abhängigkeitsbedürfnis. Mit Ausnahme von 5 zeigten alle einen beträchtlichen Grad von Ängstlichkeit und fast alle waren deutlich deprimiert. Vier gaben das Vorhandensein von häufigen Selbstmordabsichten zu. Ein großer Teil der Patientinnen zeigte zwangsneurotische Züge und bei $1/4$ der Fälle waren deutliche Zeichen von Hysterie zu sehen. Alle diese psychischen Krankheitszeichen sind natürlich nicht nur bei Individuen mit pelvic congestion zu finden, sondern sie treten mit ähnlicher Häufigkeit bei Patientinnen mit so verschiedenen Krankheiten auf, wie Migräne, Asthma, Hypertonie und Magenulcus.

4. Es wäre zu erwarten, daß Krankengeschichten von Patientinnen mit gewissen Störungen in den Fortpflanzungsorganen frühe Traumen im Sexualleben enthüllen oder andere Einflüsse aufdecken könnten, die die Ursache dafür waren, daß gerade die Geschlechtsorgane der Sitz einer späteren psychosomatischen Erkrankung wurde. Die Untersuchungen ergaben jedoch überraschende Resultate. Es fehlte jedwede Erinnerung an sexuelle Erlebnisse oder sexuelles Interesse in der Kindheit oder in der Pubertät, und die meisten der Frauen waren ohne irgendwelche früheren sexuellen Erlebnisse in die Ehe getreten, manche sogar in völliger Unaufgeklärtheit über die Tatsachen des Geschlechtsverkehrs. Die Untersuchungen der 32 Patientinnen ergab mit Ausnahme von nur zweien das Vorhandensein von teilweiser oder vollausgebildeter Frigidität. Wir sehen also, daß diese Patientinnen ganz allgemein einen nur sehr reduzierten, jedenfalls weitgehend unterdrückten Sexualtrieb besitzen.

5. Wie man bei einer Gruppe von emotionell unreifen, unselbständigen Individuen erwarten kann, zeigten die meisten eine mangelhafte Fähigkeit, ein normales Eheleben zu führen. Die Majorität der Frauen glaubte „unglücklich" verheiratet zu sein. Schwangerschaft trat in der erwarteten Häufigkeit ein, jedoch war die Einstellung dieser Frauen zur Schwangerschaft und zu ihren Kindern sehr charakteristisch. Es zeigte sich ein deutlicher Widerwille gegen die Mutterschaft, da die Schwangerschaft oft ungewollt war. Der Säugling wurde meist nicht gestillt und die Kinder wurden nur mit Unwillen, oft sogar mit Feindseligkeit behandelt.

6. In den meisten Fällen traten die Anzeichen der pelvic congestion ziemlich plötzlich auf und standen im Zusammenhang mit einer ausgesprochenen Stress-Situation seelischer Art. Mit Ausnahme von 2 Fällen ergab die Krankengeschichte, daß ein bestimmtes, aufregendes Erlebnis vorgefallen war und daß gleichzeitig oder kurze Zeit später die Beckenbeschwerden eingesetzt hatten. In den meisten Fällen handelte es sich um Depressionen oder sehr ausgesprochene Angstzustände. Die häufigste auslösende Ursache war das Eintreten einer meist unerwünschten Schwangerschaft; aber die Symptome waren auch nach einem Todesfall, einer ernstlichen Erkrankung oder nach der Trennung von einem Familienmitglied aufgetreten, d. h. infolge von Ereignissen, auf die die Patientin mit Schuldgefühlen, Angstgefühlen oder Depression reagiert hatte.

Im Gange befindliche Studien über die Durchblutung des Beckens.

Es wurden Experimente ausgeführt, um festzustellen, ob sich ein Zusammenhang zwischen Affektlage und Beckendurchblutung nachweisen ließe. Die Untersuchungen waren, soweit wir bis jetzt beurteilen können, von Erfolg begleitet. Zwischen der Durchblutung eines Gewebes und seiner Wärmeabgabe besteht ein bestimmtes Verhältnis. Auf der Basis dieses Verhältnisses konnte die Durchblutung verschiedener Körpergebiete bestimmt werden, z. B. die der Haut, des Colons[1] und der Magenschleimhaut[68]. In den Experimenten, die Dr. DUNCAN anstellte, wurde bei den Patientinnen während einer psychiatrischen Untersuchung die Wärmeabgabe der seitlichen Vaginalwand fortlaufend registriert.

Zu Beginn eines jeden Experimentes wurden die Versuchspersonen eine Zeitlang im Zustand völliger Entspannung gehalten. Während dieser Zeitperiode wurden die Ruhewerte festgelegt. Im weiteren Verlauf des Experimentes veranlaßte man die Patientin, über persönliche, für sie bedeutungsvolle Dinge zu sprechen, besonders über diejenigen Ereignisse, die in Zusammenhang mit dem Beginn ihrer Beckenbeschwerden standen. Wenn während eines solchen Gespräches Angst, Ärger oder Niedergeschlagenheit auftraten, stiegen die Werte der Beckendurchblutung durchschnittlich um 15%. Sobald es gelang, das Gespräch mit der Patientin auf das Wetter oder andere neutrale Themen abzulenken, ging die Durchblutung innerhalb von 10--15 min ungefähr auf den Ausgangswert zurück.

Der genauere Mechanismus, durch den diese Hyperämie erzeugt wird, ist natürlich unbekannt. Die große Geschwindigkeit, mit der die Änderung der Zirkulation auf die Änderung des seelischen Zustandes folgt, spricht hier eher für einen nervösen als für einen humoralen Vermittlungsmechanismus. Die nervösen Impulse nehmen ihren Weg wahrscheinlich über das weit ausgedehnte Gefäßnervennetz des autonomen Systems der Beckenorgane.

Zusammenfassung.

Als Zusammenfassung meines Vortrages möchte ich noch einmal vorbringen, daß der Versuch gemacht wurde, in Kürze die Grundlinien eines sehr ausgedehnten Gebietes zu skizzieren. Es wurde die Physiologie des autonomen Nervensystems im Becken kurz besprochen. Ich habe Ihnen ferner einen Überblick über verschiedene Arten von Funktionsstörungen der Beckenorgane gegeben, bei denen das autonome Nervensystem eine Rolle spielt. Schließlich habe ich einen Krankheitszustand etwas ausführlicher beschrieben, der von manchen Autoren als chronische Parametritis, von anderen als pelvic congestion, wieder von anderen als spastische Parametropathie bezeichnet wird. Alle diese Krankheitszustände machen einen wichtigen Teil der klinischen Gynäkologie aus, umfassen aber ein Gebiet, an das man nur mit großer Vorsicht herantreten darf, da wir noch nicht über verläßliche Untersuchungsmethoden verfügen. Für die Zukunft jedenfalls eröffnet sich uns hier ein großes Arbeitsfeld, um unser Wissen zu bereichern.

Ich möchte abschließend noch Gelegenheit nehmen, der Gesellschaft für Gynäkologie für ihre freundliche und ehrenvolle Einladung auf das beste zu danken. Es wird für mich immer eine angenehme und erfreuliche Erinnerung sein, daß ich vor Ihnen sprechen und an Ihrem Kongreß mit teilnehmen durfte.

Literatur.

[1] ALMY, T. P., and M. TULIN: Gastroenterology **8**, 616 (1947). — [2] ANSELMINO, K. J., and G. PLASKUDA: Geburtsh. u. Frauenheilk. **10**, 187 (1950). — [3] ARAN, F. A.: Leçons cliniques sur les maladies de l'utérus et ses annexes. Paris: Labé 1858—1860. — [4] BARD, P.: Psychosomatic Med. **4**, 171 (1942). — [5] BLAIKLEY, J. B.: Lancet **2**, 691 (1949). — [6] BLOTEVOGEL, W.: Anat. Anz. **63**, 169 (1927). — [7] BROOKS, C. McC.: Relation of the hypothalamus to gonadotropic functions of the hypophysis. In: The Hypothalamus, pp. 525—550. Baltimore: Williams & Wilkins 1940. (Assoc. for Research in Nervous and Mental Diseases, Research Pub. vol. 30.) — [8] BUNNEMANN, O.: Ther. Gegenw. **62**, 132 (1921). — [9] BUTLING, M. H.: Amer. J. Obstetr. **56**, 733 (1948). — [10] COTTE, G.: Troubles fonctionnels de l'appareil génital de la femme, 2.éd., Chap. IX, pt. III, pp. 677—705. Paris: Masson & Co. 1931. — [11] COTTE, G., and J. DECHAUME: Presse méd. **39**, 373 (1931). — [12] CUSHNY, A. R.: J. of Physiol. **35**, 1 (1906). — [13] DALE, H. H.: J. of Physiol. **34**, 163 (1906). — [14] DICKINSON, R. L.: Dyspareunia. In: NELSON's Loose Leaf Surgery, vol. 7, Chap. 32, p. 681. 1932. — [15] DUNBAR, F.: Emotions and Bodily Changes, 2. ed., p. 335. New York: Columbia Univ. Press 1938. — [16] FAURE, J. L., and A. SIREDEY: Troubles fonctionnels et dystrophiques. Congestion et sclérose des ovaires. In: Traité de gynécologie médico-chirurgicale, 4. éd., Part IV, Chap. 5, pp. 336—355. Paris: Doin 1928. — [17] FRANK, R. T.: J. Amer. med. Assoc. **136**, 361 (1948). — [18] FREMONT-SMITH, M., and J. V. MEIGS: Amer. J. Obstetr. **55**, 1037 (1948). — [19] FREUND, W. A.: Beitr. Geburtsh. **2**, 9 (1903). — [20] FRIED, P. H., A. E. RAKOFF, R. R. SCHOPBACK and A. J. KAPLAN: J. Amer. med. Assoc. **145**, 1329 (1951). — [21] GANTT, W. H.: Disturbances in sexual functions during periods of stress. In: Life Stress and Bodily Disease, pp. 1030—1050. Baltimore: Williams & Wilkins 1950. (Assoc. for Research in Nervous and Mental Diseases, Research Pub. vol. 29.) — [22] GAUSS, C. J.: Dtsch. med. Wschr. **1949**, 1288. — [23] GOLTZ, F., and A. FREUSBERG: Arch. f. Physiol. **9**, 552 (1874). — [24] GOOCH, ROBERT: An Account of Some of the Most Important Diseases Peculiar to Women. London: J. Murray 1829; 2. ed. 1831. — [25] GOODRICH, F. W. jr., and H. THOMS: Amer. J. Obstetr. **56**, 875 (1948). — [26] GRAFENBERG, E.: Allg. ärztl. Z. Psychother. **2**, 665 (1929). — [27] GUSTAVSON, R. G., and H. B. VAN DYKE: J. of Pharmacol. **41**, 139 (1931). — [28] HINSEY, J. C.: Cold Spring Harbor Symp. quantitat. Biol. **5**, 269 (1937). — [29] JASCHKE, R. T. v.: Zbl. Gynäk. **72**, 581 (1950). — [30] KEHRER, E.: Ursachen und Behandlung der Unfruchtbarkeit. Dresden: Theodor Steinkopff 1922. — [31] KEHRER, E.: Münch. med. Wschr. **1929**, 884. — [32] KENNARD, J. H.: Amer. J. Physiol. **118**, 190 (1937). — [33] KENNEDY, W. P.: Trans. Edinburgh obstetr. Soc. **36**, 75 (1928/29). In: Edinburgh med. J. **1929**. — [34] KLINEFELTER, H. F. jr., F. ALBRIGHT and G. C. GRISWOLD: J. clin. Endocrinol. **3**, 529 (1943). — [35] KLOTZ, R.: Z. Geburtsh. **128**, 247 (1947). — [36] KLOTZ, R.: Zbl. Gynäk. **70**, 743 (1948). — [37] KROGER, W. S.: Amer. J. Obstetr. **52**, 409 (1946). — [38] KROGER, W. S., and S. T. DE LEE: Amer. J. Obstetr. **46**, 655 (1943). — [39] KROGER, W. S., and S. T. DE LEE: Amer. J. Obstetr. **51**, 544 (1946). — [40] KROGER, W. S., and S. C. FREED: Amer. J. Obstetr. **46**, 817 (1943). — [41] KROGER, W. S., and S. C. FREED: Amer. J. Obstetr. **59**, 328 (1950). — [42] LOESER, A. A.: Lancet **1943 I**,

518. — [43] MANDY, A. J., T. E. MANDY et al.: Amer. J. Obstetr. **60**, 605 (1950). — [44] MARKEE, J. E.: Anat. Rec. **64**, Suppl. 3, 32 (1936). — [45] MARTIUS, H.: Arch. Gynäk. **166**, 332 (1938). — [46] MARTIUS, H.: Z. ärztl. Fortbildg **39**, 289 (1942). — [47] MENNINGER, K.: J. nerv. Dis. **89**, 514 (1939). — [48] NETTER, A.: Gynécologie. Ed. méd. Flammarion. Paris 1950. — [49] OPITZ, E.: Zbl. Gynäk. **46**, 1594 (1922). — [50] RÉCAMIER: Bull. Acad. nat. méd. Paris **15**, 421 (1850). — [51] REYNOLDS, S. R. M.: Science (Lancaster, Pa.) **87**, 537 (1938). — [52] REYNOLDS, S. R. M.: Physiology of the Uterus, 2.ed. New York: Hoeber 1949. — [53] ROGERS, F. S.: Amer. J. Obstetr. **59**, 321 (1950). — [54] RUBENSTEIN, B. B.: Trans. Amer. Soc. Study of Sterility, June 7, 1947. — [55] SELYE, H.: J. clin. Endocrinol. **6**, 117 (1946). — [56] SELYE, H., and C. FORTIER: Adaptive reactions to stress. In: Life Stress and Bodily Disease, pp. 3—18. Baltimore: Williams & Wilkins 1950. (Assoc. for Research in Nervous and Mental Diseases, Research Pub. vol. 29.) — [57] SKAJAA, K.: Abdomino-pelvic pains in females without structural or organic pathology: plexalgia hypogastrica. Acta obst. scand. (Stockh.) **30**, 21 (1950). — [58] SOSKIN, S., H. WACHTEL and O. HECHTER: J. Amer. med. Assoc. **114**, 2090 (1940). — [59] SQUIER, R., and F. DUNBAR: Psychosomatic Med. **8**, 161 (1946). — [60] TAYLOR, H. C. jr.: Amer. J. Obstetr. **57**, 211, 637, 654 (1949). — [61] DYKE, H. B. VAN, and R. G. GUSTAVSON: J. of Pharmacol. **37**, 379 (1929). — [62] WAGENEN, S. VAN: Amer. J. Physiol. **105**, 473 (1933). — [63] WAGENEN, S. VAN, and S. ZUCKERMAN: Amer. J. Physiol. **106**, 416 (1933). — [64] WALTHARD, M.: Die Beziehungen des Nervensystems zu den normalen Betriebsläufen und zu den funktionellen Störungen im weiblichen Genitale. In Handbuch der Gynäkologie, S. 302/303 u. 411/412. München: Bergmann 1937. — [65] WALTHARD, M.: Psychotherapie. In Biologie und Pathologie des Weibes (HALBAN-SEITZ), Bd. 2, S. 697—746. Berlin: Urban & Schwarzenberg 1924. — [66] WALSER, H. C.: Amer. J. Obstetr. **55**, 799 (1948). — [67] WENGRAF, F.: Amer. J. Obstetr. **48**, 475 (1944). — [68] WOLF, S., and H. G. WOLFF: Human Gastric Function, 2. ed. New York: Oxford Univ. Press 1947. — [69] YOUNG, JAMES: Trans. Edinburgh obstetr. Soc., 165 (1932/33). In: Edinburgh med. J. **92** (1933).

Korreferate zum III. Hauptbericht.

1. Korreferat J. YOUNG-London.

Herr Präsident! Meine Damen und Herren!

Unter diesem Titel haben wir eine der eigenartigsten klinischen Störungen in der Medizin; eigenartig aus einer Reihe von Gründen. Erstens weil sie trotz ihrer Verbreitung und trotz der beträchtlichen Aufmerksamkeit, die sie bei französischen und deutschen Forschern fand, in amerikanischen und mehr noch in englischen Kreisen nur wenig Beachtung hervorgerufen hat. Eine über 20 Jahre ausgedehnte Studie in meiner Abteilung (YOUNG 1930, 1933, 1938) hat uns überzeugt, daß diese Störung die häufigste Einzelursache für die Unterleibsschmerzen der Frau während ihrer Fortpflanzungsperiode ist. HOWARD TAYLOR zitiert in einer kürzlich (1949) erschienenen, umfassenden und kritischen Arbeit FRÄNKEL, mit dem er darin völlig übereinstimmt, daß 50% aller gynäkologischen Patientinnen an dieser Störung leiden, und daß diese bei 10% die Hauptquelle der Symptome ist. Eine weitere auffallende Tatsache ist die, daß im typischen Falle die Symptome in keinem Verhältnis zu dem örtlichen Befund im Becken stehen. In vielen Fällen können sogar bei ausgeprägten Beschwerden überzeugende Befunde überhaupt fehlen. Die trügerische Natur dieser Störung und insonderheit seiner Ätiologie geht hervor aus der großen Zahl wechselnder Bezeichnungen, unter denen es beschrieben wurde: ,,Parametritis chronica atrophicans" (FREUND), ,,chronische Beckenkongestion" oder ,,Hypogastricus-Plexalgie" (COTTE), ,,Spasmophilia genitalis" (BISCHOFF) ,,chronische Parametritis" (FRÄNKEL), ,,Parametropathia spastica" (MARTIUS), ,,cervicales Syndrom" oder ,,Ligamentum latum-Neuritis" (YOUNG), ,,Kongestion-Fibrosis-Syndrom" (HOWARD TAYLOR) u. a. m.

Der auffälligste Zug jedoch ist vielleicht folgender: Der Syndrom wurde zwar von einer Reihe von Gynäkologen in verschiedenen Ländern mehr oder weniger gleichartig beschrieben, doch hielt jeder einzelne Forscher die Erkenntnis der Störung im Beginn für eine Art persönlicher Entdeckung zu einer Zeit, als ihm die Beobachtungen der anderen Autoren noch unbekannt waren. Diese Erkenntnis kam häufiger, wie in meinem eigenen Fall, auf Grund von Nachuntersuchungen all der Patientinnen, welche durch die hergebrachten Maßnahmen keine Linderung ihrer Beschwerden erhielten; d. h., die Entdeckung erfolgte auf der harten Straße des Mißerfolges. Der individuelle Charakter dieser Einsicht wird ferner durch die Tatsache unterstrichen, daß die Überzeugungen jedes dieser Forscher die Kollegen außerhalb seines Schülerkreises oft kritisch und sogar kalt gelassen haben. Selbst die bestbekannten Handbücher in den verschiedenen Ländern nehmen vielfach auf diesen Gegenstand kaum oder überhaupt nicht Bezug.

Auf praktischem Gebiet ist die wichtigste Tatsache die, daß die mangelhafte Kenntnis dieser Krankheit oft zu ernsten diagnostischen Irrtümern geführt hat mit der Folge, daß solche Patientinnen fruchtlosen therapeutischen Maßnahmen und unnützen Operationen ausgesetzt wurden. In einer Jahre zurückliegenden Mitteilung (YOUNG 1933) stellte ich fest, daß ,,diese Klasse von Kranken die Operateure zur Verzweiflung gebracht hat; denn viele Patientinnen haben sich die Herausnahme von Wurmfortsatz, Eierstöcken, Eileitern und Uterus gefallen lassen müssen, ohne Linderung zu erhalten, und sie wurden dann schließlich unbarmherzig in die Kategorie der Neurastheniker geworfen". Die spätere Erfahrung hat diese frühe Feststellung bestätigt und auch andere Forscher kamen zu dem gleichen Ergebnis. So fand HOWARD TAYLOR (1949) in einer neueren Analyse von 105 Fällen, daß bei 34 vorher eine Appendektomie und bei 11 eine Entfernung von Teilen eines oder beider Ovarien stattgefunden hatte, insgesamt hatten 54 schon eine Operation mitgemacht.

Klinische Besonderheiten.

Das allgemeine klinische Bild ist charakteristisch. Die Frau, die gewöhnlich noch menstruiert, häufiger verheiratet ist und schon geboren hat, nicht selten jedoch unverheiratet ist und noch nicht geboren hat, entwickelt Schmerzen von allmählich zunehmender Heftigkeit im Unterleib. Der Schmerz ist oft einseitig und dann häufiger auf der linken Seite. Er kann auch den ganzen Unterleib in Mitleidenschaft ziehen. Oft zieht er gürtelartig ein- oder doppelseitig zum Rücken; vorn kann er sich nach unten ausbreiten, und zwar meist auf die Innenseiten der Oberschenkel. Durch Anstrengung wird er gesteigert, durch Ruhe gelindert. Fast regelmäßig erreicht er seine größte Heftigkeit in den letzten Tagen vor der Menstruation; er kann aber auch während des gesamten Cyclus da sein. Der Schmerz ist selten heftig, wenn auch gelegentlich akute Attacken vorkommen können; und während einer solchen kann eine Probelaparotomie notwendig erscheinen. In vielen Fällen sind Störungen im Bereich des Harntrakts (häufiger Harndrang bei Tag und Nacht) vorhanden, ohne daß im Urin, in Blase, Ureter oder Niere eine Abnormität nachzuweisen wäre. Seltener strahlt der Schmerz auf das Rectum über. Ein schleimiger oder schleimig-eitriger Fluor wird häufig angetroffen und seine Entstehung datiert oft auf dieselbe Zeit zurück wie die der übrigen Symptome. Dyspareunie ist gewöhnlich vorhanden.

Bei der Untersuchung findet man eine Spannung über den schmerzhaften Partien der Bauchdecken, aber keine Rigidität der Muskeln. In den Fällen mit Symptomen von seiten der Harnwege kann Druck auf die Mitte des Bauches eine Reizung der Blase und Harndrang hervorrufen. Das bestumschriebene Zeichen, welches so präzis ist, daß es bisweilen pathognomisch erscheint, ist dies, daß bei der vaginalen Untersuchung ein Druck der Finger auf die Cervix unmittelbar Schmerz auslöst. Dieser Lüftungsschmerz braucht nur ungenau registriert zu werden; er strahlt jedoch oft an diejenige Stelle der Körperoberfläche aus, welche der gewöhnliche Sitz der subjektiven Schmerzempfindung ist (Fossa iliaca, Rücken usw.). Bei schmerzhafter Defäkation kann der „Lüftungsschmerz" in der Gegend von Rectum und Anus wahrgenommen werden. Diese Beobachtungen haben ihr Gegenstück in der Dyspareunie, welche gelegentlich ein beherrschendes Symptom darstellt.

Im allgemeinen ist die Beweglichkeit der Cervix vermindert. Dies wird durch angespannte „Stränge" hervorgerufen; und zwar hinten (die utero-sacrale Cellulitis), wenn die Cervix nach oben und hinten gezogen ist, oder seitlich, wenn die Cervix zur entsprechenden Seite hin verzogen scheint. Diese „Stränge" können durch Muskelplasmen verschuldet sein; dann findet man, daß sie in der Anästhesie verschwinden. Dann gewinnt eine Cervix, die bei der ersten Untersuchung fixiert und verlagert war, in der Anästhesie ihre normale Beweglichkeit und Lage zurück. In einer beträchtlichen Zahl der Fälle bestehen die Anzeichen einer „chronischen Cervicitis".

Damit ist in einem typischen Falle die Beschreibung soweit vollständig, als es sich um Symptome und Zeichen von Seiten des Beckens handelt. In beträchtlichem Ausmaß sind jedoch Störungen in anderen Systemen damit verbunden, als da sind: Ängstlichkeit, dyspeptische Erscheinungen, Müdigkeit und Energielosigkeit und so fort. Zugleich kann man oft konstatieren, daß eine Frau, die jahrelang an Beckensymptomen gelitten hat, überraschend wenig Anzeichen für einen Niedergang ihres allgemeinen Gesundheitszustandes bietet.

Wir haben schon oben darauf hingewiesen, daß das Syndrom in den Lehrbüchern nur selten den Platz eingeräumt bekommen hat, den es seiner Bedeutung als selbständige klinische Krankheit entsprechend verdiente. Das vorherrschende Symptom ist Unterleibsschmerz, der bei der erwachsenen Frau auftritt und seinen Höhepunkt zumeist vor und während der Menstruation erreicht. Das führt natürlich dazu, daß man· das Bild in den Lehrbüchern unter dem Kapitel der „sekundären Dysmenorrhoe" zu finden pflegt.

Ätiologie.

Während die klinischen Symptome im allgemeinen zu einem charakteristischen und leicht erkennbaren Bild führen, gibt es über die Ätiologie erst wenig präzises Wissen. Wir führten oben aus, daß die große Verschiedenheit der Nomenklatur, welche in der Literatur zutage tritt, ein Beweis für diese Unsicherheit ist. Die verschiedenen Namen, welche von verschiedenen Gynäkologen der Störung beigelegt wurden, entstanden zumeist aus der Neigung des einzelnen Forschers, sein Hauptaugenmerk auf jenen Teil des klinisch-pathologischen Bildes zu richten, das speziell seine Aufmerksamkeit in Anspruch genommen hatte. Häufig ist das Bild mit einem schleimig-eitrigen Fluor aus einer infizierten Cervix und mit verkürzten, gespannten „Strängen" im paracervicalen Gewebe verbunden; dies hat verschiedene Beobachter ganz natürlich dazu geführt, die Störung als einen primär entzündlichen Prozeß zu beschreiben. Diesen Gesichtspunkt habe ich in meinen verschiedenen Beiträgen aus den Jahren 1930, 1933, 1938 vertreten. Diese Auffassung wird gestützt durch die Häufigkeit von 46%, mit welcher die Hauptsymptome — eitriger Fluor, Schmerzen in Bauch und Becken, Dyspareunie und Reizbarkeit der Blase — beseitigt werden können durch die Ausheilung der Cervixläsion und durch die Blockade der Nervengeflechte seitlich der Cervix, von denen manche der Schmerzimpulse ausgehen oder durch welche sie geleitet werden. Es muß jedoch hinzugefügt werden, daß eine solche Behandlung oft nur eine vorübergehende

Linderung gibt. Darüber hinaus ist die Meinung, wonach die Cervixläsion eine primäre, ursächliche Bedeutung habe, immer durch eine Reihe von Tatsachen, die sich damit nicht vereinen lassen, in Frage gestellt worden. So hat aus der sehr großen Gruppe von Frauen mit „chronischer Cervicitis" nur ein verhältnismäßig kleiner Anteil das Schmerzsyndrom; und wenn es vorhanden ist, so besteht keinerlei konstante Beziehung zwischen seiner Intensität und dem Lokalbefund. In der Tat können die Symptome selbst beim Fehlen einer Cervixläsion ausgeprägt sein. Noch mehr: Wie wir gesehen haben, weisen die verkürzten gespannten „Stränge", die von praktisch allen Beobachtern als ein Kardinalsymptom erkannt wurden, oftmals auf Muskelspasmen hin und nicht auf eine organische Kontraktur. Es ist auffällig und bezeichnend, daß solche Spasmen schon recht frühzeitig von einer Reihe von Autoren als hervorstechendes Merkmal beschrieben wurden (z. B. SIREDEY 1900, OPITZ 1922, BISCHOFF 1923, RUBESKA 1925, YOUNG 1930, MARTIUS 1942).

In einer neueren, bedeutsamen Mitteilung hat HOWARD TAYLOR aus New York eine Serie von persönlich beobachteten Fällen mitgeteilt und analysiert; diese Arbeit enthält auch einen Überblick über die Weltliteratur, besonders hinsichtlich der Frage der Ätiologie. Nach diesem Autor kann das Krankheitsbild jeden Teil oder jedes Organ des weiblichen Genitaltrakts einschließlich der Brüste erfassen. In der Literatur gibt es wiederholte Hinweise auf Laparotomien, bei denen kein anderer krankhafter Befund erhoben wurde, als Kongestion im Bereich des Uterus, der Tuben, Ovarien oder des Beckenperitoneums, bisweilen freie Flüssigkeit im Douglas. Dieser kongestive Prozeß wurde vor allem durch französische Forscher, speziell COTTE, betont. Auf ihn führen TAYLOR u. a. als sekundäre Erscheinung zurück: Die Vergrößerung des Uterus, cystische Veränderungen in den Ovarien und die gelegentlich zu beobachtende Fibrosis des Parametriums.

Es besteht Einhelligkeit der Meinungen darüber, daß die Hyperämie der Beckenorgane gewöhnlich vorhanden ist. Da jedoch die Laparotomie, welche die Kongestion erkennen läßt, eher während des Prämenstruums ausgeführt wird, wenn der Schmerz zumeist seinen Höhepunkt erreicht, ist es im Einzelfall natürlich sehr schwierig zu entscheiden, inwieweit die Hyperämie ein im strengen Sinne krankhaftes Phänomen darstellt. Darüber hinaus kann das Bild bei der Laparotomie auch den entgegengesetzten Prozeß wahrscheinlich machen: Bei Laparotomien, die auf dem Höhepunkt des Schmerzes zum Zwecke der präsacralen Neurektomie ausgeführt wurden, fanden wir eine bemerkenswert lokalisierte Blässe im Gewebe des Beckens, am deutlichsten in den Ligamenta lata und deren Nachbarschaft. Die blassen Bezirke hoben sich deutlich von den normal durchbluteten ab. Dieser Zustand kann während der

Beobachtung einige Minuten bestehenbleiben, um dann allmählich zu verschwinden. Diese Erscheinungen sprechen entschieden für eine vorübergehende und lokale ischämische Kontraktur.

Das ganze Beweismaterial steht somit im Einklang mit der in der Literatur allenthalben vertretenen Anschauung, daß tiefgreifende, lokale, vasomotorische Störungen in Verbindung mit dem Schmerzsyndrom im Bereich des Beckens auftreten. Wir wiesen vorhin schon darauf hin, daß in der Literatur häufig lokalisierte Spasmen der glatten Muskulatur als eine häufige Erscheinung in diesen Fällen erwähnt werden; sie erzeugen Stränge von straffem Gewebe, die bei der vaginalen Untersuchung leicht zu erkennen sind. Wie weit man diese als Ausdruck der gleichen Störung innerhalb der neuro-muskulären Steuerung betrachten kann, welche auch die vasomotorischen Veränderungen hervorruft, bleibt ein Gegenstand weiterer Forschung. Daß die Ischämie als Faktor für Schmerzen in Unterleib und Becken verantwortlich gemacht werden kann, hat MOIR für den Fall der primären oder „spasmodischen" Dysmenorrhoe behauptet. Dieser Beobachter hat gezeigt, daß der Schmerz durch Uteruskontraktionen hervorgerufen wird, welche sich bis zur Erzeugung einer Ischämie im Uterusmuskel steigern können. Er hat zu zeigen vermocht, daß die Acme des Schmerzes mit einer Uteruskontraktion zusammenfällt und daß tatsächlich dabei die Pulsation der Arteria uterina verschwinden kann.

Die Ätiologie der Gefäßstörungen, die nach allgemeiner Ansicht bei dem Syndrom der Unterleibsschmerzen eine Rolle, und zwar wahrscheinlich eine führende Rolle, spielen, ist dunkel. Unter den Faktoren, die in Betracht gezogen werden müssen, sind zu nennen: Entzündliche Veränderungen, endokrine Erkrankungen und emotionelle Störungen.

Literatur.

BISCHOFF, C. W.: Mschr. Geburtsh. 61, 277 (1923). — COTTE, G.: Troubles fonctionnels de l'appareil génitale de la femme. Paris 1931. — FRÄNKEL, L.: Dtsch. med. Wschr. 1909, 2204. — Mschr. Geburtsh. 45, 493 (1917). — FREUND, W. A.: Gynäk. Klin. 1, 203 (1885). — MARTIUS, H.: Arch. Gynäk. 166, 332 (1938).— Z. ärztl. Fortbildg 39, 289 (1942). — MOIR, J. C.: Trans. Edinburgh obstetr. Soc. 93, 93 (1934). — Proc. roy. Soc. Med. 29, 950 (1936). — J. Obstetr. 46, 409 (1939). — OPITZ, E.: Zbl. Gynäk. 46, 1594 (1922). — RUBESKA, W.: Zbl. Gynäk. 49, 104 (1925). — TAYLOR, H. C.: Amer. J. Obstetr. 57, 211, 637, 654 (1949). — YOUNG, J.: Brit. med. J., 1929; 1930, 577; 1938, 105. — Trans. Edinburgh obstetr. Soc. 53, 165 (1933).

2. Korreferat ANSELMINO-Wuppertal.

Herr Präsident! Meine Damen und Herren!

Wenn wir von neurovegetativen Störungen oder Erkrankungen sprechen, so müssen wir uns zunächst darüber klar werden, daß mit dieser Bezeichnung ein neues pathogenetisches Prinzip eingeführt wird.

Das neurovegetative System ist auf die Funktion gerichtet, und neurovegetative Erkrankung bedeutet daher zunächst etwas Funktionelles, nämlich eine Regulationsstörung. Erst sekundär erwächst aus der gestörten Funktion die Organläsion. Darin liegt die Schwierigkeit, welche die neurovegetative Störung unserem Verständnis bereitet. Denn seit MORGAGNIs berühmtem Werk: De causis et sedibus morborum war es durch Jahrhunderte das Bestreben der Medizin, die Krankheitserscheinungen einer Organveränderung zuzuordnen, als deren Folge sie angesehen wurden.

Bei den neurovegetativen Störungen aber wird diese Konzeption auf den Kopf gestellt. Hier ist nicht mehr die organische Erkrankung die Ursache der funktionellen Störung, sondern umgekehrt: Die funktionelle Störung ist die Ursache der organischen Läsion. Oder anders ausgedrückt: Es ist nicht eine chronische Parametritis, nicht eine Oophoritis oder Cervicitis, welche die Verziehung, die Verdickung, den Fluor oder den Schmerz hervorrufen, sondern umgekehrt: Das Primäre ist die nerval ausgelöste Funktionsstörung, aus der bei genügender Dauer und genügender Intensität die organische Läsion am Parametrium und am Ovar, an den Tuben und am Uterus erwächst.

Wie kann sich nun die neurovegetative Regulationsstörung primär äußern? Wir wissen heute, daß jede Gewebszelle an das vegetative Nervensystem angeschlossen und damit neurovegetativ gesteuert ist. Dabei heben sich einige Regulationsarten besonders heraus. Das sind:

1. Die neurovasculäre Regulation, welche die Blutverteilung vom Herzen bis zur letzten Capillare kontrolliert und sich dabei der Gefäßerweiterung und -verengerung oder auch der völligen Drosselung und des Kurzschlusses bedient,

2. die neuromuskuläre Regulation, welche Spannung und Erschlaffung auch der glatten Muskulatur kontrolliert und im Wege der Störung vorübergehend oder dauernd zum Spasmus oder zur Atonie, kurz zu Störungen der Motilität zu führen vermag, und

3. die neurosekretorische Regulation, die uns an den Drüsen mit äußerer oder innerer Sekretion, am Genitale vor allem an der Cervix und am Ovar entgegentritt und zu Störungen im Sinne der Hyper- oder Hyposekretion zu führen vermag.

Es ist reizvoll, zu verfolgen, wie bei dem neurovegetativen Beckensyndrom, dessen Symptomatologie die Herren TAYLOR und YOUNG soeben geschildert haben, im Laufe der Jahrzehnte die Auffassungen je nachdem mehr die vasculäre oder mehr die muskuläre oder schließlich mehr die sekretorische Störung betonen, und wie jede einzelne Störungsart von den einzelnen Schulen zum vorwiegenden pathogenetischen Erklärungsprinzip erhoben wurde. Auf dieses Syndrom möchte ich meine Ausführungen beschränken.

In Deutschland, wo man zunächst der Verziehung und Verlagerung der Gebärmutter und der Verkürzung und Verhärtung des Parametriums besondere Aufmerksamkeit schenkte, herrschte zunächst der Glaube an die entzündliche Genese der Erkrankung vor, deren Sitz man ins Parametrium und insbesondere in die Gegend der Lig. sacro-uterina verlegte. Die klassischen Arbeiten von SCHULTZE und W. A. FREUND aus den 70er und 80er Jahren des vorigen Jahrhunderts mit ihrer Krankheitsbezeichnung: Parametritis posterior wurzeln in dieser Auffassung. SCHULTZE betonte bereits 1875 die muskuläre Komponente durch seinen Hinweis auf den im Lig. sacro-uterinum verlaufenden M. retractor uteri; und FREUND erkannte schon 1885 die Beteiligung des Nervensystems. Er und seine Mitarbeiter erbrachten in den folgenden Jahrzehnten den Nachweis pathologischer Veränderungen im FRANKENHÄUSERschen Plexus mit Perineuritis und Untergang von Ganglienzellen.

Damit wäre in Deutschland der Weg für die neurovegetative Blickrichtung frei gewesen. Aber erst OPITZ erkannte 1922, daß die Verkürzung der Lig. sacro-uterina gelegentlich in Narkose verschwindet, d. h. daß sie wenigstens im Anfangsstadium gelegentlich spastischer Art ist. Und er meinte, daß erst allmählich ein Dauerspasmus infolge nervöser Übererregung die fibrotische Verkürzung verursacht. Dies ist eine bemerkenswert frühe Konzeption einer primären neurovegetativen Funktionsstörung mit sekundärer organischer Läsion. Ein Jahr später — 1923 — bestätigte BISCHOFF die OPITZschen Befunde und schlug damals den Namen Spasmophilia genitalis vor. MARTIUS betonte 1935 die funktionell-muskuläre Genese der Verkürzung und Verhärtung des Parametriums und der Verlagerung des Uterus und erklärte dies als ein sehr häufiges, aber keineswegs isoliertes Vorkommnis; er erkannte die bevorzugte Lokalisation auf der linken Seite und die häufige Vergesellschaftung mit spastischer Obstipation. Der von ihm vorgeschlagene Name Parametropathia spastica findet zur Zeit in Deutschland weite Anwendung. Damit hatte sich bei uns die Auffassung von der neurovegetativen Natur der ehemaligen Parametritis posterior durchgesetzt.

Während man somit in Deutschland vorwiegend von den spastischmuskulären Veränderungen im Bereich des Parametriums ausging, knüpften die französischen, englischen und amerikanischen Autoren vor allem an die krankhaften Veränderungen an, die sich an Uterus, Ovar und Cervix finden. Sie wurden in Frankreich von altersher von ARAN bis COTTE durch vasculäre Störungen, vor allem im Sinne der Kongestion und einer daraus resultierenden Fibrosklerose erklärt. COTTE fügte die Krankheitsbezeichnungen Plexalgie und Plexitis hinzu, wobei er sich auf ähnliche pathologische Veränderungen an den Unterbauchganglien stützte, wie sie bereits FREUND beschrieben hatte. Die Auffassung von der vasculären, kongestiven Störung hat in Deutschland seit 1922

KEHRER vertreten und auch zur Erklärung der Fibrosis der Lig. sacrouterina herangezogen. Weiter sei hier KLOTZ in Dresden genannt, der die neurovegetativen Genitalstörungen als vegetative Dystonie des Hypogastricusgefäßgebietes beschrieben hat. Und schließlich haben Sie soeben Herrn TAYLOR gehört, der allein durch seine Krankheitsbezeichnung: Congestion-Fibrosis-Syndrom seine Auffassung von der überragenden Bedeutung der primären kongestiven, vasculären Störung und der daraus resultierenden Fibrosis zum Ausdruck bringt.

Und damit im Reigen der verschiedenen Erklärungen auch das sekretorische Moment nicht fehle, seien hier die Arbeiten von JAMES YOUNG aus den 30er Jahren angeführt. YOUNG beschäftigte sich vornehmlich mit der Rolle der Cervix und schlug für unser Syndrom den Namen: Cervicales Syndrom vor, wobei er Cervicitis, Fluor und Schmerzen in den Mittelpunkt rückte, gleichzeitig aber auch die neurovegetative Komponente der Störung betonte.

Wir dürfen somit feststellen, daß alle am Genitale zu erwartenden Arten von neurovegetativer Funktionsstörung — die neuromuskuläre, die neurovasculäre und die neurosekretorische — nicht nur beobachtet werden, sondern daß darüber hinaus jede einzelne von ihnen von den verschiedenen Autoren und Schulen in den Mittelpunkt der Erklärung des Syndroms gerückt wurde.

Um zu diesen Ansichten kritisch Stellung zu nehmen, müssen wir auf die neueren anatomischen Arbeiten von STÖHR, SUNDER-PLASSMANN u. a. hinweisen. Danach ist jede Gewebszelle an vegetativ-nervöse Elemente angeschlossen, und alle diese nervösen Elemente sind in einem Neurofibrillennetz, dem Terminalreticulum, untereinander und mittels der Nervenäste mit der vegetativen Zentrale im Zwischenhirn verbunden. Damit ist eine innige Verknüpfung aller Gewebe und Organsysteme untereinander und mit dem Zwischenhirn gewährleistet.

Es liegt daher im Wesen der neurovegetativen Störung, daß die Erregung sich nicht auf eine einzige Regulation zu beschränken braucht, sondern — von Fall zu Fall wechselnd — jeden Teil der nervösen Regulation zu erfassen vermag. Sicherlich läßt sich häufig ein Leitsymptom feststellen, indem der eine oder andere Regulationsmechanismus bevorzugt in Mitleidenschaft gezogen wird, und sicherlich dürfte dabei der vasculären Störung häufig eine führende Rolle zukommen. Grundsätzlich kann der neurovegetative Krankheitsvorgang aber in buntem Wechsel jede Art von Regulation erfassen und am Gefäßsystem nicht nur zur Kongestion, sondern auch zur Ischämie, am Muskel nicht nur zum Spasmus, sondern auch zur Atonie, an den Drüsen nicht nur zur Hyper-, sondern auch zur Hyposekretion führen. Dieser Umstand ist es, der das klinische Bild der neurovegetativen Störungen im Bereich des Beckens so vielgestaltig, um nicht zu sagen verworren macht.

Die Parametritis posterior unserer Vorfahren, das cervicale Syndrom nach YOUNG, die Plexalgie COTTEs, die Parametropathia spastica nach MARTIUS, das Congestion-Fibrosis-Syndrom HOWARD TAYLORs, die vegetative Dystonie des Hypogastricisgefäßgebietes nach KLOTZ bis zur Pelipathia vegetativa nach GAUSS und der Pelimyopathia v. JASCHKEs, sie alle bezeichnen im Grunde dieselbe Störung, wenn sie sich auch je nach der vorwiegenden Blickrichtung ihrer Autoren in diesen und jenen Einzelheiten zu unterscheiden scheinen.

Was wissen wir nun von der *Ätiologie* dieser neurovegetativen Regulationsstörung? Vorwiegend wird man 2 Mechanismen unterscheiden dürfen, die eine neurovegetative Störung im Becken nach sich zu ziehen vermögen.

Das eine Mal sehen wir Störungen, wie z. B. Blutungen oder Schmerzen, auftreten als Folge einer peripheren Läsion, etwa einer chronischen Cervicitis oder Endometritis, z. B. als Folge eines Emmetrisses. Dabei wird, wie YOUNG beschrieben hat, auf nervalem Wege die Funktion benachbarter Organe und Nervenplexus beeinträchtigt. Im allgemeinen verschwinden die Symptome nach Beseitigung der Ursache, z. B. nach operativer Beseitigung des Cervixrisses. Aber diese periphere Auslösung ist doch wohl eine Ausnahme und erscheint in den Folgen nur von untergeordneter Bedeutung.

Weit wichtiger und tiefgreifender ist dagegen eine zweite Art der Entstehung der Störung, wenn sie über das vegetative Zentralorgan im Zwischenhirn verläuft. In diesen Fällen bleibt die Störung so gut wie nie auf die Genitalorgane beschränkt, sondern zieht regelmäßig noch weitere, vom Zwischenhirn abhängige Funktionen in Mitleidenschaft: Etwa die Blasenfunktion und den Kreislauf, den Verdauungstrakt oder die Schweißabsonderung, den Schlaf und die Stimmung. Müdigkeit, nervöse Reizbarkeit und Neigung zu hormonalen Störungen und allergischen Reaktionen werden mit großer Regelmäßigkeit geklagt und vervollständigen in diesen Fällen die gynäkologischen Symptome zum Bilde der allgemeinen vegetativen Dystonie. Im Rahmen dieser allgemeinen vegetativen Dystonie könnte man dann unterscheiden eine vorwiegend genitale Neurodystonie oder eine digestive, eine zirkulatorische, eine urokinetische Neurodystonie usw.

Man darf annehmen, daß eine derartige Zwischenhirnstörung durch verschiedenartige Noxen begünstigt wird, wobei eine angeborene Anfälligkeit oder eine erworbene Schädigung durch Erschöpfung, Unterernährung, Fokalinfektion und ähnliches in Betracht kommen. In der Praxis lehrt aber die Erfahrung, daß es ganz überwiegend seelische Gleichgewichtsstörungen sind, welche auf dem Wege über das Zwischenhirn das vegetative Nervensystem alterieren und die neurovegetative Störung im Becken und an den übrigen Organen hervorrufen.

Nun ist diese Verknüpfung von körperlichen Symptomen mit seelischen Noxen, die man heute gerne mit dem Namen Psychosomatik belegt, gerade bei den neurovegetativen Störungen im Bereich des Beckens nichts Neues! Nicht umsonst weist von altersher der Name Hysterie auf die Gebärmutter hin, und die Ovarie der Franzosen spielte in der Hysterielehre des vorigen Jahrhunderts eine bedeutende Rolle. Allerdings: Umgekehrt zu unserer heutigen Auffassung dachte man sich bis in die 90er Jahre die Hysterie entstanden als Folge von Unterleibserkrankungen, unter denen nach der Lehre von FREUND die Parametritis posterior eine bedeutsame Rolle einnahm. Noch um die Jahrhundertwende finden wir die Behandlungsmöglichkeit der Hysterie durch gynäkologische Eingriffe und Operationen von Männern wie OLSHAUSEN, FREUND, MACKENRODT u. a. lebhaft verteidigt.

Seither haben sich allerdings unsere Vorstellungen auch von der Hysterie gewandelt. So sind von dem ehemaligen Sammelbegriff der Hysterie inzwischen die Neurosen abgetrennt worden und damit gerade das, was FREUND den Anlaß zur Verknüpfung der Parametritis posterior mit der Hysterie gegeben hatte. Geblieben ist aber auch heute das Wissen um die enge Verbindung der gynäkologischen Symptomatik mit seelischen Vorgängen, wenn auch im genau umgekehrten Sinne, als es unsere Vorfahren noch vor 50 Jahren annahmen. Heute ist nicht mehr die Erkrankung im Becken die Ursache der psychischen Störung; für unsere Auffassung hat vielmehr umgekehrt die seelische Alteration die vegetative Störung zur Folge. STIEVE hat in seinen klassischen Arbeiten den anatomischen Beweis dafür erbracht.

Auch diese Erkenntnis setzte sich nur zögernd durch. Zwar hatten schon FREUND und später L. FRÄNKEL die Rolle des Sexuallebens für die Entstehung der Parametritis posterior betont. Beide waren aber bei gewissen Äußerlichkeiten der Kohabitationstechnik und der Orgasmusauslösung stehengeblieben, wie dem Coitus interruptus und der Masturbation. Erst KEHRER begann seit 1922 auf die inzwischen gewonnenen Erkenntnisse der Psychotherapie und der Tiefenpsychologie für die Erkennung und Behandlung funktioneller Unterleibsstörungen, vor allem der Dyspareunie und der Sterilität, hinzuweisen. Ihm folgte BISCHOFF, der 1923 die Bedeutung der Psyche für die Entstehung der ehemaligen Parametritis posterior herausstellte, und ich zitiere weiterhin WALTHARD und MARTIUS, die wiederholt die psychosomatischen Zusammenhänge betonten.

Hier wäre auch AUG. MAYER zu nennen, der 1925 sagte: „Viele unserer Kranken bieten gynäkologische Symptome, ohne gynäkologisch krank zu sein. Das Wesen ihres Leidens liegt in einem seelischen Konflikt, der unter gynäkologischer Flagge segelt". MAYER umschreibt damit präzise das, was wir heute eine vegetative Neurose nennen. Allerdings wagte er damals noch nicht den Schritt von der funktionellen Störung zur daraus resultierenden organischen Läsion.

Wenn wir heute die ehemalige Parametritis posterior, die Parametropathia spastica, die Pelipathia vegetativa, das Congestion-Fibrosis-Syndrom und wie sie alle heißen mögen, als den Ausdruck einer vegetativen Neurose erklären, so bliebe noch zu erörtern, warum sich diese Neurose bei Frauen mit solcher Häufigkeit an den Unterleibsorganen äußert und nicht an einem x-beliebigen anderen Organ. Man darf annehmen, daß es die besondere funktionelle und hormonale Beanspruchung und die dadurch bedingte Labilität der weiblichen Genitalorgane ist, welche sie zur Prädilektionsstelle für die Symptomatik der neurovegetativen Störungen macht; doch reicht diese Erklärung allein nicht aus. Vieles spricht dafür, daß die Lokalisation im Genitalbereich nicht nur somatischen Zufälligkeiten entspringt, sondern daß sie auch mit der besonderen Struktur des seelischen Konfliktes zusammenhängt. Das heißt: Daß die körperliche Symptomatik einen seelischen Ausdruckswert besitzt, indem es vorwiegend Konflikte sexuellen und verwandten Inhaltes sind, die sich im Bereich der Sexualorgane manifestieren.

Ich habe den psychosomatischen Zusammenhängen an meiner Klinik seit einer Reihe von Jahren besondere Aufmerksamkeit geschenkt, seit über 3 Jahren unter Mitarbeit des Psychotherapeuten Dr. FRIEDRICHS. Wir sind an einem großen Krankengut im wesentlichen zu den gleichen Ergebnissen gelangt wie Herr TAYLOR und sein Mitarbeiter Dr. DUNCAN.

Auch wir haben gefunden, daß dem Manifestwerden der somatischen Störung oft eine seelische Verwundung oder ein seelischer Konflikt vorausgeht, häufig im Abstand von 6—9 Monaten. Allerdings wirkt ein Erlebnis nur dann traumatisch, wenn es an eine besonders sensibilisierte seelische Struktur rührt und dadurch die Erlebnisverarbeitung stört. Bei dieser Sensibilisierung spielen Anlage und Erziehung, Kindheitserlebnisse und Erfahrungen des späteren Lebens eine entscheidende Rolle, so wie es heute Herr TAYLOR geschildert hat, und wie ich selbst es früher im Hinblick auf die funktionelle Sterilität ausgeführt habe.

Bei der Analyse unserer Fälle von Parametropathie bzw. von Ovaralgie fanden wir in der Tiefe der Persönlichkeit eine Störung in Gestalt einer mehr oder weniger unbewußten Gehemmtheit, Ängstlichkeit oder Unsicherheit bei Trieb- und Kontaktschwäche oder eine selbstgewählte oder erzwungene Unterdrückung von Sexualtrieb und Hingabebereitschaft. Die Lokalisation im Genitalbereich und Symptome wie Dyspareunie, Fluor, Blutungen, Frigidität und Sterilität, ja selbst das zeitliche Auftreten der Störung im Anschluß an eine Schwangerschaft, gewinnen damit einen verborgenen Sinn: Sie sind nicht das Produkt eines Zufalls, sondern reden ebenso wie die begleitenden Stimmungen der Unlust und der Depression, der Mattigkeit und der Angst eine vernehmliche Sprache: Sie stehen für eine unbewußte Verweigerung, eine Ablehnung, ein „Nein"-Sagen zu Trieb, Sexualität und ehelicher Gemeinschaft im allgemeinen oder zum Ehepartner und seiner Annäherung im besonderen. Oder sie repräsentieren die unbewußte Auflehnung gegen eine unangemessene Lebenssituation oder auch die Rebellion unterdrückter Triebe und Ansprüche.

Es ist bemerkenswert, daß Herr TAYLOR unter gänzlich anderen Umständen und Voraussetzungen zu den gleichen Ergebnissen gelangt. Aber ich möchte nicht unterlassen, zu sagen, daß diese Ergebnisse auf der Linie der konsequenten Weiterentwicklung der Gedanken und Arbeiten vieler Autoren liegen, die in den heutigen Berichten genannt wurden.

Ich habe mir vorgenommen, mein Korreferat auf die Entwicklung unseres Wissens um die Ätiologie der ehemaligen Parametritis posterior zu beschränken. Ich brauche nicht zu sagen, wie vieles problematisch bleibt. Die Referate meiner beiden prominenten Vorredner haben das lebhafte Interesse bewiesen, das auch in den angelsächsischen Ländern heute den neurovegetativen Störungen in unserem Fachgebiet entgegengebracht wird, und den Fortschritt, der sich dort anbahnt. Möge von der heutigen Aussprache ein neuer Impuls ausgehen!

Aussprache zum III. Hauptbericht.
Vorgemerkte Diskussionen.

1. Herr STIEVE-Berlin: Der ungemein liebenswürdigen Aufforderung des Herrn Vorsitzenden, hier eine kurze Aussprachebemerkung anzuschließen, komme ich gerne nach. Die umfassenden Ausführungen der Herren Vortragenden haben hauptsächlich klinische Beobachtungen mitgeteilt, aus denen zu erkennen ist, welchen Einfluß das Nervensystem auf die Vorgänge in den weiblichen Geschlechtsorganen besitzt. Früher nahm man ja allgemein an, daß ganz besonders die Vorgänge in den Eierstöcken ausschließlich hormonal bedingt sind und in erster Linie durch die Hypophyse geleitet werden, und daß die Gebärmutter lediglich die Befehle auszuführen hat, die ihr von den Eierstöcken erteilt werden. Heute wissen wir, daß die Tätigkeit aller Drüsen, auch derjenigen ohne Ausführungsgang, durch das Nervensystem geregelt wird, und daß die Vorgänge in den Eierstöcken, besonders auch Follikelreifung und Gelbkörperbildung, nicht nur durch die Inkretabsonderungen der Hypophyse und anderer Drüsen, sondern unmittelbar durch das Nervensystem geleitet werden. Das Nervensystem kann auch die Gebärmutter gerade beim Menschen unmittelbar beeinflussen. Dies zeigen in besonders sinnfälliger Weise die Schreckblutungen, die zu jeder Zeit des Cyclus, unabhängig von den Vorgängen in den Eierstöcken, ja sogar aus einer sekundär atrophischen Schleimhaut eintreten können. Auch das Verhalten der Blutgefäße im Bereiche des Beckens wird in erster Linie durch das autonome Nervensystem geregelt. Ich darf hier nur an die Bedeutung der prästatischen Hyperämie erinnern, auf die KLOTZ mehrfach hingewiesen hat. Die starke nervös bedingte Blutstauung im Bereiche des Beckens ist sicher die Ursache für viele der Zustände, die die Herren Vortragenden hier geschildert haben. Ohne die Bedeutung der Inkrete irgendwie

herabsetzen zu wollen, darf ich doch besonders betonen, daß die Vorgänge in den Geschlechtsorganen bei Mann und Frau, bei allen höheren Tierarten und ganz besonders beim Menschen, wie ich seit 40 Jahren in vielen Untersuchungen und beim Tier auch durch Versuche beweisen konnte, in hohem Maße durch das Nervensystem beeinflußt werden.

2. Herr J. A. SCHOCKAERT-Löwen (Belgien): Das Thema, das von den 3 Referenten behandelt wurde, ist mit gutem Recht als von außerordentlicher Bedeutung anzusehen, was die Zahl der Kranken betrifft, die den Gynäkologen konsultieren. Wir schätzen das Verhältnis der Fälle von „Congestion fibrosis" oder Beckenstauung in einer nicht spezialisierten Gynäkologensprechstunde auf etwa 60% der gesamten Fälle. Ich möchte gerne noch erwähnen, daß an unserer Universität dieser Symptomenkomplex seit mehr als 40 Jahren durch meinen Vater, Prof. R. SCHOCKAERT, später durch mich selbst und meine Schüler trotz seines Polymorphismus als ein einheitliches Krankheitsbild erkannt wurde.

Im Rahmen dieser Diskussion möchte ich Ihre Aufmerksamkeit auf einige spezielle Punkte richten:

1. Die große Bedeutung der anästhetischen Infiltration der Ligamenta sacrouterina als differentialdiagnostisches Mittel in chronische und subakute Schmerzzustände von sacro-lumbalen und hypogastrichen Zonen. Wenn bei den 22% der Kranken von TAYLOR, die, bevor sie ihn konsultierten wegen dieser Beckenstauung, sich einer Appendektomie unterzogen hatten, der Chirurg vor der Operation eine solche Infiltration unternommen hätte, wie wir sie seit 15 Jahren machen, hätte er wahrscheinlich nicht diese sinnlose Operation unternommen. Der Schmerz in der rechten Fossa iliaca, selbst wenn er eine Steigerung darstellt, die eine akute Krise befürchten läßt, verschwindet in der Tat sofort nach der Infiltration, wenn er nicht durch die Appendicitis hervorgerufen wird.

Diese diagnostischen Infiltrationen können auch manche falschen Diagnosen auf den richtigen Weg führen in Fällen von sog. Colitis, Erkrankung der Nierenwege und der unteren Wirbelsäule, deren Sensibilitätszone der Genitalzone entspricht, nämlich Dermatom L I und seiner unmittelbaren Umgebung, D XII und L 2.

2. Außerdem möchten wir die Bedeutung der Coelioskopie mit dem RUDOCKschen Apparat und der Culdoskopie (Douglaskopie) herausstellen für die Differentialdiagnose von Schmerzen, bei denen es oftmals unmöglich ist, auf Grund von klinischen Beobachtungen die richtige Ätiologie festzustellen, nämlich bei Beckenstauung, genuiner Adnexitis und Mikroendometriosis.

3. Schließlich glauben wir, was die Behandlung anbetrifft, von nun an sagen zu können, daß, wenn man doch endlich operieren muß, die ein- oder doppelseitige Ovariektomie und alle sonstigen Operationen an den Ovarien, wie partielle Resektionen, sog. Sympathektomien usw. vollkommen zwecklos sind, sowie die COTTEsche Operation und die immer unvollständige isolierte Resektion der sacro-uterinen Bänder. Nur die Hysterektomie, eventuell ohne Ovarektomie, ist von Nutzen. Doch muß sie wirklich total sein, ich möchte sagen hypertotal, d. h. mit breiter Darstellung und ausgiebiger Resektion der sacro-uterinen Bänder, die das Rectum umgreifen.

Diese Art „Nerven-Wertheim", dem üblichen „Lymphbahnen-Wertheim" entsprechend, aber eventuell mit Zurücklassung der Ovarien bei jungen Patientinnen, hat uns in 8 Fällen bessere Resultate gegeben als die klassische Totalexstirpation. Nach letzterer bleiben gelegentlich residuelle Schmerzzustände zurück. In diesem Falle ist es oft unmöglich, bei der vaginalen Untersuchung die pathognomonische Empfindlichkeit der sacro-uterinen Stümpfe zu erkennen. Bei der rectalen, oder besser noch rectovaginalen Untersuchung kann man das Bestehenbleiben eines schmerzhaften und gespannten Ringes um das Rectum nach der klassischen Totalexstirpation ganz deutlich feststellen, nicht aber nach der hypertotalen Exstirpation.

Und zum Schluß bedauere ich nur das eine, daß nur Gynäkologen, wie erfahren sie auch sein mögen, die Ausführungen der Herren Referenten gehört haben, deren Arbeit dazu berufen ist, viele alte Anschauungen über die Interpretation der gynäkologischen Schmerzen umzustoßen. Auch Bauchchirurgen, Gastroenterologen, Endokrinologen, Rheumatologen und schließlich Psychiater sollten diese Referate gehört haben, um diese bemerkenswerte Synthese, die wir heute zu hören den seltenen Vorzug hatten, in ihrem eigenen Arbeitsgebiet anwenden zu können.

3. Herr H. RUNGE-Heidelberg: Es ist Herrn TAYLOR gelungen, in einer großartigen Systematisierung zu zeigen, auf welchem Wege die neurovegetativen Störungen im kleinen Becken zustande kommen. Unter diesen Vorgängen mißt TAYLOR dem *Congestion-Fibrosis-Syndrom* eine besondere Rolle zu. Als Beweis dafür, daß eine Kongestion tatsächlich nicht nur zum Ödem und zur Hyperämie, sondern zu einem echten proliferativen Wachstum, besonders der Bindegewebskomponenten führen kann, möchte ich auf die *Elongatio* und *Hypertrophia portionis* hinweisen. Hier kommt es ja allein dadurch, daß die Portio, infolge eines Descensus uteri, aus dem Zusammenhalt der Beckenorgane in eine Position unterhalb des Levator ani kommt, im Laufe der venösen Stauung zu einer echten Vermehrung von Gewebe. Für das Verständnis des Krankheitsvorganges ist aber weiter von größter Wichtigkeit, daß die pelvic congestion so gut wie *niemals isoliert* vorkommt, sondern meist im Zusammenhang mit anderen psychosomatischen Störungen, wie dies ANSELMINO besonders hervorhebt. Für das Bild der Persönlichkeit der Erkrankten war mir von Wichtigkeit, daß es sich in der Anamnese meist keineswegs um sexuelle Erlebnisse handelte, sondern eher um Konflikte, die aus einem Widerstand gegen das Erotische entstanden waren. Ich möchte glauben, daß ein verhältnismäßig großer Prozentsatz der Erkrankten nach ihrer Persönlichkeit irgendwie in eine Form des *körperlichen und auch psychischen Infantilismus* einzuordnen sind. So wichtig nun die Hyperämie für die Erkrankung ist, so scheint mir doch die Meinung von YOUNG und sein Hinweis auf das *Syndrom von Hypersekretion und Spasmen* äußerst wichtig. Der Schmerz ist ja eine Folge des Spasmus. Der Spasmus macht Ischämie und damit Funktionsstörung. Spasmus und Hypersekretion endlich gehören, wie wir ja auch von anderen Organen, z. B. dem Magen, wissen, zusammen. Vom Standpunkt der Konstitution habe ich mir, das möchte ich für die Herren der Praxis sagen, ein *etwas vereinfachtes Schema* dieser Störungen zurechtgelegt. Die somatische Abreaktion psychischer Belastung erfolgt durch Spasmen, die je nach ihrer Lokalisation in der Konstitution des Betreffenden verankert ist, zu verschiedenen Störungen führen kann. Hauptgebiete dieser Spasmen sind entweder das Cerebrum und hier die häufigste Form die Migräne, zweitens die Brustorgane mit dem Bilde des Asthma bronchiale oder der Angina pectoris und endlich das Abdomen mit seinen besonderen Lokalisationen im Magen-Darmtrakt (Ulcus ventriculi et duodeni), Harnsystem, Blase oder Uterus. Für die Praxis erscheint endlich noch wichtig die *Frage nach der Therapie*. Wir haben gehört, daß auch beim Referenten TAYLOR in einem Teil der Fälle der letzte Ausweg die Exstirpation des Uterus war. Wir haben von meinem Vorredner, Herrn SCHOCKAERT, gehört, daß er sogar eine Art Wertheim ausführt. Aber dies müssen Ausnahmefälle bleiben. Hier steht die psychosomatische Behandlung im Vordergrund, wobei die Frage offenbleibt, ob sie in die Hände des Spezialisten für diese Fragen gelegt werden soll, oder beim Gynäkologen bleiben kann. Und hier wird

in der Reihe der operativen Verfahren zunächst in sehr vielen Fällen die einfache Injektion von Novocainlösung in die Parametrien und Sacro-uterinligamente ausgezeichnete Dienste tun.

4. Herr ROEMER-Karlsruhe: Dem Wunsche unseres sehr verehrten Herrn Präsidenten entsprechend, möchte ich nur kurz auf ein pathologisch-physiologisches Problem der psychosomatischen Erkrankungen eingehen. Wir haben von dem Herrn Referenten gehört, wie ein psychisches Trauma über das Zwischenhirn bzw. den Hypothalamus, über vegetative Zentren, oder neurohormonal somatische Symptome auslösen kann und wir wissen, daß die somatische Störung zunächst eine funktionelle ist. Bei längerem Bestehen der auslösenden Ursache können aus der funktionellen Störung organische Veränderungen hervorgehen. Man kann, wie Herr TAYLOR so schön gezeigt hat, die funktionelle Störung messen und so den Zusammenhang zwischen auslösender psychischer Ursache und funktioneller Störung nachweisen. Für diese Zusammenhänge gibt es aber auch klinische Beweise. Einmal hört, wenn der psychische „Stress" beseitigt werden kann, die funktionelle Störung auf. Als zweites gelingt es in vielen Fällen, die Symptome zu mildern oder zu beseitigen, solange man die diencephale Schaltstelle durch Stammhirnnarkotica stillegt. Ich möchte nun nur auf eine, das Verständnis der psychosomatischen Erkrankungen erschwerende Tatsache hinweisen. Das körperliche Symptom, ursprünglich psychisch ausgelöst, kann als funktionelle oder bereits organisch fixierte Störung weiter bestehen, wenn die auslösende psychische Situation bereits inaktuell, also im pathogenen Sinne unwirksam geworden ist. So kommt es, daß die psychische Wurzel der Erkrankung gar nicht mehr nachzuweisen ist und daß das „Restsymptom" sowohl durch grob-suggestive und häufiger noch durch eine geeignete somatische Therapie beseitigt werden kann, ohne daß man die wahre Ätiologie aufzudecken braucht.

Abschließend möchte ich etwas zu der Diskussionsbemerkung von Herrn RUNGE sagen. Es ist in den seltensten Fällen psychosomatischer Erkrankungen der körperliche Infantilismus, im speziellen Fall die genitale Hyperplasie allein der Hintergrund, auf dem sich die Störung entwickelt. Gewöhnlich gesellt sich vielmehr eine psychische Reifungsstörung dazu. Zu dem, was Herr RUNGE zur Lokalisierung vegetativ-neurotischer Symptome bemerkt hat, möchte ich hinzufügen, daß die Symptomwahl zwar konstitutionell bedingt sein kann, daß aber das Symptom, vor allem bei den echten Neurosen, häufig der Ausdruck eines tiefenpsychologischen Vorganges ist. Herr ANSELMINO hat bereits darauf hingewiesen, daß uns das Symptom in vielen Fällen etwas zum Ausdruck bringen will, was der auslösenden psychischen Situation entspricht oder auf sie hinweist. Diese Zusammenhänge sind in der inneren Medizin seit langem der Gegenstand eingehender Studien und werden auch in der Gynäkologie berücksichtigt werden müssen.

5. Herr HEBERER-Homburg-Saar: Als ich im Jahre 1922 auf dem Innsbrucker Gynäkologenkongreß als Assistent von Herrn Geheimrat KEHRER zum erstenmal von den Zusammenhängen zwischen Psyche und Soma beim Weibe sprach, stand ich stark unter dem Einfluß der psychoanalytischen Schule, die ich in Wien bei FREUD und STECKEL studiert hatte. Das Interesse an psychologischen Fragen war damals gering, und wenn es heute etwas reger geworden ist, dann durch Ausbau und Vertiefung der Lehre vom vegetativen Nervensystem. In dieser Lehre liegt auch der Schlüssel zum Verständnis der psychologischen Vorgänge, denen der Gynäkologe begegnet. Diese Vorgänge finden ihre Erklärung in bestimmten Organgesetzen, die der Erhaltung des Individuums bei optimaler Leistungsbereitschaft dienen. Hier steht im Vordergrunde des gynäkologischen Interesses der animale

Apparat mit dem animalen Nervensystem, weil dieses der Gestaltung und Überwachung der Beziehungen der Frau zu ihrer Umwelt dient. Das geschieht:

1. Durch Gleichschaltung der embiontisch erworbenen neencephalen Engrammkomplexe mit den paläencephalen Reflexkomplexen.

2. Durch Einschaltung der Zentren des vegetativen Nervensystems in den paläencephalen und neencephalen Reflexablauf.

3. Durch die bioadaptierende Tätigkeit der Hirnrinde.

Zur Erläuterung einige Beispiele:

Die Hyperemesis gravidarum entsteht als Erregungsneurose bei konstitutionell nicht vollwertigen schwangeren Frauen, denen aus Gründen der verschiedensten Art die Bioadaptation an ihren Zustand mißlingt.

Die Fluchtamenorrhoe von MARTIUS und alle anderen umweltbedingten Amenorrhoen sind Beispiele dafür, wie durch die Bioadaptation der Frau an die Erfordernisse der Umwelt — zu ihrem Schutze — eine Massenwirkung im sympathischen Abschnitt des vegetativen Nervensystems ausgelöst wird, die zu einer Funktionshemmung der Fortpflanzungsorgane führt.

Eine Untersuchung der Psyche der carcinomkranken Frau führte zu der überraschenden Feststellung, daß sich diese schwerkranken Frauen auf einem gesetzmäßig festgelegten Weg über das vegetative Nervensystem durch eine „Flucht in die Gesundheit" vor Verzweiflung schützen.

Das alles ist erst ein Anfang, deutet aber darauf hin, daß wir auf dem richtigen Wege sind.

Gerade die neuesten neurophysiologischen Forschungsergebnisse, die gebunden sind an die Namen BAQ, BROUHA, DALE, DAVIS, KROLL, LÖWI, STÖHR u. a. m., ermuntern zu weiterer Arbeit. Sie besagen kurz zusammengefaßt folgendes:

Es besteht im gesamten autonomen und zentralen Nervensystem ein durchgehendes einheitliches Prinzip, wonach jedes nervöse Organ bei seiner Reizung Wirkstoffe erzeugt, die auf dem Blutweg im Gesamtorganismus ihre Ausbreitung finden und an den Erfolgsorganen hemmend oder fördernd eingreifen.

Diese Feststellungen vertiefen nicht nur unser Verständnis für die Zusammenhänge zwischen Psyche und Soma beim Weibe, sondern sie eröffnen auch ganz neue therapeutische Perspektiven auf einem gestern noch wissenschaftlich umstrittenen Gebiet.

6. Herr WOLF-Freiburg (mit 2 Textabbildungen): Die Referate haben im wesentlichen die Veränderungen an den Ligg. sacro-uterina betont. Ich möchte Sie auf eine Veränderung hinweisen, die mir seit Jahren bei den neurovegetativen Störungen im kleinen Becken immer wieder auffällt. Die Frauen kommen zu uns mit den Angaben, daß sie Kreuzschmerzen und schleimigen Ausfluß haben. Wenn man untersucht, dann findet man, daß der Cervicalkanal klafft, und daß man oft ganz bequem mit dem Finger bis zum inneren Muttermund vordringen kann. Es handelt sich bei solchen Frauen in der Regel um Mehrgebärende, und ihre Beschwerden sowohl als auch der Befund entsprechen ganz den Symptomen, die man beim Geburtsbeginn mehrgebärender Frauen findet: Kreuzschmerzen, Abgang des Cervixschleims und Eröffnung des Muttermundes von außen her. Fragt man sich, wie diese Symptome zu erklären sind, dann muß man zurückgreifen auf eine Arbeit von FRERKSEN, deren Bedeutung für die Geburtshilfe und Gynäkologie bisher nur von KNEER erkannt wurde. FRERKSEN hat nachgewiesen, daß die Hyperämie in Hohlorganen, beim menschlichen Penis, aber auch beim Uterus des Kaninchens, eine Weiterstellung verursacht. Diese Weiterstellung ist auch vom menschlichen Uterus bekannt. So hat LÖNNE angegeben, daß bei Extrauteringravidität die Uterushöhle so weit gestellt wird, daß man bequem eine größere

Curette im Cavum uteri umdrehen kann, und er hat diesem Zeichen große differentialdiagnostische Bedeutung beigemessen. Wir können heute weiterhin feststellen, daß diese Weiterstellung nicht durch Hyperämie, sondern auch durch Ödeme bedingt sein kann. So zeigt die Abb. 1 die Weiterstellung einer Cervix durch Infiltration mit physiologischer Kochsalzlösung. An einem Modell läßt sich gut zeigen, wie sie zustande kommt. Wenn man einen Fahrradschlauch bei geringer Füllung aufhängt, dann bildet er einen Spalt, der sich bei stärkerem Aufblasen immer mehr zu einem Kreis erweitert; er schwillt also auf (Abb. 2). Dieses Aufschwellen ist dem Botaniker bekannt als Ursache für die Weiterstellung der Spaltöffnungen an den Blättern. Bekommt ein Baum wenig Wasser, dann sind die beiden Schwellzellen der Spaltöffnungen nur wenig gefüllt, der Schlitz zwischen ihnen ist verschlossen, die Verdunstung gering.

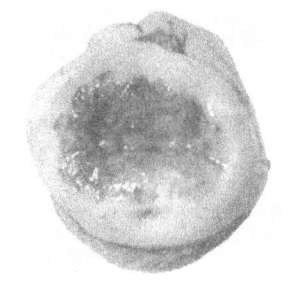

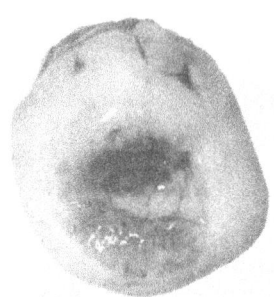

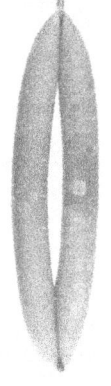

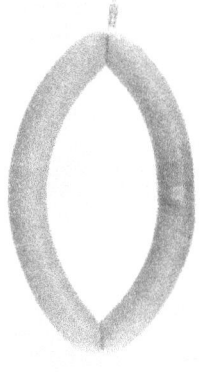

Abb. 1.   Abb. 2.

Abb. 1. Oben: Amputierte Cervix uteri mit Ectropium und Erosio portionis. Unten: Dieselbe Cervix nach Infiltration mit physiologischer Kochsalzlösung. Durch die Infiltration ist der schlitzförmige Cervicalkanal eröffnet, so daß man jetzt tief in ihn hineinsehen und den Arbor vitae erkennen kann.

Abb. 2. Links: Schwach aufgeblasener Fahrradschlauch. Rechts: Durch starkes Aufblasen nähert sich der schmale Schlitz der Kreisform, der Schlauch „schwillt auf".

Bei reichlicher Wasserzufuhr nimmt der Turgor der beiden Schwellzellen zu, der Schlitz zwischen ihnen eröffnet sich, und die Wasserverdunstung nimmt zu. In ähnlicher Weise wird die Vulva weitergestellt bei starker Füllung der Corpora cavernosa. Man darf annehmen, daß die Eröffnung des Muttermundes von außen her bei der Mehrgebärenden in ähnlicher Weise durch das von RUNGE beschriebene Geburtsödem der Cervix mitbedingt wird. Auch das auffallende Offenstehen der entzündeten Ureterenmündungen dürfte so erklärt werden, und wenn es so etwas gibt, wie ein Ansaugen des Spermas durch den Uterus, dann könnte es ebenfalls durch die Weiterstellung des Cavum uteri durch Hyperämie zustande kommen. Die auffallende Weiterstellung des Uterus bei der „pelvic congestion" kam ja auch ausgezeichnet zum Ausdruck bei der Abbildung, die TAYLOR zeigte. Man sah dabei sehr gut die auffallende Weite des Cavum uteri bei dem hyperämischen und sicher auch ödematösen Uterus.

Die beschriebene Weiterstellung könnte vielleicht sogar einen Teil der Beschwerden erklären: Die Erweiterung der Cervix den cervicalen Fluor und die Weiterstellung im Bereich des inneren Muttermundes den Kreuzschmerz.

In der Therapie stimme ich durchaus mit SCHOCKAERT überein. Wenn man behandeln will, dann muß man am Uterus behandeln und nicht an den Ovarien. Die Hysterektomie wird nur in Ausnahmefällen möglich sein. Man kann aber manchmal durch richtig durchgeführtes Ätzen der Cervix uteri oder aber auch durch vorsichtige Behandlung mit dem Thermokauter zum Ziel kommen. In manchen Fälle verschwinden die Beschwerden nach der Entfernung der bei der supravaginalen Amputation des Uterus zurückgelassenen Cervix uteri.

7. Herr K. NORDMEYER-Berlin (mit 2 Textabbildungen): Ich möchte kurz über Untersuchungen berichten, die sich auf die *Neuroregulation der Ovarien* beziehen, und zwar sind wir im Tierexperiment der Frage nachgegangen, was eine *zentrale Vaguserregung* bewirkt. Zu diesem Zweck haben wir Apomorphin und als Versuchstiere weiße geschlechtsreife Mäuse benutzt, deren Cyclus über 3 Wochen beobachtet

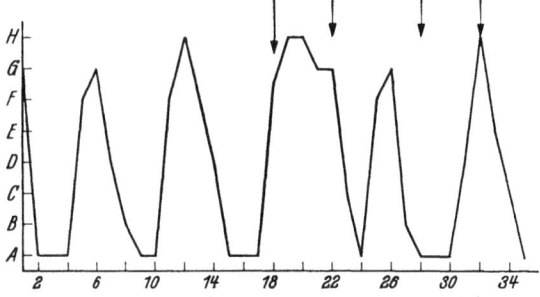

Abb. 1. Cyclusverlauf bei der Maus nach Apomorphininjektionen.

war. In 20 Versuchen gaben wir den Tieren subcutan 2—3 mg Apomorphin an verschiedenen Tagen und in verschiedenen Cyclusphasen. Diese Mengen lösen nur flüchtige Allgemeinreaktionen aus, so daß die gesetzmäßigen Wirkungen auf die Ovarialfunktion ungestört zutage treten. Die Veränderungen im Cyclus wurden durch tägliche Abstriche während einer Zeitdauer von $1^1/_2$ Monaten kontrolliert.

Die Ergebnisse möchte ich an Hand einer Kurve demonstrieren (Abb. 1). Nach dem Vorschlag von ASHER ist der Ablauf des Cyclus graphisch dargestellt, wobei die verschiedenen Cyclusphasen auf der Senkrechten und die Beobachtungstage auf der Waagerechten eingetragen sind. Aus dieser Kurve geht hervor, daß *bei einer zentralen Vaguserregung mit Apomorphin der Cyclus weißer geschlechtsreifer Mäuse in der Weise verändert wird, daß das Intervall zwischen 2 Oestren, also der Dioestrus, verkürzt und der Oestrus selbst verlängert wird.* Diese Reaktionen kommen regelmäßig zustande, wenn das Mittel im Prooestrus bzw. im Metoestrus gegeben wird. Bei Injektionen im Oestrus und Dioestrus treten sie zurück hinter einer anderen Wirkung, die sich in der *Regularisierung des Cyclus* bekundet.

Bei einer zentralen Vaguserregung werden somit die gleichen Effekte erzielt wie mit *peripher wirkenden parasympathischen Mitteln*, z. B. mit einer einmaligen Pilocarpininjektion von 0,005 g (Abb. 2). Auch sie hat eine *Anregung der Ovarialfunktion und des Follikelwachstums* zur Folge.

Diese Regulationseinrichtungen treten aber nur bei der entwickelten Funktion in Erscheinung. Es läßt sich mit vegetativen Mitteln, also auf nervösem Wege, weder eine *vorzeitige Geschlechtsreife* erzielen, wie uns frühere Tierexperimente bewiesen, noch bei zerstörter Funktion diese wieder in Gang bringen. Wir sind diesem Problem an 22 geschlechtsreifen *hypophysektomierten Ratten* in einer Beobachtungszeit von fast 3 Monaten nachgegangen. Es war wohl möglich, bei zusätzlichen Gaben von Pilocarpin mit sonst unterschwelligen Dosen von Anteron einen einzelnen Funktionsgang auszulösen aber mit Pilocarpin allein gelang das nicht.

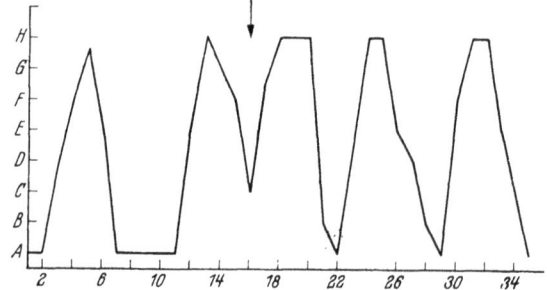

Abb. 2. Cyclusverlauf bei der Maus nach Pilocarpininjektion.

Wir dürfen also, was die Therapie anbelangt, vom Nervensystem nicht mehr erwarten, als es auszurichten imstande ist, nämlich bei der Funktionsstörung regulierend einzugreifen.

8. Herr KLOTZ-Dresden: Unter dem Eindruck der großen Menge des heute Gebotenen erscheint es vielleicht schwierig, zur Diagnose der vegetativen Dystonie im kleinen Becken zu gelangen. Es ist dies aber nicht der Fall, wenn man 3 Punkte beachtet. *Erstens*, die genaue Untersuchung schließt jedwede krankhafte Veränderung am Genitale aus. *Zweitens* werden in absoluter Kürze vom Kundigen die wesentlichen *anamnestischen* Fragen gestellt: ob die geklagten Beschwerden (Schmerzen, Blutung, Ausfluß) nach Aufregungen aufgetreten sind (seelische Reizauslösung: das pathognomonische Symptom der allgemeinen vegetativen Dystonie) oder durch seelische Erregung Verschlimmerung erfahren oder auch durch erschütterndes Straßenbahn-Eisenbahnfahren, kalte Füße, besonders anstrengende Tätigkeit, wie große Wäsche, Großreinemachen u. ä. (periphere Reizauslösung). Solch anamnestische Hinweise erleichtern bereits die Diagnosestellung. *Drittens* gibt es ein sicheres, objektiv nachweisbares Symptom: das *pathognostische positive Portio-Symphysensymptom*. Wird bei Druck auf die Symphyse seitlich des Uretralwulstes oder bei schnellendem Beklopfen der Portio Schmerzempfindung angegeben, so ist die Diagnose der gynäkologischen Form der allgemeinen vegetativen Dystonie, der vegetativen Dystonie des peripheren Hypogastricusgefäßgebietes gesichert. Vom Anatomen STIEVE wurde zunächst beim Sonderfall der „Schreck"-Blutung die prästatische Hyperämie im Hypogastricusgebiet nachgewiesen, allgemein bei der vegetativen dystonischen Blutung von GÖCKE bestätigt und von den Amerikanern, wie wir soeben von TAYLOR hörten, durch elektrische Temperaturmessung im kleinen Becken bei seelischer Erregung experimentell erhärtet. An dieser, von mir 1946 erstmalig mitgeteilten *parasympathisch* erregten *prästatischen Hyperämie im Hypogastricusgebiet* mit der *Folge* von *Blutung, Ausfluß* oder *Schmerz* kann heute ein Zweifel nicht mehr bestehen. Analog der aktiven arteriellen Hyperämie bei der Entzündung (Tumor, Rubor, Dolor) führt die passive venöse Hyperämie durch anhaltende leichte Druckreizung der Nervenendigungen des Beckensympathicus (Plexus hypogastricus) zu seiner Sensibilisierung und bildet die anatomische Grundlage für das Portio-Symphysensymptom sowie für die Unterleibs-Kreuzschmerzen ohne krankhaften Befund. Das Symphysensymptom beweist, daß es sich hierbei nicht etwa nur um spastische Zustände im Lig. sacro-uterinum (Parametritis post.) handelt.

Die von den Referenten hervorgehobene neurotische Komponente kann ich nach meiner Erfahrung als Ursache der vegetativen Dystonie nicht anerkennen. Gewiß gibt es auch bei der vegetativen Dystonie, wie bei jeder Krankheit, Fälle mit psychogener Überlagerung, im übrigen handelt es sich aber hier lediglich um eine *seelische Auslösung* der Manifestation der vegetativen Dystonie, *ursächliche Voraussetzung* bleibt immer die *periphere gewebsionale Störung* im Sinne eines *K-Ionenübergewichtes* im jeweils *betroffenen Organ* oder Organsystem („Organvagotonie"[1]). Das Krankheitsbild der allgemeinen vegetativen Dystonie und der Neurose darf man nicht miteinander verwechseln, sollte sie im Gegenteil streng von einander scheiden, denn im Gegensatz zum Neurotiker, bei dem eine Schädigung der Corticalperson (FR. KRAUS) vorliegt, beruht die *vegetative Dystonie* auf einer *Schädigung* der *Tiefenperson* (Hypophysen-Stammhirngebiet — vegetative Nerven — *Erfolgsorgan*, einschließlich endokrines System) — hier besteht ein prinzipieller Unterschied! Wir dürfen weiterhin nicht vergessen, daß die abgehandelten neuro-vegetativen Störungen im kleinen Becken nur eine Teilerscheinung einer allgemeinen vegetativen Dystonie sind, die jeden Augenblick aus dem Stadium der Latenz in das der Manifestation in irgendeinem anderen, durch seine parasympathische Erregungslage disponierten Organ treten kann. So sind die von den Referenten angegebenen Herz-Kreislaufbeschwerden, Müdigkeit, Verstimmung, nervöse Reizbarkeit usw. nicht Symptome einer vegetativen Dystonie des peripheren Hypogastricusgefäßgebietes, gehören also nicht zur gynäkologischen Form der allgemeinen vegetativen Dystonie, sondern sind Folgeerscheinungen einer gleichzeitig bestehenden vegetativen Dystonie des peripheren Splanchnicusgefäßgebietes mit konsekutiver Hypotension; die prästatische Hyperämie im Beckenraum ist sehr häufig gekoppelt mit einer solchen im Bauchraum (Körperkern).

Therapie.

1. Die *Standardbehandlung der vegetativen Dystonie* ist und bleibt: anschließend an Brom-Baldrian für 1 Woche eine *Belladonnakur*, täglich 3—4 × 0,25 mg Belladonna (abwechselnd 7 Tage einnehmen, 2 Tage aussetzen usw. für 4—6 Wochen) — evtl. kombiniert mit entsprechender endokriner Substitutionstherapie der in ihrer Funktion herabgesetzten Blutdrüse. Nur bei besonderer seelischer Erregbarkeit sind neben Belladonna Gaben von Barbitursäure (3 × täglich 1—2 Luminaletten) für kurze Zeit angezeigt.

2. Bei Unterleib-*Kreuzschmerzen*: subcutane segmentäre *Novocaininjektion* in der oberen Hälfte des Kreuzes (4 subcutane Vorbuckelungen von je 1 cm³ 2%iger Novocainlösung — ohne Adrenalin! — mit insgesamt 0,08 g Novocainsubstanz)[2].

3. Zum Einregulieren einer zu häufigen oder zu starken oder verlängerten Periodenblutung, desgleichen bei Dysmenorrhoe: *FAS-Durchstromung* — sinusoidale Elektrotherapie[3].

4. Bei Fällen, wo die seelische Komponente im Vordergrund steht oder aber es sich um eine vegetative Dystonie infolge Unterfunktion der Hypophyse handelt, bewährt sich besonders tägliche *Kurzwellendurchflutung der Hypophyse* (unter möglichst geringer Wärmeentwicklung).

9. Herr GOECKE-Münster: Wenn Herr KLOTZ auf die besondere Bedeutung der peri- und prästatischen Hyperämie bei den neurovegetativ bedingten Störungen im kleinen Becken hingewiesen hat, so möchte ich dem Gesagten in jeder Beziehung zustimmen.

---

[1] KLOTZ: Z. Geburtsh. **128**, H. 3 (1947).
[2] KLOTZ: Zbl. Gynäk. **1951**.
[3] KLOTZ: Zbl. Gynäk. **1950**, H. 15.

Auf Grund der Anschauung der allgemeinen Pathologie scheint es mir jedoch fraglich, ob Herr ANSELMINO recht hat, wenn er annimmt, daß die neurovegetativen Störungen entweder neurovasculärer, neuromuskulärer oder neurosekretorischer Art sind. Es ist doch wohl so, daß es neuromuskuläre und neurosekretorische Störungen ohne Durchblutungsänderungen nicht gibt, wobei allerdings die Frage offenbleibt, ob letztere den neuromuskulären oder neurosekretorischen Störungen immer voraufgehen oder ob sie mit ihnen gleichzeitig ablaufen. Es dürfte nach meiner Ansicht kein Zweifel sein, daß die Durchblutungsänderungen nach Häufigkeit und Bedeutung für die klinischen Erscheinungen der neurovegetativen Störungen im kleinen Becken bei weitem an erster Stelle stehen.

In der *Therapie* hat sich uns neben den allgemeinen üblichen Maßnahmen das Nh-Präparat der Firma Asche gut bewährt. Es enthält unterschwellige Dosen des östrogenen Faktors. Die Dämpfung der diencephalen Regulationszentren erfolgt durch ein Barbitursäurepräparat und durch gleichzeitige Abstimmung des cholinergischen, adrenergischen, hormonalen und diencephalen Systems. Außerdem dienen kleine Dosen von Papaverin und Coffein der Beseitigung peripherer Gefäßspasmen.

Der von Herrn STIEVE in seiner Diskussionsbemerkung aufgestellten Behauptung, das von STÖHR, SUNDER-PLASSMANN u. a. mittels der Silberimprägnationsmethode von BIELSCHOWSKY dargestellte „Terminalreticulum" sei Bindegewebe, muß ich entschieden widersprechen. Ich darf darauf hinweisen, daß die Endausbreitung im vegetativen Nervensystem nicht nur mit der genannten Methode dargestellt, sondern auch mit neuartigen Färbemethoden und Verfahren nachgewiesen worden ist. Auf der deutschen Pathologentagung vor einem Jahr haben HAAR und WERITZ aus der SUNDER-PLASSMANNschen Klinik mit dem Phasenkontrastmikroskop den direkten Zusammenhang des Terminalreticulums über das präterminale Netzwerk und stärkere Nervenfasern mit Ganglienzellen zeigen können. Es läßt sich *einwandfrei* von dem zwischen den Muskelfibrillen gelegenen Bindegewebe unterscheiden. Somit ist das Vorhandensein eines nervösen Terminalreticulums erneut erwiesen.

10. Herr K. TIETZE-Eutin (Holst.): Im Anschluß an die Bemerkung von Herrn RUNGE möchte auch ich die Frage stellen, was die Praxis bei den hier in Rede stehenden Störungen tun soll? Nicht jedem liegt Psychoanalyse, nicht jeder versteht etwas von autogenem Training. Sollen wir aber altbewährte Mittel aufgeben? Schon MARTIUS hatte in seinem Aufsatz über die Parametropathia das Belladonna-Ichthyolzäpfchen zur lokalen Anwendung und symptomatischen Behandlung erneut empfohlen. Ich glaube, man sollte von peripheren Mitteln nicht abgehen, denn bei den hier besprochenen Zuständen handelt es sich ja wahrscheinlich nicht immer um eine primäre zentrale Ursache mit peripherer, somatischer Rückwirkung, sondern es kann durchaus auch umgekehrt sein. Das beste Beispiel dafür ist übrigens die sog. Reizblase, bei der sich zweifellos somatische und nervöse Symptome gegenseitig beeinflussen. Das Krankheitsgeschehen, das sich hier abspielt, scheint mir ein ringförmiges zu sein und es ist nur erforderlich, daß wir an einer Stelle diesen Circulus durchbrechen. Man kann es durch Beeinflussung der nervösen Zentren versuchen oder den peripheren Schaden oder entsprechende Auswirkungen beseitigen.

Ein Wort noch zur Behandlung der schmerzhaften Regel (Algomenorrhoe nach SEITZ). Ich habe schon früher einmal ausgeführt, daß hier wahrscheinlich periphere *und* zentrale Veranlassungen im Spiele sind. Die zentralen sind dadurch gegeben, daß zur Zeit der hormonalen, mensuellen Krise die Zentren des Mittelhirns, darunter auch die thalamischen und hypothalamischen Schmerzzentren in einen besonderen

Zustand der Labilität und erhöhten Reizbarkeit geraten. Ich empfehle daher, die Algomenorrhoe nicht nur im akuten Anfall symptomatisch zu behandeln, sondern hier auch vorbereitend während des Cyclus sedative, auf die vegetativen Zentren des Mittelhirns wirkende Pharmaka zu geben.

11. Herr FÖLLMER-Frankfurt a. M.: Nachstehend soll kurz berichtet werden über Versuche medikamentöser Beeinflussung der vegetativen Tonuslage: Die Diagnose der vegetativen Dystonie macht erhebliche Schwierigkeiten, da die auftretenden Symptome wechseln und nicht eindeutig sind. Infolgedessen ist auch die Wirksamkeit von Medikamenten, die für die vegetative Dystonie empfohlen werden, objektiv schwer zu beurteilen.

Es ist bekannt, daß bei den vegetativen Dystonien neben Erkrankungserscheinungen an einem Organsystem immer eine Labilität des gesamten vegetativen Nervensystems und damit auch eine Labilität im Kreislaufverhalten vorhanden ist. Wir haben daher versucht, die Wirksamkeit von bei vegetativer Dystonie empfohlenen Medikamenten am Kreislaufverhalten zu überprüfen. Bei diesen Medikamenten handelt es sich gewöhnlich (ausgenommen das Impletol) um zusammengesetzte Präparate, die sowohl sympathicus- als auch vagusdämpfend wirken und ein Hirnstammsedativum enthalten.

Am klinischen Material hatten wir festgestellt, daß bei Patientinnen mit vegetativ bedingten gynäkologischen Störungen mit der Verabreichung von Bellergal gute Erfolge zu erzielen waren. Es wurde deswegen vorerst nur das Bellergal in seiner Wirkung auf das Kreislaufverhalten bei vegetativ labilen Patientinnen überprüft.

Als Test wurde bei 54 vegetativ labilen Patientinnen die Belastung mit 0,5 mg Adrenalin subcutan und bei 20 Patientinnen mit 0,05 mg Pilocarpin subcutan durchgeführt.

Dabei konnte, wie bereits andere Untersucher zeigten, bei der Adrenalinbelastung, d. h. bei Sympathicusreizung, verschiedenes Verhalten von systolischem und diastolischem Blutdruck und Puls beobachtet werden. Wir stellten vor allen Dingen 2 Typen fest: Einmal Patientinnen, die auf Adrenalin mit systolischem Anstieg und diastolischem Abfall des Blutdruckes und Ansteigen des Pulses reagierten; zum anderen Patientinnen, die eine systolische und diastolische Senkung des Blutdrucks und Ansteigen des Pulses nach Adrenalingabe aufwiesen. Es wurde diesen Patientinnen nun 3—6 Tage lang Bellergal verabreicht und erneut das Kreislaufverhalten nach Gabe von 0,5 mg Adrenalin überprüft. Die folgenden Kurven zeigen, daß bei beiden Typen ein dämpfender Einfluß auf die labile vegetative Tonuslage ausgeübt wird.

Ebenso haben wir bei 20 vegetativ labilen Frauen das Verhalten von Blutdruck und Puls nach Pilocarpingabe, also nach Reizung des Parasympathicus, vor und nach Bellergalverabreichung untersucht. Auch hierbei zeigte sich der dämpfende Einfluß des Medikamentes.

Da es sich bei den vegetativen Dystonien nicht nur um eine lokale, sondern gewöhnlich um eine Allgemeinerkrankung des vegetativen Nervensystems handelt, erscheint es möglich, mit derartigen Untersuchungen eine Objektivierung der Wirksamkeit von Präparaten, die für dieses Krankheitsbild empfohlen werden, herbeizuführen.

Die medikamentöse Therapie ist also, wie die Untersuchungen zeigten, möglich und auch besonders wichtig, da bei dieser Erkrankung Symptome und Entstehung sich immer wieder gegenseitig beeinflussen. Der einmal gebahnte pathologische Funktionsablauf muß medikamentös unterbrochen werden, um die Genesung wesentlich zu beschleunigen.

Freie Diskussionen.

12. Herr KIRCHHOFF-Lübeck: Ein kurzer, bescheidener, therapeutischer Hinweis für die tägliche Sprechstunde:

Wir hören und sprechen von „prämenstruellen Beschwerden" und meinen damit im allgemeinen die Zeitspanne von einigen wenigen Tagen vor der Menstruation, theoretisch und hypothetisch, also vom Beginn des Abbruchs des Gelbkörpers ab. Bei genauer Erhebung vieler Anamnesen erfährt man aber immer wieder, daß alle die heute von dem Referenten erwähnten Symptome psychisch-physischer Art, angefangen von einer gewissen Leistungsverminderung bis zu den vielseitigen, echten pelvic congestion-Erscheinungen, nicht erst unmittelbar kurz vor der Menstruation einsetzen bzw. wesentlich vermehrt auftreten, sondern schon mit Beginn der Entstehung des Gelbkörpers, also im Anschluß an die Ovulation, d. h. für die Dauer der Corpus luteum-Phase, für die zahlreiche Untersuchungen eine vermehrte vegetative Labilität, insbesondere eine Vagotonie erbrachten. Wir sprechen daher auch von den „Beschwerden der 2. Hälfte". Der täglichen Praxis, der nicht gleich ein Operateur und ein psychosomatischer Facharzt zur Verfügung steht, muß für die keineswegs kleine Zahl solcher Beschwerden ein direkt wirkendes Medikament in die Hand gegeben werden.

Die Ätiologie berücksichtigend, haben wir ein Mittel zusammengestellt, das folgendermaßen lautet:

0,0002 g l-Hyoscyamin . . . . . . vagolytisch
0,003 g Yohimbinum hydrochl.
(an Stelle des teueren Secale) . . sympathicolytisch
0,02 g N-Methylphenyläthyl-
barbitursäure . . . . Sedativum *ohne* hypnotische Wirkung
0,07 g Dimethylaminophenazon . . Analgeticum und Sedativum, aber auch gleichzeitig Spasmolyticum für die Uterusgefäßmuskulatur (auf Grund der Arbeiten von SAUTER aus der Züricher Frauenklinik).
0,04 g Coffein . . . . diuresefördernd, da bekanntlich in der 2. Hälfte Kochsalz- und Wasserspeicherung eintritt.
0,0001 g Dienoestroldiacetat . . . . kleine Follikelhormondosen, da es sich bei dem überwiegenden Teil aller Kranken um Ovarialinsuffizienzen handelt.

Dieses Medikament wird wahrscheinlich unter dem Namen „Praemenolysin" von der Fa. Kali-Chemi-Aktiengesellschaft Rhenania in den Handel kommen.

Bei 150 Patientinnen wurde diese Zusammenstellung mit bestem Erfolg angewandt; 15% Versager. Obgleich das Mittel nur rein symptomatisch wirkt, haben wir nicht selten erlebt, daß mit dem Verschwinden der Beschwerden bei weiteren Cyclen die Beschwerden nicht wieder eintraten.

13. Herr GAUSS-Bad Kissingen: Es mutet seltsam an, daß die Anfänge der vegetativen Ära, in der wir heute mittendrin stehen, auf einen Mann zurückgehen, der wohl als einer der aktivsten Vertreter der operativen Ära bezeichnet werden kann: B. KRÖNIG. Mit seiner schon um 1900 ausgesprochenen und in 6 Arbeiten begründeten Ablehnung einer operativen Behandlung der Retroflexio uteri und eines manch anderen nervös bedingten Krankheitsbildes hat er Bresche in die damals vorherrschenden morphologisch-mechanistisch-operativen Gedankengänge seiner Zeit gelegt. Er forderte für sie an Stelle der mindestens nutzlosen Operation eine Allgemeinbehandlung des Organismus, bei der eine gynäkologisch ausgebaute Hydrotherapie im Vordergrund stand.

Aussprache zum III. Hauptbericht. 221

Wie wenig diese frühe Erkenntnis KRÖNIGS zum Allgemeingut der Gynäkologen geworden ist, das sehe ich besonders deutlich, seit ich in der akademischen Diaspora arbeite: Immer wieder landen Frauen bei mir, die zuvor von Fachärzten wegen irgendwelcher nebensächlicher Befunde operiert worden sind und ihre Beschwerden trotzdem behalten haben.

Wenn ich, den Spuren meines Lehrers folgend, die operative Therapie fortschreitend zugunsten einer Allgemeinbehandlung eingeschränkt habe, so findet das seinen Ausdruck nicht nur in einem weiteren Ausbau der hydrotherapeutischen Heilmethoden — wobei Solebäder, Moorbäder, Unterwassermassage und Saunabäder führen —, sondern zugleich in einem starken Rückgang der Operationsfrequenz, was 2 Beispiele erhärten mögen: Während die Profixur in den Jahren 1924—1932 noch 35,2% aller meiner Laparotomien ausmachte, betrug sie in den Jahren 1933—1940 nur noch 12,82%, weil wir sie nur noch in besonders liegenden Fällen (Prolaps, Sterilität usw.) ausführten; bei 833 in den Jahren 1923—1933 operierten Fällen von chronischer Adnexitis fallen auf das Jahr 1923 noch 32,7%, auf das Jahr 1933 dagegen nur noch 3,8%.

Bei den dadurch der Operation entzogenen Fällen empfand ich natürlich ein Bedürfnis, an Stelle der abgelehnten morphologisch-mechanistischen eine funktionell-vegetative Ätiologie für die festgestellten Beschwerden auszumachen. Dabei stieß ich unabhängig von BURCKARDT-SOCIN (Basel) auf die Symptome der von ihm so genannten „Osteopathia ovarica"; wir haben sie damals übereinstimmend als eine beginnende Osteomalacie angesehen. Da es nun aber bei allen diesen Fällen nur einmal zu einer manifesten Osteomalacie kam, trotzdem sich viele von ihnen der vorgeschriebenen Behandlung entzogen, so wurde mir das Vorliegen einer spezifisch-osteomalacischen Erkrankung sehr zweifelhaft, das einer innersekretorisch bedingten vegetativen Funktionsstörung dagegen wahrscheinlich; das hat später seinen Ausdruck in der Bezeichnung einer „Pelipathia vegetativa" gefunden.

Bei dieser pelvinen Form der vegetativen Dystonie dominiert das Symptom der Kreuzschmerzen, die in die Leisten und Oberschenkel ausstrahlen und besonders beim Liegen, Sitzen, Bücken, Aufrichten, Umdrehen auftreten, sowie das einer auffälligen Druckempfindlichkeit der inneren Beckenwände (nach der Stärke in abfallender Reihenfolge: hintere Symphysenwand, Tubera ischiadica, Spinae ischiadicae, Os coccygeum). Daneben ist der auch von KLOTZ hervorgehobene Schiebeschmerz der Portio und der Hartspann des Fornix charakteristisch. Außerdem besteht fast immer eine deutliche Hypotonie (zwischen 90 und 120 mm Hg). Das Allgemeinbefinden ist sehr oft gestört im Sinne von Müdigkeit, Unlustgefühlen, Depressionen, Schwindel, Kälteempfindlichkeit. Nicht selten wird über Dysmenorrhoe, Frigidität, Dyspareunie (Schmerzen bei und nach dem Verkehr) geklagt.

Entsprechend meiner früheren Annahme einer beginnenden Osteomalacie habe ich therapeutisch anfänglich mit Kalkpräparaten, Phosphorlebertran, Höhensonne und Salzbädern gearbeitet; die damit erzielten Erfolge waren gut. Später wurde statt dessen Phosphor in Form von Recresal (morgens und mittags 1 Tablette), Vigantol forte (1—4mal wöchentlich je 1,5 cm^3) und wegen der neuralgischen Beschwerden B-Vitamin-Komplex bzw. Polybion (3mal täglich 1 Tablette repetatur 3mal) gegeben. Wegen der Übererregung des Vagus gab ich, KLOTZ folgend, noch ein Belladonnapräparat (z. B. Bellafolin 3mal täglich 1 Tablette). Neuerdings habe ich bei der alleinigen Medikation von A T. 10 (15 cm^3, 3mal täglich 5 bis 10 Tropfen) schnelle Wirkung beobachtet; der meist erniedrigte Kalkserumspiegel scheint dabei schnell anzusteigen. In Anbetracht des gestörten Allgemeinbefindens werden daneben, soweit möglich, Salzbäder, Unterwassermassage und Saunabäder angewandt, deren Wirkung von den Patientinnen durchweg sehr angenehm empfunden wird.

Bei dieser Therapie ist die Prognose nach meinen Erfahrungen — ich verfüge über mehr als 2000 genau registrierte Fälle — sehr günstig; fast alle Patientinnen wurden in wenigen Wochen beschwerdefrei. Rezidive sind besonders in der Schwangerschaft und ebenso in den Frühjahrsmonaten zur Beobachtung gekommen; sie reagierten ebenfalls gut auf die genannten Verordnungen.

Die von der Mehrzahl der Autoren für die pelvine Form der vegetativen Dystonie angenommene entzündliche Entstehung lehne ich ab. Ich glaube vielmehr, wie auch BURCKHARDT-SOCIN und KLOTZ, an eine innersekretorische Störung mit allen ihren Folgezuständen, denen die physiologischen Widerstandskräfte des Organismus allmählich erliegen, so daß es — in Erweiterung der SELYEschen Theorie — schließlich zu einem Ermüdungszustand (Adaptationskrankheit) kommt. Als letzte Ursache dieser Fehlregulationen kommen wahrscheinlich Insulte verschiedenster Art (Stress) in Frage, wie wir sie in unserer Zeit ja so häufig feststellen können: körperliche Erschöpfungszustände (Hunger, Krankheit) und seelische Überbelastung durch Kriegs- und Nachkriegseinwirkungen, Verluste an Gut und Blut, Enttäuschungen im Ehe- und Familienleben usw. Der von den Referenten so stark betonten Bedeutung psychosexueller Insulte messe ich nur eine geringe Bedeutung zu; ich halte es darum auch für mindestens unnötig, nach solchen in der Anamnese zu forschen, um dadurch Anhaltspunkte für eine entsprechend auszurichtende Psychotherapie zu finden. Ich bin bisher immer damit ausgekommen, daß ich den Patientinnen die für ihre Genesung notwendige Beruhigung durch den Hinweis gab, es handele sich bei ihnen um keine ernstere Erkrankung, sondern nur um eine ungefährliche Funktionsstörung; sie bedürfe keinenfalls einer Operation und könne allein durch konservative Maßnahmen sicher behoben werden. Wenn ich diese Feststellung hier wiederhole, so hoffe ich damit für die heutigen Verhandlungen, daß die vielen indikationslos gemachten Operationen mit der fortschreitenden Erkenntnis des vielgestaltigen Bildes der Pelipathia vegetativa endlich einmal aufhören.

14. Herr H. H. SCHMID-Rostock: Ätiologisch sind besonders Angstzustände, namentlich die Angst vor Schwangerschaft oder vor dem Ausbleiben der Empfängnis, und unzweckmäßige Mittel zur Schwangerschaftsverhütung (Coitus interruptus) zu beachten. Symptomatologisch erscheint die Bauchdeckenneuralgie wichtig, auf dem Breslauer Gynäkologenkongreß 1896 von KYRI besprochen, sicher identisch mit der alten CHARCOTschen Ovarie; bei rechtsseitigen Schmerzen ist häufig eine Appendektomie wegen sog. chronischer Appendicitis ohne eigentlichen Anfall vorausgegangen. Solche „Finanzoperationen" sind auch heutzutage noch nicht restlos verschwunden. Weiter sind zu beachten die spastische Spannung der Sacro-uterin-Ligamente, die Herzneurose und die Mastodynie; letztere ist vielleicht als Ausdruck einer Ovarialinsuffizienz aufzufassen und kann durch Ovibion und Orchibion günstig beeinflußt werden (Arbeiten von FEICHTIGER aus der Rostocker Klinik). Ein weiteres objektives Zeichen für die vielfach zugrunde liegende, übergeordnete, diencephal-hypophysäre Störung hat SCHOLIBO, Gefängnisarzt in Bützow-Dreibergen, gefunden, der in einer Dissertation aus der Rostocker Frauenklinik die Haftcyclusstörungen bei den Frauen seiner Anstalt bearbeiten sollte; dabei hat er häufig eine Abschwächung oder Störung des BELLschen Phänomens als Zeichen von hirnstammbedingten Blickparesen entdeckt mit Schwindelneigung infolge Aufhebung der optischen Kontrolle; gleichzeitig finden sich öfter hypotone Kreislaufregulationsstörungen und Herabsetzung der Blutserum-Eiweißwerte. Jedenfalls ist die vegetativ-nervale Beeinflussung der Ovulation neben der

hormonalen von Bedeutung. Schließlich wird darauf hingewiesen, daß bei „nur nervösen" Menschen auch organische Leiden vorkommen können und man bei vegetativ dystonischen Kranken nicht ein Krebsleiden übersehen dürfe.

15. Herr NAUJOKS-Frankfurt a. M.: Es ist außerordentlich bedauerlich, daß mein langjähriger Chef und Lehrer Geheimrat KEHRER aus gesundheitlichen Gründen gerade diesem Kongreß fernbleiben mußte, da er heute bei dem soeben gehörten Referat von TAYLOR eine große Genugtuung, ja geradezu einen Triumph erlebt hätte.

E. KEHRER ist auf dem erörterten Gebiet wirklich ein Pionier in unserem Fach gewesen, wie der Herr Präsident es schon vorhin betont hat. Die heute mit so vielen verschiedenen Namen belegte Krankheit hat E. KEHRER schon vor 30 Jahren in den Symptomen exakt beschrieben und auch die Lokalbefunde genau erörtert. Er hat in der Ätiologie die Störungen der Vita sexualis, kurz Dyspareunie genannt, in den Vordergrund gerückt und diese Auffassung ausführlich begründet, leider lange Zeit nicht die verdiente Anerkennung gefunden und manche Enttäuschung erlebt. Heute hat sich die Dyspareunie zu dem Begriff der Stress-Phänomene erweitert; aber das sexuelle Trauma wird wohl auch in Zukunft im Rahmen der Stress-Erlebnisse stets eine zentrale Rolle spielen.

Was die Therapie anbetrifft, über die wir heute bisher auffallend wenig gehört haben, so hat E. KEHRER einen jahrzehntelangen Kampf gegen die einseitige Organtherapie, vor allem gegen die übertriebene Anwendung operativer Maßnahmen geführt und an deren Stelle die Bedeutung der Psychotherapie, insbesondere der sexuellen Belehrung immer wieder betont. Mögen manche Kollegen hier vielleicht eine gewisse Einseitigkeit oder Übertreibung gesehen haben, so ist durch die heutige Aussprache bewiesen, wie wichtig und richtig die Auffassungen von E. KEHRER gewesen sind, und wie sie nunmehr immer mehr an Boden gewinnen.

Nicht nur E. KEHRER, sondern wir alle sind wohl glücklich und dankbar, daß die alte Organgynäkologie durch die Anerkennung der Psychogynäkologie ihre Ergänzung und Veredlung erfahren hat.

16. Herr GÄNSSBAUER-Nürnberg: Ich glaube, wir alle müssen dem Herrn Hauptreferenten für seine umfangreiche Darstellung der neurovegetativ bedingten Störungen im kleinen Becken der Frau dankbar sein. Er hat jedoch nach meiner Meinung ätiologische Vorgänge zusammengefaßt, die nicht zusammengehören! So scheint er der Auffassung zu sein, daß alle in Frage kommenden Störungen psychogen verursacht seien. Das gibt es natürlich und ich erinnere nur an meine Darstellung des Wesens der Dysmenorrhoe (Zbl. Gynäk. 1939, Nr. 31)! Aber die Beckenneuralgie, von der soeben der Herr Korreferent YOUNG eine ausgezeichnete Darstellung gegeben hat und die ich ausführlich in der Festschrift zum 70. Geburtstag meines verehrten Lehrers L. SEITZ beschrieben habe, hat ätiologisch mit der Psyche nichts zu tun. Sie kann auch nicht als Erkrankung der weiblichen Genitalorgane bezeichnet werden, oder höchstens nur ganz nebenbei (Cervicitis). Es handelt sich dabei um eine Neuralgie im Gebiet des Lumbalmarkes und des Beckens! Anatomisch genau zeigen die Kranken den Verlauf des N. ilioinguinalis. Erkrankt dabei sind die Nervi pudendalis und obturatorius, sowie die ortsentsprechenden Lebensnerven. Ich halte die so außerordentlich verbreitete Krankheit durch ein Virus verursacht, aber die auslösende Causa scheint mir immer eine Erkältung zu sein. Man denke nur an die heutige Frauenkleidung! Therapeutisch bin ich immer mit den für die Neuralgiebehandlung üblichen Mitteln ausgekommen, nicht selten allerdings nur unter klinischen Bedingungen. Die Bedeutung dessen, daß die bisher von den Gynäkologen so stiefmütterlich behandelte Beckenneuralgie

(oder wie man sie sonst heißen mag) auf diesem Kongreß durch einen Hauptbericht gewürdigt wurde und dadurch die offizielle Anerkennung erhielt, scheint mir darin zu liegen, daß dadurch endlich der Vieloperiererei Einhalt geboten wird! Es ist höchste Zeit, dafür zu sorgen, daß die Begriffe Gynäkologe und Damenschneider nicht länger für Synonyma gehalten werden! Videant consules ...!

17. Herr SCHMIDT-Steinhude: Eine wirksame Ausschaltung von Schmerzen im kleinen Becken wird durch die *vaginale* Einlage eines vom Chemiewerk *Homburg* neu synthetisierten Anaestheticums der p-Aminobenzoesäurereihe erzielt (*Gynodal*). Das Mittel hat die Form kleiner Stäbchen und entfaltet einmal einen lokal-analgetischen Effekt auf die Vagina und das sie umgebende Gewebe. Ferner kommt es durch Einbeziehung der vegetativen Nervenendigungen in die Analgesie zu einer entspannenden Heilwirkung auf alle vegetativen Dysfunktionen im kleinen Becken. Daraus ergeben sich folgende Indikationen: Primäre (spastische) Dysmenorrhoe, Parametropathia spastica, Pelipathia vegetativa, Adhäsionsbeschwerden der Adnexe, Kohabitationsbeschwerden und Schmerzen bei Lageanomalien des Uterus.

18. Herr KOPPEN-Bonn: Mit der Silberimprägnation habe ich unter Bezugnahme auf eigene Nervenuntersuchungen im Ovar des Menschen nachweisen können, daß die Morphologie der Nerven im Ovar des Kaninchens grundsätzlich der des Menschen entspricht.

Im Gegensatz dazu findet man jedoch im Ovar des Kaninchens außerdem Nerven in der Membrana granulosa der Follikel und im Corpus luteum.

Die Nerven enden unter Anastomosenbildung als feinste Fasern mit oberflächlichem Kontakt an den einzelnen Zellen und bilden so ein nervöses „Terminalreticulum" nach STÖHR — eine umstrittene Bezeichnung, für die ich lieber dreidimensionales Endfasergitter sagen möchte.

Keine Körperzelle wird doppelt innerviert. Es gibt morphologisch also keinen Sympathicus und Parasympathicus, wie immer angenommen wird, sondern nur ein autonomes Nervensystem mit Fasern einer Modifikation. Beweisend dafür ist auch folgender Versuch, den ich wiederholt ausgeführt habe: Transplantiert man die Ovarien von Kaninchen in die Muskeln der Bauchwand, so heilen sie ein. Mit den Bindegewebs- und Capillarsprossen aus der quergestreiften Muskulatur können aber nur die autonomen Nerven von den Gefäßen einwachsen. Das Ovar benötigt also demnach zusätzlich nur adrenergische Impulse zu seinem Synergismus mit den anderen Hormondrüsen, die zu einem Funktionskreis miteinander verbunden sind.

Literatur. KOPPEN: Arch. Gynäk. **177**, 354 (1950); **179**, 478 (1951). — Zbl. Gynäk. **72**, 915 (1950). — Dtsch. med. Wschr. **1951**, 105.

19. Herr A. MAYER-Tübingen: Es mögen 25 Jahre her sein, daß ich „Mehr Seele in der Gynäkologie" forderte. Obwohl ich nach vereinzelten Stimmen mich zuviel mit der Seele befaßt habe, kann ich hier nicht ganz schweigen. Der Herr Präsident hat sich von der „Ganzheitsmedizin" stark distanziert und betont, daß man Organkrankheiten nicht übersehen darf. Ohne zur „Ganzheitsmedizin" im einzelnen Stellung zu nehmen, möchte ich der Forderung des Herrn Präsidenten, daß man Organkrankheiten nicht übersehen darf, voll und ganz zustimmen. Obwohl ich diese Forderung für ganz selbstverständlich halte, hatte ich schon in meinem Vortrag in der Mittelrheinischen Gesellschaft Frankfurt a. M. 1924 eigens darauf hingewiesen, daß eine seelische Erklärung körperlicher Beschwerden erst in Betracht kommt, wenn nach Erschöpfungen aller klinischen Untersuchungsmöglichkeiten organische Krankheiten ausgeschlossen werden können. Der Anspruch an die somatische Diagnostik wird daher nicht gemildert, sondern in höch-

stem Maße verschärft. Daher habe ich auch immer die Laien-Psychotherapeuten abgelehnt und immer gefordert, daß die Psychotherapeuten Ärzte sein müssen. Als Schüler HEGARS, der auch als glänzender Diagnostiker von seinen Zeitgenossen bewundert wurde, ist mir der Ehrgeiz einer genauen Organdiagnose sozusagen ins Blut geimpft. Ich glaube daher sagen zu dürfen, niemals eine örtliche Organkrankheit übersehen zu haben. Aber wenn anderenorts solche diagnostische Irrtümer vorgekommen sein sollten, wie der Herr Präsident andeutete, dann möchte ich doch sagen, daß auf der anderen Seite die *therapeutischen* Irrtümer durch Verkennung seelischer Konflikte und durch *Vornahme völlig wertloser Operationen* jahrzehntelang an der Tagesordnung waren; diese fallen ungleich viel schwerer in die Waagschale und richteten nicht selten verheerende Schäden an. Ich brauche nur auf die oft so sinnlosen Retroflexionsoperationen hinzuweisen, die ich mit gutem Grund ein „Drama in 3 Aufzügen" genannt habe. Erst vor kurzem erlebte ich wieder, daß ein vom Operateur völlig verkannter *Ehekonflikt* mit Retroflexionsoperation behandelt wurde, natürlich völlig erfolglos; mit vollem Recht kann man diese operativen Handwerker „*Uterus-Ingenieure*" nennen.

Zur Erkennung des richtigen Sachverhaltes brauchen wir aber außer einer verschärften körperlichen Untersuchung eine sehr *eingehende Anamnese*. Diese ist indes nicht mit einigen kurzen oberflächlichen Fragen abgetan, sondern verlangt Zeit, sehr viel Zeit. Sie kann auch nicht vom *jüngsten Assistenten* aufgenommen werden, wie es leider so oft auch in der Privatsprechstunde der Fall zu sein scheint, sondern der *Anstaltsdirektor* muß sie selbst erheben, wie ich das viele Jahre lang getan habe. Wie mir scheint, werden auch heute noch viele seelische Konflikte übersehen, weil auf die Anamnese nicht die nötige Sorgfalt verwendet wird. Welch große Rolle diese psychologische Seite in der modernen Gynäkologie spielt, sah ich vor wenigen Wochen in Augsburg; dort hatte ich im Rahmen eines ärztlichen Fortbildungskurses einen öffentlichen Vortrag zu halten über „*Die seelischen Krisen im Leben der Frau*". Wegen Überfüllung des Saales mußte ich den Vortrag wiederholen und sprach dabei auf einen Tonfilm, um ihn nicht noch ein drittes Mal halten zu müssen. Daher möchte ich am Ende meiner klinischen Tätigkeit auch an dieser Stelle den Gynäkologen noch einmal sagen: „*Mehr Seele in der Gynäkologie*".

20. Herr K. W. SCHULTZE-Bremerhaven: Die große praktische Bedeutung und Verbreitung der Erkrankung geht daraus hervor, daß nach Abzug der Fehlgeburten mindestens 30% unserer gynäkologischen stationär behandelten Patientinnen hierzu gehören. Als diagnostisches Leitsymptom dient uns unter anderem der heute noch wenig erwähnte Druckschmerz der seitlichen Beckenwand, besonders links. Das Symphysenzeichen von KLOTZ fanden wir nur ausnahmsweise. Bei Laparotomien trifft man häufig Verwachsungen zwischen Sigma und linken Adnexen bei Patientinnen, die nie eine Endosalpingitis durchgemacht haben, wie wir anatomisch feststellen konnten. Die häufig anzutreffenden Varicen im Bereich des Plexus pampiniformis sowie in der Mesosalpinx haben ebenfalls in diesem Rahmen ihre wesentliche Bedeutung. Zur Therapie: Als wichtigstes der Milieuwechsel. Eine ambulante Behandlung ist nach unseren Erfahrungen zwecklos. Als zweites Entspannung in jeder Form: Bettruhe, Bellergal und gründliche Aussprache im Sinne der Psychokatarrhsis. Eine eigentliche Psychotherapie konnten wir nicht durchführen. Von den lokalen Maßnahmen empfehlen wir die Präsacralanästhesie sowie die Vaginaldiathermie.

Schließlich möchte ich die Frage aufwerfen, ob nicht die Gesellschaft bei dieser Gelegenheit dem wichtigen „Syndrom mit 20 Namen" (NAUJOKS) die unspezifische Bezeichnung Pelipathie geben könnte, womit gleichzeitig den Pioniertaten unserer beiden Ehrenmitglieder GAUSS und v. JASCHKE ein Denkmal gesetzt würde.

21. Herr WALTHER-Mainz: Bei der Behandlung der Pelipathia mit Kurzwellen fiel uns stets die schlechte Verträglichkeit dieser Therapie auf. Je intensiver diese Behandlung durchgeführt wurde, desto stärker wurden die subjektiven Beschwerden. Im Gegensatz hierzu war der therapeutische Erfolg bei parametranen Novocaininfiltrationen und therapeutischen Periduralanästhesien sehr überzeugend. Zum Teil ließen sich mit einer einmaligen Injektion sogar Dauererfolge erzielen. Folgte der Besserung durch die Heilanästhesie unmittelbar wieder eine Kurzwellenbestrahlung, so kam es stets zu einer unmittelbaren Verschlechterung der Beschwerden. Gerade dieser antagonistische Effekt zwischen Kurzwellen und Heilanästhesie scheint für die Diagnose und Therapie der Pelipathia beachtenswert und wichtig.

22. Herr ALBERS-Sanderbusch: Vom Herrn Referenten sind ausschließlich psychosomatische Komplexe zur Auslösung neurovegetativer Störungen im kleinen Becken der Frau vorgetragen worden. Es erhebt sich die Frage, ob nicht durch organische Veränderungen an der Wirbelsäule, insbesondere an den Zwischenwirbelscheiben eine Beeinflussung der Nervenbahnen zum kleinen Becken hin stattfindet, die dort neurovegetative Störungen auszulösen in der Lage sind. In diesem Zusammenhang denke ich vor allem an die Degenerationsprozesse der Zwischenwirbelscheiben, die nicht immer ausgesprochene Nucleus pulposus-Hernien zu sein brauchen. Die Schwangerschaft mit ihren Auflockerungsvorgängen bedeutet für die Bandverbindungen zwischen den einzelnen Knochen, Symphyse, Zwischenwirbelscheiben und Sacroiliacalgelenke eine wesentliche, nicht zu unterschätzende Belastung. Gerade nach Schwangerschaften finden wir so häufig Kreuzschmerzen bei der Frau. Ein Drittel aller unser klinisch behandelten Patientinnen, fast ausnahmslos nach Graviditäten, leiden an Kreuzschmerzen. Von diesen weisen 5% röntgenologisch nachweisbare Bandscheibendegenerationen auf. Von diesen Degenerationsprozessen an den Bandscheiben ist eine Reizung der vegetativen Nervenbahnen und ihrer Umschaltzentren möglich, so daß von hier aus das vegetative Nervensystem unter einem ständigen Reiz steht. Der aber wirkt sich auf die Organe des Beckens der Frau so aus, daß seine glatte Muskulatur unter einen anhaltenden Spannungszustand gerät.

Ich nehme an, daß man einen Teil neurovegetativer Störungen, die durchaus nicht alle eine psychosomatische Basis haben und die auch bei Frauen auftreten können, die psychisch stabil sind, auf diese organischen Veränderungen der Wirbelsäule und vor allem der Zwischenwirbelscheiben zurückführen muß.

23. Herr KNAUS-Wien: Aus den Tafeln, die uns Mr. TAYLOR gezeigt hat, war abzulesen, daß die vegetativ-nervös stigmatisierten Frauen auch an Schmerzen in den Brüsten leiden. Nun möchte ich Mr. TAYLOR fragen, ob er das Auftreten dieser Schmerzen in den Brüsten zu allen oder nur zu bestimmten Zeiten des menstruellen Cyclus beobachtet hat. Ich kenne nämlich diese Schmerzen nur als excessive Wirkung des Gelbkörperhormons auf die Mammae und habe diese Erscheinung als das antemenstruelle Brustsymptom bezeichnet, verursacht durch eine akute Kongestion als Folge des plötzlich ausgelösten Wachstums des Brustdrüsenparenchyms.

In welchem Maße das Nervensystem das Wachstum und die Funktion der Gebärmutter beherrscht, geht aus der Tatsache hervor, daß der Uterus vollkommen atrophiert und funktionslos wird, wenn die beiden Ovarien entfernt werden. Die Ausführungen des Referenten und der beiden Korreferenten haben uns vielmehr gelehrt, daß ein direkter Einfluß des Nervensystems auf die Uterusmuskulatur bisher nicht nachgewiesen werden konnte. Alle nervösen Reize, die an der Mucosa et Muscularis uteri die uns bekannt gewordenen Reaktionen auszulösen vermögen, scheinen nicht an den Organzellen selbst, sondern nur an den Gefäßen dieses Organs anzugreifen. Die Intensität der Durchblutung des Uterus ist daher der

Ausdruck seiner Funktionsstärke. Wenn Sie also vor der Aufgabe stehen, aus dem histologischen Schnitt eines Organs auf seine Funktion zu schließen, dann vernehmen Sie stets die Stimme des Untersuchungsobjektes, das Ihnen zuflüstert: Aus dem Zustand und der Füllung meiner Gefäße, besonders der Capillaren, wirst Du den Grad meiner Funktion erkennen!

24. Herr TSCHERNE-GRAZ: Daß die Pelipathie vom Praktiker so selten richtig diagnostiziert wird, ist durch ihre große Ähnlichkeit mit der chronischen Adnexentzündung bedingt. Die Frauen klagen über Ausfluß und Schmerzen im Unterbauch und bei der Untersuchung findet man einen empfindlichen Uterus und verdickte, schmerzhafte Adnexe. Bei guter Untersuchungstechnik läßt sich aber feststellen, daß diese Verdickung nicht die Eileiter betrifft, sondern den cystischen Ovarien und dem Ligamentum ovarii proprium entspricht, das bei der Pelipathie ebenso verdickt sein kann wie die Sacrouterinligamente. Das Ligamentum ovarii proprium wird dann sehr leicht mit einer entzündlich veränderten Tube verwechselt und damit wird die Patientin der Kurzwellentherapie zugeführt, die sich bei der Pelipathie wegen der ohnehin schon bestehenden Hyperämie aber oft ungünstig auswirkt. Was die therapeutischen Möglichkeiten betrifft, habe ich im Gegensatz zu Herrn Professor RUNGE den Eindruck gewonnen, daß die Pelipathie häufiger mit hyperfollikulinen Zuständen vergesellschaftet ist und das WOLFsche Modell mit dem Fahrradschlauch entspricht doch auch ganz dem Zustand des Uterus, wie wir ihn bei der glandulären Hyperplasie vor uns haben. Dementsprechend habe ich bei den Fällen von Pelipathie, die mit einem hyperfollikulinen Zustand verbunden waren, mit Testosteron, vor allem mit Krystallimplantationen von 100 mg, gute Ergebnisse erzielt.

25. Herr SIEBKE-Bonn: Wenn bei allen genannten Symptomen die Medikamente versagen, dann entschließen Sie sich bitte nicht zur Operation, sondern vielmehr dazu, die Frau in ein Moorbad zu schicken. Beim Spaziergang im Kurpark vergißt sie das seelische Trauma und es lockern sich die Komplexe. Im Moorbad wird alles Gewebe zwischen Knie und Nabel aufgelockert, das heilt. Auf der Kurpromenade schließlich sieht die Frau schöne neue Kleider; dann erinnert sie sich des liebenden und zahlenden Gatten, und das wirkt sich aus bis in die vita sexualis hinein.
Diese Bemerkung sei gestattet zur Therapie und auch wegen des „genius loci".

26. Herr TAYLOR-New York (Schlußwort): Mir scheint, daß das Problem der sog. chronischen Parametritis im Verhältnis zu dem Gesamtkomplex der Störungen im vegetativen System des Beckens heute einen zu großen Raum einnimmt. Man sollte sich darüber im klaren sein, daß das autonome Nervensystem bei der Streß-Reaktion im Becken auch andere Symptome als die der chronischen Parametritis hervorbringen kann. Ich denke dabei in erster Linie an die Amenorrhoe, vielleicht kommt hier auch Dysmenorrhoe und Fluor in Betracht.

Ich will aus der Diskussion nur einige wenige Punkte herausgreifen und auf sie näher eingehen.

1. Zunächst möchte ich wiederholen, daß die klinischen Untersuchungen von DUNCAN in bezug auf den Kreislauf im Becken noch unvollständig sind. Seine Untersuchungen decken sich weitgehend mit denen des Neurologen HAROLD WOLF, der mit der gleichen Apparatur die Kreislaufveränderungen in der Magenschleimhaut bei Einwirkung psychischer Faktoren untersucht hat.

2. Ich möchte dann noch ein Wort zur Frage der Behandlung sagen. Wir gehen an unserer Klinik von der Annahme aus, daß diese Erkrankung ihre Ursache in der Hauptsache, wenn nicht sogar ausschließlich, im Gefäßsystem hat. Deshalb richtet sich unsere Behandlung im wesentlichen auf die Anwendung von Methoden, die den

Kreislauf im Becken beeinflussen. Wichtige Nebenfaktoren, die bei der Behandlung berücksichtigt werden sollen, sind: a) mechanische Faktoren. Dazu gehört die Lage des Uterus, der Zustand der Beckenbodenmuskulatur und die Lebensweise der Patientin, z. B. ob sie vorwiegend steht oder eine sitzende Beschäftigung hat, b) hormonale Faktoren. Ich bin nicht sicher, ob eine Überfollikulinisation einen wesentlichen Faktor bei der Krankheit abgibt. Die Tatsache ist allerdings bekannt, daß im Klimakterium zusammen mit dem Ausfall der Ovarialhormone Hyperämie und Stauung verschwinden. Meiner Meinung nach ist dies aber eher der Atrophie und Involution zuzuschreiben. c) Entzündungen der Cervix und der Adnexe können in einzelnen Fällen die Hyperämie verstärken. d) Schließlich können als psychologischer Faktor sowohl spezifisch sexuelle Konflikte wie allgemeine seelische Streß-Situationen die Krankheit ungünstig beeinflussen.

In der Praxis beginnen wir die Behandlung mit möglichst einfachen Methoden und greifen nur dann zu komplizierteren, wenn es unbedingt notwendig ist.

Die symptomatische Behandlung erfordert zunächst Beseitigung schädlicher Seitenfaktoren, z. B. Behandlung einer Cervix-Infektion, Behebung von Retroversion oder von Prolaps.

Der zweite Schrittt ist die Beseitigung der Streß-Situation, vorerst vom Gynäkologen, nicht vom Psychiater aus. Das wichtigste ist, die Patientin zu beruhigen und zu versichern, daß keine ernsthafte Krankheit vorliegt. Klar zutage liegende Ursachen einer Streß-Situation soll man zu beheben trachten. In 90% der Fälle kommt man mit dieser Art der Behandlung aus.

In wenigen Fällen muß man den Psychiater zuziehen. Nach meiner Erfahrung sind die Resultate, falls es nicht gelingt, die Umweltfaktoren wesentlich zu ändern, in Hinblick auf die gynäkologische Erkrankung nicht sehr eindrucksvoll.

In vereinzelten Fällen ist die chirurgische Behandlung norwendig. Wenn die Patientin 35 Jahre alt ist und keine Schwangerschaft mehr wünscht, ist die Hysterektomie die beste Behandlung. Den modifizierten Wertheim, wie er von SCHOCKAERT empfohlen wird, habe ich nie ausgeführt. Vielleicht kann er manchmal notwendig sein. Ich glaube, daß man gelegentlich auch die Ovarien entfernen muß, da sie die Ursache von Schmerzen sein können.

Natürlich könnte man noch mehr darüber sagen, ich möchte aber Herrn ANSELMINO und Herrn YOUNG nicht vorgreifen.

27. Herr ANSELMINO-Wuppertal (Schlußwort): In der Diskussion ist wiederholt die Frage nach der Therapie gestellt worden, und in der Tat bedeutet die Therapie das Schmerzenskind unseres Problems. Es scheint mir zweckmäßig, zwischen symptomatischer und kausaler Therapie zu unterscheiden.

Da allen Symptomen der vegetativen Neurose eine nervöse Übererregbarkeit zugrunde liegt, ist die symptomatische Therapie in erster Linie auf die Dämpfung dieser Übererregbarkeit bzw. auf Entspannung gerichtet. Dazu dienen Medikamente wie Bellergal und Prominal, Kalk usw., weiter eine alkalisierende Diät, d. h. rohkostreiche, vorwiegend vegetarische, salzarme Ernährung, Atem- und Lockerungsgymnastik, entspannende Bewegung in der frischen Luft, Sorge für Ruhe und Schlaf, Badekuren und Urlaub, Vermeidung von Aufregungen und Überanstrengungen, Einschränkung des Genusses von Kaffee und Alkohol. Bei der Behandlung der lokalen genitalen Symptome machen wir in hohem Maße von der Heilanästhesie Gebrauch, in erster Linie von wiederholten Präsacralanästhesien, wobei wir etwa 60—100 cm³ einer $1/2$—$3/4$%igen Novocainlösung beiderseits im Abstand von etwa 3 Tagen anwenden. Die Präsacralanästhesie ist wirksamer als die Infiltration der Ligg. sacro-uterina vom Scheidengewölbe aus. Gelegentlich kann auch eine lumbale Grenzstrangblockade angebracht werden. Weiterhin wenden wir häufig bei nichteitriger Cervicitis bzw. bei Hypersekretion die Paquelinisierung des Cervicalkanals an, an deren Stelle THEOBALD (England) die ausgiebige Ätzung mit einem dicken, langen Argentumstift empfiehlt. Auch die Bindegewebsmassage nach DICKE leistet — richtig angewandt — ausgezeichnete Dienste. Mit operativen Eingriffen sind wir äußerst zurückhaltend.

Die kausale Therapie des Beckensyndroms erfordert die Entfernung eines Focus an Zähnen oder Mandeln, falls der Verdacht darauf besteht. Der Darm sollte als möglicher Focus nicht übersehen werden (Dysbakterie bei Dyspepsie) und in diesen Fällen sollte eine entsprechende Diät eingesetzt werden. Den Lebensbedingungen und schädlichen Umweltfaktoren ist größte Aufmerksamkeit zu schenken (häusliche und berufliche Überlastung, übertriebene Akkordarbeit, mangelhafte bzw. falsche Ernährung usw.). Insbesondere ist aber auf Ehekonflikte, familiäre Differenzen und sonstige Konfliktsituationen sorgfältig zu achten. Erst wenn all dies geklärt ist und nach sorgfältiger körperlicher Untersuchung sollte auf die seelischen Wurzeln der Störung näher eingegangen werden; denn Tiefenpsychologie und Psychotherapie sollten kein Mittel sein, um gynäkologisches bzw. diagnostisches Unvermögen zu verdecken.

In geeigneten Fällen angewandt, leistet die Psychotherapie aber Ausgezeichnetes. Dafür ein Beispiel: Eine 26jährige Patientin, die seit 3 Jahren verheiratet ist und vor 2 Jahren ein Kind geboren hat, sucht die Klinik mit den bekannten Klagen auf, die seit der Geburt bestehen: Kreuzschmerzen und Schmerzen im Unterbauch rechts und links, Ausfluß, Müdigkeit und nervöse Reizbarkeit, unruhiges Herz, Dyspareunie, orgastische Impotenz, geringer Sexualtrieb. Die Psychoanamnese ergibt wenig Greifbares: Die Ehe scheint harmonisch, Konflikte bestehen offenbar nicht, wesentlich erscheint nur, daß die Jugend der Patientin überschattet war durch eine unglückliche Ehe der Eltern, die zur Scheidung führte, als die Patientin 11 Jahre alt war. Mit dieser Psychoanamnese war für die Therapie nicht allzuviel gewonnen. Erst die Tiefenpsychologie führte weiter. Wir gaben der Patientin auf, ihre Träume aufzuschreiben. In einem der ersten Träume, über die sie berichtete, erlebte sie, wie ein wildgewordenes Pferd auf sie losstürmte. Sie geriet in große Angst, aber in der höchsten Not flog die Patientin irgendwie davon. Wir erklärten ihr, daß das wilde Pferd ein Traumsymbol sei, welches die aggressive, animale, männliche Sexualität repräsentiere, der sie sich durch die Flucht entziehe. In diesem Augenblick geschah etwas Merkwürdiges: Die Patientin erinnerte sich plötzlich eines Erlebnisses, das sie im Alter von 12 oder 13 Jahren gehabt hatte, das sie aber vergessen, oder besser gesagt, ins Unbewußte verdrängt hatte: Sie hatte damals eine Kohabitation mit einem Halbwüchsigen gehabt, von der schwere Schuldgefühle zurückgeblieben waren. Und jetzt war sie auch bereit, darüber zu berichten, daß sie im Ehekonflikt ihrer Eltern leidenschaftlich für die Mutter und gegen den Vater Partei ergriffen hatte. Aus diesen Erlebnissen resultierte für die Patientin eine unbewußte Einstellung gegen den Mann schlechthin und eine unbewußte Unterdrückung ihrer Sexualität. Im Bewußtsein wollte sie sicher eine liebevolle Gattin sein und normale Sexualbeziehungen erleben. Aber sie konnte nicht, weil sie jene unheimliche, ihr unbewußte Macht hinderte, die nicht nur den normalen Trieb unterdrückte und den Orgasmus verhinderte, sondern auch in der körperlichen Symptomatik der Dyspareunie, des Fluors, der Spasmen, der Müdigkeit usw. die sexuelle Verweigerung symbolisch zum Ausdruck brachte. Diese leibhaftig gewordene Verweigerung richtete sich nicht gegen ihren Ehemann im besonderen; vielmehr wäre wohl in jeder anderen Ehe die gleiche Konfliktsituation entstanden. Es gelang, in nur 2monatiger Behandlung mittels Traumanalysen und Entspannungstherapie, insbesondere Atemübungen und autogenem Training, die Patientin von ihren gynäkologischen und sonstigen Beschwerden zu heilen, und zum erstenmal in ihrem Leben erlebt sie seither einen vollen Orgasmus.

Ich stimme mit Herrn TAYLOR überein, daß es nur ein Teil der Fälle ist, der *nur* mit Psychotherapie behandelt werden kann. Andererseits zeigt das angeführte Beispiel, daß es nicht einfach die allerschwersten Fälle sind, die für die Psychotherapie übrigbleiben, nachdem jede andere Therapie gescheitert ist. Bei richtiger Auswahl der Fälle, die allerdings Erfahrung und Einfühlungsvermögen erfordert, wird die Psychotherapie Gutes zu leisten vermögen.

28. Herr YOUNG-London (Schlußwort): Ich möchte diese Gelegenheit benutzen, um Ihnen für die Ehre zu danken, die Sie mir erwiesen haben, als Sie mich einluden, vor dieser ausgezeichneten Gesellschaft zu sprechen.

29. Herr MARTIUS-Göttingen (Schlußworte) zu den Referaten TAYLOR, YOUNG und ANSELMINO: Durch die 3 Referate und durch die Aussprache ist die Problemstellung in hervorragender Weise herausgearbeitet worden. Ich möchte selber nur noch folgendes hinzufügen:

Ich glaube nicht, daß es angebracht und richtig ist, von *einem* neurovegetativen Beckensyndrom zu sprechen. Es gibt zahllose Kombinationen von Symptomen, die neurovegetativ entstehen können und, wie die Referate gezeigt haben, auch verschiedene *Einwirkungswege* der Psyche auf die Organe des kleinen Beckens. Ich bin auch nicht der Ansicht und habe sie nie geäußert, daß die ,,Pelipathia vegetativa feminina" (GAUSS, v. JASCHKE), ein Sammelbegriff, mit dem man die neurovegetativ bedingten Störungen im kleinen Becken der Frau in ihrer Gesamtheit bezeichnen kann, nur durch einen Spasmus der Beckenbindegewebsmuskulatur hervorgerufen werden kann. Diese Form ist nach meinen Erfahrungen allerdings besonders häufig und typisch und durch das Lösungsphänomen in Narkose leicht unter Beweis zu stellen. Es gibt eine Pelipathia vegetativa, spastica, congestiva und secretoria. In welcher Weise und an welcher Stelle im Einzelfall das Gewebe auf die sie treffenden Reize reagiert, ist konstitutionell bedingt und bleibt das ewige Rätsel der Lokalisation in der Pathogenese.

Der zweite Punkt ist folgender: Wenn wir neurovegetative Reizzustände im kleinen Becken finden, *so sind sie nicht immer psychogen*. Wir müssen uns vor Überbewertungen und einseitigen Deutungsversuchen in dieser Beziehung hüten. Genau dieselben Spasmen, genau dieselben Störungen des Tonus, der Durchblutung oder Sekretion können auch von der Peripherie aus durch lokale krankhafte Veränderungen hervorgerufen werden, wie auch JAMES YOUNG betont hat. Cervixrisse, Ektropien, Portioerosionen, Narben, lokale sexuelle Überbelastungen, Entzündungszustände usw. können ,,von unten nach oben" spastische, kongestive und sekretorische Störungen im kleinen Becken der Frau hervorrufen und unterhalten. Dann kann sekundär das nervöse Gleichgewicht und die Psyche leiden. *Wenn, wie so häufig, die Psyche durch das Soma und nicht das Soma durch die Psyche Schaden erleidet, würden wir therapeutisch falsch liegen, wenn wir uns in eine Psychoanalyse verstricken, anstatt die lokalen Veränderungen zu behandeln:* Cervixnaht, lokale Fluorbehandlung usw. Die Kunst ist, das Richtige herauszufinden und an alle Möglichkeiten, die psychosomatischen und die somatopsychischen, zu denken.

Besonders wertvoll ist der Versuch von TAYLOR, die Gewebsreaktion des Genitale auf psychische Reize zu objektivieren und sogar zu messen.

Wir sehen an den Referaten TAYLOR und ANSELMINO, wie wertvoll es ist, die moderne *psychoanalytische Technik* für die Untersuchungen heranzuziehen. Andererseits glaube ich aber aussprechen zu müssen, daß es *in der Praxis* verfehlt ist, wenn sich der Gynäkologe mit einem Psychoanalytiker irgendeiner Richtung paart und damit etwas abgibt, was einen großen Teil unserer ärztlichen Tätigkeit ausmacht. Eher können wir die operative Technik auf andere übertragen, als die im höchsten Maße von dem Persönlichkeitswert des Arztes abhängige seelische

Behandlung und Beratung der Patienten. Meistens sind es auch keine komplizierten, sondern banale psychische Sachverhalte: Ehekonflikte, böse Schwiegermutter, Wohnungsnot usw., die sich in typischer Weise immer wiederholen und leicht aufzudecken sind. Oft wird in die Frau „psychoanalytisch" mehr hineingefragt als herausgefragt, und neue Komplexe werden induziert. Das 6. Gebot in dem Katechismus für edle Frauen von SCHLEIERMACHER lautet: Du sollst nicht absichtlich lebendig machen!

Ich glaube, daß mein Wunsch, die neurovegetativen Einwirkungswege auf das Genitale der Frau einer Klärung entgegenzuführen, durch die Referate in Erfüllung gegangen ist und danke noch einmal den Referenten und den Diskussionsrednern für ihre lebhafte Beteiligung.

Vorträge.

17. Herr E. PHILIPP-Kiel: **Der hormonale Einfluß der Chorionzotten auf die Ausbildung der Geschlechtsorgane der Frucht.**

Im Tierexperiment ist es möglich, bei einem Keimling durch künstliche Hormonzufuhr die Entwicklung der Ausführungsgänge der Geschlechtsorgane zu beeinflussen bzw. abzuändern.

Ebenso ist allgemein bekannt, daß beim Menschen die Oestrone der Placenta das Wachstum der Ausführungsgänge der Frucht beeinflussen; ich erinnere nur daran, daß der Uterus des neugeborenen Mädchens auffallend groß ist, daß er nach der Geburt sofort kleiner wird und erst nach Jahren die Größe erreicht, die er bei der Geburt besaß.

Der Zweck meines heutigen Vortrages ist es, zu zeigen, daß unter pathologischen Verhältnissen diese hormonalen Einflüsse sehr merkwürdige Folgen nach sich ziehen. Ich demonstriere dies zunächst an dem Krankheitsbild des *angeborenen Fehlens der Keimdrüse*.

Dieses früher bei uns ganz geleugnete und dann in wenigen Fällen beschriebene Krankheitsbild ist gar nicht so selten. Ich selber habe im letzten Jahr bei 2 Mädchen, die ich laparotomierte, die Diagnose sichern können, und in der Weltliteratur mögen im letzten Jahrzehnt rund 100 Fälle beschrieben sein. Auf die sehr interessanten klinischen Befunde bei diesen Personen gehe ich nicht ein; ich schildere in diesem Zusammenhang lediglich die charakteristischen Befunde am Genitale.

Jegliches Keimdrüsengewebe fehlt. An Stelle der Keimdrüse findet man nur eine Rete, bestehend aus Bindegewebe und oftmals aus Drüsenformationen, die als mehr oder minder gut entwickelte Derivate des WOLFFschen Ganges anzusprechen sind. Die MÜLLERschen Gänge sind stets zu Tuben und Uterus entwickelt. Die Personen sind also hinsichtlich ihrer Ausführungsgänge weiblich gebaut, wobei auch die äußeren Geschlechtsorgane weiblich gebildet sind.

Bei *Erwachsenen* sind die Genitalorgane hochgradig infantilistisch; die Scheide ist etwa für einen Notizbuchbleistift eingängig; der Uterus ist sehr klein, oft einschließlich der Cervix nur fingerhutgroß. Es nimmt das nicht wunder, da der Eierstock, der das Wachstum des Genitale garantiert, fehlt.

Man kann diesen Zustand durchbrechen, indem man künstlich Follikelhormon zuführt. Dann wird die Scheide weiter und tiefer; der Uterus wächst, und es kann aus der primären Amenorrhoe heraus, die typisch ist, zur Abbruchblutung kommen.

Beim *Neugeborenen*, das ohne Keimdrüse zur Welt kommt, ist der Uterus größer. GRABER hat ein 6 Wochen altes Mädchen ohne Keimdrüse obduziert und dabei einen dem Alter entsprechend großen Uterus gefunden. Das heißt also, daß beim keimdrüsenlosen Wesen der Uterus sich intrauterin entwickelt, später aber der Rückbildung verfällt.

Die Erklärung für diesen merkwürdigen Vorgang ist dadurch gegeben, daß das von der Placenta gebildete Oestron das intrauterine Wachstum des Uterus gewährleistet, später aber ein hormonaler Wachstumsdrang fehlt.

Es ist also der Schluß gerechtfertigt, daß das weibliche Sexualhormon der Placenta den Uterus des keimdrüsenlosen Wesens bis zur normalen Größe, wie wir sie sonst bei Neugeborenen finden, heranreifen läßt. Der Vorgang ist der gleiche wie beim normalgebildeten Mädchen mit Keimdrüsen; nur daß bei diesem letzteren später unter dem Einfluß der Keimdrüse das Wachstum des Uterus erneut einsetzt.

Schwerer zu erklären ist die *Tatsache, daß die keimdrüsenlosen Individuen stets weibliche Ausführungsgänge besitzen*, aber nicht männliche. Sie imponieren stets als Frauen.

Man kann zwar nicht erwarten, daß dort, wo die Keimdrüse fehlt, sich ein Neutrum entwickelt; so etwas gibt es nicht. Wohl aber könnten in diesem Fall die WOLFFschen wie die MÜLLERschen Gänge in ihrem ursprünglichen Zustand, also unentwickelt, erhalten bleiben. Das ist aber nie der Fall; vielmehr werden Tuben und Uterus gebildet.

Hieraus und aus der Tatsache, daß beim gesunden Knaben sich männliche Ausführungsgänge bilden, ist der Schluß berechtigt, daß der fetale Hoden das männlich Ausgerichtete, also auch die WOLFFschen Gänge, vor dem Einfluß der weiblichen Hormone schützt und sich entwickeln läßt, und den Einfluß der weiblichen Hormone, die stets auch beim Knaben vorhanden sind, paralysiert.

Wo der Hoden aber fehlt, bleibt das Männliche unterdrückt, und nur das Weibliche — also auch der MÜLLERsche Gang — reift heran.

Da in den zur Diskussion stehenden Fällen das fetale Eierstocksgewebe fehlt, darf man folgern, daß für die Entfaltung des Weiblichen das in den Chorionzotten gebildete weibliche Sexualhormon verantwortlich ist. In den stets bisexuell angelegten Ausführungsgängen läßt dieses sich das Weibliche entwickeln, während das Männliche unterdrückt wird. Daß die fetale Nebenniere bei diesem Vorgang maßgeblich beteiligt ist, ist unwahrscheinlich, da bei Fehlen der Nebenniere ein normales Heranreifen von männlichen wie weiblichen Geschlechtsorganen möglich ist.

Also nicht nur das Wachstum der weiblichen Ausführungsgänge, sondern auch schon die Entfaltung und Entwicklung in betont weiblicher Richtung dürfte bei den keimdrüsenlosen Wesen Folge der Oestronproduktion in den Chorionzotten sein.

Bei Fehlen von Keimdrüsengewebe, ob weiblich oder männlich, entwickeln sich also stets weiblich gebaute Wesen.

Was geschieht aber, wenn Keimdrüsengewebe zwar angelegt, funktionell aber nicht vollwertig ist?

Bei Vorhandensein von Ovarialgewebe entwickelt sich, wie allgemein bekannt, ein hypoplastisches, weibliches Genitale.

Nicht so klar liegen die Dinge bei funktionsuntüchtig angelegtem Hodengewebe.

Da, wie wir sehen, die gesunde männliche Keimdrüse die Entwicklung des Weiblichen hemmt, liegt der Gedanke nahe, daß sich bei ihrer Funktionsuntüchtigkeit neben männlichen auch weibliche Züge entwickeln. So halte ich es für durchaus möglich und diskutierbar, daß eine Minderwertigkeit der männlichen Keimdrüse bei der Entstehung mancher Zwitter eine Rolle spielt.

Es käme dies in Frage für die Fälle von sog. *Hodenzwittern*, die man früher als männliche Pseudohermaphroditen bezeichnete. Sie besitzen meistens funktionsuntüchtige Hoden und neben männlichen Ausführungsgängen mehr oder weniger ausgeprägte weibliche Charakteristika, unter Umständen Tuben und Uterus. Es würde sich also hierbei um eine hormonale Feminisierung eines männlichen Wesens handeln, wobei die weiblichen Hormone, die zu dieser fehlerhaften Anlage führen, wahrscheinlich von den Chorionzotten geliefert werden. Dabei lasse ich dahingestellt sein, ob der Hoden primär funktionsuntüchtig oder die Produktion der weiblichen Stoffe durch das Chorion so stark ist, daß der normale Hoden dadurch geschädigt wird. Das letztere ist nach dem Ausfall von Tierexperimenten nicht von der Hand zu weisen.

Diese meine Annahme bezieht sich zunächst nur auf die fehlerhafte intrauterine *Anlage* der Ausführungsgänge beim Hodenzwitter. Wenn bei ihm trotz Fehlens von Eierstöcken im späteren Leben weibliche Züge anatomisch und funktionell erhalten bleiben; so ist dies wahrscheinlich der hormonalen Funktion der Nebenniere zuzuschreiben, deren weibliche Hormone sich auswirken können, da der männliche Gegenpartner in entsprechender Stärke fehlt.

Bei der Entstehung des Hodenzwitters handelt es sich demnach um eine hormonale Störung der Anlage der Ausführungsgänge; sie hat mit einer Geschlechtsumstimmung nichts zu tun.

Dasselbe gilt für den Eierstockszwitter, den weiblichen Pseudohermaphroditen, der Ovarien besitzt und neben weiblichen auch männliche Züge aufweist. Hier aber ist der hormonale Mechanismus ein ganz anderer, indem in den meisten Fällen eine echte Hyperplasie der Nebennierenrinde besteht, die mit ihren männlich gerichteten Potenzen neben den genetisch angelegten MÜLLERschen Gängen das Männliche wachsen läßt. Dieser Zustand ist dem Virilismus vergleichbar, den wir im späteren Leben bei Nebennierenrinden- oder auch gelegentlich bei Eierstockstumoren finden.

Ich glaube, daß man bei dem heutigen Stand unserer hormonalen Kenntnisse und unter besonderer Berücksichtigung der Fälle von Fehlen der Keimdrüse folgendes hinsichtlich der Entwicklung der Geschlechtsorgane der menschlichen Frucht postulieren kann:

1. Der fetale Hoden schützt die männlichen Ausführungsgänge vor den weiblich gerichteten Hormonen der Chorionzotten, läßt das Männliche sich entfalten und die weibliche Anlage nicht zur Entwicklung kommen. Ich lasse dabei dahingestellt, ob es sich um die Wirkung des männlichen Sexualhormons handelt, das wir im späteren Leben nachweisen können; wahrscheinlich wird dieses im fetalen Hoden noch nicht gebildet.

2. Wo der Hoden fehlt, entwickeln sich die Ausführungsgänge in weiblicher Richtung. Infolgedessen sind die Menschen mit Fehlen der Keimdrüse weiblich gebaut. Das ist selbstverständlich in den Fällen, wo das betreffende Individuum genetisch weiblich angelegt ist. Das gilt aber auch für die Fälle, die bei der Befruchtung ursprünglich männlich bestimmt waren.

3. Solange die keimdrüsenlose Frucht unter dem Einfluß des Placentarhormons steht, wächst der Uterus normal. Später atrophiert er; er wächst aber, wenn man künstlich weibliches Sexualhormon zuführt. Diese Kenntnis ist für die symptomatische Therapie der Keimdrüsenlosigkeit von Bedeutung.

4. Bei vorhandenen, aber funktionstüchtigen Hoden kann es unter dem Einfluß des weiblichen Sexualhormons der Chorionzotten zur Ausbildung eines Hodenzwitters kommen.

---

18. Herr NIENDORF-Würzburg: **Ferment und Sterilität.**

Die Veröffentlichungen über Hyaluronsäure und Hyaluronidase sind so zahlreich und vielseitig, daß hier nur die grundlegenden Daten erwähnt werden sollen. Die Hyaluronsäure ist ein Mucopolysaccharid, das sich zu gleichen Teilen aus Glucuronsäure und N-Acetyl-Glucosamin zusammensetzt und den Hauptbestandteil des extraembryonalen Mesenchyms sowie vieler embryonaler Mesenchymabkömmlinge darstellt. Unter den Begriff Hyaluronidase werden zumindest 2 Fermente zusammengefaßt. Eine Mucopolysaccharase und in geringerer Menge eine Oligosaccharase. Die erstere baut die hochviscöse Hyaluronsäure bis zu Oligosacchariden ab und ist für den Viscositätsabfall verantwortlich, der von den meisten Untersuchern als Maß der Fermentwirkung benutzt wird. Durch die Einwirkung der Oligosaccharase werden die Oligosaccharide zu den Monosacchariden, Glucuronsäure und N-Acetyl-Glucosamin, abgebaut.

Die Arbeiten über Hyaluronidase aus unserem Fachgebiet haben sich bis jetzt fast immer nur um den Nachweis des Viscositätsabfalles durch die Spermahyaluronidase gedreht. Die Bedeutung des Fermentes für die Befruchtung wurde darin gesehen, daß die Hyaluronidase die Intercellularsubstanz der Corona radiata um das frisch ovulierte Ei abbaut und dadurch das Spermium erst in das Ei eindringen kann. Nach LEONARD und MORICARD scheint aber diese Ablösung nicht notwendig zu sein, denn sie sahen befruchtete Säugereier mit noch völlig erhaltener Corona radiata.

Nachdem sich die Annahme als hinfällig erwiesen hat, daß die Nudation der Eizelle für die Befruchtung unbedingt notwendig ist, haben wir uns in unseren Versuchen nicht auf die Feststellung der Polysaccharase beschränkt, sondern haben versucht, den gesamten Fermentkomplex bis zur Spaltung in Monosaccharide zu erfassen und haben das Problem unter einem anderen Gesichtswinkel betrachtet.

Wir haben Ejaculate mit Normospermie, Oligospermie und Hypospermie untersucht. Zu diesem Zweck wurde zuerst die Spermienzahl festgestellt, das Präparat zentrifugiert, einmal in physiologischer Kochsalzlösung gewaschen und unter Toluol im Eisschrank 2 Tage aufbewahrt. Danach fanden sich keine beweglichen Spermien mehr. Dann wurde 1 cm^3 einer aliquoten Spermatozoenaufschwemmung mit 2 cm^3 einer 1%igen Hyaluronsäurelösung zusammengebracht und das Ganze für 72 Std bei 37°C im Brutschrank belassen. Eine Vergleichslösung wurde vorher 10 min im kochenden Wasserbad inaktiviert und ebenfalls im Brutschrank belassen. Dann saugten wir beide Lösungen durch je eine Kohlensäule von 830 mg Carboraffin. Bei diesem Arbeitsgang werden sowohl die Oligosaccharide als auch die Monosaccharide an das Carboraffin adsorbiert. Mit 36 cm^3 einer 1%igen Ephedrinlösung werden elektiv die Monosaccharide aus ihrem Adsorptionsverhältnis verdrängt, während die Oligosaccharide an die Kohle gebunden bleiben. Nach HAGEDORN-JENSSEN wurde der Monosaccharidgehalt der Eluate bestimmt und aus der Differenz zwischen Hauptlösung und Vergleichslösung die Menge der aus Hyaluronsäure abgebauten Monosaccharide berechnet.

Mit dieser Versuchsanordnung fanden wir in 20 Fällen von Normo-, Oligo- und Hypospermie folgende Durchschnittswerte (Tabelle 1).

Diese Ergebnisse sprechen deutlich dafür, daß die Anzahl der Spermatozoen für die Fermentwirkung von ausschlaggebender Bedeutung ist und zwischen der Anzahl der toten Spermien und der Menge der abgebauten Monosaccharide eine Proportion besteht.

Tabelle 1.

Normospermie	Oligospermie	Hypospermie
110 γ	67 γ	36 γ
5500 γ-%	3350 γ-%	1800 γ-%

Wie wir eingangs erwähnten, ist die Hyaluronsäure ein Hauptbestandteil des extraembryonalen Mesenchyms, dessen frühzeitiges Auftreten nach CLARA von allen Besonderheiten der menschlichen Entwicklung das größte Interesse beanspruchen darf. Entwicklungsgeschichtlich liegt dieses Auftreten vor der Nidation, so daß die Bausteine der Hyaluronsäure noch nicht aus dem mütterlichen Stoffwechsel entnommen werden können.

Aus dem extraembryonalen Mesenchym entsteht das Rand-, Hüll- und Haftmesoderm und das Magma reticulare, welches als Nahrungsspeicher für den Keimling angesehen wird. Außerdem scheint das Glucosamin als Aufbaustoff außerordentlich wichtig zu sein, da es ein Bestandteil vieler Eiweißkörper ist.

Um diese frühzeitige Entwicklung des extraembryonalen Mesenchyms sicherzustellen, ist es notwendig, daß präformierte, leicht permeierende Bausteine in der Tube zur Verfügung stehen, die als Moleküle einerseits klein genug sind, um die Zona pellucida zu passieren, andererseits aber groß genug, um von dem Ei ohne größere Schwierigkeiten zur Hyaluronsäure polymerisiert zu werden. Diesen Anforderungen genügen aber die Glucuronsäure und das N-Acetyl-Glucosamin.

Wird also durch eine Kohabitation eine genügend große Menge von Spermien in den Genitaltrakt entsandt, so bilden die toten Spermien durch ihre nachgewiesene Fermentwirkung ein dichtes Mosaik von Glucuronsäure und Glucosaminmikrodepots, aus denen das vorbeigleitende Ei seinen Aufbaubedarf zu decken vermag.

Ist bei Oligospermie oder Hypospermie die Menge der zur Verfügung stehenden Glucuronsäure und Glucosamin infolge geringerer Fermentwirkung nicht ausreichend, so glauben wir, daß das befruchtete Ei entweder gleich zugrunde geht oder aber die weitere Entwicklung gehemmt wird. Unsere Untersuchungen geben vielleicht eine neue Erklärung für die alte Erfahrungstatsache, daß bei Ejaculaten unter 60 Mill. Spermien je Kubikzentimeter keine Gravidität zustande kommt.

19. Herr HESS-Münster: **Über die Wirkung gonadotroper Hormone nach Injektion in den 3. Ventrikel.** (Tierexperimentelle Untersuchungen an infantilen Kaninchen.)

Aus klinischen und experimentellen Beobachtungen darf wohl mit Sicherheit angenommen werden, daß im Bereich des Zwischenhirns eine zentrale, die Genitalfunktion überwachende Schaltstelle gelegen ist. Noch zum Teil unbekannt sind dagegen Art und Weg der Erregungsleitung vom Diencephalon zu den Genitalorganen.

Wahrscheinlich kann das Zwischenhirn als Schaltstelle über die Hypophyse regulierend in das Ovarialgeschehen eingreifen. Die anatomischen und physiologischen Voraussetzungen für die Richtigkeit dieser Annahme sind im einzelnen noch nicht geklärt. Es sei aber an dieser Stelle auf die neueren Untersuchungen der SPATZschen Schule über Leitungsbahnen mit möglicherweise chemoreceptorischen Eigenschaften im Hypophysen-Zwischenhirnsystem hingewiesen.

Man muß andererseits daran denken, daß eine zentrale Schaltfunktion des Zwischenhirns auch über das vegetative Nervensystem möglich sein könnte. Wir haben im Tierexperiment versucht, eine solche diencephal-vegetative Reaktion auf das Ovarium als Erfolgsorgan nachzuweisen.

Als Versuchstiere dienten 36 infantile weibliche Kaninchen. Bei einer Gruppe von 20 infantilen Kaninchen wurde in Äthernarkose die Schädeldecke trepaniert und durch die Trepanationsöffnung eine dünne Kanüle in den 3. Ventrikel eingeführt. Dann wurde jedem Tier 0,2 cm^3 Liquor entnommen, der durch anschließende Injektion einer gleichen Flüssigkeitsmenge des gonatotropen Hormons „Anteron" ersetzt worden ist. Auf diese Weise erhielt jedes Versuchskaninchen intraventrikulär 500 internationale Einheiten. Zwei Drittel dieser so behandelten Versuchskaninchen zeigten 8 Tage nach dem operativen Eingriff ausgeprägte und hochgradige Reifungserscheinungen der Genitalorgane. Die Brustdrüsenleisten waren deutlich angeschwollen. Die Uterushörner hatten sich in bleistiftdicke, blaurote und glänzende Stränge umgewandelt. Die Ovarien waren zum Teil bis um das 20fache vergrößert und wiesen im übrigen besonders starke Veränderungen im Sinne einer Hypophysenvorderlappenreaktion auf mit beschleunigter Follikelreifung und Ovulationen. Die histologische Untersuchung der Hypophyse ergab das Bild völlig normaler Drüsen ohne Sekretionserscheinungen.

Zu Vergleichszwecken erhielt eine weitere Gruppe gleichaltriger Kaninchen ebenfalls 500 IE gonadotropes Hormon intramuskulär. Bei diesen infantilen Tieren wurden keinerlei Veränderungen im Bereich der Genitalorgane ausgelöst. Nur bei 2 Tieren war eine schwach ausgeprägte Hypophysenvorderlappenreaktion an den Genitalorganen zu sehen. Die Hypophysen waren auch hier unverändert.

Wie lassen sich nun diese provozierten regellosen Ovulationen bei infantilen Kaninchen nach intraventrikulärer Anteroninjektion erklären? Sie könnten rein humoral auf dem Blutweg ausgelöst worden sein. Allerdings müßte dazu die Blut-Liquorschranke durchbrochen werden. Es wäre dann aber unverständlich, warum nicht auch bei Vergleichstieren nach intravenöser oder intramuskulärer Injektion von gleich hohen Hormonmengen dieselben Erscheinungen auftreten.

Ob die Hypophyse durch die Hormoninjektion in den 3. Ventrikel zu vermehrter Produktion und Ausschüttung eigener Wirkstoffe angeregt worden ist, kann nicht mit absoluter Sicherheit entschieden werden. Histologisch wurde keine gesteigerte Sekretionstätigkeit der Hypophysen nachgewiesen. Außerdem liegen die Hypophysen beim Kaninchen in einer sehr derben Bindegewebskapsel, so daß eine Diffusion der Hormonlösung wenig wahrscheinlich ist. Das morphologische Bild der endokrinen Drüsen gibt aber nicht immer einen sicheren Anhalt für ihre tatsächliche Funktion.

Wir möchten deshalb annehmen, daß durch die intraventrikuläre Anteroninjektion eine diencephale Reaktion ausgelöst worden ist, durch die das infantile Ovarium über den Sympathicus bzw. Parasympathicus zu beschleunigter Follikelreifung und Ovulation angeregt wurde. Die anatomischen Voraussetzungen sind hierfür gegeben, denn es ist sicher nachgewiesen, daß Nervenfasern bis an den Primärfollikel heranziehen und sich dem Granulosaepithel anlegen. Ohne Zweifel sind zur eindeutigen Klärung aller dieser Fragen weitere Untersuchungen notwendig. Die beschriebenen tierexperimentellen Befunde scheinen jedoch dafür zu sprechen, daß auch allein über das vegetative Nervensystem als dem sog. extrazentralen Übertragungsinstrument diencephal ausgelöste Ovulationen zustande kommen können.

20. Herr E. Augustin-Freiburg: **Beitrag zur Frage paracyclischer Ovulationen.** (Mit 5 Textabbildungen.)

Durch serienmäßige histologische Untersuchungen von Ovarien haben Westmann und seine Schule und Stieve Befunde erheben können, die geeignet sind, strittige Fragen klinischer Beobachtungen über den Zeitpunkt der Konzeptionsmöglichkeit kritisch zu beleuchten. Dies gilt z. B. für den morphologischen Nachweis von paracyclischen Ovulationen, den Stieve erbracht hat. Bei Vorhandensein eines cyclusgerechten Corpus luteum kommt es zu einem weiteren Follikelsprung mit Ausbildung eines zweiten jüngeren Corpus luteum. Eine erkennbare zusätzliche Auswirkung auf das Endometrium ist dabei nicht zu finden. In 2 Fällen, in denen der Tod 4 und 6 Std nach Menstruationsbeginn erfolgt war, war außerdem eine Verschiebung des Menstruationstermins dabei nicht eingetreten.

Wir selbst können über folgenden glücklichen Fund und Beitrag zur Frage paracyclischer Ovulationen berichten:

Bei einer 40jährigen Patientin, die 4mal geboren hat, wurde am 18. Cyclustag wegen Uterus myomatosus die supravaginale Uterusamputation vorgenommen und gleichzeitig das rechte Ovar, das eine kastaniengroße Cyste trug, entfernt. Die Periode war bis vor 3 Jahren regelmäßig 28/3—4, seit 3 Jahren 24—28/6—10. Die serienmäßige histologische Untersuchung des Ovars ergab nun folgenden Befund:

Abb. 1. Man sieht eine große, an der biologischen Sprungstelle wieder geplatzte Corpus luteum-Cyste. Die Luteinschicht ist wohl ausgebildet, unterschiedlich hoch, meist 8—14zeilig, auf dem Schnitt fehlt an der

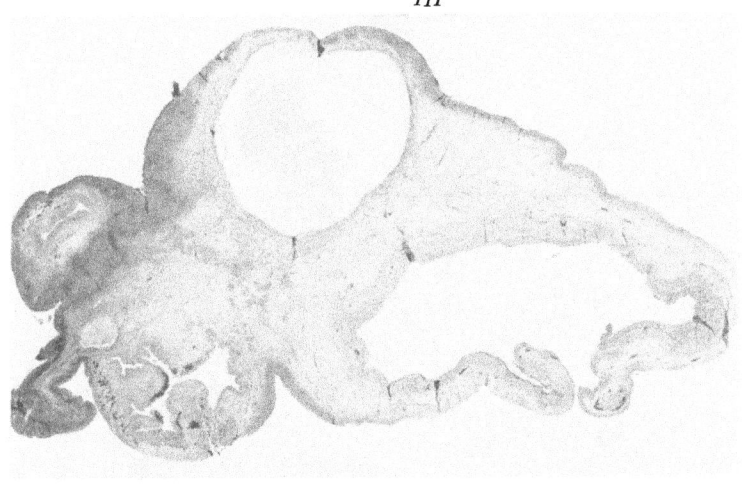

Abb. 1. Ovar mit Corpus luteum-Cyste, die an physiologischer Sprungstelle wieder geplatzt ist (artifiziell) *(I)*, frisch gesprungener Follikel *(II)*, atretischer Follikel *(III)*.

der Sprungstelle gegenüberliegenden Wand die Luteinschicht, an tieferen Schnitten wird sie aber zirkulär geschlossen. Daneben sieht man in sternförmiger Ausbildung einen zusammengefallenen Follikel; er hat eine Größe von 7 × 7 mm. Weitere Gebilde sind ein atretischer Follikel, der einen größten Durchmesser von 16 × 18 mm erreicht, und ein Gebilde, auf dessen Ausdeutung wir verzichten, da es in einem Vorsprung des Ovars liegt, der auf den Serienschnitten seinen Zusammenhang mit dem Ovar verliert und häufig verlustig gegangen ist, so daß eine durch das anatomische Bild gesicherte kritische Beurteilung nicht möglich ist.

Die besondere Aufmerksamkeit mußte die Tatsache erregen, daß am 18. Cyclustag neben einem Corpus luteum ein frisch gesprungener Follikel gefunden wird. Es erhebt sich die Frage nach dem Alter des cystischen Corpus luteum und des frisch gesprungenen Follikels.

In der Corpus luteum-Cyste ist die Vascularisation der Granulosa abgeschlossen. Lumenseitig ist eine bindegewebige Abdeckung bereits ausgebildet, die Luteinzellen sind groß, haben einen runden bis plumpovalen Kern mit feinem Liningerüst, an das die Chromatinsubstanz als feinste Granula angelagert ist, das Kernkörperchen ist deutlich, zentral oder randständig gelegen (Abb. 2). Der Protoplasmaleib ist sehr groß, mit einem hellen, durchscheinenden, wolkig strukturierten, aber nicht vacuolisierten und nicht verfetteten Protoplasma. Kernteilungsbilder finden sich nicht mehr.

An der Follikelsprungstelle ist die dünne Follikelwand nach außen umgekrempelt und durch ein junges, gefäßreiches Granulationsgewebe

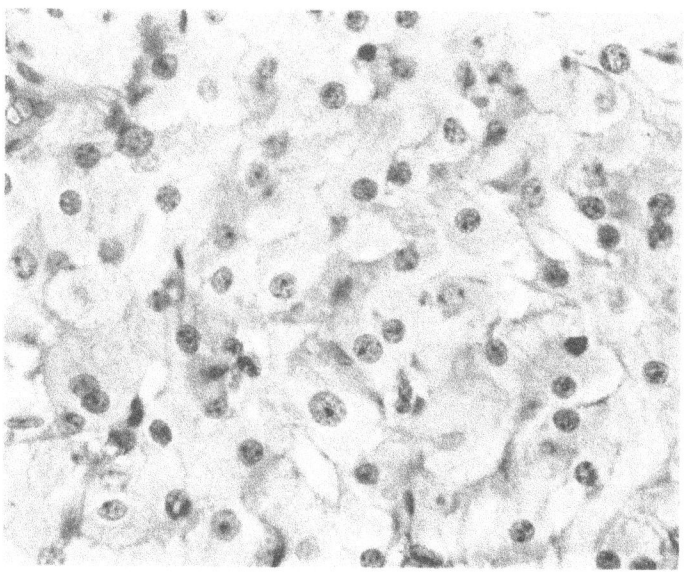

Abb. 2. Luteinzellen der Corpus luteum-Cyste, dazwischen Capillarsprossen.
Luteinisierung bis zum „Gelbkörper in Blüte" fortgeschritten.

dort fixiert; durch die durch den Operationsvorgang bedingte Stauung kommt diese Verlötungszone besonders deutlich zur Darstellung; die ursprüngliche Follikelsprungstelle ist ebenfalls von einem jungen Granulationsgewebe abgedeckt.

Nach dem Grade der Entwicklung des Luteinsaumes und nach den reparativen Prozessen an der Follikelsprungstelle handelt es sich um ein Corpus luteum in Blüte mit einem Alter von etwa 6—8 Tagen. Der Follikelsprung hat demnach etwa zwischen dem 10. und 12. Cyclustag stattgefunden.

Für das Gebilde, das wir als frisch gesprungenen Follikel ansehen (Abb. 3), wäre auszuschließen, daß es sich dabei um einen unter der Operation oder nach der Operation entstandenen artefiziellen Follikelsprung handelt. Diese Möglichkeit ist nach den morphologischen Kriterien mit Sicherheit auszuschließen. Die Formation der Granulosa läßt erkennen, daß es sich um einen zur Sprungreife entwickelten Follikel handelt; sie kleidet in einer Vielreihigkeit den gebuchteten Follikelraum aus. Die Zellen sind gut erhalten und scharf gegeneinander abgesetzt. Im Lumen sieht man abgelöste Granulosateile mit deutlich ausgeprägter Schrumpfung und Degeneration der Zellen. Die Deutung dieser Befunde erfolgt mit der Beurteilung der Verhältnisse an der Follikelsprungstelle. Die Theca ist gut ausgebildet und von zahlreichen Gefäßen durchsetzt. Die Basalmembran ist äußerst dünn, an vielen

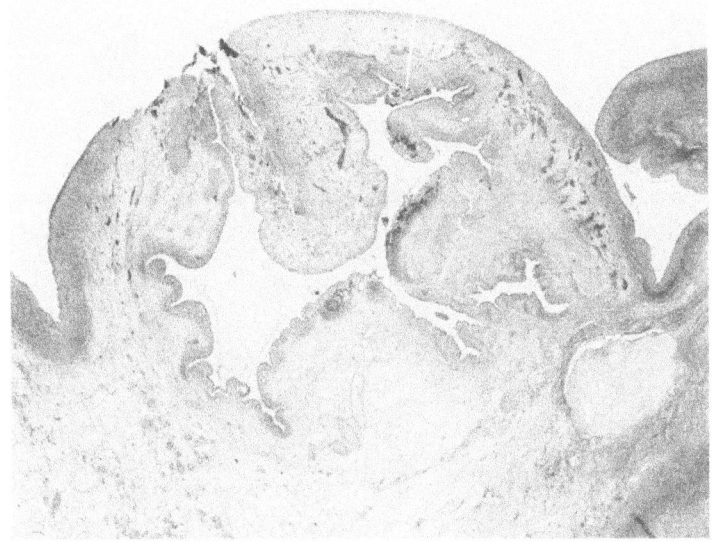

Abb. 3. Sternförmig kollabierter, frisch gesprungener Follikel. Follikelsprungstelle an dünnster Follikelwand. Im Lumen degenerierte Granulosa (d. G.). Beginnende Verklebung der umgekrempelten Follikelwand mit Ovaroberfläche.

Stellen schon ganz zerfallen. Hier beobachtet man einzelne Gefäße und kleine, nur aus Histiocyten bestehende Gefäßsprossen, die in die Granulosa einzudringen beginnen. Die Vascularisation hat also bereits begonnen. Die Rißstelle (Abb. 4) zeigt deutlich, daß dieser Follikel nicht erst unter der Operation, sondern schon vorher, mit Wahrscheinlichkeit innerhalb 24 Std vor der Operation geplatzt ist. Sie liegt an der dünnsten Stelle der Follikelwand, in ihrem Bereich und in der Nachbarschaft ist die Granulosa verjüngt bis zur Einreihigkeit des Epithels; in den begrenzenden Lippen ist die Follikelwand durch die Ausbildung starker, ganz dünnwandiger Gefäße zur Ruptur vorbereitet. Die Rupturstelle ist von einem Pfropf aus geronnenem Liquor verschlossen. Auf- und eingelagert sind Granulosatrümmer in unterschiedlichem Grade von Schrumpfung und Degeneration, wie es schon für Granulosaanteile im Follikellumen beschrieben wurde. Sie sind vor der Gerinnung aus dem Follikel hinausgetragen worden. Die Deutung ist wohl richtig, daß ihre Lösung aus dem Granulosaverband mit dem Follikelsprung erfolgte durch die umwälzenden lokalen Veränderungen und daß sie mit dem Liquor folliculi hinausgetragen wurden. Das bedeutet ihren degenerativen Untergang. Daneben sieht man aber den Beginn aktiver reparatorischer Prozesse, Einwandern von Histiocyten, ganz vereinzelt Mitosen und Einsprossen von Fibrocyten zur Organisation des Verschlußpfropfens.

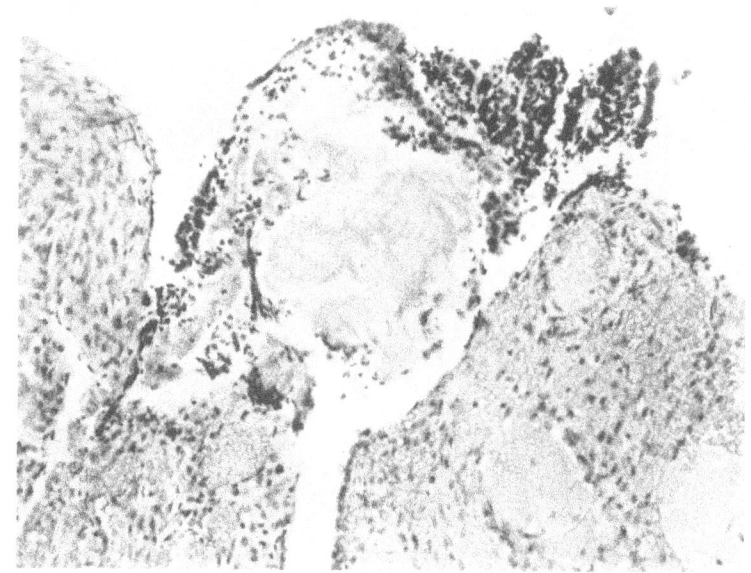

Abb. 4. Follikelsprungstelle durch geronnenen Liquor verschlossen; ein- und aufgelagert degenerativ veränderte Granulosa. Prall gefüllte weite, dünnwandige Gefäße in direkter Nachbarschaft. Beginnende Organisation von Begrenzungslippen aus. Histiocyteneinwanderung.

Degenerations- und Proliferationsvorgänge finden sich in gleichem Grade auch im Grunde der Verwerfungszone, die durch Umkrempelung der längeren Begrenzungslippe entstanden ist. So sind hier die gleichen Verhältnisse gegeben, wie sie am Corpus luteum in älterer Entwicklung schon beschrieben wurden. *Es handelt sich also um einen zweiten Follikelsprung, der mit Sicherheit in der Zeit des stationären Aufenthaltes bis zur Operation spontan erfolgte.*

Nach den morphologischen Kriterien liegt zwischen dem 1. und dem 2. Follikelsprung ein Zeitraum von mindestens 6 Tagen. Das Endometrium entspricht dabei in seiner Entwicklung und in der Intensität der Sekretion dem älteren Corpus luteum (Abb. 5).

Die demonstrierten Befunde beweisen mit Sicherheit, daß es innerhalb eines menstruellen Cyclus zu zwei verschiedenen Zeitpunkten, *als Aus-*

nahme von der Regel, zum Heranreifen und Platzen eines Follikels kommen kann. Damit ist die Kardinalvoraussetzung einer Konzeption zu zwei verschiedenen Zeitpunkten innerhalb eines Cyclus erfüllt. In unserem Falle wäre, unter Berücksichtigung der heute zumeist angenommenen begrenzten Lebensfähigkeit der Geschlechtszellen, eine Konzeptionsmöglichkeit in der Zeit vom 8.—13. und vom 16.—18. Tag zu errechnen. Damit muß man theoretisch auch die Möglichkeit offenlassen, daß Kinder einer Zwillingsschwangerschaft aus Kohabitationen

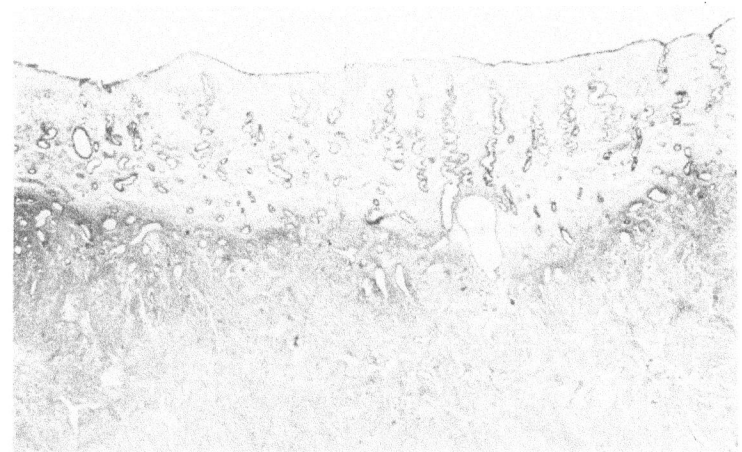

Abb. 5. Uterusmucosa. Mäßig hohe Schleimhaut mit serpentinenartig gewundenen Drüsen mit Sekretion. Glykogen positiv am 18. Cyclustag.

zu zwei verschiedenen Zeitpunkten und eventuell mit zwei verschiedenen Partnern stammen können, eine Tatsache von wissenschaftlicher und forensischer Bedeutung. Zum andern ist der demonstrierte Beitrag einer paracyclischen Ovulation ein morphologischer Beleg — neben sicher noch vielen anderen Möglichkeiten — für die Tatsache, daß es im Leben der gesunden Frau im geschlechtstüchtigen Alter außerhalb der Schwangerschaft keinen Zeitabschnitt gibt, in dem eine Befruchtung ausgeschlossen ist (MARTIUS).

21. Herren F. BONILLA und A. TORRES-Valencia: **Über die Wirkung der Ovarialhormone auf die Gonadotropinausscheidung während der Schwangerschaft.** (Mit 5 Textabbildungen.)

Bis vor kurzem galt als einzige prophylaktische Maßnahme gegen drohenden sowie habituellen Abort die Anwendung von Progesteron. Aber die Resultate waren nicht zufriedenstellend (RICHTER, SILBERNAGEL u. a.). Wir nahmen an, daß die Ursache der spontanen Fehlgeburt eine ungenügende Tätigkeit des Corpus luteum sein dürfte. Trotzdem können wir es annehmen, daß dieser Mangel von einer ungenügenden gonadotropischen Sekretion der Chorionzotten herrühren könne. Die entsprechenden Untersuchungen sind nicht übereinstimmend. Während ZONDEK, JOHNSTONE, FINKLER u. a. von einer Verminderung der Prolanausscheidung bei der Fehlgeburt sprechen, finden andere Wissenschaftler keine Wechselwirkung zwischen beiden Phänomenen (VAUX und RAKOFF, KÄSER und EICHENBERG).

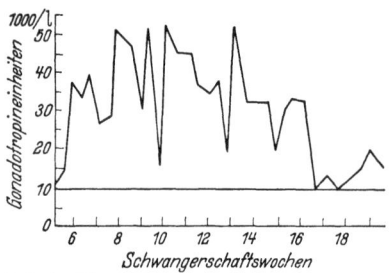

Abb. 1. Kurve der Gonadotropinausscheidung während einer normalen Schwangerschaft.

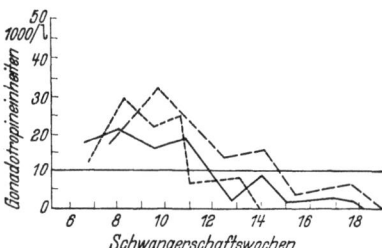

Abb. 2. Gonadotropinausscheidung bei spontanen Fehlgeburten. Type I.

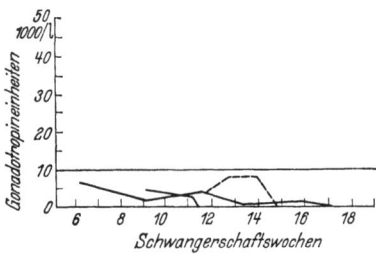

Abb. 3. Gonadotropinausscheidung bei spontanen Fehlgeburten. Type II.

Die durchgeführten Untersuchungen unserer Klinik, bei denen der Test männlicher Frösche benutzt wurde, haben ergeben, daß die Ausscheidung von Gonadotropin in den ersten 2 Monaten der normalen Schwangerschaft trotz sehr hoher Schwankungen (Abb. 1) Werte von 20000—30000 E erreichte, um ungefähr auf 60000 bis 70000 E im Verlaufe des 3. Monats zu steigern. Nach dem 4. Monat fällt es auf 20000 E und noch weniger. Werte unter 10000 E stellten wir während der ersten 3 Monate der normalen Schwangerschaft nicht fest.

Doch von 47 Fällen drohender Fehlgeburt, die wir untersucht haben, konnten wir in 33 Fällen eine Verminderung von Gonadotropinausscheidung im Harn unter den Normalwerten feststellen. Das bedeutet 70% der Fälle (Tabelle 1). Wir konnten auch in 3 Fällen beobachten, daß die Gravidität trotz anscheinendem normalen Verlauf eine Verminderung der Gonadotropinausscheidung zeigte, die nach und nach bis auf eine vollkommene Reaktionslosigkeit herunterfiel. Bei 2 anderen Fällen zeigte die Ausscheidung von Anfang an verminderte Werte. Alle diese Frauen haben eine Fehlgeburt durchgemacht (Abb. 2).

Wir konnten auch bei 16 Kranken mit habitueller Fehlgeburtvorgeschichte die Gonadotropinausscheidung untersuchen, und in 65% der Fälle dieselbe Verminderung beobachten.

Nach all diesen Untersuchungen geht deutlich hervor, daß bei der Mehrzahl spontaner Fehlgeburtsfällen eine Verminderung der Gonadotropinausscheidung beobachtet werden kann.

Was die prophylaktische Behandlung anbelangt, empfehlen zur Zeit einige Autoren die Anwendung von Oestrogenen allein (KARNAKY, ROSENBLUM u. a.) oder Oestrogenen und Progesteron zusammen (HUNT, KURZROK u. a.). Man weiß, daß die Oestrogene keine Abortivwirkung bei den Menschen haben und daß die Einverleibung dieser Stoffe eine Mehrausscheidung von Pregnandiol im Harn verursacht. Diese Wirkungen veranlassen uns, bei der prophylaktischen Abortbehandlung den Gebrauch von Oestrogenen anzuwenden.

Tabelle 1.

Gonadotropin-Einheiten	Fälle
30000	3 ⎫
20000	4 ⎬ = 14
10000	7 ⎭
5000	14 ⎫
1000	9 ⎬ = 33
Negativ	10 ⎭

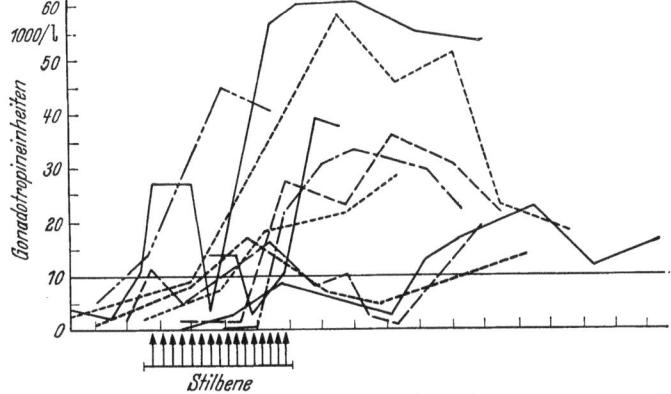

Abb. 4. Einfluß der Stilbene über die Gonadotropinausscheidung.

Trotz dieser Erkenntnisse sind unsere therapeutischen Maßnahmen hypothetisch, da wir bei diesen Fällen normalerweise keine Harnuntersuchung über die Oestrogen- und Pregnandiolausscheidung durchführen.

Ob die Oestrogene und Progesteron einen Einfluß auf die Gonadotropinausscheidung ausüben, ist bisher noch nicht untersucht worden.

Unsere Protokolle bestehen aus 14 Fällen, welche mit Stilbenen bei einer Tagesdosis von 15 mg per os behandelt worden sind. Diese Fälle waren wie folgend untergeordnet: 1. 3 Fälle mit anscheinend normaler Schwangerschaft, aber mit verminderter Gonadotropinausscheidung im Harn; 2. 5 Fälle von drohendem Abortus; 3. 6 Fälle von habituellem Abortus.

Die beobachteten Ergebnisse waren folgende: In der 1. Gruppe konnten wir bei 2 Fällen Erhöhungen des Gonadotropins bis zum Normalwert bemerken; im 3. Fall blieb die Behandlung wirkungslos. In der

2. Gruppe stellten wir in 3 Fällen die Sistierung der Blutungen und gleichzeitig die Normalisierung der Gonadotropinausscheidung fest; die anderen beiden Fälle entsprachen nicht der Behandlung. Bei allen Fällen des habituellen Abortus beobachteten wir eine Erhöhung des Gonadotropins. In 4 Fällen war die Normalisierung der Werte erreicht; in den anderen 2 Fällen war die Erhöhung geringer.

Zusammenfassend können wir behaupten, daß die Stilbene die Normalisierung der Gonadotropinausscheidung in 9 von 14 behandelten

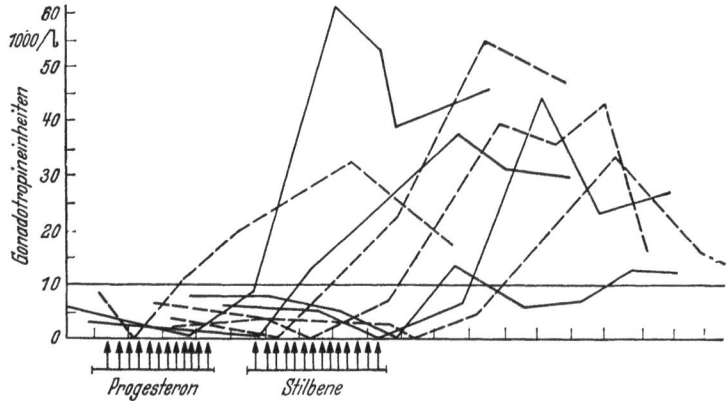

Abb. 5. Das Progesteron zeigt keine Wirkung auf den Gonadotropinstoffwechsel. Nach Verabreichung von Stilbene beobachtet man eine deutliche Erhöhung der Gonadotropinwerte.

Fällen bewirkten. Von den 5 übriggebliebenen Fällen war bei 3 Fällen die Behandlung völlig erfolglos und in den anderen 2 Fällen blieben die Werte trotz erhöhter Gonadotropinausscheidung etwas unter dem Normalzustand.

Um zu versuchen, ob das Progesteron denselben Einfluß hat, injizierten wir bei 8 neuen Fällen von drohender und habitueller Fehlgeburt Corpus luteum-Hormon mit einer Tagesdosis von 25 mg in Zeitabschnitten von 4—10 Tagen. Bei keinem Fall wurde eine Gonadotropinerhöhung bemerkt. Dagegen konnten wir bei der darauffolgenden Oestrogenbehandlung die Gonadotropinausscheidung erhöhen.

Zusammenfassend können wir sagen, daß die Oestrogene einen spezifischen Einfluß auf den Gonadotropinstoffwechsel ausüben. Die Ursache hierfür konnte bisher noch nicht geklärt werden. Trotzdem können wir annehmen, daß das Oestron die Entfaltung der Uterusschleimhaut anregt und dadurch bessere Bedingungen für die Ernährung der Chorionzotten schafft.

Es ist selbstverständlich, daß bei diesem Prozeß auch das Progesteron mitwirkt, aber die dafür benötigten Mengen, die dem Organismus zur Verfügung stehen, reichen aus.

Aussprache.

1. Herr Röttger-Düsseldorf:
(Manuskript nicht eingegangen.)

2. Herr H. Hartleb-Frankfurt a. M.: An der Universitäts-Frauenklinik Frankfurt a. M. führen wir neben der üblichen Schnellreaktion eine quantitative Gonadotropinbestimmung am Wasserfrosch durch, die sich besonders für die Diagnose und Prognose der gestörten Schwangerschaft bewährt hat. Über die ersten Ergebnisse wurde bereits 1950 berichtet.

Da der Wasserfrosch nur 15—20 ME Choriongonadotropin zur Auslösung der Spermatorrhoe benötigt, ist es möglich, weniger als 1 cm^3 Urin zur Reaktion zu verwenden. Wir benutzen 7 Stufen (Tabelle 1).

In je 2 cm^3 Injektionsmenge befinden sich also die fallenden Urinkonzentrationen, wie aus der obigen Tabelle ersichtlich ist.

Bei intakten Schwangerschaften bis zum 3.—4. Monat sind die Stufen 1—4 bzw. 5 stets positiv. Eine Ausnahme bilden die Graviditäten bis zum 16. Tag nach ausgebliebener Periode, die sicher nur mit konzentriertem Harn — Stufe 1 — zu erfassen sind.

Eine Störung der Hormonausscheidung im Sinne einer Steigerung oder Verminderung läßt sich mit dieser Methode schnell und sicher feststellen. Sie ist ein gutes Hilfsmittel für die Beurteilung der Prognose und Therapie der gestörten Schwangerschaft. Aus unserem größeren Material sei ein Fall demonstriert. Unerläßlich zur Beurteilung des Testes sind unbedingt mehrere Reaktionen, die in kürzeren Zeitabständen ausgeführt werden müssen.

Tabelle 1.

Stufe	Harnmenge cm^3	Injektionsmenge cm^3
1	10 (konz.)	2
2	1—2	1—2
3	0,7	2
4	0,5	2
5	0,4	2
6	0,2	2
7	0,02	2

Es handelte sich um eine 26jährige Patientin, bei der durch die Gravidität eine beträchtliche Verschlechterung einer chronisch rezidivierenden Blutsystemerkrankung aufgetreten war. Im Januar 1951 kam es zu einer leichten Blutung, die auf Flavolutan-Krystallsuspensionen stand. Die daraufhin durchgeführten ambulanten Urinuntersuchungen ergaben bis Anfang Februar positive Resultate bis Stufe 4.

Frau H. Letzte Periode: 7. 10. 50.

Test: 12. 1. 51 Stufe 1—4 positiv,
17. 1. 51 Stufe 1—4 positiv,
20. 1. 51 Stufe 1—4 positiv,
26. 1. 51 Stufe 1—4 positiv.

Wegen des weiterhin sich verschlechternden hämatologischen Befundes wurde die Patientin zur eventuellen Interruptio aufgenommen. Bei der Kontrolle des Testes während der klinischen Beobachtung wurde plötzlich ein Absinken der Gonadotropinausscheidung festgestellt.

Test: 20. 2. 51 Stufe 1 und 2 positiv (Stufe 2 schwach positiv),
22. 2. 51 Stufe 1 positiv,
23. 2. 51 Stufe 1 positiv,
24. 2. 51 Stufe 1 positiv,
26. 2. 51 Stufe 1 schwach positiv,
27. 2. 51 Stufe 1—5 negativ.

1.3.51 Ausräumung. Während also im Januar und Februar positive Reaktionen bis Stufe 4 vorlagen, kam es Ende Februar zum plötzlichen Absinken auf Stufe 2, um schließlich nur noch in Stufe 1 (Konzentration) einen positiven Reaktions-

248 Aussprache.

ausfall zu geben. Die jetzt auftretenden klinischen Zeichen: leicht schmierigbräunlicher Ausfluß, kein sicheres Wachstum des Uterus werteten wir zusammen mit dem abgesunkenen Test als wahrscheinliche missed abortion. Diese Annahme fand sich bei der Ausräumung bestätigt: es wurde ein mumifizierter Fet extrahiert.

Das Absinken der Hormonausscheidung Ende Februar sprach für eine Störung der Gravidität bei Fehlen klinisch sicherer Abortzeichen. Interessanterweise fiel zeitlich die hormonale Störung der Schwangerschaft mit der Besserung des internistischen Befundes zusammen, so daß man den intrauterinen Fruchttod auf diesen Zeitpunkt festlegen kann.

Zusammenfassend läßt sich folgendes sagen:

Bleiben die Stufen 2—5 in mehreren Kontrollen stets negativ, wird schließlich auch noch Stufe 1 negativ, so ist die Frucht abgestorben bzw. der Abort nicht mehr aufzuhalten. Bei schwankenden Werten erscheint eine Hormontherapie aussichtsreich.

Umgekehrt ist bei positiver Stufe 7 frühzeitig der Verdacht auf Blasenmole bzw. Chorionepitheliom gegeben. Bei gestörter Extrauteringravidität haben wir häufig nur eine positive Reaktion in Stufe 1.

Der abgestufte Froschtest gibt somit in weit größerem Umfang die Möglichkeit schneller differentialdiagnostischer Entscheidungen, als dies bisher mit dem AZ und dem üblichen Froschtest möglich war.

3. Herr LANGREDER-Freiburg (mit 1 Textabbildung): Eigene cytologische Untersuchungen von Fruchtwasserpunktaten bestätigten die von PHILIPP beobachteten „Mikrograviditäts-Reaktionen" am weiblichen Genitale des Feten. So

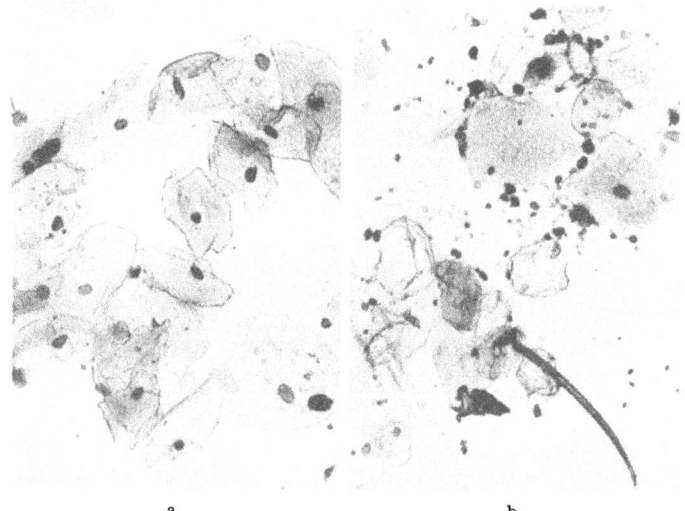

Abb. 1a u. b. Geschlechtsvoraussage aus den Fruchtwasserzellen. a Mädchengravidität; b Bubengravidität. (Bildbeschreibung s. Diskussionstext.)
Vergleichsmikroskopisches Bild.

fanden sich spezifische Navicularzellen, die sich bei typischer Ausprägung zur pränatalen Geschlechtsbestimmung eignen, da sie unter dem Einfluß der mütterlichen und placentaren Hormone nur im weiblichen Urogenitale gebildet werden (s. Abb. 1a).

Das Fehlen oder atypische Auftreten von Schiffchenzellen im Fruchtwasser ermöglicht eine Bubenvoraussage. Außerdem finden sich beim männlichen Feten vermehrt „Zellabfälle", wie Epithelschuppen und sog. halonierende „Granula" (s. Abb. 1b). Mit Hilfe weiterer cytographisch gewonnener Zellsymptome konnten in 96% bei 120 Fällen nach der halben Tragzeit, die richtige Geschlechtsvoraussage getroffen werden. Im Gegensatz zur vaginalen Blasenpunktion sub partu besteht eine Indikation zur percutanen Fruchtwasserentnahme lediglich im Falle eines Hydramnion. Bei den uniparen Säugetieren bewährte sich dasselbe cytologische Verfahren nach regelmäßiger Bauchdeckenpunktion. Hier können auch praktische Bedürfnisse zur Geschlechtsvoraussage auftreten, die beim Menschen nicht bestehen.

4. Herr K. BURGER-Würzburg: Wie Sie hörten, scheint die Hyaluronidase eine zweifache Rolle zu spielen, und zwar einmal bei der Befruchtung, zum anderen — worüber soeben von Herrn NIENDORF berichtet wurde — nach der Imprägnation für die erste Entwicklung des befruchteten Eies.

Herr NIENDORF hat in einer früheren Arbeit mitgeteilt, daß das Aufsteigen der Spermatozoen in das Cavum uteri von der Viscosität des Cervixschleimes abhängig ist. Nun hat ein anderer meiner Mitarbeiter, Herr NEUHAUS, diesbezügliche Untersuchungen bei Schwangeren vorgenommen und in den untersuchten Fällen kein Durchdringen der Spermien durch den Cervixschleim feststellen können. Daß es höchstens ausnahmsweise einmal zu einer Superfetation kommt, liegt also nach diesen Untersuchungen nicht nur an den schon länger bekannten Gründen (keine Ovulation während der Schwangerschaft, Ausfüllung des Cavum uteri durch das wachsende Ei), sondern auch an der Viscosität des Cervixschleimes.

5. Herr RAUSCHER-Wien: Wegen der Bedeutung, die die Frage nach der Existenz sog. paracyclischer Ovulationen bei Zunahme entsprechender Befunde gewinnen müßte, sei auf eine Möglichkeit hingewiesen, die geeignet erscheint, uns für die Kontrolle des Vorkommens mehrfacher Follikelsprünge vielleicht weniger als bisher vom Zufall abhängig zu machen. Diese Möglichkeit ist durch die laufende präoperative Smearkontrolle gegeben und besteht darin, bei zu operierenden Patienten den Follikelsprung *vor* dem Eingriff zu diagnostizieren.

Die Diagnose des Follikelsprungs aus dem Vaginalabstrich ist allerdings nicht immer möglich, sondern nur in jenen Fällen, in denen präovulatorisches Zellbild und die unmittelbar anschließende postovulatorische Regression klassisch ausgeprägt oder, zumindest für den Erfahrenen, genügend signifikant angetroffen werden. Auf Grund einer rund 4jährigen Beschäftigung mit dem Vaginalabstrich, während der wir Erfahrungen an etwa 12 000 zu Zwecken der funktionellen Diagnostik angefertigten Abstrichpräparate sammeln konnten, möchten wir diese Möglichkeit in 60—70% der Fälle als gegeben bezeichnen. Im besonderen dürfen wir uns diesbezüglich auf Beobachtungen an 27 im Laufe des letzten Jahres an der I. Wiener Frauenklinik operierten Frauen stützen, bei denen wir den Follikelsprung auf Grund des Abfalls der oestrogenen Aktivität im Abstrich diagnostiziert hatten und uns von der Richtigkeit der gestellten Diagnose zum Teil bereits innerhalb der nächsten Stunden durch die bioptische Kontrolle und nachfolgende histologische Untersuchung am Ovar überzeugen konnten. Daß für die Wahl des Operationstermins dabei etwa subjektiv beeinflußte Erwägungen außer Kalkül geblieben sind, dürfte aus den Ovulationsdaten ersichtlich werden, deren Termin durchaus nicht immer in die physiologischerweise zu erwartende Zeitspanne, sondern einmal bereits auf den 8. und einmal erst auf den 19. Cyclustag fiel. Den einwandfreien Beweis für den zeitlichen Zusammenhang zwischen Abfall der oestrogenen Aktivität im Zellbild des Vaginalabstrichs und Ovulation können natürlich nur die histologischen Befunde am Ovar erbringen, die in ihrer Gesamtheit an anderer Stelle publiziert werden. Die hier gezeigten Bilder stammen von Gelbkörpern, bei denen zwischen dem ersten Auftreten der regressiven Erscheinungen im Vaginalabstrich und der Operation nicht mehr als 2—26 Std vergangen waren und bei denen das Alter der Gelbkörper — soweit eine Zeitbestimmung auf Grund histologischer Kriterien erlaubt erscheint — sicher nicht mehr als 24 Std beträgt. (Demonstration von 3 Mikrophotogrammen jüngster Gelbkörper.)

Ein Weg, die Existenz sog. paracyclischer Ovulationen nachzuweisen, bestünde nun darin, bei Frauen, die operiert werden müssen und bei denen die Operation in der 2. Cyclushälfte angesetzt werden darf, *präoperativ* täglich den Abstrich zu kontrollieren. Das kann in jedem Krankenhaus gemacht werden, in dem gynäkologisch operiert wird, ist ambulant durchführbar und kostet weder besonderen Aufwand an Zeit noch an Kosten. Nach Feststellung des Abfalls der oestrogenen Aktivität, die den Follikelsprung anzeigt, wären 8—10 Tage verstreichen zu lassen und dann erst die Operation durchzuführen.

Wenn sich daraufhin die Beobachtungen häufen sollten, bei denen von *verschiedenen* Seiten außer dem Gelbkörper, dessen Entstehen bereits aus dem Abstrich diagnostiziert wurde, noch ein *zweiter*, und zwar im Alter signifikant verschiedener gesprungener Follikel gefunden wird, dann werden sich auch die heutigen Gegner der Möglichkeit sog. paracyclischer Ovulationen zu bekehren haben. Voraussetzung dazu ist natürlich, daß die Befunde sowohl anatomisch wie funktionell jeder Kritik standhalten. Solange hingegen solche Befunde noch nicht in genügender Anzahl vorliegen, scheint uns für jene, die der Existenz paracyclischer Ovulationen skeptisch gegenüberstehen, noch kein genügend fundierter Grund vorhanden, ihren derzeitigen Standpunkt revidieren zu müssen.

6. Herr KNAUS-Wien: Zunächst möchte ich Herrn HESS korrigieren und ihm erklären, daß man nach den von ihm vorgenommenen Untersuchungen nicht von einer Spontanovulation, sondern von einer hormonal provozierten Ovulation bei infantilen Kaninchen sprechen darf, da diese Ovulationen durch intraventrikuläre Injektionen von gonadotropem Hormon bewirkt wurden.

Herrn AUGUSTIN muß ich darauf aufmerksam machen, daß seine Beobachtungen die Existenz paracyclischer Ovulationen nicht zu beweisen vermögen. Denn das Corpus luteum ist am 6. Tage seiner normalen Entwicklung keine walnußgroße Corpus luteum-Cyste, wie sie uns Herr AUGUSTIN in seinem histologischen Schnitt demonstriert hat. Diese Corpus luteum-Cyste dürfte sich vielmehr aus dem Corpus luteum des vorangegangenen Cyclus entwickelt und daher keine spezifische Funktion mehr ausgeübt haben, so daß in Gegenwart dieser hormonal erschöpften Corpus luteum-Cyste ein Follikel reifen und zum normalen Termin platzen konnte. Wenn hingegen Herr AUGUSTIN den Nachweis liefern will, daß die von ihm demonstrierte Corpus luteum-Cyste ein 6 Tage altes Corpus luteum in voller Funktion ist, dann müßte er diese Behauptung durch das histologische Bild des zugehörigen Endometriums stützen, was er doch leicht hätte tun können, da ja dieser myomatöse Uterus supravaginal exstirpiert wurde. Der Entwicklungszustand der Decidua an den einzelnen Tagen post ovulationem ist uns heute so genau bekannt, daß wir aus diesem mit größter Sicherheit auf das Alter des zugehörigen Corpus luteum schließen können. Diesen also entscheidenden Nachweis ist uns Herr AUGUSTIN schuldig geblieben und damit auch den Beweis für die Existenz paracyclischer Ovulationen.

7. Herr STIEVE-Berlin: Zu den Ausführungen von Herrn PHILIPP darf ich bemerken, daß seine Ergebnisse und Schlußfolgerungen vollkommen mit den Tatsachen in Einklang stehen, die wir von der normalen Entwicklung der Keimdrüsen, der keimleitenden Wege und der akzessorischen Geschlechtsorgane des Menschen kennen.

Zu den Beobachtungen von Herrn AUGUSTIN darf ich bemerken, daß ich selbst eine ganze Anzahl von Fällen beobachtet habe, in denen sicher eine paracyclische Ovulation stattfand. In allen diesen Fällen habe ich nicht nur den histologischen Bau beider Eierstöcke, sondern auch das Verhalten der Gebärmutterschleimhaut genau untersuchen können. Ich fand bei mehreren gesunden Frauen gleichzeitig 2 Gelbkörper verschiedenen Alters in den Eierstöcken. Ihr Verhalten und ihr Alter waren einwandfrei zu bestimmen, und nur KNAUS versuchte ohne Rücksicht auf den histologischen Bau dieser Gelbkörper ihr Alter auf Grund seiner theoretischen Erwägungen so zu deuten, wie es zu seiner Anschauung paßt. Dabei ist er zu falschen Anschauungen gekommen. Die Fälle zeigen einwandfrei, daß durch die Anwesenheit eines Corpus luteum menstruationis nicht immer verhindert wird, daß ein weiterer Follikel heranreift und platzt. In einem Fall beobachtete ich bei einer Frau etwa am 26. Tag des Cyclus im linken Eierstock ein Corpus luteum im Zustand der Blüte, das 12—14 Tage alt ist, und im gleichen Eierstock ein zweites Corpus luteum im Zustand der Vascularisation, das 2—3 Tage alt ist. Die Schleimhaut der Gebärmutter befindet sich im Zustande höchster Sekretion und zeigt dadurch einwandfrei, daß der ältere der beiden Gelbkörper in der gewöhnlichen Weise funktioniert. Auch dieser Fall beweist eindeutig, daß ein Corpus luteum menstruationis selbst im Zustande der Blüte nicht unbedingt verhindert, daß ein weiterer Follikel heranreift und platzt. Er erklärt eindeutig, daß eine Frau auch im Praemenstruum manchmal befruchtet werden kann, auch ohne den bekannten Ehebrecher, der als Deus ex machina in den Ausführungen von KNAUS immer dann auftaucht, wenn die Tatsachen seiner Anschauung vollkommen widersprechen und von ihm nicht in anderer Weise erklärt werden können.

8. Herr DÖRING-Tübingen: Bei der Frage nach der Häufigkeit paracyclischer Ovulationen kann auch auf die Beobachtungen hingewiesen werden, die mit Hilfe der Messungen der Basaltemperatur gewonnen worden sind. Diese Methode erlaubt, wie zuletzt von BUXTON beschrieben worden ist, die Bestimmung des Ovulationstermins mit einer Genauigkeit von etwa $+ 1—2$ Tagen. In dem bisher in der Weltliteratur veröffentlichten und in eigenem Material (insgesamt mehr als 20 000 Temperaturcyclen) ist nicht in einem einzigen Falle eine Konzeption während der Zeit der erhöhten Basaltemperatur, die der Corpus luteum-Phase entspricht, beobachtet worden. Dieser Befund spricht dafür, daß entweder paracyclische Ovulationen sehr seltene Ereignisse sind oder daß die bei paracyclischen Ovulationen frei werdenden Eizellen nicht befruchtungsfähig sind.

9. Herr H. HEBERER-Homburg (Saar): Zum Vortrag HESS möchte ich eine kurze Bemerkung machen. Die neuesten neurophysiologischen Untersuchungen haben einwandfrei ergeben, daß die vegetativen Zentren des Zwischenhirns in Verbindung stehen mit dem sympathischen Tractus intermedio-lateralis und mit den parasympathischen Kernen im Mittelhirn, in der Medulla oblongata und in der parasympathischen Säule des Sacralmarks. Das verleiht dem Zwischenhirn seine ganz besondere Bedeutung: es wird damit Sitz des Oberkommandos aller vegetativen Funktionen, die den Fortbestand des Individuums sichern.

10. Herr BRÄUTIGAM-Köln: Zu dem Vorschlag des Herrn Vorredners, die Hyaluronidase zur Resorptionsbeschleunigung vaginaler Instillationen oder subcutaner Infusionen zu verwenden, erscheint es wichtig, auf eine Mitteilung von DURAN-REYNALS, MEYER und PALMER hinzuweisen. Diese Autoren stellten bereits vor mehr als 15 Jahren fest, daß gewisse hämolytische Streptokokken, vornehmlich die der Lancefield-Gruppe A, Hyaluronidasebildner sind. Der Frage, ob nicht die Hyaluronidase vielleicht einen Faktor in dem komplexen Begriff der „Virulenz"

ausmacht, sind wir in dem Forschungslaboratorium der Universitäts-Hautklinik Köln nachgegangen: Wir konnten feststellen, daß die mit einer sehr schwachen Aufschwemmung von hämolytischen Streptokokken, der Hyaluronidase beigegeben war, infizierten weißen Mäuse früher hämolytische Streptokokken im Herzblut aufwiesen, als die mit der gleichen Dosis infizierten Kontrolltiere, die keine Hyaluronidase erhielten.

11. Herr PHILIPP-Kiel (Schlußwort):
(Manuskript nicht eingegangen.)

12. Herr E. AUGUSTIN (Schlußwort zum Vortrag 20): Ich habe in den bisher gezeigten Diapositiven versucht, einen Eindruck vom Nebeneinander eines Corpus luteum in Blüte und eines frisch gesprungenen Follikels in einem Ovar zu geben, und ich war der Auffassung, daß die Aufnahmen geeignet seien, den unterschiedlichen Grad der Entwicklung zu demonstrieren, aus dem ich auf zeitlich differente Entwicklung der Follikel schließe. Herr KNAUS glaubt, diese morphologischen Befunde als nicht beweiskräftig ablehnen zu müssen, einmal weil es sich bei dem Corpus luteum in Blüte um eine Corpus luteum-Cyste von Kastaniengröße handelt, und zum andern, weil ich unterlassen habe, den in der „gesamten Weltliteratur" üblichen Beweis für die Funktionstüchtigkeit des Luteingewebes durch Demonstration des entsprechenden Schleimhautbildes im Corpus uteri zu erbringen. Ich habe das Schleimhautbild nicht demonstriert — nicht weil es nicht vorhanden gewesen wäre —, sondern weil ich bei der Kürze der zur Verfügung stehenden Zeit bei den morphologisch einwandfreien Befunden im Ovar glaubte, darauf verzichten zu können. *Ich hole die Demonstration des Schleimhautbildes nach.* Es handelt sich, im Gesamten beurteilt, um eine mäßig hohe, relativ drüsenarme Schleimhaut, die aber nach den Kriterien an Stroma und Drüsen als zu dem Corpus luteum in Blüte funktionell zugehörig anzusehen ist. Das Stroma zeigt bereits deciduale Reaktion, die Drüsen sind serpentinenartig gewunden, teilweise sägeförmig, das Epithel ist kubisch bis hochzylindrisch mit deutlicher Sekretion. In ihrem Funktionszustand ist sie mit Sicherheit weiter, als dem frisch gesprungenen Follikel entsprechen würde.

STIEVE, dem die Präparate vorgelegen haben, beurteilt die Schleimhaut als dem 18.—22. Tag entsprechend, und GOERTTLER und RUNGE, denen die histologischen Präparate vorgelegen haben, schließen sich meiner Deutung ebenfalls an.

Damit glaube ich, die Forderung erfüllt zu haben, die KNAUS als notwendig erachtet, um nach seiner Auffassung den referierten Beitrag zur Frage paracyclischer Ovulationen diskussionsfähig zu machen. Ich selbst vertrete die Auffassung, daß den morphologischen Befunden im Ovar, die ich demonstriert habe, primäre Beweiskraft zukommt, und daß eine Beurteilung aus dem Schleimhautbild erst von sekundärer Bedeutung ist. Diese Auffassung haben wir aus korrespondierenden Untersuchungen von Ovarien und Uterusschleimhaut gewonnen. Es fand sich dabei, daß keineswegs das Schleimhautbild immer mit Sicherheit auf die funktionellen Vorgänge in den Ovarien hinweist. Dies wird an Diapositiven demonstriert. Wir haben mehrfach neben Drüsen mit bester Sekretion solche ohne jede Sekretion gesehen in derselben Uterusschleimhaut bei morphologisch schönstem Corpus luteum in Blüte in einem Ovar. Dies läßt vermuten, daß die funktionelle Trägheit oder Minderwertigkeit im Endometrium liegt, nicht in einer primär hormonellen Insuffizienz des Corpus luteum. Sicher ist, daß dem zweiphasischen Geschehen in den Ovarien eine größere Konstanz zukommt, als aus dem Schleimhautbild oft erkennbar ist. Nach all dem Gesagten sollte die Tatsache, daß Uterusschleimhaut und Corpus luteum-Cyste in Blüte in unserem demonstrierten Fall im Funktionszustand entsprechen und der morphologische Nachweis des frisch gesprungenen Follikels im gleichen Ovar vom Vorkommen paracyclischer Ovulationen überzeugen können.

Vorträge.

22. Herr W. MÖBIUS-Leipzig: Die Strahlenbelastung bei geburtshilflicher Röntgendiagnostik. (Mit 1 Textabbildung.)

Die moderne Geburtshilfe ist ohne die Möglichkeit der Röntgendiagnostik heute fast unvorstellbar. Zur Klärung vieler klinisch äußerst wichtiger Fragen, wie Mehrlingsschwangerschaften, Lage, Stellung und Haltung oder Mißbildung der Frucht, sind es vor allem geburtsmechanische Fragen, nämlich die Frage, ob unter der Geburt ein Mißverhältnis zwischen kindlichem Kopf und mütterlichem Becken besteht, die durch das Röntgenbild weitgehend geklärt werden können. Dazu stehen uns hauptsächlich 3 Möglichkeiten der Aufnahmetechnik offen:

a) Die Übersichtsaufnahme (Frontalaufnahme des Beckens),

b) die seitliche Aufnahme (Profilaufnahme des Beckens),

c) die Sitzaufnahme nach MARTIUS.

Jede dieser Aufnahmen hat ihre ganz umschriebene Indikationsstellung, auf die in diesem Rahmen nicht eingegangen werden soll.

Bei jeder geburtshilflichen Röntgenaufnahme ist immer wieder die Frage nach möglichen Schäden durch die angewandten Röntgenstrahlen von besonderem Interesse, da dabei sowohl die mütterlichen Ovarien wie auch die Frucht den Strahlen ausgesetzt sind.

Die Beantwortung dieser Frage hat einen doppelten Faktor der Unsicherheit zu berücksichtigen, nämlich

1. die unzureichende Kenntnis der Höhe der Strahlenbelastung bei den einzelnen Aufnahmen und

2. die Unmöglichkeit der Abgrenzung der ohne Schaden verträglichen Mindestdosis.

Da in der Literatur systematische Messungen der Strahlenbelastung an einem größeren Material in letzter Zeit nicht vorliegen, wurden mit Hilfe des Ionisationsverfahrens bei geburtshilflichen Röntgenaufnahmen Messungen der Strahlenbelastung durchgeführt. Dabei diente uns das Kondiometer (Firma P.T.W.-Freiburg) als Meßgerät. Es werden dabei kleine Meßkammern von 15 mm Durchmesser, die aus einem wellenlängenunabhängigen Graphit-Bakelitgemisch („Aerion", K. G. Zimmer) bestehen und in ihrem Inneren einen Kondensatorkern und darum eine Lufthülle aufweisen, mit Hilfe des Kondiometers aufgeladen. Diese Kammern wurden in Gummifingerlinge eingebunden und vor der Aufnahme hoch in den Mastdarm eingelegt und so den Strahlen bei den einzelnen Röntgenaufnahmen mit exponiert. Dabei entlädt sich der Kondensatorkern entsprechend der wirksam gewesenen Strahlenmenge. Die Restladung wird dann wieder mit dem Kondiometer gemessen. Mit Hilfe von Umrechnungsfaktoren, bei denen auch Luftdruck und Zimmertemperatur in Rechnung gesetzt werden müssen, läßt sich die wirksam gewesene Strahlenmenge in „r" berechnen.

Unter Berücksichtigung der technischen Daten bei den einzelnen Aufnahmen erhielten wir folgende Ergebnisse:

A. *Übersichtsaufnahmen.*
(Frontalaufnahme des Beckens bei sagittalem Strahlengang.)

Die Patientinnen entstammten dem laufenden klinischen Krankengut, ohne besondere Auslese. Insgesamt wurden 26 Messungen sowohl bei Schädellagen, wie auch bei Beckenendlagen, Gemini, Hydramnion und bei einem Fall von großem Hydrocephalus durchgeführt. Die Aufnahmen wurden sämtlich in Rückenlage mit Buckyblende bei einem Focus-Filmabstand von 100 cm gemacht.

Als Durchschnittswert wurde bei 26 Messungen *0,29333 r* (0,10212 r bis 0,83710 r) wirksame Strahlenmenge im Darm gemessen.

B. *Seitliche Aufnahmen.*
(Beckenprofilaufnahmen bei frontalem Strahlengang.)

Es wurden hier 35 Messungen bei ebenfalls nicht ausgesuchten Fällen durchgeführt. Die Aufnahmen wurden auf dem sog. Schubert-Tisch bei 70 cm Focus-Filmabstand mit Buckyblende angefertigt.

Als Durchschnittswert wurde bei 35 Messungen *0,95748 r* (0,46081 r bis 1,41550 r) im Darm gemessen.

C. *Sitzaufnahme nach* MARTIUS.
(Beckeneingangsebene plattenparallel.)

Dabei wurden verschiedene Messungen durchgeführt. Abb. 1 zeigt die Lage der Kammern einmal wieder im Darm. Da aber gegen die Sitzaufnahme häufig als Einwand die hohe Strahlenbelastung der Haut infolge Streu- und Rückstrahlung erhoben wird, wurden Meßkammern auf der Haut, unmittelbar unter der Röhre fixiert, die ebenfalls wie die Kammern im Darm in Gummifingerlinge eingebunden wurden.

Die Aufnahmen erfolgten bei einem Focus-Filmabstand von 100 cm mit Buckyblende. Bei einem Fall mußte aus technischen Gründen wegen erheblicher Adipositas doppelt belichtet werden (zweimal 4,5 sec).

Die auf der Oberfläche der Haut gemessenen Werte schwankten von 6,042 r bis 7,1155 r, lediglich die doppelt belichtete Aufnahme ergab einen Wert von 8,0 r auf der Oberfläche der Haut gemessen. Damit ist bewiesen, daß Strahlenschäden der Haut bei Sitzaufnahmen nicht zu erwarten sind. Der im Körperinneren, also im Darm gemessene Durchschnittswert bei 13 Messungen betrug *0,12925 r* (0,03059 r bis 0,13965 r).

Seit den grundlegenden strahlengenetischen Untersuchungen von H. J. MULLER im Jahre 1927 an Drosophila melanogaster wissen wir, daß kurzwellige Strahlen, die die Fähigkeit der Ionisation haben, Veränderungen am Chromosomenbestand der Erbmasse auslösen können. Diese Veränderungen haben vorwiegend den Charakter von Minusvarianten (Letalfaktoren) und können in Gestalt von Chromosomenveränderungen (Abspaltung von Teilen, abnormer Vereinigung, Chromosomenbruch) oder von echten Genmutationen auftreten. Bei den ersteren kommt es meist schon in der ersten Generation zur Einschränkung der Fruchtbarkeit oder bei bestehender Gravidität zu gröberen Entwicklungsstörungen der Frucht, besonders nach Strahleneinwirkungen in der Frühschwangerschaft. Die echten Mutationen vererben sich recessiv, sie können somit erst in der dritten Generation

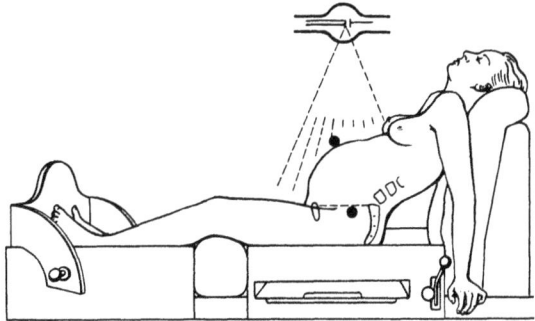

Abb. 1. Lage der Kammern bei der Sitzaufnahme. (Gezeichnet nach WAHL.)

dann zum Vorschein kommen, wenn bei der Paarung zwei solche recessive Mutationen zusammentreffen.

Solche echten Mutationen sind bereits mit jedem Quant kurzwelliger Strahlung dann möglich, wenn eine Ionisation im Bereich eines Chromosoms einer später befruchteten Eizelle wirksam ist. Die Wahrscheinlichkeit ist bei geringer Strahlenbelastung natürlich gering, das Trefferereignis ist jedoch auch bei der geringsten Strahleneinwirkung möglich.

Wenn die Literatur eine Reihe von gesunden „Röntgenkindern" aufweist, so spricht das nicht gegen die Richtigkeit der experimentellen Strahlengenetik, die ja Schäden frühestens ab dritter Generation erwarten läßt.

Überblicken wir die Ergebnisse unserer Messungen bei geburtshilflicher Röntgendiagnostik, so beträgt die Strahlenbelastung, gemessen im Darm bei

Sitzaufnahmen nach MARTIUS 0,12925 r (0,03059 r bis 0,13965 r)
Übersichtsaufnahmen . . . . 0,29333 r (0,10212 r bis 0,83710 r)
Seitliche Aufnahmen . . . . 0,95748 r (0,46081 r bis 1,41550 r)

Dabei fällt besonders die niedrige Belastung bei der Sitzaufnahme und der Übersichtsaufnahme auf, die besonders bei ersterer durch starke

Absorption der Strahlen durch die Haut erklärt werden kann. Aber auch bei der Beckenprofilaufnahme (seitliche Aufnahme nach GUTH-MANN) ist die Strahlenbelastung mit noch nicht 1 r je Aufnahme nicht sehr hoch. Auf der anderen Seite muß betont werden, daß gerade die geburtshilfliche Röntgendiagnostik einen großen Fortschritt für die Geburtshilfe darstellt. Es sei dabei nur die Möglichkeit der Darstellung des Mißverhältnisses oder aber auch abnormer Beckenformen, wie das lange Becken genannt. Wenn uns die Ergebnisse der experimentellen Strahlengenetik zwingen, die geburtshilfliche Röntgendiagnostik nur bei scharfer Indikationsstellung anzuwenden, so ist dabei die Strahlenbelastung ziemlich gering. Auf alle Fälle sollten wiederholte Aufnahmen und Reihenuntersuchungen ohne besondere Indikation wie auch das in letzter Zeit häufig propagierte stereoskopische Röntgenverfahren in der Geburtshilfe nach Möglichkeit vermieden werden.

Literatur.

FLASKAMP: Strahlenther. S.-Bd. 12 (1930), dort einschläg. Schrifttum bis 1930. — FORSSBERG: Strahlenther. 81, 161 (1950). — GLOCKER: Röntgen-Radiumphysik. Stuttgart: Georg Thieme 1949. — JÜNGLING, GLAUNER u. LANGENDORFF: Allgemeine Strahlentherapie. Stuttgart: Ferdinand Enke 1949. — KIRCHHOFF, H.: Ber. Gynäk. 38, 241 (1939). — Das lange Becken. Stuttgart: Georg Thieme 1950. — LANGENDORFF: Strahlenther. 78, 13 (1948); 83, 33 (1950). — MARTIUS: Dtsch. med. Wschr. 1947, 657. — MÖBIUS, W.: Zbl. Gynäk. 69, 1493 (1947). — MULLER, H. J.: Strahlenther. 55, 72, 207 (1936). — PICKHAN: Strahlenther. 52, 369 (1935). — PICKHAN u. ZIMMER: Fortschr. Röntgenstr. 55, H. 1 (1937). — SAUERBREI: Dtsch. med. Rdsch. 2, H. 8 (1948). — TAYLOR: Geburtsh. u. Frauenheilk. 9, 227 (1949). — TIMOFÉEFF-RESSOWSKY u. K. G. ZIMMER: Das Trefferprinzip in der Biologie. Leipzig: S. Hirzel 1947. — WAHL, F. A.: Röntgenstrahlen in der Geburtshilfe. Leipzig: Georg Thieme 1943. — ZIMMER, K. G.: Strahlenther. 59, 671 (1937). — ZIMMER, K. G., u. N. W. TIMOFÉEFF-RESSOWSKY: Strahlenther. 55, 77 (1936).

---

23. Herr KOCH-Erlangen: **Bericht über 68 Röntgenkinder und 13 Röntgenenkel aus der Universitäts-Frauenklinik Erlangen.**

Über 30 Jahre sind vergangen, seitdem das Problem der sog. Röntgenkinder aufgetaucht ist. Gab es doch damals schon Fälle, bei denen es nach einer therapeutischen Röntgenbestrahlung der weiblichen Genitalorgane zu einer Schwangerschaft gekommen war. Es wurden auch bald Fälle bekannt, bei denen es zur Röntgenschädigung der Frucht kam. So haben schon frühzeitig neben anderen Kliniken aus der Universitäts-Frauenklinik Erlangen WINTZ, DYROFF, PENTZOLD und STETTNER über Röntgenkinder berichtet. Später haben FLASKAMP und WINTZ-WITTENBECK 385 Röntgenkinder aus dem Schrifttum zusammengestellt. Vorher hatten MURPHY und GOLDSTEIN 417 Fälle mitgeteilt, die jedoch nur teilweise neue Fälle sind. Mit den bis heute veröffentlichten Fällen sind in der Weltliteratur etwa 600 Röntgenkinder bekannt.

Nach NÜRNBERGER werden die fraglichen Röntgenschäden in drei Gruppen eingeteilt, und zwar 1. in Fruchtschädigungen, 2. in Keimschädigungen nach Frühbefruchtung und 3. in Keimschädigungen nach Spätbefruchtung. Nach den Ergebnissen von WINTZ und anderen Autoren erleidet ein Fetus, der in utero bestrahlt wird, mehr oder weniger typische Schädigungen. Wenn auch im Schrifttum über Kinder berichtet wurde, die angeblich ungeschädigt geblieben sind, gelten diese Schädigungen als erwiesen. Nach Frühbefruchtung sind nur 14 Schwangerschaften bekannt; die Kinder sind phänotypisch gesund. Es herrscht aber volle Übereinstimmung, daß das reife Ei, das sich noch im GRAAFschen Follikel befindet, durch das Auftreffen von Röntgenstrahlen eine Schädigung erfahren kann. Röntgenkinder, die dagegen nach Spätbefruchtung geboren wurden, zeigten keine höhere Rate an Mißgeburten oder Besonderheiten als die Kinder nichtbestrahlter Mütter. WINTZ gibt 1,3%, MURPHY 1,6% an Entwicklungsstörungen an.

Da aber nach den Ergebnissen von Tierversuchen und nach der Meinung der Erbforschung trotz gesunder Kinder mit der Möglichkeit von Schädigungen in späteren Generationen gerechnet werden mußte, wurde seit dem Jahre 1932 die Röntgenteilbestrahlung der Eierstöcke gebärfähiger Frauen nicht mehr durchgeführt.

Wir haben in Form einer Dissertation durch OTTO 830 Frauen, die zur Zeit der KD unter 41 Jahren waren, angeschrieben und so kann ich Ihnen heute über 57 bisher noch nicht bekannte Röntgenkinder berichten. Zur besseren Übersicht füge ich auch die schon bekannten Fälle der Erlanger Klinik an.

Bei 60 vorbestrahlten Frauen wurden 82 Schwangerschaften festgestellt, davon endeten 10 durch Abort, 6 wurden unterbrochen, eine Extrauteringravidität wurde operativ beseitigt und 65 ausgetragen. Dreimal kamen Zwillinge zur Welt, so daß über 68 Röntgenkinder zu berichten ist. 15 sind schon verheiratet, aus ihren Ehen sind bisher 13 normal entwickelte Kinder hervorgegangen. Ich möchte diese Kinder in der f_2-Generation ,,Röntgenenkel'' nennen.

Bei der Besprechung unserer Fälle beginnen wir bei den Fruchtschädigungen. Wir haben hiervon 8 Fälle. Es handelt sich erstens um eine von SEITZ versuchte ärztlich indizierte Unterbrechung, die mißlang. In 3 weiteren Fällen wurde ein Portiocarcinom mit bestehender Schwangerschaft bestrahlt und später operiert. Die anderen 4 Fälle wurden irrtümlich als Myom bestrahlt. Ein Fall davon wurde wegen befürchteter Fruchtschädigung unterbrochen. *Die anderen 3 Kinder wurden ausgetragen und waren geschädigt.* Es handelt sich um den Fall WINTZ, bei dem das mikrocephale Kind noch 6 Jahre gelebt hat, und um den Fall STETTNER, bei dem das stark geschädigte Kind nach $4^1/_2$ Jahren starb. Der dritte Fall ist bisher nicht bekannt und wird von OTTO veröffentlicht. Es handelt sich um eine wegen Myom bei multipler Sklerose durchgeführte Kastrationsbestrahlung. Das jetzt 17jährige Mädchen ist körperlich und geistig völlig unterentwickelt.

In der Form der Frühbefruchtung nach KD kam es zu 2 Schwangerschaften; die eine endete mit normaler Geburt und das Kind war normal entwickelt; die andere wurde wegen befürchteter Röntgenschädigung unterbrochen.

Nach Spätbefruchtung wurden 64 Kinder ermittelt. Acht davon sind früh gestorben, darunter zwei von einer Luespatientin, die vor der Bestrahlung schon 6 tote Kinder zur Welt gebracht hat. Bei dem einen Kind bestand außerdem eine Spina bifida. Zwei weitere Kinder starben im 2. Lebensjahr an Pneumonie, 1 Kind an einer Lungentuberkulose bei einer an offener Lungentuberkulose erkrankten Mutter. Bei einem anderen Kind handelte es sich um eine nicht lebensfähige Frühgeburt ohne Anzeichen einer Mißbildung, ein weiteres Kind kam unter der Geburt wegen eines Nabelschnurvorfalls ad exitum. Das letzte Kind verstarb nach 14 Tagen an Krämpfen, wie mir die Mutter mitteilte. Ein Arzt war nicht zugezogen worden.

Bei 5 Röntgenkindern sind folgende Besonderheiten zu erwähnen:

1. Fall. Bei diesem handelt es sich um ein Kaiserschnittkind wegen platten Beckens der Mutter. Es besteht eine leichte, nicht auffallende Skoliose der Wirbelsäule.

2. Fall. Das erste Röntgenkind einer 36jährigen Patientin war bis zum 4. Lebensjahr gesund, blieb dann aber in der Schule zurück. Das Mädchen ist inzwischen 26 Jahre alt und in Anstaltsbehandlung wegen Schwachsinn und beginnender Schizophrenie. Ein weiteres Kind danach blieb gesund.

3. Fall. Es handelt sich um zweieiige Zwillinge, von denen der kleinere eine Rachitis durchmachte und bis zum 4. Lebensjahr in der Entwicklung zurückgeblieben ist. Er ist jetzt etwas nervös und stottert. sein Beruf ist Maurer. Der andere Zwilling ist gesund.

4. Fall. Es ist eine Frau mit 3 Röntgenkindern, die vorher keine Kinder hatte. Bei dem 2. Kind wurden mit 7 Jahren O-Beine operativ korrigiert. Er ist jetzt gesund, von Beruf Bäcker.

5. Fall. Nach 11 gesunden Kindern vor der Bestrahlung besteht bei dem ersten Röntgenkind eine angeborene Hüftgelenksluxation beiderseits. Ein weiteres Röntgenkind ist gesund.

Ein Zusammenhang der Besonderheiten mit der Röntgenbestrahlung kann wohl in einzelnen Fällen nicht völlig abgelehnt werden, ist aber unwahrscheinlich, zumal die festgestellten Anomalien weder charakteristische Genschäden darstellen, noch vergleichsweise prozentual gehäuft auftreten.

Das Wichtige an unseren Fällen ist, daß wir in allen Fällen über die genauen Bestrahlungsdaten verfügen. Die errechnete oder geschätzte Dosis an den Ovarien beträgt zwischen 25 und 40% der HED. Betonen möchte ich, daß unter den 26 weiblichen Röntgenkindern bereits eine Frau ist, die zwei phänotypisch gesunde, sog. Röntgenenkel zur Welt gebracht hat.

Zur Ausweitung eines solchen Überblicks bitte ich die Herren Klinikdirektoren und Chefärzte, soweit an ihren Kliniken früher Röntgenschwachbestrahlungen und temporäre Strahlen-KD durchgeführt wurden, an ihrem eigenen Krankengut festzustellen, ob von den bestrahlten Frauen und ihren nachher geborenen Kindern noch Unterlagen vorhanden sind und neuere Untersuchungsbefunde vorliegen; denn es interessiert wohl allgemein, wie viele von den 600 bekannten Röntgenkindern heute noch zu ermitteln sind und sich fortgepflanzt haben; denn nur an Hand größerer Zahlen und beim Überblick über eine Reihe von Generationen wird sich dieses röntgenologisch wie erbbiologisch wichtige Problem lösen lassen, das — nach dem Verzicht des Strahlentherapeuten — auch heute noch für den Röntgendiagnostiker aktuell ist, weil es ihn mit ungeklärter Verantwortung belastet.

Aussprache zu den Vorträgen 22 und 23.

1. Herr BRUSTEN-Berlin: Nach den Mitteilungen von Herrn MÖBIUS erhält bei den Aufnahmen zur Beckenmessung der Hochschwangeren die Patientin bei einer seitlichen Aufnahme 0,97 r am Ovarium, bei einer ventrodorsalen Aufnahme 0,29 r und bei der Sitzaufnahme nach MARTIUS 0,129 r, d. h. also, es würde am Ovar die Generationsdosis, die ja 0,025 r bei einer in Röntgenbetrieben tätigen Person nicht übersteigen soll, bei einer seitlichen Aufnahme fast das 40fache betragen, bei der ventrodorsalen Aufnahme etwa das 11fache und nur bei der Aufnahme nach MARTIUS das 5fache.

Da die Aufnahmen scheinbar mit einem Vierventilröhren-Apparat gemacht wurden, so ist die Forderung für die geburtshilflichen Aufnahmen zu stellen, daß dieselben in Zukunft mit einem Sechsventilröhren-Apparat durchgeführt werden.

Die üblichen Aufnahmen werden nach der SRW-Belichtungstabelle gemacht: die a.p.-Aufnahmen mit 81 kV/160 mAsec bzw. die seitlichen Aufnahmen mit 90 kV.

Dagegen können mit einem Sechsventilröhren-Apparat die Aufnahmen mit 73,5 kV/125 mAsec bzw. bei 81 kV gemacht werden.

Die Stadt Berlin hat bereits aus den angeführten Gründen sich entschlossen, in ihren großen Krankenhäusern zu diesem Zwecke Sechsventilröhren-Anlagen zur Aufstellung zu bringen.

Verwendet man nun noch hochempfindliche Filme, wie z. B. den Gevaert-Film, unter Verwendung von grobkörnigen Folien, wie z. B. die Kruppa-Folien, die ja nur die Hälfte der Belichtungszeit brauchen, so würden wir das Ideal erreichen.

Dieses Ideal wäre noch eventuell zu verbessern durch die Hartstrahltechnik. Die Phantommessungen in dieser Angelegenheit werden bearbeitet.

Es ist also zu fordern, nach Möglichkeit das MARTIUSsche Aufnahmeverfahren zu verwenden, wie es auch früher in der Klinik Liepmann durch den Leiter der Röntgenabteilung, Herrn Prof. Dr. PICKHAN, bei uns üblich war.

Bezüglich der temporären Kastration und ihrer Folgeerscheinungen möchte ich bemerken, daß die Klinik Liepmann bereits im Jahre 1928 das Verfahren der temporären Kastration aufgab, weil wir der Meinung waren, daß die exakte Dosierung oft nicht möglich ist und die Gefahr bestand, daß schon während der zeitlichen Ausschaltung der Tätigkeit des Ovariums eine Schwangerschaft erfolgen könnte.

In der Klinik Liepmann wurden infolge des ungeheuren Krankengutes Tausende von Menolipzierungen ausgeführt, leider sind die Unterlagen durch Kriegseinwirkung verlorengegangen.

Wir hoffen, noch nachträglich Untersuchungen darüber anstellen zu können.

2. Herr SCHUBERT-Hamburg: Es wird darauf hingewiesen, daß die rein klinischen Begriffe: Frühbefruchtung oder Spätbefruchtung zur Kennzeichnung des Mutationsgeschehens in reifen oder unreifen Keimzellen insofern unzutreffend sind, als sicherlich kein Unterschied in der Mutationsneigung verschieden reifer Zellen besteht. Wenn nach der Bestrahlung reifer Keimzellen meist mehr Mutationen zur Beobachtung gelangen als nach der Bestrahlung unreifer Gameten, so dürfte dies vor allem darauf beruhen, daß ein Teil der mutierten Keimzellen des frühen Stadiums der germinalen Selektion unterliegt, also ausgemerzt wird. Damit wäre die Gefahr bei Erbschädigung zwar vermindert, niemals jedoch vollkommen aufgehoben.

Die von Herrn KOCH mitgeteilten Zahlen schließen keineswegs die Möglichkeit einer Keim- oder Erbschädigung der Nachkommen von röntgenbestrahlten Eltern oder Großeltern aus. Bei den aus exogenen Ursachen verstorbenen Kindern röntgenbestrahlter Eltern kann es sich durchaus um sog. Kleinmutationen gehandelt haben, d. h. um genetische Faktoren, die die Vitalität des Trägers herabsetzen. Es wird erneut gewarnt vor der kritiklosen Anwendung auch kleiner Dosen von Röntgenstrahlen, die zwar für das Wohl der bestrahlten Individuen bedeutungslos sein können, innerhalb einer Gesamtpopulation aber eine große Gefahr bedeuten, weil sie die Zahl recessiv vererbbarer Minusmutanten vermehren, mit denen ein Volk bereits nach allen Richtungen hin durchsetzt ist.

3. Herr KOCH-Erlangen (Schlußwort): Zu den Bemerkungen von Prof. SCHUBERT möchte ich betonen, daß die von mir erwähnten Besonderheiten an den Röntgenkindern in der 1. Generation aufgetreten sind. In der 2. Generation sind bisher keine Anomalien bekannt. Dem Vorwurf eines gehäuften Auftretens der Besonderheiten kann ich eine Sammelstatistik aus dem Handbuch von VEIT-STOECKEL aus dem Jahre 1933 entgegenstellen, wonach bei den 385 damals bekannten Röntgenkindern prozentual nicht mehr Entwicklungsstörungen aufgetreten sind als bei Untersuchungen an 30000 Münchener Schulkindern. Zur Ausweitung eines solchen Überblicks ist eben die Beobachtung der Röntgenkinder über 5 und 6 Generationen erforderlich.

Vorträge.

24. Herr LIMBURG-Hamburg: **Die Bedeutung spontaner Oestrogenbildung in der Menopause.** (Mit 3 Textabbildungen.)

Es ist eine bekannte Tatsache, daß auch in der Menopause im Organismus Follikelhormon gebildet werden kann. Als Produktionsstätte ist das Ovar durch verspätetes Auftreten von Ovulationen, Follikelcysten oder Tumoren und ferner die Nebennierenrinde anzusehen. An Stelle der komplizierten chemischen Methoden zum Nachweis des Follikelhormons in Blut und Harn bietet heute der Vaginal-Smear eine ausgezeichnete und genügend sichere Möglichkeit, eine oestrogene Wirkung zu erkennen und gegenteilige hormonale Vorgänge, insbesondere die Atrophie, hiervon abzugrenzen. Wenngleich die Erkennung verschiedener Cyclusphasen im Scheidenabstrich auf Schwierigkeiten stoßen kann, ist die Entscheidung: ,,Oestrogeneffekt oder Atrophie" in der Menopause leicht genug zu fällen und auch allgemein anerkannt. Man findet im wesentlichen drei verschiedene epitheliale Zellbilder:

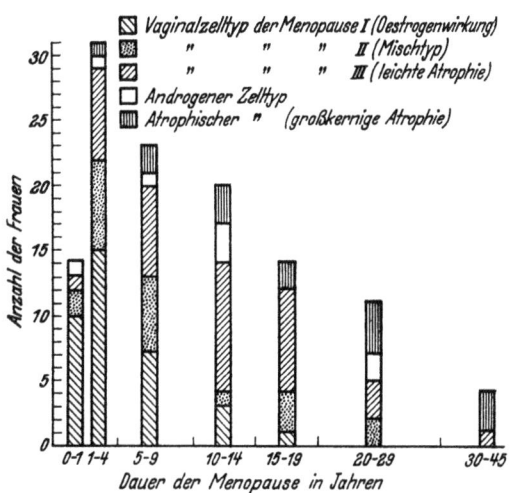

Abb. 1. Tabelle von BOURG und PUNDEL (mit freundlicher Genehmigung der Autoren), mit graphischer Darstellung der cytologischen Befunde von 117 klimakterischen Patientinnen. Der ▨ Kolonne entsprechen die Fälle mit vermehrter Oestrogenwirkung.

1. Acidophile Zellen der oberflächlichen Schichten, zum Teil Hornschollen, a's Ausdruck starker Oestrogenwirkung;
2. ein Mischtyp mit teils oberflächlichen, teils intermediär gelegenen Zellen oder solchen aus der Basalschicht;
3. den atrophischen Zelltyp, der seinerseits in einen kleinkernigen oberflächlichen und einen großkernigen basalzelligen Typ unterteilt werden kann.

Die unter 3. genannten oberflächlichen Vaginalepithelien sind im Gegensatz zur 1. Gruppe durch einen wesentlich kleineren, teilweise stark gefälteten Protoplasmahof charakterisiert.

In einer Tabelle aus einer kürzlich erschienenen Arbeit von BOURG und PUNDEL sind die hormonalen Verhältnisse in der Menopause an Hand der Scheidenabstriche von 117 Frauen in anschaulicher Weise dargestellt (Abb. 1). Im Beginn des Klimakteriums, nach 1—4 Jahren, ist noch in etwa 40% eine oestrogene Wirkung am Scheidenepithel festzustellen, während diese Fälle in den späteren Jahren rasch abnehmen, so daß nach 20jähriger Menopause spontan kein stärkerer hormonaler Effekt und nach 30 Jahren auch keine Mischtypen mehr beobachtet worden sind. (Auf den 5. sog. androgenen Zelltyp nach BOURG und PUNDEL soll hier nicht eingegangen werden.)

In eigenen Untersuchungen sind diese Ergebnisse an 137 Patientinnen mit normalem Adnexbefund, die mindestens 2 Jahre in der Menopause waren und sicher keine Hormonbehandlung durchgemacht hatten, nachgeprüft worden. Hierbei ergab sich folgendes Bild (Tabelle 1).

Tabelle 1. *Scheidenabstrichergebnisse von 137 Patientinnen nach mindestens 2jähriger Menopause.*

Alter Jahre	Oestrogenmangel (beide Formen)	Mischtyp	Vermehrte Oestrogenwirkung
40—59	57	12	18
60—80	41	2	7
Insgesamt	98	14	25

Diese bereits früher von PAPANICOLAOU, SHORR u. a. erhobenen Befunde führen zu der Feststellung, daß in der frühen Menopause einzelne verspätet auftretende Cyclen — wie z. B. bei einer unserer Patientinnen im Alter von 53 Jahren in Form einer unregelmäßigen menstruellen Abstoßung nach 5jähriger klimakterischer Amenorrhoe — in der späten Menopause Tumoren der Ovarien oder Nebennierenrinde bzw. jede andere exogen oder endogen bedingte Vermehrung der oestrogenen Substanzen im Scheidenabstrich sicher erkannt werden können. Diese Sicherheit übertrifft die Reaktion des Endometriums, die zudem durch örtliche Einflüsse stark gehemmt sein kann, besonders auch hinsichtlich des Zeitfaktors ganz erheblich, so daß selbst leichte oestrogene Reize feststellbar sind. Der Effekt am Vaginalepithel ist allerdings flüchtig und klingt beim Nachlassen der oestrogenen Wirkung schnell wieder ab.

Es lag nun nahe, auch den Scheidenabstrich von klimakterischen Frauen mit Uteruscarcinomen auf etwaige oestrogene Wirksamkeit zu untersuchen, eine Frage, die anscheinend durch die primär wichtigere Suche nach Tumorzellen bisher keine Beachtung gefunden hat. Die Rolle des Follikelhormons, insbesondere bei der Entstehung des Korpuscarcinoms, ist noch nicht eindeutig geklärt. Ein direkter, ursächlicher Zusammenhang konnte bisher nicht nachgewiesen werden, obgleich manche Fälle von langdauernden Hormongaben in der Menopause, die in einem gewissen Zeitabschnitt zur Carcinomentwicklung im Uteruskörper führten, sowie ein in bis zu 20% der Fälle beobachtetes Zusammentreffen von hormonalen Ovarialtumoren mit Korpuscarcinom (GUSBERG, MUSSER, KOTTMEIER u. a.) hierfür zu sprechen schienen. Der an vielen Tausenden von Ratten und Mäusen trotz hoher und langdauernder Hormongaben niemals gelungene Versuch der artefiziellen Uteruskrebserzeugung kann jedoch ebensowenig als Beweismittel gegen eine aktive Rolle des Follikelhormons beim Menschen angesehen werden wie die klinische Erfahrungstatsache, daß eine Hyperplasie des Endometriums und ein Korpuscarcinom nur selten zusammentreffen. Diese Seltenheit scheint auch insofern umstritten, als NOVAK in 25%, HUSSLEIN sogar in 40% der von ihnen untersuchten Fälle von Korpuscarcinom gleichzeitig eine Schleimhauthyperplasie gefunden haben. Wirklich selten scheint nur die histologisch beginnende Carcinomentwicklung in einer hyperplastischen Schleimhaut angetroffen zu werden.

Die systematischen Smearuntersuchungen an klimakterischen Frauen mit Korpus- und Collumcarcinomen haben bisher folgendes Bild ergeben (Tabelle 2 und 3).

Die Gegenüberstellung der Befunde bei beiden Carcinomformen zeigt diametral entgegengesetzte Verhältnisse und bestätigt zugleich indirekt die Beobachtung von GAGNON, der bei statistischen Erhebungen an einem großen Krankenmaterial von Nonnen ein inverses Verhalten von Collum- zu Corpuscarcinomen im Verhältnis 0:12 errechnet hat [1].

Tabelle 2. *Scheidenabstrichergebnisse von 26 spätklimakterischen Patientinnen mit Collumcarcinom.*

Alter Jahre	Oestrogenmangel (beide Formen)	Mischtyp	Vermehrte Oestrogenwirkung
über 60	24	1	1

Tabelle 3. *Scheidenabstrichergebnisse bei 22 klimakterischen Patientinnen mit Korpuscarcinom.*

Alter Jahre	Oestrogenmangel (beide Formen)	Mischtyp	Vermehrte Oestrogenwirkung
bis 60	1	3	3
über 60	3	2	10
insgesamt	4	5	13

Klinisch bedeuten diese vorläufigen Ergebnisse eine neue Stütze derjenigen Meinungen, die das Corpuscarcinom ätiologisch im wesentlichen auf endogene, das Collumcarcinom auf exogene Faktoren (Cervicitis) zurückführen.

Zu unseren Fällen von Korpuscarcinom sei bemerkt, daß Bestrahlungen, die aus vorläufig unbekannten Gründen gleichfalls zu einer Ausreifung der Vaginalepithelien führen können, vor den Abstrichentnahmen nicht stattgefunden haben. Die Patientinnen waren alle bis auf zwei, bei welchen die Menses in allmählich zunehmende Blutungen übergingen, mindestens 4, in der Mehrzahl weit über 10 Jahre in der Menopause. Es zeigten sich folgende klinisch bereits früher erhobene Befunde: Meist sehr spätes Einsetzen der Menopause, voraufgegangene Hyperplasie des Endometriums, in 2 Fällen auch die besondere Angabe, keinerlei Ausfallserscheinungen beobachtet zu haben. *Bei nur 3 Patientinnen war es möglich, die Ursache des erhöhten Hormonspiegels festzustellen.* Eine 60jährige Frau hatte seit 6 Monaten täglich 2—3 Tabletten Progynon C genommen. Hier fand sich neben dem Corpuscarcinom histologisch auch ein Stück hyperplastischer Schleimhaut. Eine andere

---

[1] GAGNON: Amer. J. Obstetr. 60, 516 (1950).

58jährige Patientin hatte vor 5 Jahren eine Operation wegen Ovarialcarcinom und vor 2 Jahren eine Mamaamputation wegen Carcinom durchgemacht. Nach einer Serie von Röntgentiefenbestrahlungen des Bauchraums wegen Rückenschmerzen ohne pathologischen Tastbefund, die auf ein fragliches Rezidiv des Ovarialneoplasmas bezogen wurden, und einer Serie von 10 Follikelhormoninjektionen, die von Uterusblutungen gefolgt waren, entwickelte sich 8 Monate später ein primäres Korpuscarcinom, das durch Operation entfernt wurde. In dem letzten Fall

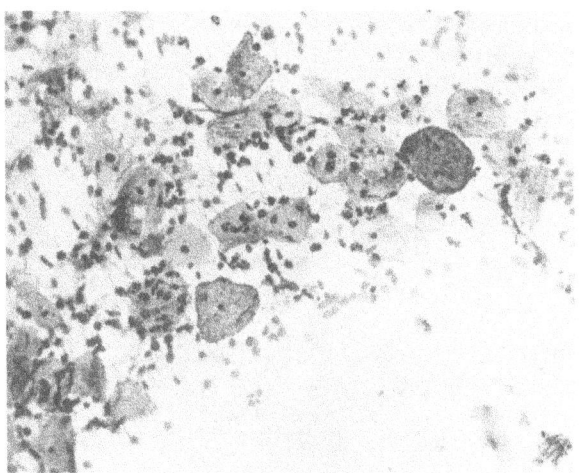

Abb. 2. Starker Oestrogeneffekt am Scheidenepithel einer 80jährigen Patientin, die nach 33jähriger Menopause ohne Hormonmedikation oder sonstige erkennbare Ursache seit 5 Tagen plötzlich blutet.

einer 63jährigen Patientin hatte vor 19 Jahren wegen Blutungen eine Kastrationsbestrahlung stattgefunden. Seit September 1949 bemerkte sie alle 2—3 Wochen geringe Blutungen, weswegen sie 1 Jahr später in klinische Beobachtung kam. Damals war der Abstrich durch zahlreiche Basalzellen vom atrophischen Typ charakterisiert, im übrigen konnte nichts besonderes am Genitale gefunden werden. Bei einer Nachuntersuchung am 9. Dezember 1950 zeigte sich im Abstrich jedoch sehr starke Oestrogenwirkung. Nachdem Ende Januar 1951 wieder Blutungen auftraten, wurde eine Abrasio vorgenommen, bei welcher die histologische Untersuchung ein Korpuscarcinom ergab. Die aus äußeren Gründen erst im März 1951 durchgeführte Totalexstirpation des Uterus und der Anhänge führte zur Bestätigung des Korpuscarcinoms bei gleichzeitigem Thecazelltumor des Ovars. Am Abstrich war jetzt etwas geringere Oestrogenwirkung — mehr in Form des Mischtyps — festzustellen.

Außer diesen 3 Fällen konnte keine Ursache für den erhöhten Hormonspiegel nachgewiesen werden. Alle übrigen Frauen hatten einen normalen Tastbefund, in 8 weiteren operierten Fällen waren die Ovarien auch histologisch atrophisch und ohne Besonderheit. Die Tuben dagegen zeigten immer die von HUBER beschriebene Hyperproliferation ihrer Schleimhaut[1]. — Zum Schluß erwähne ich noch den Fall einer 80jährigen Patientin, die seit 33 Jahren in der Menopause ist, nie ernstlich krank war, keine Hormone zu sich genommen hat und bei altersatrophischem Genitale ohne sonstigen gynäkologischen Befund seit 5 Tagen plötzlich

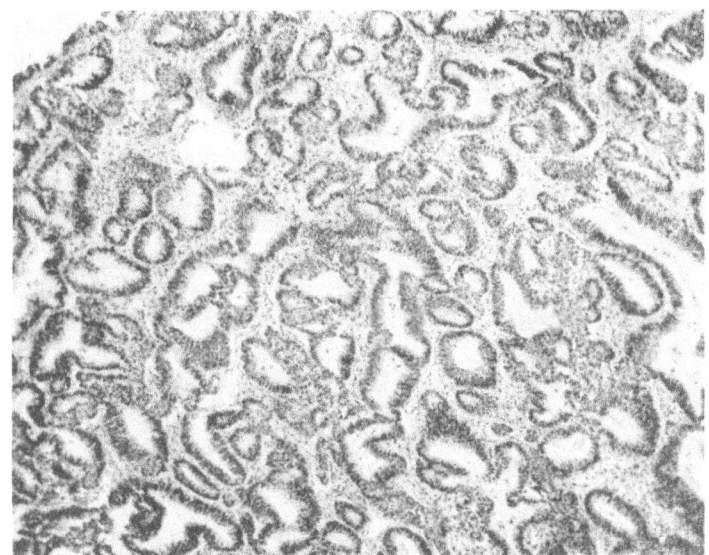

Abb. 3. Die Curettage der Patientin mit dem Abstrichbefund aus Abb. 2 ergibt ein ausgedehntes adenomatöses Korpuscarcinom. Beide Ovarien sind klein und atrophisch.

blutet. Auch hier finden sich im Abstrich in erstaunlicher Zahl acidophile Zellen mit starker Oestrogenwirkung (Abb. 2). Die Abrasio ergibt ein eindeutiges adenomatöses Korpuscarcinom (Abb. 3).

Es besteht Klarheit darüber, daß diese Befunde bisher in viel zu kleiner Zahl erhoben worden sind, um etwas Endgültiges auszusagen. Sie bedürfen einer Bestätigung an einem weitaus größeren Material, das nur in Gemeinschaft mit anderen Kliniken gewonnen werden kann. Ich danke in diesem Zusammenhang Herrn DIETEL, der mir 3 Fälle von Korpuscarcinom aus seiner Klinik zur Verfügung stellte. Trotz aller gebotener Vorsicht glaube ich aber doch folgende Schlüsse ziehen zu dürfen.

---

[1] *Anmerkung bei der Korrektur:* Bei einer 65jährigen Patientin mit 7 Jahre zurückliegender Totalexstirpation des Uterus und der Anhänge (einschl. Ovarien) wegen Corpuscarcinom wurde mit Auftreten von Scheidenrezidiven gleichzeitig erhebliche Oestrogenwirkung im Abstrich beobachtet. Zwei gleichartige Beobachtungen stammen von PUNDEL (persönliche Mitteilung).

Für das Zustandekommen eines Korpuscarcinoms ist das Follikelhormon kein x-beliebiges Agens oder eine der vielen ursächlichen Möglichkeiten. Vielmehr weisen die cytologischen Befunde dieser Fälle in die gleiche Richtung, die HUBER mit seinen „Systemcarcinomen" bereits beschritten hat. Der Weg führt hier anscheinend vom Ovar, von der Nebenniere oder sonstigen bekannten bzw. unbekannten Hormonquellen einmal zum Corpus uteri, zum anderen zur Mamma. Die in Abb. 1 und Tabelle 1 aufgeführten Patientinnen mit vermehrtem Oestrogeneffekt in der Menopause dürften in besonderem Maße zu derartigen Systemcarcinomen „bedingt" disponiert sein. Es wird sich lohnen, Scheidenabstriche außer beim Korpuscarcinom auch beim Ovarial- bzw. Mammacarcinom auf spontane Oestrogenwirkung zu untersuchen. Derartige Untersuchungen müssen größere Zeitabschnitte umfassen, da die Befunde wie auch in unserem Fall mit Thecazelltumor wechselnd sein können und ein Nachlassen der Hormonzufuhr vom Scheidenepithel schnell mit Auftreten des atrophischen Basalzelltyps beantwortet wird.

Nach den bisherigen Ergebnissen beim Menschen ist das Follikelhormon als „bedingt cancerogener" Wirkstoff wie auch beim Mammacarcinom einer von ganz wenigen Faktoren, deren Mitwirkung bei der Entstehung eines Korpuscarcinoms wahrscheinlich von größter Bedeutung ist.

Anmerkung bei der Korrektur: Nach Abschluß dieser Arbeit wurden neuere Ergebnisse der experimentellen Krebsforschung von DRUCKREY bekannt, die den Schluß zulassen, daß Wuchsstoffe wie Follikelhormon die Treffereffekte echter cancerogener Substanzen auf die menschliche Zelle verstärken. Mit dieser Feststellung stimmen unsere vorliegenden Befunde gut überein.

---

25. Herr WILLI SCHULTZ-Hamburg: **Die diaplacentare Infektion.**

Die diaplacentare Infektion hat an Bedeutung zugenommen, seitdem intrauterine Erkrankungen der Frucht bei Röteln oder Toxoplasmose erwiesen sind. Infektionserreger im mütterlichen Blut werden im wesentlichen nur durch die Schranken der Chorionepithelien oder durch die Endothelien der Zottencapillaren in das fetale Blut gelangen. Demgegenüber spielt der Weg über das Fruchtwasser und den Mund des Feten (Magen, Darm, Lunge) eine geringere Rolle. Die sog. germinale Infektion durch Sperma oder weibliches Ei ist abzulehnen, da bisher alle Anhaltspunkte für diese Möglichkeit fehlen. Eher kann an eine Kontaktinfektion des implantierten jungen Eies über die Decidua gedacht werden, obwohl auch hier sichere Untersuchungen fehlen und es recht unsicher ist, ob eine weitere Entwicklung des Eies möglich ist.

Die Schranke für die diaplacentare Infektion ist das Chorionepithel. Dieses scheint besonders dann einen schlechten Schutz zu bieten, wenn die Zotten mit fetalen Blutgefäßen gut versorgt sind und kleine Einrisse im Trophoblastüberzug sowohl das Eindringen der Erreger als auch ihre Aufnahme in die Zottengefäße erleichtern. Die Erfahrung zeigt denn auch, daß die meisten Infektionen erst nach Ausbildung der Placenta, also erst ab 4. Monat oder später erfolgen. Die Zottengefäße bieten offenbar gar keinen Schutz, da sie eingedrungene Erreger aufnehmen und in den kindlichen Kreislauf abführen. Die besonders für die angeborene Malaria behaupteten Einrisse im Zottenepithel (ECKSTEIN) waren bisher nie sicher nachweisbar. Bedeutsamer ist eine direkte Infektion des Chorionepithels, wobei den Erregern mit Eigenbewegung die Passage erleichtert sein mag. Für die Toxoplasmose ist wahrscheinlich, daß die Parasiten sich am Chorionepithel ansiedeln, sich cystenartig vermehren und sich beim Platzen der sog. Pseudocyste direkt ins Zotteninnere entleeren. Dieser Infektionsweg ist am Capillarepithel des Mäusehirns

Tabelle 1. *Diaplacentare Infektion beim Menschen.*

Tierische Parasiten		
	Saugwürmer:	Billharzia
	Bandwürmer:	Echinococcus
	Spulwürmer:	Ascaris?
	Hakenwürmer:	Ankylostoma
Urtierchen		
	Flagellaten:	Trypanosomiasis, Chagas-Krankheit, Leishmaniosen
	Sporozoen:	Malaria
		Toxoplasmose
Bakterien		
	Kokken:	Staphylokokken
		Streptokokken
		Pneumokokken
		Gonorrhoe
		Scharlach (Strept. haem.)
	Stäbchen, gram ⌀:	Coli
		Typhus
		Paratyphus
		Rotz?
		Maltafieber
	Stäbchen, gram +:	Diphtherie (Toxin)
		Tuberkulose
		Lepra (Sugai 1913)
	Sporenbacillen:	Tetanus (Toxin)
	Schrauben:	Syphilis
		Rückfallfieber
Viren		
		Röteln
		Masern
		Pocken
		Grippe
		Icterus infectiosus

nachweisbar (FRITZ). Ziemlich unklar ist es, wie die Larven einheimischer oder tropischer Würmer das Epithel der Zotten durchwandern. Bei der Bilharzia ließen sich Eier von Schistosoma japonicum im Kot der Neugeborenen nachweisen, nachdem sich ihre Mütter im Wasser der Reisfelder infiziert hatten (RAINER MÜLLER).

Auch sonst sind sichere Wurminfektionen bekannt (siehe Tabelle). Viren werden an der Zottenschranke geringe Hindernisse haben.

Die Tabelle zeigt unter Ergänzung der Zusammenstellung von HINSELMANN (1925) und BAMATTER (1949) die Krankheitserreger, für die der diaplacentare Weg sicher oder wahrscheinlich (?) ist. Bei den durch Unterstreichung hervorgehobenen Erregern muß mit Überwindung der placentaren Schranke gerechnet werden. Die anderen Krankheiten werden nur in Ausnahmefällen und bei besonders unglücklichen Umständen zur diaplacentaren Infektion führen. Wahrscheinlich gehen auch andere, in der Tabelle nicht aufgeführte Erreger oder Toxine gelegentlich durch die Placenta.

Es muß damit angenommen werden, daß die diaplacentare Infektion für angeborene Krankheiten eine größere Rolle spielt, als bisher vermutet wurde. Sichergestellt ist jedenfalls, daß auch sog. Mißbildungen, die bisher als vererblich galten, jetzt als erworben bezeichnet werden müssen. Dies gilt einstweilen für Röteln und Toxoplasmose. Gesichert ist weiterhin, daß Totgeburten durch Toxoplasmose verursacht werden (WESTPHAL u. WILLI SCHULTZ). Es ist sehr wahrscheinlich, daß die weitere Forschung erworbene, also vermeidbare Krankheiten bei Neugeborenen entdecken läßt.

(Aus dem Krankenhause Elim, Hamburg.)

Literatur.

BAMATTER, F.: Repercussions sur L'enfant des maladies infectieuses de la mère pendant la grossesse, S. 10. Basel: S. Karger 1949. — ECKSTEIN, A.: Ann. Paediatr. **167**, Nr 6 (1947). — FRITZ, WALTER: Über die Möglichkeit einer Übertragung von Toxoplasmen auf den Menschen und über das Vorkommen des Erregers bei Tieren. (Hyg. Inst. Basel. — Im Druck.) — HINSELMANN, HANS: Handbuch HALBAN-SEITZ, Bd. VI, Teil 1, S. 403. Berlin u. Wien: Urban & Schwarzenberg 1925. — MÜLLER, RAINER: Medizinische Mikrobiologie, Bd. IV, S. 45. Berlin u. Wien: Urban & Schwarzenberg 1950. — WESTPHAL, ALBERT, u. WILLI SCHULTZ: Dtsch. med. Wschr. **1950**, 1431.

Aussprache.

1. Herr BANIECKI-Hamburg-Altona (mit 1 Textabbildung): Histologische Veränderungen der Placenta bei Virusinfektionen sind so gut wie unbekannt. Eigene Untersuchungen an Placenten bei Masern und Poliomyelitis brachten keine Ergebnisse. Um so bemerkenswerter scheint mir die Beobachtung von schweren Schäden in der Placenta bei einem Fall von Hepatitis epidemica mit Ausgang in

akute gelbe Leberatrophie am Ende der Schwangerschaft zu sein, bei dem das Leben von Mutter und Kind infolge des raschen Verfalls nicht gerettet werden konnte. In der Placenta zeigten sich in sämtlichen Abschnitten in fast jedem Gesichtsfeld schwere Schäden am Stroma der Zotten in Form von Auflösungs- und Verflüssigungserscheinungen. Das Zottenepithel ist im allgemeinen gut erhalten geblieben, auch häufig dort noch, wo die schweren Stromaveränderungen zu finden

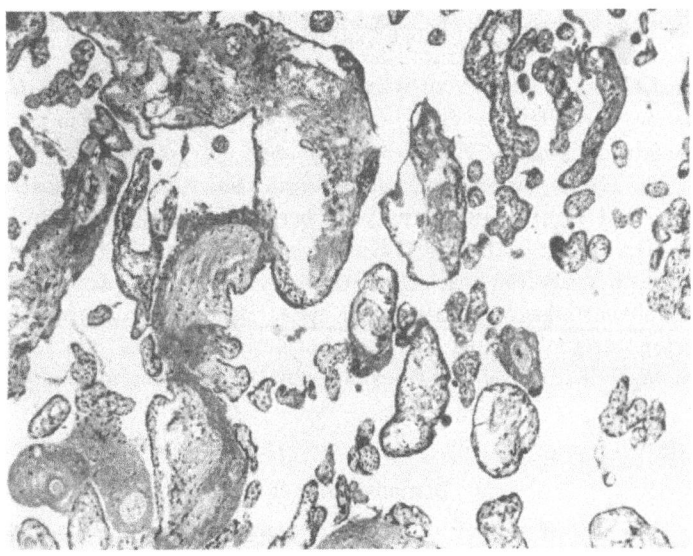

Abb. 1.

sind. Hier zeigt es sich oft in bogenförmiger Abhebung. Diese Beobachtung hat Bedeutung für die Frage des diaplacentaren Infektionsmodus. Ob die Schäden in der Placenta durch die Virusinfektion oder durch die unbekannten Noxen der akuten gelben Leberatrophie entstanden sind, konnte bisher noch nicht entschieden werden. (Der Fall wird an anderer Stelle ausführlich beschrieben werden.)

Vorträge.

26. Herr **A. Mayer**-Tübingen: **Saugart und Temperament des Neugeborenen** (mit Filmvorführung).

Von den allgemein bekannten *großen Unterschieden in der "Saugart"* des Neugeborenen werden zwei extreme Typen im *Film* einander gegenübergestellt:

1. Der Säugling begreift die Situation sofort richtig, verhält sich von Anfang bis Schluß *sehr zweckmäßig* und zielstrebig; in größter Seelenruhe und ohne Mitbewegung des übrigen Körpers faßt er sofort die Brustwarze; dann saugt er in tiefen, regelmäßigen und langsamen Zügen mit großen Schlucken und ist in kurzer Zeit satt; also *geringer Arbeitsaufwand* und *große Leistung*.

2. Im anderen Fall sieht es so aus, als ob die Kinder die Situation gar nicht recht begreifen; sie benehmen sich äußerst *unzweckmäßig*, machen mehr als ungeschickte Suchbewegungen mit dem Kopf und unwillige *Abwehrbewegungen mit den Händen*; oft sind sie nur durch Nachhilfe seitens der Pflegerin an die Brust zu bringen, saugen dann in *unregelmäßigen, zahlreichen, hastigen, oberflächlichen*, kleinen Zügen und brauchen lang, bis sie satt sind; also *viel Arbeitsaufwand* und *geringe Leistung*.

Zur *Erklärung* kann man daran denken, daß in diesem ganz verschiedenen Verhalten der Säuglinge schon das *angeborene Temperament* zum Ausdruck kommt, das sich dann auch im *späteren Leben* zeigt. Soweit die *Mütter*, unter denen auch *Ärztinnen* waren, mir später berichteten, hat sich meine Vermutung bestätigt. Noch heute früh hat mir ein *Arzt* gesagt, daß seine 2 Kinder bis jetzt beim *Essen* das gleiche verschiedene Verhalten zeigten wie einst an der *Mutterbrust*. Leider ist mein Beobachtungsgut zu klein, um etwas Bestimmtes zu sagen; aber es scheint mir groß genug, um Ihre Aufmerksamkeit auf die Dinge zu richten, nachdem die Uhr meines eigenen Berufslebens abgelaufen ist.

Demonstrationen.

27. Herr Ed. Martin-Wuppertal: **Demonstration eines weiblichen Bänderbeckens zur Darstellung der Statik und der Geburtsmechanik des knöchernen Beckens.**

An dem von der Firma *E. Haarhaus*-Wuppertal nach den Angaben von Ed. Martin hergestellten Modell wird an Hand von Lichtbildern zunächst der Bandapparat des weiblichen Beckens gezeigt. Das Originalbecken stammt von einer 16jährigen 0-para, die an einer interkurrenten Krankheit gestorben war. Das Originalmodell befindet sich im Ausstellungsraum. Der weibliche Beckenring besteht aus drei getrennten Einheiten, Darm-, Sitz- und Schambein, die durch den unter Vorspann liegenden Bandapparat zusammengehalten werden. Von Bedeutung ist die Beschaffenheit der Hüft-Kreuzbeinverbindung. Es handelt sich um ein statisches Gelenk. Die fest aneinander liegenden Knochenflächen haben, wie es die am frischen Präparat angefertigten Gipsabgüsse erkennen lassen, kuppel- und zapfenförmige Erhabenheiten und auf der anderen Seite entsprechend gelagerte Vertiefungen, die den senkrechten Schub aufhalten. Auffallend ist die kräftige Knorpellage im caudalen Abschnitt der Facies. Hier liegt offenbar die stärkste Auswirkung des Schubes.

Die Röntgenaufnahme des Os ilium zeigt, daß sich das Korpus von der Facies zum Acetabulum erstreckt. Die Ala weist im wesentlichen strahlenförmig ausgerichtete Trajektoren auf, die die statisch wichtigen Ansatzstellen des unter Vorspann liegenden Bandapparates stützen. Im Acetabulum läßt sich an der Entwicklung der Trajektoren und des weitmaschig aufgebauten Netzes erkennen, daß der Verknöcherungsvorgang zwar eingesetzt, daß er aber die Hüftgelenkpfanne noch nicht völlig umfaßt hat. Das entspricht der allgemeinen Auffassung über den Verknöcherungsvorgang im jugendlichen Becken. Wie weit in diesem Zustande das Lig. inguinale und die Membrana obturans noch unter Vorspann liegen, ist nicht zu bestimmen.

Zur Darstellung der Geburtsmechanik des Beckenringes hat ED. MARTIN eine Puppe hergestellt, deren Kopf durch Aufblasen beliebig vergrößert werden kann. Es kann am Modell gezeigt werden, wie beim Durchtritt eines relativ großen Kopfes durch den Beckenring das Sicherheitsventil desselben, die Schamfuge in Tätigkeit tritt. Die Symphyse reißt, das Becken bleibt unverändert stabil, solange der Bandapparat unversehrt ist. Daß dieser eine sehr hohe Zugfestigkeit besitzt, ist aus der Tatsache zu erkennen, daß eine Exarticulatio der Hüft-Kreuzbeinverbindung, die nach dem Zerreißen des Bandapparates unweigerlich eintreten müßte, bisher noch nicht beobachtet worden ist. Im Modell ist gut zu erkennen, wie sich Hüft- und Kreuzbein beim Auseinanderweichen der Schambeine höchstens 3—4 mm trennen. Nach dem Durchtritt des Kopfes schnellen die Schambeine wieder federartig zusammen. Die Symphysenruptur ist also ein physiologischer Vorgang.

An dem Modell kann darüber hinaus der Sachverhalt gezeigt werden, wenn der Kopf für das Becken absolut zu groß ist.

---

28. Herr A. KÖHLER-Zwickau: **Wiederherstellung nach Sterilisation durch Verpflanzung eines Ovars in den Uterus.**

Wir verfügen über einige Methoden, Sterilität operativ zu behandeln. Sie kennen die ungewissen Ergebnisse dieser Bemühungen. Es liegt mir daran, über einen Erfolgsfall von Ovariumtransplantation in den Uterus zu berichten und zu dem Forschungsbezirk, den die Arbeiten von ESTES, FOSTER, KNAUS, A. MAYER, v. MICKULICZ-RADECKI, PETIT, SCHMIDT-ELMENDORFF, SERDUKOFF, TRITSCHKOFF, TUFFIER und mancher anderer einnehmen, einen Beitrag zu liefern.

Eine 26jährige Patientin war nach MADLENER abdominal sterilisiert worden. Sie hatte den dringenden Wunsch nach Wiederherstellung ihrer Konzeptionsfähigkeit. Ich entschloß mich, bei der Patientin die Einpflanzung eines Ovars in den Uterusfundus vorzunehmen. Die Operation fand am 21. 4. 50 statt. Nach Eröffnung des Abdomens fand ich einen etwas hypoplastischen, beweglichen Uterus von glatter Oberfläche.

Links etwa 2 cm vom Tubenwinkel entfernt die ehemalige Unterbindungsstelle von spiegelndem Peritoneum überzogen. Beide Tubenschenkel erschienen narbig obliteriert. Sie standen axial zueinander verschoben und waren voneinander getrennt durch eine einige Millimeter breite glatte Verklebung beider Blätter der Mesosalpinx. Die gleichen Verhältnisse rechts. Hier bestand lediglich eine leicht lösliche Verklebung mit der Unterfläche der rechten Plica utero-inguinalis. An beiden Unterbindungsstellen keine Reste des gequetschten Tubenbürzels. Makroskopisch kein Anhalt für das Bestehen einer Tubo-Peritonealfistel. Zur Vereinfachung der Operation wurden beide Tuben in situ belassen. Danach Frontalschnitt im Uterusfundus, der bis ins Cavum uteri reichte. Nun wurde das rechte Ovarium von seinem Stiel abgesetzt, beide Pole reseziert, um frische Wundflächen zu erhalten, und das so vorbereitete Ovarium in den Fundusschnitt eingeführt, so daß seine Achse senkrecht zum Fundusschnitt stand und seine Konvexität ins Uteruscavum hineinreichte. Fixation des Ovars mit je einer Catgutknopfnaht an der Uterusvorder- und -hinterwand. Weiter je eine Kopfnaht rechts und links vom Transplantat zur Versorgung der Uterusmuskulatur. Von einer schichtweisen Versorgung des Uterusschnittes war absichtlich Abstand genommen worden, um komprimierende Momente auf das Ovar weitmöglichst auszuschalten. Deckung des Autotransplantats durch Banddoppelung. Der postoperative Verlauf war glatt und komplikationslos. Keine Nachblutung. Auf eine mögliche Ausstoßung des Transplantats wurde besonders geachtet, diese jedoch nicht festgestellt.

Anfang August gab die Patientin an, daß die letzte Periode am 2. 6. 50 aufgetreten wäre. Untersuchungsbefund: Beginnende Gravidität Mens III. Am 13. 9. Froschtest positiv, AZR positiv. Die Gravidität entwickelte sich weiterhin normal. Vier Wochen vor der Entbindung wurde bei der Patientin eine Beckenverengung 1. Grades festgestellt. Vorangehend war der kindliche Kopf. Waren schon in der Zwischenzeit Bedenken aufgetaucht, ob man mit dem derart versorgten Uterusschnitt einen Spontanpartus abwarten könnte oder ob mit der Möglichkeit der Entbindung durch Sectio gerechnet werden müßte, so war der jetzt erhobene Befund bestimmend für letztere. Der errechnete Geburtstermin war am 9. 3. Am 7. 3. — noch vor Eintritt von Wehen — Entbindung durch Sectio eines lebensfrischen, 2700 g schweren, 49 cm langen Knaben mit allen Reifezeichen und ohne irgendwelche Abnormitäten. Bei der Lösung der Placenta wurde besonders darauf geachtet, ob im Fundusgebiet irgendwelche Prominenz die Stelle des Transplantats anzeigte, jedoch konnte davon nichts festgestellt werden, auch bot die uterine Haftfläche der Placenta keinen Anhalt dafür, daß das Transplantat sich mit der Placenta abgelöst hätte. Unterhalb des Fundus fand ich an der Hinterwand des Uterus einen kleinhandtellergroßen querovulären Bezirk auffälliger Wandverdünnung, offenbar das dehiszente Bett des Pfropfes. Nach Versorgung des Uterusschnittes eingehende Inspektion beider Adnexe, die in Hinsicht auf die vorangegangene Operation einen sehr veränderten — offenbar durch reaktive·Prozesse bedingten — Befund boten. Die Tuben waren in ganzer Länge fast unkenntlich mit den Uterusseitenkanten verklebt. Es war zunächst eine Orientierung nur nach den anscheinend ödematös gequollenen und deutlich in Erscheinung tretenden Fimbrien möglich. Schonsames Abpräparieren beider Tuben von den Seitenkanten des Uterus zwecks histologischer Untersuchung. Wonach die linke Tube eine vollständige Übersicht auf die Unterbindungsstelle erlaubte, die auf der rechten Seite nicht so plastisch in Erscheinung trat. Heilungsverlauf glatt. Mutter und Kind gediehen gut.

Die Serienschnitte der exstirpierten Tuben gingen mir erst vor wenigen Tagen zu. Der rechte uterine Tubenschenkel ist vollkommen narbig obliteriert. Der Schnitt durch die linke Unterbindungsstelle zeigt zwar noch die Lumina beider Schenkel, irgendeine Kommunikation ist nicht festzustellen, auch ist das Schleimhautbild durch degenerative und schließliche Entdifferenzierung seiner Struktur derart verändert, daß man eine Funktionsfähigkeit nicht annehmen kann. Ich glaube folglich, den geschilderten Fall als eine gelungene Ovariumtransplantation betrachten zu dürfen.

29. Herr BAUEREISEN-Magdeburg: **Bericht über einen cystischen Tumor der rechten oberen Lendenwirbelgegend, der differentialdiagnostische Schwierigkeiten bereitete und ungewöhnliche postoperative Reizfolgen des sympathischen Nervensystems aufwies.**

Krankenblatt-Nr. 2028/50 — W. P., 59 Jahre alt.

1939: Laparotomie. Linksseitiger kindskopfgroßer mesosigmoidal entwickelter Ovarialtumor, ausgedehnte Netz- und Darmverwachsungen. Supravaginale Amputation des Uterus mit Entfernung des linksseitigen Ovarialtumors und der rechten Adnexe. Heilung.

2. Aufnahme am 30. 3. 50. Der Portiostumpf ist atrophisch, im Becken kein Infiltrat. Rechts oberhalb des Beckeneingangs fühlt man einen straußeneigroßen cystischen Tumor, der differentialdiagnostisch entweder als eine postoperative Retentionscyste oder als ein Nierentumor gedeutet wird. Zunächst konservative Behandlung. Am 25. 4. 50 Laparotomie in der Mittellinie. Ausgedehnte Netz- und Darmverwachsungen im Gebiet des Beckeneingangs. Man erreicht nur den unteren Pol des cystischen Tumors, der von der rechten Niere nicht vollständig getrennt werden kann. Da es sich um eine allgemein schwächliche Patientin handelt und der Tumor vom Mittelschnitt aus nicht entfernt werden kann, wird die Bauchhöhle vorerst wieder geschlossen und die Patientin nach Heilung der Wunde am 3. 6. 50 nach Hause entlassen.

3. Aufnahme am 26. 6. 50. Die Cystoskopie ergab Cystitis. Der rechte Ureter war für den Katheter nicht durchgängig, nur der linke Ureter. Indigocarmin wird

links normal ausgeschieden, rechts schwach. Es kam also nach dem cystoskopischen Befund ein Nierentumor in Frage. Operation am 10. 7. 50. Extraperitonealer Schrägschnitt von der 11. Rippe bis zur Spina oss. il. sup. Das Peritoneum mit dem Darm wird nach links zur Seite gedrängt. Dann wird allmählich ein straußeneigroßer, cystischer, derb-praller Tumor festgestellt, der von der Gegend der oberen Lendenwirbel und von der hinteren Wand des Iliopsoas entspringt. Die rechte Niere ist gut abgrenzbar, der rechte Ureter zieht über den Tumor hinweg. Er wird abgelöst und ganz langsam der Tumor aus seiner Wundhöhle herausgelöst. Einige Venen, aus denen es stark blutet, werden gefaßt. Dann läßt sich der Tumor abtragen. Die Wundhöhle wird in typischer Weise versorgt, keine Verletzung des Peritoneums nachweisbar. Schluß der Bauchwunde.

Die histologische Untersuchung der Wand ergab eine chronische Entzündung mit schwieliger Umwandlung des Bindegewebes und herdförmigen Fibrinausscheidungen. Die Herkunft des Tumors war damit nicht geklärt.

Postoperativer Verlauf: Temperatur normal. In der ersten Woche Symptome einer arteriellen Embolie bzw. absoluten Schlusses der A. femoralis. Das rechte Bein wurde kalt, der Femoralispuls nicht mehr fühlbar, die Haut bläulich gefleckt, verfärbt. Ganz allmählich tritt auf entsprechende Behandlung wieder der Femoralispuls auf, das Bein schwillt ab, normale Farbe und Wärme kehren zurück. Am 22. Tag nach der Operation kann die Patientin aufstehen und am 19. 8. erfolgt die Entlassung. Es bestand noch eine geringe in Restitution begriffene periphere Peronaeusparese, die durch Druckeinwirkung an der Unterseite des Oberschenkels entstanden ist.

Die ätiologische Herkunft des cystischen Tumors ist bisher noch nicht geklärt. Da vegetative Nervenbestandteile im Tumor nicht gefunden worden sind, kann er nicht vom sympathischen Nervensystem abgeleitet werden. Die schweren Reizfolgen des sympathischen Nervensystems im rechten Bein können durch Entfernung eines Teiles des sympathischen Grenzstranges erklärt werden. Es besteht die Möglichkeit, daß sich im Anschluß an die erste Laparotomie eine Entzündung in der Gegend der oberen Lendenwirbel entwickelt hat, die eine bindegewebige Abkapselung des entzündlichen Transsudates zur Folge hatte.

Weitere Beobachtungen des Falles und Untersuchungen haben ergeben, daß es sich doch um eine Embolie der rechten A. femoralis gehandelt hat. Auffallenderweise sind die Erscheinungen der Embolie relativ schnell zurückgegangen. Es hat sich ein günstiger Kollateralkreislauf eingestellt. Der Befund der Patientin ist bei einer letzten Nachuntersuchung im März sehr gut; das rechte Bein ist normal gebrauchsfähig.

Aussprache zu den Demonstrationen 27—29.

1. Herr H. STIEVE-Berlin: In den Lehr- und Handbüchern der Anatomie und Geburtshilfe findet man auch heute noch ganz verschiedene Angaben über das weibliche Becken, seine Muskulatur und besonders über den Bau des Beckenbodens. Der Herr Vortragende hat in seinen umfassenden Untersuchungen viele der bisher strittigen Fragen geklärt. Ohne auf Einzelheiten einzugehen, darf ich vor allem auf die Angaben des Herrn MARTIN über die Plicae sacro-uterinae und recto-uterinae hinweisen, deren Grundlage früher fast allgemein als Ligamentum bezeichnet

wurde. Die Grundlage dieser Falten wird aber nicht durch kollagene Fasern gebildet, sondern durch einen oft recht kräftigen Zug glatter Muskulatur, den Musculus recto-uterinus, der sicher weit größere Bedeutung besitzt, als heute noch häufig angenommen wird.

2. Herr HERRNBERGER-Bad Segeberg: Stellungnahme zu den Spätveränderungen der Eierstöcke nach ESTEscher Operation:

Es wird über 2 Fälle berichtet, in denen auffallende Veränderungen der Ovarien beobachtet wurden.

In dem einen Fall wurde bei einer 47 Jahre alten Frau, 11 Jahre nach durchgeführter ESTEscher Operation, eine Vergrößerung des Ovars auf fast Doppelhühnereigröße festgestellt.

In dem anderen Fall wurde bei einer 35jährigen Patientin, 8 Jahre nach durchgeführter ESTEscher Operation, ein Ovar von gut Eierpflaumengröße festgestellt.

Beide Patientinnen kamen wegen Cyclusstörungen bzw. gleichzeitigen Schmerzen im Implantationsgebiet zur Behandlung. Eine Konzeption war nicht erfolgt.

Die Möglichkeit der cystischen Umwandlung nach ESTEscher Operation müßte an einem größeren Material geprüft werden.

Vorträge.

30. Herr M. A. HADY GEDIZ-Istanbul: **Erfahrungen mit Progesteron als Schwangerschaftsdiagnostikum.**

Meine Untersuchungen über die Frühdiagnose der Schwangerschaft mit Progesteron habe ich 1943 begonnen. Die Methode ist äußerst praktisch und ohne Laboratorium durchführbar, unschädlich, verhältnismäßig billig und genau so treffsicher wie andere biologische Reaktionen.

Die Mucosa uteri einer in sexueller Reife befindlichen Frau reagiert auf Einverleibung von Progesteron mit einer Entzugsblutung, vorausgesetzt, daß im Organismus eine gewisse Menge von östrogenen Stoffen vorhanden ist. Es ist dabei gleichgültig, in welcher Phase sich die Mucosa uteri befindet. Eine geschlechtsreife Frau mit bisher nicht gestörtem Cyclus zeigt meistens 2 Formen von Amenorrhoe: sekundäre Amenorrhoe, Schwangerschafts- oder Lactationsamenorrhoe.

Bei der sekundären Amenorrhoe kann man in den meisten Fällen durch Progesterongaben eine Entzugsblutung hervorrufen.

Bei der Schwangerschafts- und bei der Lactationsamenorrhoe erfolgt nach Progesteroninjektion keine Blutung.

Nach meinen Erfahrungen trat die uterine Blutung zum Teil 72 Std nach der ersten Progesterongabe auf. In einzelnen Fällen erfolgte die Reaktion bereits nach 24—28 Std. Ich habe mehrmals auch ohne Amenorrhoe (also unmittelbar nach der Fecundatio) die bestehende Schwangerschaft durch diese Methode festgestellt.

Die Anregung zu dieser Methode gaben mir 2 Arbeiten:

1. ZONDEK und ROZIN haben durch Progesteronverabreichung bei normalen und anormalen Cyclusfällen uterine Blutungen hervorgerufen.

Diese Autoren gaben sogar bei bestehender Schwangerschaft 50—150 mg Progesteron, um eine Unterbrechung hervorzurufen. Jedoch blieb der gewünschte Abort aus.

2. LUDWIG SEITZ hat 1941 unter dem Titel „Amenorrhoe durch Progesteronmangel" einen Fall veröffentlicht.

Ich habe, durch diese oben erwähnten Arbeiten angeregt, bei vielen bisher cyclusnormalen und bei cyclusanormalen Frauen die Amenorrhoe mit Progesteron behandelt. Ursprünglich habe ich 5 Tage hintereinander je 10 mg Progesteron intramuskulär injiziert und bekam innerhalb 2 bis 7 Tagen eine menstruationsähnliche Blutung. Später injizierte ich (nach ZONDEK) innerhalb 48 Std 30—50 mg — sogar 100 mg — intramuskulär. Nach Ablauf der oben angegebenen Zeit trat dann immer eine uterine Blutung ein. Bei diesen Amenorrhoebehandlungen fiel mir auf, daß die uterine Blutung beim Vorhandensein einer Schwangerschaft ausblieb. Dieses Ausbleiben wurde mir ein Schwangerschaftssymptom und veranlaßte mich zu weiteren Beobachtungen: ich behandelte 42 Schwangerschaftsamenorrhoen mit Progesteron und es traten niemals uterine Blutungen ein. Später konnten diese Fälle durch Reaktionen von ASCHHEIM-ZONDEK oder FRIEDMANN und endlich auch durch die Geburt einwandfrei als Schwangerschaftsamenorrhoen identifiziert werden. Bei 49 Amenorrhoefällen, die klinisch nicht schwangerschaftsverdächtig waren, habe ich nach den Hormongaben bei allen uterine Blutungen beobachtet. Der Eintritt der Blutung war bei diesen Frauen unabhängig vom Alter und von der Dauer der Amenorrhoe. Später versuchte ich zur Beschleunigung der Reaktion eine Erhöhung der Hormongaben und eine Verkürzung des Zeitraumes, innerhalb dessen die Hormone injiziert wurden, d. h. ich gab die gesamte Menge innerhalb 48 Std. Logischerweise kam ich zu dem Schluß, und wurde dabei auch durch Herrn Geheimrat SEITZ ermutigt, daß intravenöse Hormongaben in noch kürzerem Zeitraum uterine Blutungen hervorrufen müßten. Leider konnte ich bis vor kurzer Zeit kein Präparat zur intravenösen Injektion finden. Dagegen hat KURT WELSCH (Konstanz) im Sommer 1947 auf meine Bitte und Anfrage hin 20 mg einer von der Firma Ciba zur Verfügung gestellten Lutocyclin intravenös bei 7 Patientinnen eingespritzt. WELSCH bekam eine uterine Blutung bei diesen 7 Frauen mit sekundärer Amenorrhoe bereits 3 Tage nach der Injektion. Diese Beobachtungen bestärkten mich in dem Gedanken, daß wir die Reaktion noch eher erwarten können, wenn es gelingt, ein intravenös injizierbares Präparat zu benützen, von dem wir dann mehr als 20 mg intravenös geben können. Die Versuche mit dem Präparat von Schering (= Proluton in Glycerindiäthyläther) konnte nur in der Klinik durchgeführt werden, weil das Präparat Hustenreiz und andere Nebenerscheinungen machte. Deshalb war die Anzahl der dafür geeigneten Fälle nur klein.

Vor kurzem erst kam das intravenös injizierbare Präparat „Lutocyclin-intravenös" zu meiner Verfügung nach Istanbul.

Beim Lutocyclin von Ciba ist das Progesteron in Urethan gelöst. Ich habe bei 8 sekundären Amenorrhoefällen je einmal 40—50 mg Lutocyclin intravenös und 2,5 mg synthetisches Follikelhormon intramuskulär gegeben und konnte am Ende des 3. Tages nach der ersten Injektion eine uterine Blutung hervorrufen. Ich war überrascht, daß die Wirkung dieser 40—50 mg Lutocyclin-Urethanlösung nicht schneller erfolgte als die früher erwähnte Injektion von 20 mg einer Lutocyclinlösung. Leider verfügen wir heute noch nicht über das ideale Präparat, weil die Ausnutzung des Wirkstoffes recht unvollkommen ist. Auch brauchen wir an Stelle des intramuskulär zu injizierenden Follikelhormons ein intravenös injizierbares Präparat. Es ist anzunehmen, daß dann die Zeit bis zum Eintreten der Blutung, die bisher 3 Tage betraf, bedeutend abgekürzt wird.

Um die Wirksamkeit des Lutocyclin-intravenös noch an anderen Fällen zu studieren, habe ich bei 8 gesunden und nichtschwangeren 20—25jährigen Frauen während des Intervalls 40—50 mg Lutocyclin-intravenös und 2,5 mg synthetisches Follikelhormon gleichzeitig injiziert und erzielte bei 2 von diesen Frauen bereits nach 24 Std eine Blutung.

Die Arbeiten von ZONDEK 1941, von RAKOFF 1946 und von CAFFIER 1947 über Amenorrhoebehandlung setze ich als bekannt voraus. Meine erste Veröffentlichung über dieses Thema samt Schwangerschaftsfrühdiagnose stammt vom August 1945 und erschien im türkischen Archiv für Gynäkologie. Auf die Frage der Genese der sog. Progestron-Entzugsblutung möchte ich hier nicht näher eingehen. Ich habe 1945 meine Arbeit an KARL HARTMANN nach Amerika geschickt und bekam durch seine freundliche Vermittlung eine Verbindung zu SHERMAN S. GARRET, welcher 1948 mir seine neueste Arbeit über die Frühdiagnose der Schwangerschaft mit Oestron schickte (erschienen im Amer. J. of Surg. 1948). Der Autor gibt bei gut ausgewählten Amenorrhoefällen am 1., 3., 5. Tage je 1 mg einer öligen Oestronlösung intramuskulär. Wenn 24 Std nach der 3. Injektion keine Blutung auftritt, wird die Diagnose auf Schwangerschaft gestellt. So wurden 250 Fälle mit 100%iger Sicherheit festgestellt.

Zusammenfassend wiederhole ich: Da die sekundäre Amenorrhoe in der Praxis neben der Graviditäts- und Lactationsamenorrhoe im geschlechtsreifen Alter am häufigsten vorkommt und außerdem die Treffsicherheit der Entzugsblutung bei der funktionellen Amenorrhoe nach unseren bisherigen Erfahrungen sehr hoch ist, so müssen wir weiter mit großem Material nachuntersuchen, um festzustellen, ob der Schwangerschaftstest mit Progesteron eine brauchbare Sicherheit gewährleistet. Es liegt mir daran, daß weitere Versuche in großem Stile gemacht werden. Auch müssen wir mit einem Präparat arbeiten, welches an eine idealere

Vermittlerlösung gebunden ist und dadurch am Erfolgsorgan wirksamer wird. Gleichzeitig brauchen wir an Stelle des intramuskulär zu applizierenden Follikelhormons ein intravenös injizierbares Präparat. Es ist anzunehmen, daß die Zeit bis zum Eintritt der Blutung, die bisher 3 Tage betraf, bedeutend abgekürzt wird.

31. Herr LÜTTGE-Bamberg: Beitrag zum febrilen Abort.

Hie aktiv — hie konservativ! So tönt es seit 50 Jahren in der Gynäkologie bei Besprechung der Therapie des fieberhaften Abortes. Zwei Lager standen sich streng gegenüber.

Die Behandlung der fieberhaften Fehlgeburt neigt heute sich fast ausschließlich der konservativen-exspektativen Richtung zu. Die führenden Lehrbücher raten weitgehendst zu konservativem Vorgehen.

Dennoch darf die Diskussion über den febrilen Abort so lange nicht zur Ruhe kommen, als wir diese geradezu katastrophalen Ergebnisse haben. Nach HEYNEMANN ist „der infizierte, kriminelle Abort in den Frauenkliniken größerer Städte längst zur häufigsten Todesursache geworden". Nach seiner Schätzung sind wohl sicher 10% der Aborte als fieberhaft anzunehmen. Die Mortalität beträgt nach DIETRICH 4%, nach v. JASCHKE 4—5%, nach BENTHEIM sogar 9—10%; 54% soll zur dauernden Sterilität führen. Betrug doch die Mortalität bei komplizierten Fällen der Sammelstatistik von WINTER sogar 47,5%!

Die exspektative Einstellung in der Abortbehandlung kann doch wohl nur ein Notbehelf sein; sie widerstrebt unserem ganzen medizinischen Empfinden. Niemals wieder gibt es Situationen, wo wir als Arzt mit gebundenen Händen dabeistehen und zulassen, daß tagtäglich der Organismus von Keimen überschwemmt wird, obgleich wir den Ausgangspunkt der Infektion kennen. Es ist bekannt, daß gerade das abgestorbene Placentagewebe einen ganz besonders guten Keimboden für die Bakterien abgibt. Als Fundamentalsatz gilt in der Medizin das jahrtausendalte Wort: ubi pus, ibi evacua! Und in der Abortbehandlung glauben wir, uns über dies Axiom hinwegsetzen zu dürfen? In der Geburtshilfe kennt man die Gefahren der Placentaretention, man weiß, daß Placentareste so schnell als möglich entfernt werden müssen, soll es nicht zu Blutungen oder schweren septischen Infektionen kommen. Und in der Abortbehandlung glaubt man, sich abwartend verhalten zu dürfen? Bei Fieber unter der Geburt sind wir an der schnellen Geburtsbeendigung interessiert. Und beim Abort soll das Gegenteil richtig sein? Beginnende Temperaturen sind ein Zeichen, daß schon viel kostbare Zeit verloren, daß es aber meistens noch nicht zu spät zum Handeln ist.

Lassen wir den Streit, ob exspektativ oder aktiv, letzten Endes einen Streit um Worte, denn auch beim exspektativen Vorgehen muß eines

Tages — sofern es inzwischen nicht zu spät geworden — aktiv ausgeräumt werden. Je später aber der Abort ausgeräumt wird, um so fester sitzen die Placentareste dem Uterus auf und können oft nur digital vollständig entfernt werden. Wenn man glaubt, daß der Körper während des langen Siechtums Gelegenheit hatte, genügend Abwehrkräfte zu sammeln, so ist das durch Tatsachen nicht belegt. Der Organismus ist inzwischen im Gegenteil tage-, wochen- oder sogar monatelang den Bakterien und Toxinen ausgesetzt und infolgedessen schwer geschädigt. Die aktive Ausräumung bleibt nicht erspart.

Je früher wir ausräumen, um so widerstandsfähiger ist der Organismus, je leichter die Technik.

Bei Durchsicht der Literatur sucht man vergeblich nach dem *Faktor „Zeit"*, nach der Notwendigkeit der Beschleunigung. Der Faktor „Zeit" spielt in der Medizin eine große Rolle. Das wissen wir aus der Geburtshilfe, wie bald protrahierte Geburten fieberhaft werden und infolgedessen zur Beendigung drängen. Die Schnelligkeit der Keimaszendenz kennen wir weiterhin bei Fällen, wo bei längerem Blasensprung der Kaiserschnitt unmöglich wird. Jeder Laie weiß, daß bei Blinddarmentzündung Eile geboten ist. Daß bei der Diphtherie Hilfe nur im Beginn der Erkrankung möglich, ist auch in Laienkreisen selbstverständlich. Und beim Abort sollten andere Gesetze herrschen? Hier eilt es dem Publikum nur bei starker Blutung.

Je länger die Infektion intrauterin belassen, um so verheerender wirkt es sich auf die Nachbarorgane aus; chronische Parametritis, Adnexitis und Sterilität sind die Folge. Die Schwere der Unterleibsentzündung und ihre Irreparabilität steht im direkten Verhältnis zur Länge der Zeit, die die macerierte, infizierte Frucht im Körper bleibt. Aus den meisten nichtinfizierten Aborten kann man durch längeres Liegenlassen künstlich einen fieberhaften Fall züchten und weiter kann man die Entwicklung einer sekundären Infektion der Adnexe und Parametrien verfolgen beim fieberhaften Abort durch längeres Zuschauen (exspectare!). Die Schnelligkeit der Keimaszendenz geht nicht in Tagen, sondern in Stunden vor sich. Ihr zuvorzukommen, muß unser ganzes Streben sein. Es ist ein Wettlauf mit den Bakterien.

Die sehr große Literatur über den febrilen und septischen Abort ist überreich an großen Zahlen von Statistiken, die Technik ist seit Hegars Zeiten dieselbe geblieben. Wenn bisher die Resultate nicht befriedigten, so liegt dies meines Erachtens sowohl an dem zu späten Zeitpunkt der Ausräumung als auch an der Technik. Läßt sich die Technik noch verbessern?

Man wird der Ausräumung eine Desinfektion des Uterusinhaltes vorausschicken müssen. Es genügt nicht, aseptisch in dem verjauchten Gebiet zu arbeiten, *wir müssen vor dem Eingriff Antisepsis treiben*.

Erkennt man diesen Gedankengang als richtig an, dann ist es von untergeordneter Bedeutung, welches Desinfektionsmittel wir nehmen, ob verdünnte Jodlösung oder Lysoform oder Sagrotan oder Alkohol usw. Als bestes Desinfektionsmittel hat sich mir eine heiße $1/2$%ige Sagrotanspülung bewährt. Die intrauterine Spülung ist nichts Neues, neu dürfte bei der aktiven Therapie nur die Spülung *vor* der Ausräumung sein. Wichtig ist die richtige Temperatur der Lösung: durch die Hitze kommt es zur maximalen Kontraktion des Uterus und der Gefäße, zur Verkleinerung des Wundbettes, wodurch eine artefizielle Keimverschleppung erschwert oder gar unmöglich gemacht wird. Und schließlich ist es notwendig, nach der Ausräumung den früheren Sitz der Placenta mit seinen durch die Ausräumung gesetzten Wunden einer Desinfektion zu unterziehen. Zu diesem Zweck wird jetzt nochmals eine intrauterine, heiße Spülung vorgenommen.

Die *Technik* gestaltet sich folgendermaßen: Jodierung des Muttermundes. In Eunarconnarkose Aufstöpseln mit Hegar, soweit es ohne Forcierung möglich ist. Heiße Sagrotanspülung ($1/2$ Liter 48°, $1/2$%ig) mittels Rücklaufkatheter. Injektion direkt in die Portio von 1 cm³ Pituglandol. Instrumentelle Ausräumung, falls nötig digital. Wegnahme der ganzen Gebärmutterschleimhaut durch vorsichtige Curette. Und dann wiederum heiße Spülung mit $1/2$ Liter. Für die nächsten 2 Tage bekommt Patientin Eisblase auf den Leib. Secale für die nächsten Tage erforderlich.

Unsere Resultate waren folgende:

In den letzten *10 Jahren* wurden in der Bamberger Frauenklinik *327* febrile Aborte aufgenommen, davon 45 mit Temperaturen über 40°. Sämtliche Fälle wurden durch Curettage mit vorheriger und anschließender Spülung behandelt. Dabei kam es in *3 Fällen zum Exitus*, das sind 0,92%. In einem Fall ist vorher ein krimineller Eingriff ausgeführt worden. So waren es an sich nur *0,61% = 2 Todesfälle*.

In *3 Fällen* traten *Eintagstemperaturen* post Curettage auf. In *5 Fällen* dauerte die *Temperatur 2 Tage*, bei *7 Fällen* war eine *Mehrtagestemperatur* zu verzeichnen. Insgesamt verliefen 15 Fälle nach der Cürettage *febril*, das sind *4,5%*, und 95,5% afebril.

Die *längste Krankheitsdauer* nach der Abrasio betrug *22 Tage*. In *22 Fällen* wurde *nicht innerhalb der ersten 24 Std* curettiert, *das sind 6,7%*. Bei diesen Fällen waren die oben erwähnten 2 Todesfälle dabei.

Bei jedem febrilen Abort haben wir es nicht nur mit den verjauchten Abortresten zu tun, sondern jedesmal bildet sich intrauterin ein septisches Exsudat. Es genügt also nicht, lege artis den Placentarest zu entfernen, wir müssen versuchen, vorher das septische Exsudat abzulassen. Das geschieht am besten durch die präoperative heiße intrauterine Spülung.

Fieber beim febrilen Abort ist nicht immer der Ausdruck der bereits bestehenden Infektion. Beginnendes Fieber ist vielmehr der Ausdruck der Abwehr des Organismus, es ist ein Selbstschutz: durch Fieber kommt es zu Wehen. Der Organismus hat die Neigung, das körperfremde infizierte intrauterine Gewebe zur Ausstoßung zu bringen. Es gelingt ihm oft besonders in späteren Monaten der Schwangerschaft, jedoch weniger leicht in den ersten Monaten. Den Körper in seinem Kampf um die Befreiung von dem abgestorbenen Gewebe zu unterstützen, muß unser Streben sein. Die Natur zeigt uns selbst den Weg zur Therapie: Aktiv heißt die Parole! und zwar unter aseptischen und antiseptischen Kautelen!

Bei der von uns eingeschlagenen Therapie haben wir im allgemeinen bewußt auf Penicillin und Sulfonamide verzichtet, um einen besseren Überblick zu bekommen.

32. Herr H.-E. Levens-Köln: **Die Bedeutung der Placenta im fetalen Eiweißstoffwechsel.** (Mit 1 Textabbildung.)

Es ist bekannt, daß die Placenta für das entstehende Individuum Funktionen ausübt, die später, im postnatalen Leben bei Differenzierung der verschiedenen Organe, von diesen übernommen werden. Besonders interessant erscheint die Frage nach der Herkunft der fetalen Eiweißkörper, da ja der Fet ein wesentlich anderes Serumeiweißspektrum besitzt als die Mutter, wie wir kürzlich gemeinsam mit Herrn Ewerbeck aus der Universitäts-Kinderklinik Köln elektrophoretisch nachweisen konnten. Es erhebt sich nun die Frage, inwieweit ist die Placenta aktiv an dem Zustandekommen des fetalen Serumproteinbildes beteiligt? Bestehen verwertbare Unterschiede bezüglich des Gesamteiweißgehaltes und der Zusammensetzung der Proteine des venösen und arteriellen Nabelschnurblutes einerseits und des mütterlichen Blut andererseits?

Die photometrischen Gesamteiweißbestimmungen in den einzelnen Serumproben ließen keine verwertbaren Unterschiede erkennen. Die gleichen Beobachtungen wurden bereits von anglo-amerikanischen Autoren beschrieben. Anders jedoch verhielt es sich mit der elektrophoretischen Differenzierung der Serumeiweißkörper. In keinem Fall bestand eine Kongruenz zwischen dem mütterlichen und dem kindlichen Elektrophoresediagramm, weder des Nabelschnurarterien- noch des Nabelschnurvenenblutes. Stets ist das mütterliche Serum albuminärer und globulinreicher als das fetale Serum. Weiterhin bestehen zwischen den beiden Umbilicalgefäßen regelmäßige Unterschiede, und zwar ist das aus der Placenta zum Fet strömende Nabelschnurvenenblut teilweise bis zu 20% albuminreicher als das Nabelschnurarterienblut, während dieses stets globulinreicher ist (Tabelle 1).

Zur besseren Erkenntnis dieser Verhältnisse sei der Mittelwert unserer Fälle als Diagramm demonstriert (Abb. 1).

Wie wir sehen, unterscheidet sich das mütterliche Serumeiweißspektrum wesentlich von dem des Kindes — es ist in dem Diagramm als schwarze Säule dargestellt. Die beiden anderen Säulen bedeuten die einzelnen kindlichen Eiweißfraktionen. Es ist ganz offensichtlich, daß die Nabelschnurvene bedeutend mehr Albumine enthält als die Arterie, während in der Nabelschnurarterie die Globuline überwiegen. Das bedeutet also, daß das Blut, welches von der Placenta zum Kind fließt, *albuminreicher*, während umgekehrt das vom Kind kommende Blut *globulinreicher* ist.

Tabelle 1. *Relative Serumproteinwerte (Mittelwerte) des mütterlichen Venenblutes und des Nabelschnurarterien- und -venenblutes.*

	Albumin %	Globuline		
		α-%	β-%	γ-%
Mütterliche Vene . .	50,7	13,7	17,7	17,4
Arteria umbilicalis .	60,2	8,1	7,4	23,1
Vena umbilicalis . .	67,9	6,1	5,2	20,5

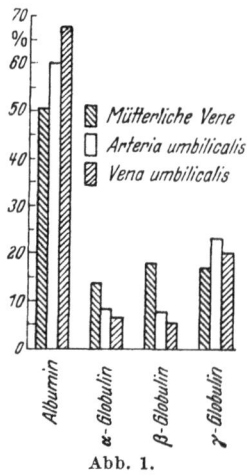

Abb. 1.

Welche Schlüsse können nun aus diesen Befunden gezogen werden und läßt sich das Phänomen ohne Annahme einer eiweiß-auf- oder umbauenden Tätigkeit der Placenta erklären?

Rein theoretisch könnte man annehmen, daß die Placenta entweder aus den ihr vom mütterlichen Blutkreislauf zuströmenden Aminosäuren kleinmolekulare Proteine mit der Wanderungsgeschwindigkeit der Albumine neubildet oder aber, daß sie die vom Feten einströmenden großmolekularen Proteine in Albumine „aufspaltet". Letztere Annahme ist jedoch mit dem gleichen Hinweis auf die Unwahrscheinlichkeit einer Umwandlung der Globulinmoleküle in Albuminmoleküle in der Leber auf Grund ihrer unterschiedlichen Aminosäurezusammensetzung abzulehnen.

Wir können unsere dargelegten Befunde nur in der Weise erklären, daß in der Placenta eine Neubildung von Proteinen, und zwar von albuminartigen Molekülen stattfindet.

Zur Stütze dieser Annahme möchte ich noch auf 2 Beobachtungen hinweisen:

1. Nach neueren Untersuchungen von SCHMIDT an 166 Neugeborenen fällt der Serumeiweißspiegel nach der Geburt in den ersten 14 Tagen bis 3 Wochen beim Kind ab (durchschnittlich etwa um 1 g-%). Es ist naheliegend, diese Entwicklung auf eine bestehende Insuffizienz der vorhandenen Serumeiweißbildungsstätten bei gleichzeitigem Ausfall

einer bis zur Geburt bestehenden „Ersatzbildungsstätte" — nämlich der Placenta — zurückzuführen.

2. Je jünger der Fet ist, um so größer ist der Albuminanteil seines Blutserums. Das Serum des jüngsten von uns untersuchten Feten bestand fast nur aus Albumin. (Es handelt sich um eine 16 cm lange Frucht.) Da nach neuesten Untersuchungen anzunehmen ist, daß die Albumine ausschließlich in der Leber gebildet werden, und es unwahrscheinlich ist, daß die Leber eines Feten im 4. Monat bezüglich der Serumeiweißbildung mehr leistet als die eines Erwachsenen, sehen wir hierin ebenfalls eine Stütze der Auffassung, daß die fetale Hyperalbuminämie ihren Grund in der placentaren Albuminneubildung hat.

---

33. Herr E. MAYR-München: **Über die Möglichkeit einer Prophylaxe der fetalen Erythroblastose mit Rh-Hapten.** (Mit 10 Textabbildungen.)

Seit die Pathogenese der fetalen Erythroblastose bekannt ist, ist man vielerorts bemüht, möglichst schon während der Schwangerschaft eine Schädigung des Kindes zu verhüten und auch das intrauterine Absterben der Frucht zu vermeiden. — Verschiedene Möglichkeiten, diesem verhängnisvollen Krankheitsgeschehen entgegenzuwirken, werden in der Literatur erwähnt, doch sind bisher kaum Erfolge zu verzeichnen. Die frühzeitige Entbindung ist nur in einem kleinen Teil derartig gelagerter Fälle möglich.

An der I. Universitäts-Frauenklinik München haben wir Neutralisierungsversuche bei rh-negativen schwangeren Frauen, die Rh-Antikörper im Serum aufwiesen, mit Rh-Hapten der Firma Serag angestellt.

Haptene sind Substanzen, welche keine antigene Fähigkeit besitzen, aber imstande sind, Antikörper zu binden; es handelt sich dabei um einen Lipoidkomplex. Die Rhesussubstanz besteht aus einer Eiweißkomponente und einem Lipoidkomplex. Die Gewinnung des Haptens beruht auf dem Prinzip, daß die Stromata Rh-positiver Erythrocyten der Einwirkung von Alkohol unterworfen werden, wobei die antigen wirkenden Proteine ausgefällt und denaturiert werden. Die lipoidartige Haptensubstanz wird dann bis zur Injektionsfähigkeit weiter verarbeitet.

Die Wirkung von Rh-Hapteninjektionen auf den Antikörpertiter rh-negativer sensibilisierter Frauen läßt sich an Hand einiger Abbildungen demonstrieren. Die Männer waren in jedem Fall Rh-positiv.

Die Hapteninjektionen wurden von allen Frauen gut vertragen.

Die eben demonstrierten Abbildungen zeigen, daß der Antikörpertiter im Serum der Mutter nach Hapteninjektionen absinkt bzw. die Antikörper in einem Teil der Fälle nicht mehr nachzuweisen sind. In drei weiteren Fällen, die wegen der Kürze der Zeit nicht mehr gezeigt werden können, war das gleiche zu beobachten. — Die univalenten Antikörper scheinen die wichtigere Rolle zu spielen. — Es fällt auf, daß bei den

Abb. 1.

Abb. 2.

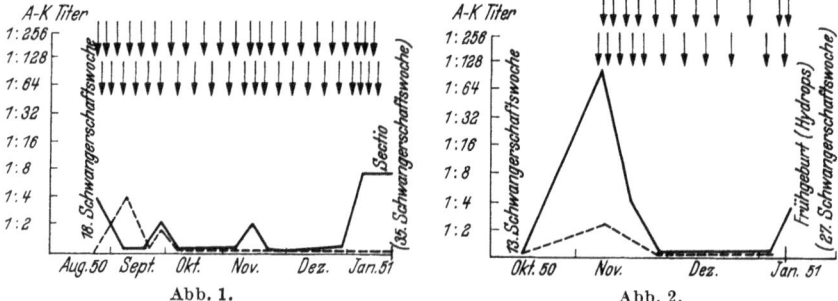

Abb. 1. (3. Schwangerschaft). 1. Kind gesund; 2. Kind nach 5 Tagen an Ikterus gestorben. ↓ Hapteninjektion; – – – bivalente Antikörper; ——— univalente Antikörper.

Abb. 2. (2. Schwangerschaft). 1. Schwangerschaft: Hydrops mens VII.

Abb. 3.

Abb. 4.

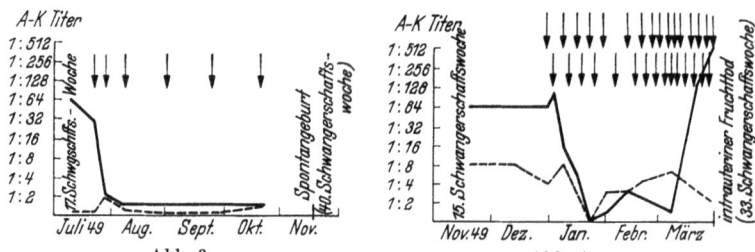

Abb. 3. (3. Schwangerschaft). 1. Kind nach 6 Tagen an Ikterus gestorben; 2. Kind nach 4 Monaten an Ikterus gestorben.

Abb. 4. (6. Schwangerschaft). Vor dem 1. Partus 2 Bluttransfusionen. 1. Kind lebt (Rh-positiv), 3mal intrauteriner Fruchttod. 5. Schwangerschaft: Kind nach 1 Tag an pathologisch gesicherter Erythroblastose gestorben.

Abb. 5.

Abb. 6.

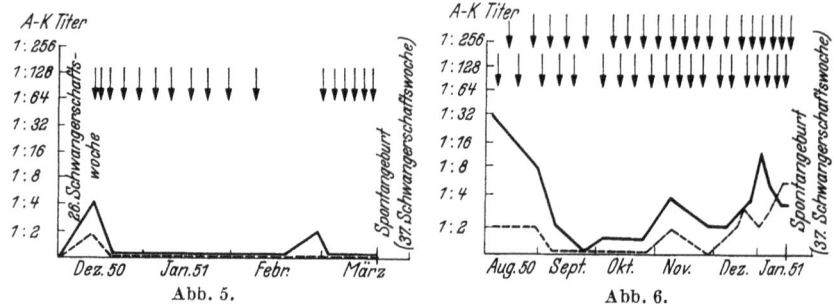

Abb. 5. (3. Schwangerschaft). 2 Abortus mens III und IV.

Abb. 6. (4. Schwangerschaft). Abortus mens IV. Frühgeburt mens VII (nach 36 Std Exitus an Erythroblastose). Totgeburt mens VII.

Frauen, die schon vor Beginn der Behandlung einen sehr hohen Antikörpertiter hatten, die Hapteninjektionen einen Wiederanstieg am Ende der Schwangerschaft nicht aufhalten konnten; vielleicht wurden hier

Möglichkeit einer Prophylaxe der fetalen Erythroblastose mit Rh-Hapten. 285

so viele Antikörper gebildet, daß die Haptene zur Neutralisierung derselben nicht ausreichten.

Bevor uns Rh-Hapten zur Verfügung stand, haben wir wohl Titerschwankungen beobachtet, doch bei fortschreitender Schwangerschaft nie einen Titerabfall wie nach Hapteninjektionen.

Die Meinungen über die Haptenbehandlung in der amerikanischen Literatur sind geteilt. — Mit dem uns zur Verfügung stehenden Rh-

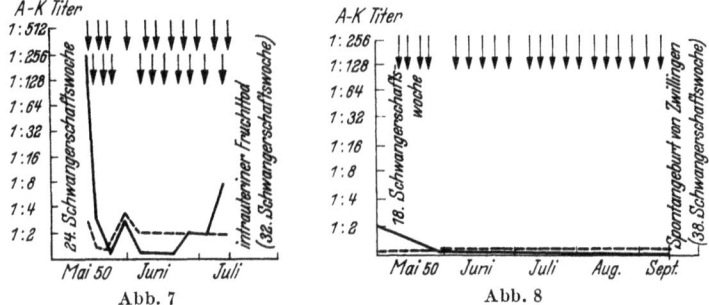

Abb. 7. (3. Schwangerschaft.) 1. Kind nach 2 Jahren gestorben. Totgeburt mens IX.
Abb. 8. (3. Schwangerschaft). 2 Abortus mens IV und V.

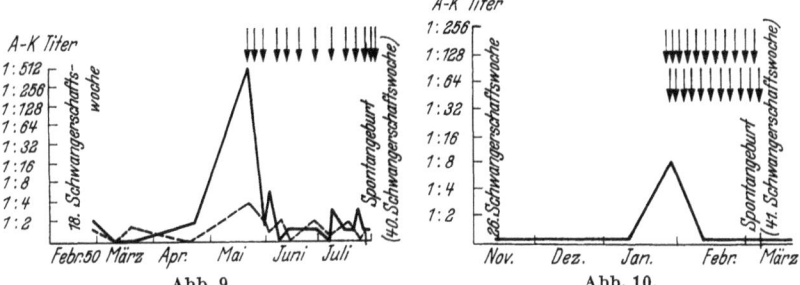

Abb. 9. (3. Schwangerschaft.) 1. Kind lebt (Rh-positiv); Abortus mens IV.
Abb. 10. (4. Schwangerschaft). 1. und 2. Kind starben nach 3 Wochen an Ikterus.
3. Schwangerschaft: Kind nach 36 Std gestorben.

Hapten können wir doch in jedem Fall zunächst einen serologischen Erfolg erzielen, wenn auch der klinische Erfolg vielfach noch versagt bleibt.

Sicher spielen beim Zustandekommen einer Erythroblastose noch andere Faktoren, wie etwa die Durchlässigkeit der Placenta, eine Rolle. Die entscheidende Rolle dürften aber doch die Antikörper spielen. Nicht allein die Höhe des Antikörpertiters, sondern vor allem die Länge ihrer Einwirkung scheint bedeutungsvoll zu sein.

Nachdem Rh-Hapten eine antikörperbindende Wirkung zeigt, dürfte es, wenn auch noch viele Versuche und klinische Beobachtungen nötig sein werden, doch zur Prophylaxe der fetalen Erythroblastose beitragen.

34. Herr HOLLÄNDER-Würzburg: **Einiges zur Frage der Erythroblastosenprophylaxe.**

Die heutigen Möglichkeiten einer wirksamen Prophylaxe der fetalen Erythroblastosen bewegen sich noch in recht bescheidenen Grenzen. Der sicherste Weg zur Verhütung einer Rh-bedingten Erythroblastose, nämlich die Empfehlung einer Eheschließung mit einem rh-negativen Mann dürfte nur theoretische Bedeutung haben. Auf die verschiedenen Versuche, eine Schädigung der Frucht bei einer bereits sensibilisierten Frau zu verhindern, soll hier im einzelnen nicht eingegangen werden. Es seien nur die künstliche Geburtseinleitung oder die vorzeitige Schnittentbindung erwähnt, ferner immunbiologische Methoden, wie die sog. Antigenkonkurrenz oder Desensibilisierungsversuche, indem man durch laufende Gaben kleiner Antigenmengen gewissermaßen eine Erschöpfung des reticulo-endothelialen Systems zu erreichen suchte.

Eine weitere Möglichkeit einer Erythroblastenprophylaxe besteht in einer Absättigung der mütterlichen Rh-Antikörper durch Rh-Haptene. Dies sind Stoffe, die selbst keine antigene Wirkungen mehr besitzen, jedoch in der Lage sind, entsprechende Antikörper zu binden. Die ursprünglichen Hoffnungen, mit Hilfe der Rh-Haptene einen Antikörpernachschub zu unterbinden, haben sich nicht erfüllt. Es ist aber gelungen, wie aus einigen kasuistischen Mitteilungen hervorgeht, eine Senkung der Antikörper bei sensibilisierten Müttern zu erreichen. Ziel einer Haptenprophylaxe müßte es daher sein, durch laufende Injektionen die Rh-Antikörper auf ein möglichst geringes Maß herabzudrücken oder nach Möglichkeit ganz zum Verschwinden zu bringen.

Ich darf den Fällen von Haptenprophylaxe, die Herr MAYR soeben mitgeteilt hat, einen weiteren Fall hinzufügen, bei dem wir einen Versuch mit „Rhesus-Hapten-Serag" vorgenommen haben.

Es handelte sich um eine 30jährige Frau, die früher zweimal eine Bluttransfusion erhielt. Die erste Schwangerschaft endigte mit einer Fehlgeburt im 3. Monat, ein Jahr später erfolgte die Geburt eines Knaben, bei dem wenige Stunden post partum ein Ikterus auftrat und der nach 3 Tagen verstarb. Die Obduktion ergab unter anderem einen schweren Kernikterus. 1946 Geburt eines Mädchens, 6 Std post partum wieder eine starke Gelbsucht. Das Kind konnte nach mehrwöchiger klinischer Behandlung geheilt werden. Im Januar 1950 kam die Patientin erstmalig in unsere Beobachtung. Sie befand sich im Beginn des 4. Schwangerschaftsmonats. Die Blutuntersuchung ergab: Mann Rh-positiv, Patientin rh-negativ. Im Blutserum der Mutter fanden sich univalente Rh-Antikörper vom Titer 1:4, bivalente Antikörper waren während der ganzen Schwangerschaft nicht nachweisbar. Wir begannen anschließend mit den Hapteninjektionen und setzten sie unter ständiger Kontrolle der Antikörper in fast regelmäßigen Abständen bis zum Ende der Schwangerschaft fort (Projektion). Die Rh-Antikörper blieben fast immer im geringen Titer von 1 : 2. Einmal stieg er auf 1 : 8 $\pm$, und zwar nachdem die Patientin aus häuslichen Gründen 2 Wochen der Behandlung fernbleiben mußte. In der 25. Woche erhielt sie wieder 2 Injektionen und anläßlich einer erneuten Kontrolle eine Woche später war der Titer wieder auf 1 : 2 abgefallen. Es wäre für uns interessant gewesen, nach dieser Feststellung nochmals absichtlich eine Behandlungspause einzulegen, es erschien uns aber im Interesse des Kindes zu riskant und wir haben daher auf diesen Versuch lieber verzichtet. Ein zweiter kleinerer Anstieg des Titers auf 1 : 4 war in der 33. Woche zu verzeichnen. Die Antikörperkontrollen in der letzten und vorletzten Woche der Gravidität ergaben nur eine schwache Reaktion bei der Verdünnung 1 : 2.

Nach vorzeitigem Blasensprung kam es zur Spontangeburt eines Rh-positiven Kindes (weiblich), das einen vollkommen gesunden Eindruck machte. Etwa 36 Std post partum machte sich eine leichte Gelbfärbung der Haut bemerkbar. Das Allgemeinbefinden zeigte jedoch nichts Auffallendes, der Serumbilirubinspiegel stieg von 1,8 mg-% auf 2,5 mg-%, im Blutausstrich fand sich auf 100 Leukocyten ein Erythroblast. Klinisch fand sich kein Anhaltspunkt für eine fetale Erythroblastose. Der geringe Ikterus war in etwa 48 Std wieder völlig verschwunden. Von pädiatrischer Seite wurde er als gewöhnlicher Icterus neonatorum aufgefaßt.

Wir vermögen nicht zu sagen, ob es nicht auch ohne vorherige Haptenverabfolgung zur Geburt eines gesunden Kindes gekommen wäre, zumal ja bekannt ist, daß nach einer Reihe von Geburten mit fetaler Erythroblastose auch wieder ein völlig gesundes Rh-positives Kind ohne vorherige Prophylaxe geboren werden kann. Auch die bisherigen Mitteilungen im Schrifttum über Haptenbehandlungen lassen erkennen, daß der Wert der Haptene noch nicht einwandfrei erwiesen ist. Immerhin glauben wir, daß noch weitere Versuche mit Rhesus-Hapten notwendig sind, um festzustellen, unter welchen besonderen Voraussetzungen Erfolge zu erwarten sind, wobei der Behandlungsbeginn, die Antikörperart und die Dosierung im einzelnen eine Rolle spielen mögen. Nach den bisherigen Erfahrungen scheint eine möglichst frühzeitige Behandlung schon in den ersten Schwangerschaftsmonaten wichtig zu sein. Erst wenn eine große Versuchsserie zur Verfügung steht, wird man sich ein endgültiges Urteil über den Wert der Haptene bilden können.

Eröffnung des 4. und letzten Kongreßtages.

Präsident: Meine Damen und Herren! Für das 4. Hauptreferat: „Schwangerschaftsunterbrechung und Sterilisierung" hat sich der Heidelberger Strafrechtler Professor Dr. jur. EBERHARD SCHMIDT zur Verfügung gestellt, der Ihnen allen durch sein berühmtes Buch „Arzt und Strafrecht" bekannt sein dürfte. Das medizinische Korreferat wird Herr NAUJOKS-Frankfurt erstatten. Ich danke beiden Herren für ihre Bereitschaft, ebenso den ausländischen Kollegen TEN BERGE-Groningen, KOLLER-Basel, SJÖVALL-Lund, PARACHE-Madrid und HARTEMANN-Nancy, daß sie meiner Aufforderung nachkamen, uns über die Handhabung der Schwangerschaftsunterbrechung und Sterilisierung in ihren Ländern zu berichten. Mein Ziel bei der Auswahl dieser Referate war, uns die standesrechtlichen Grundlagen darstellen zu lassen, um dadurch die Grundlage für die Beseitigung der bestehenden Rechtsungleichheiten und Rechtsunsicherheiten zu schaffen. Ich bitte, sich in der Aussprache auch auf dieses Thema zu beschränken. Es wird also *nicht* über das wahrlich auch sehr wichtige Gebiet der medizinischen Indikationen im einzelnen und der Technik diskutiert werden. Wir hoffen, auf diese Weise als Wissenschaftler den Gesetzgebern und dem Arzt in der Praxis nützlich zu sein. Ich bitte Herrn EBERHARD SCHMIDT, das Wort zu nehmen.

IV. Hauptbericht.

Schwangerschaftsunterbrechung und Sterilisation

nach geltendem und künftigem Recht.

Von

EBERHARDT SCHMIDT-Heidelberg.

A. Schwangerschaftsunterbrechung.

I. Als ich am 30. Juni 1946 auf der Tagung der Nordwestdeutschen Gesellschaft für Gynäkologie in Göttingen über § 218 zu berichten hatte, mußte ich in erster Linie auf die große Rechtsunsicherheit hinweisen, die damals noch im Gefolge der mit dem Zusammenbruch von 1945 eingetretenen Verhältnisse allenthalben spürbar war. Ob § 218 überhaupt noch geltendes Recht sei, war fraglich geworden; ob mit dem Erbgesundheitsgesetz von 1933/35 noch zu arbeiten sei, war, soweit man an der Fortgeltung des § 218 festhielt, nicht weniger zweifelhaft. Die Not der Zeit drängte dazu, in Vergewaltigungsfällen Schwangerschaftsunterbrechungen durchzuführen und sich dabei mehr oder weniger über alle Indikationsprobleme hinwegzusetzen.

Die Rechtslage ist heute nicht mehr ganz so verworren wie damals. *An der unentwegten Geltung des § 218 StGB. ist nicht zu zweifeln.* Daß aber damit die Rechtslage bis ins Letzte geklärt sei, läßt sich noch immer nicht behaupten. Ich muß hier von den besonderen Verhältnissen absehen, die sich auf der Grundlage verschiedener landesrechtlicher Sonderregelungen in der *Ostzone* entwickelt haben, und möchte versuchen, einen Überblick über *die Rechtsverhältnisse in der Bundesrepublik* zu geben. Hierbei folge ich den üblichen Indikationseinteilungen.

1. a) Das eine ist ganz sicher: *Die Schwangerschaftsunterbrechung im Falle medizinischer Indikation ist gestattet.* Worauf die Rechtmäßigkeit beruht, ist freilich auch für das Gebiet der Bundesrepublik nicht einheitlich zu beantworten. Bei meinem Vortrag im Jahre 1946 habe ich mich darauf berufen, daß der die medizinisch indizierte Schwangerschaftsunterbrechung gestattende § 14 des Erbgesundheitsgesetzes noch als geltendes Recht anzusprechen sei. Aber das läßt sich für *Bayern* und *Hessen* nicht mehr sagen. Ganz gewiß nicht für Bayern; denn das

Bayer. Gesetz Nr. 4 vom 20. November 1945 hat das Gesetz zur Verhütung erbkranken Nachwuchses mit sämtlichen hierzu erlassenen Durchführungs- und Ausführungsbestimmungen aufgehoben. Aber auch für Hessen wird das gleiche zu gelten haben, da die Hessische Verordnung vom 16. Mai 1946 das Erbgesundheitsgesetz „bis auf weiteres nicht mehr anzuwenden" gestattet und dieses Anwendungsverbot auch auf alle Durch- und Ausführungsbestimmungen erstreckt.

Aber in diesen beiden Ländern greifen nun die rechtlichen Gesichtspunkte wieder durch, die das Reichsgericht in seinen bekannten Entscheidungen vom 11. März 1927 und vom 20. April 1938 für die vom Arzt vorgenommene Schwangerschaftsunterbrechung entwickelt hatte. Das ist allgemein anerkannt und auch gar nicht anders denkbar, da es ganz unmöglich wäre, daß der Rechtszustand in zwei Ländern der Bundesrepublik um fast ein Vierteljahrhundert sollte zurückgeschraubt werden können.

Ganz klar ist die rechtliche Lage in *Württemberg-Baden* auf Grund des hier ergangenen Gesetzes Nr. 34 vom 24. Juli 1946. § 14 Abs. 1 des Erbgesundheitsgesetzes, in dem die medizinisch indizierte Schwangerschaftsunterbrechung geregelt ist, gilt weiter nebst den Artikeln 2—7, 12, 14 der 4. Ausführungsverordnung vom 18. Juli 1935. Aber für die *übrigen Länder der Bundesrepublik* läßt sich eine eindeutige positive Gesetzeslage nicht feststellen. Für die Länder der britischen Zone ist immerhin bedeutsam, daß die Verordnung des Zentraljustizamtes über die Wiederaufnahme von Verfahren in Erbgesundheitssachen vom 28. Juli 1947, wie sich aus der amtlichen Begründung entnehmen läßt, von dem Gedanken ausgeht, daß das Erbgesundheitsgesetz von 1933 nicht spezifisch nationalsozialistisch sei, sondern eugenischen Erwägungen entstamme, die auch sonst in vielen Ländern der Welt zu ähnlichen Gesetzgebungen geführt haben. *Mit anderen Worten:* Soweit das Funktionieren des Erbgesundheitsgesetzes nicht davon abhängig ist, daß die Erbgesundheitsgerichte arbeiten, steht der Heranziehung seiner Bestimmungen nichts im Wege. *Das bedeutet jedenfalls zunächst einmal, daß § 14 Abs. 1 bezüglich der medizinisch indizierten Schwangerschaftsunterbrechung weiter anwendbar ist,* und tatsächlich wird in Bremen, Nordrhein-Westfalen, Schleswig-Holstein, Hamburg, Niedersachsen, wenn mich nicht alles täuscht, nach diesem Gesichtspunkt verfahren. In Rheinland-Pfalz wird das Erbgesundheitsgesetz als durch Art. 3 der Verfassung von 1947 beseitigt angesehen, die ärztliche Schwangerschaftsunterbrechung jedoch nach den reichsgerichtlichen Grundsätzen von 1927/28 behandelt. In Württemberg-Hohenzollern werden ärztliche Schwangerschaftsunterbrechungen unter Mitwirkung einer Gutachterkommission durchgeführt; die rechtliche Grundlage ist sehr unklar; materiell sind die Grundsätze des Reichsgerichts offensichtlich maßgebend.

b) Ob *im konkreten Fall* von einer *medizinischen Indikation* gesprochen werden darf, ist eine aus der Zuständigkeit des Juristen herausfallende Frage, soweit es sich darum handelt, zu bestimmen, welche mit der Schwangerschaft zusammenhängenden pathologischen Zustände eine ernste Gefahr für Leben oder Gesundheit der Mutter bedeuten. Verwirrung kommt in diese medizinische Problematik hinein, wenn man die Frage aufwirft, ob auch eine „*gemischt medizinisch-soziale Indikation*" den Eingriff rechtfertigen könnte. Es gibt keine „gemischt medizinischsoziale Indikation". Wie schon vor Jahren Herr Kollege MARTIUS[1] gezeigt hat, kommt der Arzt, der nicht Krankheiten, sondern Kranke behandelt, bei der Frage, was ein Krankheitszustand für den kranken Menschen *bedeutet*, um die Berücksichtigung der gesamten Lebensverhältnisse gar nicht herum; und insofern kann natürlich auch eine ungünstige, nicht zu beseitigende soziale Lage von großer Tragweite sein. Verstehen wir mit § 14 Abs. 1 Erbgesundheitsgesetz unter medizinischer Indikation die „ernste Gefahr für das Leben oder die Gesundheit" der Schwangeren, so steht nun eben der Arzt, der dies feststellen soll, vor der *Bedeutungs*frage bezüglich des pathologischen Zustandes, und er wäre ein schlechter Arzt, wenn er das Pathologische seiner Patientin gegenüber allen sonstigen Lebensgegebenheiten isolieren wollte. Stellt er aber unter Einbeziehung ungünstiger, den Krankheitszustand und -verlauf erheblich beeinträchtigender sozialer Verhältnisse fest, daß *diese* Patientin in *dieser* Lage im Hinblick beispielsweise auf *diese* Tuberkulose an Leben und Gesundheit durch die Schwangerschaft als solche ernst gefährdet sei, so ist die Indikation, die er stellt, *noch immer eine rein medizinische*, weil es der *medizinische* Gesichtspunkt ist, der die Prognose *entscheidend* bestimmt.

Viel schwieriger ist meines Erachtens die Problematik der medizinischen Indikation in den Fällen, wo *anormale Reaktionsweisen* oder *-möglichkeiten* eine Lebensgefahr für die Patientin bedeuten. Ich darf daran erinnern, daß der Fall, den das Reichsgericht mit seinem berühmten Urteil vom 11. März 1927 entschieden hat, gerade eine solche Lage aufgewiesen hat. In der Sachdarstellung des Falles heißt es, daß die Schwangere „wegen Nervenstörungen" in nervenärztlicher Behandlung gestanden und sowohl bei der erstmaligen Erwähnung der Möglichkeit der Schwangerschaft als auch nach Feststellung des zweifellosen Bestehens einer solchen „heftige Affektausbrüche mit nachfolgendem dumpfen Brüten" erlitten und sodann „Selbstmordgedanken" geäußert habe. Der nervenärztliche Befund bestand also darin, daß bei der Schwangeren „infolge einer durch Schwangerschaft hervorgerufenen reaktiven Depression eine gegenwärtig ernstliche Gefahr der Selbstentleibung bestehe". Das Reichsgericht hat im Hinblick auf diese

---
[1] MARTIUS: Dtsch. med. Wschr. **1933**, 29.

Gegebenheit von einer „medizinischen Indikation" gesprochen und jene bekannten Grundsätze vom übergesetzlichen Notstand entwickelt, die zur Rechtfertigung der ärztlichen Schwangerschaftsunterbrechung herangezogen worden sind. Der veröffentlichten Entscheidung ist nicht zu entnehmen, ob im Verlaufe des Verfahrens in den Sachverständigengutachten *erörtert* worden ist, inwieweit nicht nur ausgesprochene psychotische Prozesse, also Gehirnerkrankungen, sondern auch anormale Reaktionsweisen eine „medizinische" Indikation begründen. Daß in solchen Fällen große Zurückhaltung und Vorsicht geboten ist, steht außer Zweifel. Völlig zutreffend hat das Schlesw.-Holst. OLG in einer Entscheidung vom 6. April 1949 (Deutsche Rechtspr. III, 327, 19 k) ausgeführt, daß Selbstmordabsichten *als solche* noch *keine* medizinische Indikation begründen. Wenn aber „hinter dem Suiciddrang eine endogene Veranlagung zu Depression steht, in der Familienanamnese sich Melancholie, Depression, Suicidversuche u. ä. finden"[1], und wenn *dann* dem Richter vom Sachverständigen gesagt werden muß, daß eine *therapeutische Beeinflussung der Depression sehr ungewiß*, die Selbstmordgefahr also eine unbedingt ernsthafte gewesen ist, so wird der *Richter* das Vorliegen der Voraussetzungen des § 14 Abs. 1 bejahen dürfen, auch wenn, was er nicht zu entscheiden hat, im streng medizinischen Sinn von einem „Krankheits"-Zustand vielleicht nicht gesprochen werden darf. Denn das Gesetz und auch die Grundsätze des Reichsgerichts machen ja nicht das Vorliegen einer „Krankheit" in einem bestimmten medizinischen Sinne zur Voraussetzung der Rechtfertigungsmöglichkeit, sondern stellen auf die Frage ab, ob eine „ernste Gefahr für das Leben" abgewendet werden muß, ohne die *Ursache* dieser Gefahr des Näheren zu bestimmen. Selbstverständlich verlangt der Sinn des § 14 Abs. 1, daß die Lebensgefahr sich *aus der durch die Schwangerschaft bedingten psycho-physischen Situation der Mutter als solchen* ergibt. Wenn der uneheliche Erzeuger droht, er werde die Schwangere umbringen oder in hilflosem Zustande belassen, so ist damit keine „ernste Gefahr für das Leben" *im Sinne des § 14 Abs. 1 gegeben.*

c) Das ungleiche und in mancher Hinsicht unsichere Schicksal des Erbgesundheitsgesetzes und seiner Durchführungsbestimmungen hat im Zusammenhang mit der medizinischen Indikation eine nicht unbeträchtliche Unklarheit entstehen lassen hinsichtlich der Frage, ob und inwieweit vor der Schwangerschaftsunterbrechung *eine medizinische Gutachterstelle* zu Worte kommen müsse, ferner auch bezüglich der Frage, ob und *inwieweit Fehl- und Frühgeburten noch der in Art. 12 der 4. VO zur Ausführung des Erbgesundheitsgesetzes festgesetzten Anzeigepflicht unterliegen.*

---

[1] WINTER-NAUJOKS: Die künstliche Schwangerschaftsunterbrechung, 3. Aufl., S. 85. 1949.

Eine gesicherte gesetzliche Grundlage für die Beantwortung dieser Fragen besteht eigentlich nur für *Württemberg-Baden* und *Bayern*, also seltsamerweise gerade für diejenigen Länder, in denen die Meldepflicht auf Grund des Art. 12 zu so unliebsamen und aufsehenerregenden Vorkommnissen geführt hat.

Württemberg-Baden hat mit seinem Gesetz Nr. 34 vom 24. Juli 1946 die auf die Gutachterkommission und die Meldepflicht bezüglichen Bestimmungen landesrechtlich aufrechterhalten. Auch in *Bayern* arbeiten, wie ich den Angaben bei WOLLENWEBER-HÜNERBEIN entnehme, Indikationskommissionen, und die Meldepflicht bei Fehl- und Frühgeburten ist durch das bayer. Gesetz Nr. 89 vom 14. November 1947 mit Novelle vom 18. Juni 1948 landesrechtlich neu geregelt, freilich mit der Maßgabe, daß Name, Geburtstag und Wohnung der Schwangeren seitens der Ärzte nicht dem Amtsarzt mitzumelden, sondern in einem besonderen Verzeichnis zu vermerken sind, in das der Amtsarzt nur persönlich Einsicht nehmen darf.

Gutachterkommissionen arbeiten ferner, soweit ich feststellen kann, in *Hessen* auf Grund einer Anordnung des Staatsministeriums, in *Bremen, Schleswig-Holstein, Hamburg, Niedersachsen* wohl auf der Grundlage der alten Bestimmungen; in *Württemberg-Hohenzollern* und *Rheinland-Pfalz* ist mir die Rechtslage nicht klar.

Ganz große Unsicherheit aber herrscht bezüglich der *Meldepflichten bei Fehl- und Frühgeburten*. Für die *Länder der britischen Zone* hat ein Urteil des OGH Köln vom 30. Juni 1950 die Fortgeltung des Art. 12 behauptet und damit einen Standpunkt eingenommen, von dem offenbar auch das Zentraljustizamt für die Britische Zone ausging, als es am 28. Juli 1947 seine VO über die Wiederaufnahme von Verfahren in Erbgesundheitssachen erließ. Merkwürdigerweise aber haben die *Ministerien* der Länder der Britischen Zone gerade dem Art. 12 gegenüber teilweise eine durchaus abweichende Stellung eingenommen. In *Nordrhein-Westfalen* haben Erlasse des Innenministers vom 30. September 1948 und 14. Februar 1949 zwar die aus Art. 12 sich ergebende Meldepflicht als fortbestehend stillschweigend vorausgesetzt, aber sie haben die auf Ministerialerlassen aus dem Jahre 1937 bestehende Pflicht der Amtsärzte, die ärztlichen Meldungen der Kriminalpolizei weiterzugeben, aufgehoben und der Kriminalpolizei das Recht zur Einsichtnahme in die Akten der Gesundheitsämter entzogen. Dasselbe ist für *Niedersachsen* durch den Sozialminister unter dem 24. Januar 1951 angeordnet worden, wobei den Ärzten zugleich verstattet worden ist, bei ihren auf Grund des Art. 12 erfolgenden Meldungen die betreffenden Personen nur noch mit den Anfangsbuchstaben ihres Vor- und Zunamens zu bezeichnen. Aber in den *anderen Ländern der britischen Zone* wird, wenn ich recht unterrichtet bin, Art. 12 ohne derartige Einschränkungen weiter befolgt. Indessen ist demgegenüber nunmehr auf die sehr interessanten Ausführungen des Braunschweiger Staatsanwaltes Dr. GEORG SCHULZ in Heft 1 der NJW 1951 hinzuweisen, der dem Art. 12, soweit er, wie in der Britischen Zone, als *Rest*bestimmung des alten *reichsrechtlichen Erbgesundheitsgesetzes* in Betracht kommt, jede Rechtsgültigkeit überhaupt abspricht, weil der Reichsinnenminister für das, was er in Art. 12 angeordnet hat, keine gesetzliche Ermächtigung gehabt habe. Dem ist allerdings bereits von einem anderen Braunschweiger Staatsanwalt Dr. BÖRKER lebhaft widersprochen worden, und vielleicht spricht dieser Meinungsgegensatz innerhalb einer und derselben Behörde deutlicher als alles andere für die erschreckende Rechtsunsicherheit, in der wir uns befinden.

Zu erwähnen ist in diesem Zusammenhang auch die bekannte Bestimmung des § 22 Abs. 3 der in fast allen Ländern der Bundesrepublik erlassenen Meldeordnungen, wonach die Leiter von Krankenanstalten (im weitesten Sinne) diejenigen Personen sofort zu melden haben, die „in einem auf eine strafbare Handlung hindeutenden Zustand" eingeliefert werden. Das bezieht sich insbesondere auch auf solche Fälle, wo bei einer eingelieferten Frau der Befund den Verdacht auf Abtreibung begründet. Daß dieser § 22 Abs. 3 der Meldeordnungen, weil er die reichsrechtliche Regelung der ärztlichen Schweigepflicht und des ärztlichen Zeugnisverweigerungsrechtes in unzulässiger Weise durchbricht, rechtsungültig ist, habe ich in ausführlicher Weise in einem Aufsatz in der deutschen Rechtszeitschrift (1950, S. 172 ff.) dargelegt. Die Behörden aber halten gerade auch an dieser Meldepflicht fest, obwohl sich inzwischen auch ein namhafter Vertreter des öffentlichen Rechts, GÖNNENWEIN-Heidelberg (DRZ 1950, S. 464), scharf gegen die Rechtsgültigkeit des § 22 Abs. 3 der Meldeordnungen gewandt hat.

Sie sehen also: *Rechtsunsicherheit über Rechtsunsicherheit!*

2. Sehr rasch kann ich mich de lege lata mit dem Problem der *eugenischen, sozialen* und *ethischen Indikation* abfinden. Es kann keine Rede davon sein, daß auch nur *eine* dieser Indikationen zu einer Rechtfertigung einer Schwangerschaftsunterbrechung führen könnte. Darüber besteht im juristischen Schrifttum nur *eine* Meinung. Aus der Rechtsprechung ist nicht die geringste Andeutung in Richtung einer entgegengesetzten Auffassung zu entnehmen. Ich bin sehr erstaunt gewesen, noch im vergangenen Jahr in einem süddeutschen Lande (den Namen will ich nicht nennen) feststellen zu können, daß dort bei behaupteter Notzuchtsschwängerung eine aus Amtsrichter, Amtsarzt und noch einer dritten Person bestehende Kommission den Fall prüft und im Falle der Feststellung der Notzucht die Schwangerschaftsunterbrechung freigibt. Das geschieht contra legem. Daran ändert nichts das einträchtige Zusammenwirken von Jurisprudenz und Medizin.

II. *De lege ferenda* möchte ich die Forderung stellen, daß der Bundesgesetzgeber uns endlich wieder *ganz einheitliche Normen* gibt, die die *gesamte Problematik* der Schwangerschaftsunterbrechung bei *medizinischer Indikation einheitlich* regeln und allen noch bestehenden Rechtsunsicherheiten ein Ende bereiten. Ich sage mit Betonung: die *gesamte* Problematik! Das aber bedeutet folgendes:

1. Die *materiellen Voraussetzungen des Eingriffs* sind genau zu bestimmen. Dabei darf an der bewährten Bestimmung des § 14 Abs. 1 des Erbgesundheitsgesetzes festgehalten werden. *Also:* einerseits *ernste Gefahr für das Leben oder die Gesundheit der Mutter* durch das Bestehen der Schwangerschaft, wobei selbstverständlich auch die etwa voraussehbaren lebensgefährlichen Schwierigkeiten der Entbindung zu berücksichtigen sind, andererseits die *Einwilligung der Schwangeren*. Es wird in letzterer Hinsicht zu überlegen sein, ob *die Fälle*, in denen auf die Einwilligung der Schwangeren *verzichtet* werden darf, *gesetzlich zu fixieren* sind, wie dies der Gesundheitsausschuß der US-Zone (Länderrat Stuttgart) in seinem Entwurf eines Gesetzes über Schwangerschaftsunterbrechung vorgesehen hat. Es bestehen nun insofern 2 Möglichkeiten: Entweder es besteht Lebensgefahr, die Schwangere ist infolge Bewußtlosigkeit nicht vernehmungsfähig, sofortige Interruptio ist erforderlich, *oder aber* die Schwangere ist infolge ihres Geisteszustandes (Schwachsinn u. dgl.) nicht imstande, die Bedeutung des Eingriffs zu verstehen. Im ersten dieser beiden Fälle ist die Unterbrechung auch ohne Einwilligung schon nach geltendem Recht statthaft; im letzteren Falle wird schon heute die sorgeberechtigte Person (Vormund, Pfleger) ins Benehmen zu ziehen sein. *Zur Vermeidung aller Zweifel sollten beide Fälle gesetzlich geregelt werden.* Der Gesetzgeber aber sollte sich endlich aufraffen und den Arzt, der nun wirklich einmal *ohne die erforderliche und einholbare Einwilligung* eine *medizinisch indizierte* Schwangerschaftsunterbrechung *lege artis* ausführt, davor bewahren, *wie eine Engelmacherin* unter dem Tatbestandsgesichtspunkt der „Abtreibung" bestraft zu werden. Das heißt: Der Gesetzgeber soll endlich den seit langem geforderten Tatbestand der „eigenmächtigen Heilhandlung" schaffen, die Bestrafung dieses Deliktes deutlich von derjenigen der Abtreibung unterscheiden und damit die Gerichte aus der üblen Notwendigkeit erlösen, ein *ärztliches* Verhalten, das *immer noch* ein *ärztliches*, weil der *Lebenserhaltung dienendes* ist, unter dem *völlig verfehlten Wertgesichtspunkt der* „Abtreibung" zu ahnden. Der Entwurf des Länderrats Stuttgart hat in dieser Hinsicht in seinem § 13 einen schüchternen, aber in Halbheiten steckenbleibenden Anlauf gemacht.

2. Was die *formellen Voraussetzungen des Eingriffs* betrifft, so handelt es sich de lege ferenda um die Frage, ob an der Mitwirkung einer *Gutachterstelle* festzuhalten ist und, wenn ja, wie sie zu bilden ist. Ich habe

Verständnis dafür, daß erfahrene und gewissenhafte Gynäkologen am liebsten den Eingriff auf eigene Verantwortung hin vornehmen wollen, möchte aber doch dringend raten, an der konsiliarischen Mitwirkung einer Gutachterstelle festzuhalten und die Statthaftigkeit des Eingriffs, von Notfällen abgesehen, von der Einverständniserklärung dieser Stelle abhängig zu machen. Das bedeutet eine Entlastung von Verantwortung und eine Fernhaltung strafrechtlicher Gefahren, die dem Arzt, der den Eingriff dann ausführt, nur sehr erwünscht sein sollte. Auch sind solche Gutachterstellen doch wohl die geeigneten Gremien dafür, daß eine gleichmäßige Praxis sich einspielt und eine Berücksichtigung gerade solcher Fortschritte der medizinischen Wissenschaft gewährleistet wird, die die Interruptio in bestimmten Fällen überflüssig machen.

Die gesetzliche Regelung muß jeden Zweifel daran beseitigen, daß das Gutachten, das die Schwangerschaftsunterbrechung für erforderlich erklärt, *nur* die *Berechtigung* des Arztes zur Ausführung des Eingriffs deklaratorisch feststellt, *keineswegs aber eine Verpflichtung* zur Unterbrechung für irgendeinen Arzt begründet. Jeder Arzt muß die letzte Entscheidung darüber haben, ob *er* die Unterbrechung verantworten will. Das Gutachten kann ihm nur die Sicherheit geben, daß, *wenn* er unterbricht, die *medizinische Indikation keinem Zweifel* unterliegt. Eine *andere Frage* ist die, ob ein Krankenhaus-Gynäkologe *von dem Krankenhauspersonal* die *erforderlichen Hilfeleistungen* bei der Durchführung des Eingriffs *verlangen darf*. Das sollte meines Erachtens unbedingt der Fall sein, und zwar schon deshalb, weil das Personal die Dringlichkeit des Falles gar nicht beurteilen und nicht die Verantwortung dafür übernehmen kann, daß ein unumgänglich notwendiger Eingriff vielleicht zum schweren Schaden der Patientin verzögert wird. Ganz unmöglich aber ist es, daß die nichtärztliche Personalleitung, etwa die Oberin des betreffenden Schwesternordens, dem zu dem Eingriff entschlossenen Arzt irgendwelche dienstlichen Schwierigkeiten (etwa Entlassung aus dem Vertragsverhältnis) androht für den Fall, daß er den Eingriff durchführt und die Hilfe der Schwestern in Anspruch nimmt. Da solche Fälle vorgekommen sind, wird man auf Abhilfe bedacht sein müssen. Gesetzliche Bestimmungen dürften nicht erforderlich sein. Aber in Ausführungsbestimmungen und durch Maßnahmen der Gesundheitsbehörden wird für Sicherung der Ärzte nach diesen Richtungen hin zu sorgen sein.

Über die Zusammensetzung der Gutachterstelle will ich mich nicht äußern. Die ärztlichen Standesvertretungen aber sollten neben den Gesundheitsbehörden berücksichtigt werden.

3. *Vorschläge de lege ferenda* mit Bezug auf *eugenische, soziale* oder *ethische Indikation* zu machen, *kann ich mich nicht entschließen*. Bei der medizinischen Indikation handelt es sich um Lebensrettung der

Mutter, mindestens um ihre Bewahrung vor schwerem Siechtum. Hier ist ein eklatanter Notstand gegeben, dessen Feststellung und dessen Beseitigung eine Angelegenheit reinen Arzttums ist, das hierbei aus den ärztlichen Erwägungen und Betrachtungsweisen nicht herauszutreten hat. Aber bei all den andern Indikationen wird dem Arzt ein Kalkül zugemutet, das den foetalen Lebenswert unter die Berechnung einer sozialen Tauglichkeit und Erwünschbarkeit stellt. In dieser Richtung den ersten Schritt zu tun, bedeutet in ein Zweckdenken hineinzugeraten, an dessen Ende dann wieder die Massentötungen von Geisteskranken stehen, wofür totalitärer Zynismus das Wort ,,Gnadentod" geprägt hatte. Ich verkenne nicht, daß sehr rechtlich denkende Menschen schon vor 1933 für die eugenische und soziale Indikation Vorschläge gemacht haben, und daß es sich hier um ein Problem handelt, über das sich sehr ernsthaft reden läßt. Aber in einer Zeit, die unter einer Relativierung aller ethischen Werte leidet und deren Hauptübel ein an alles sich wagender pragmatischer Utilitarismus ist, möchte ich für meine Person lieber den Vorwurf eines engherzigen Rigorismus auf mich nehmen, als die Verantwortung für die Auslieferung höchster irrationaler Werte an ein Zweckdenken, welcher Art auch immer. Die meines Erachtens ausgezeichneten Ausführungen, die Herr Kollege VILLINGER-Marburg im Novemberheft 1950 der Medizinischen Monatsschrift dem Problem der Schwangerschaftsunterbrechung gewidmet hat, bestärken mich, an meinem Standpunkt festzuhalten.

B. *Sterilisation.*

Diesen Standpunkt aber vertrete ich um so eher, als ich in bezug auf das *Sterilisationsproblem* zu Feststellungen de lege lata und zu Vorschlägen de lege ferenda komme, die meines Erachtens eine erhebliche Entlastung und Vereinfachung des Problems der Schwangerschaftsunterbrechung bedeuten.

I. 1. Über das Sterilisationsproblem de lege lata habe ich mich in einem größeren Aufsatz in der ,,Juristenzeitung" vor nicht langer Zeit geäußert. Es ist in jeder Hinsicht sehr viel umstrittener als das Problem der Schwangerschaftsunterbrechung, bei der die Fälle der *medizinischen Indikation* doch immerhin eine *gewisse Oase rechtlicher Übereinstimmung* in Wissenschaft und Praxis, in Medizin und Jurisprudenz darstellen. Aber die Einstellung der Tätigkeit der Erbgesundheitsgerichte, die in einigen Ländern erfolgte Aufhebung des Erbgesundheitsgesetzes haben mitunter zu der Ansicht verführt, *daß Sterilisationen überhaupt nicht mehr vorgenommen werden dürften.* Über allem Zweifel erhaben ist natürlich die Unmöglichkeit jeder Art von *zwangsweiser* Sterilisierung. Der § 42 k StGB., der die Entmannung des gefährlichen Sittlichkeitsverbrechers vorsah, ist durch Kontrollratsgesetz Nr. 11 vom 30. Januar

1946 beseitigt worden; auf Grund des Erbgesundheitsgesetzes können *zwangsweise* Sterilisationen seit Einstellung der Arbeit der Erbgesundheitsgerichte nicht mehr erfolgen.

Aber die nihilistische Auffassung, die sich *freiwilligen* Sterilisationen gegenüber verbreitet hat, vermag ich nicht zu teilen. Die strafrechtliche Problematik liegt bei den sterilisierenden Eingriffen einfacher als bei den Schwangerschaftsunterbrechungen. Bei diesen ist immer eine *fatale Interessenkollision* gegeben: das Interesse an Erhaltung des *foetalen Lebens* wird dem Interesse an Erhaltung des *mütterlichen Lebens* geopfert. Also es muß doch eben immer ein selbständiges, in sich sozial wertvolles Rechtsgut preisgegeben werden! Bei der Sterilisation haben wir es dagegen immer nur mit *einem* Rechtsgut zu tun, dem Interesse an Erhaltung der körperlichen Integrität des von dem Eingriff Betroffenen. Es fragt sich, ob die *Verfügung* über dieses Rechtsgut im Hinblick auf die Sterilisations*wirkungen dem einzelnen schlechthin entzogen ist*. Diese Frage ohne weiteres zu *bejahen*, also die sterilisierenden Eingriffe schlechthin als *verboten* anzusehen, besteht auch nach Fortfall des Erbgesundheitsgesetzes *nicht der mindeste Anlaß*.

2. Im einzelnen möchte ich das mit Rücksicht auf die verschiedenen Indikationsmöglichkeiten folgendermaßen begründen:

a) Sterilisierende Eingriffe können *medizinisch indiziert* sein. Auf das einzelne möchte ich als Jurist nicht eingehen. Nur *das* möchte ich betonen, daß gerade die medizinische Indikation häufig im Zusammenhang mit Schwangerschaftsunterbrechungen wird gestellt werden können. Wenn schon *eine* Unterbrechung *oder gar mehrere* nötig gewesen, weil mit *jeder* Schwangerschaft *immer wieder* die *gleiche* Lebensgefährdung eintritt, dann dient die zwecks Verhütung solcher lebensgefährlichen Schwangerschaften vollzogene Sterilisation sicherlich der Abwendung einer ernsten Lebensgefahr, wobei zwischen verheirateten und unverheirateten Frauen kein Unterschied zu machen ist. Das gleiche wird zu sagen sein, wenn in wiederholten Schwangerschaften *schizophrene Schübe* aufgetreten sind, die jedesmal die Unterbrechung erfordert haben. Auch hier wird mit erneuter Unterbrechung die Sterilisation zu verbinden sein.

Die *Statthaftigkeit* der medizinisch indizierten Sterilisation ergibt sich in *Württemberg-Baden* klar aus dem weiter in Geltung stehenden § 14 Abs. 1 des Erbgesundheitsgesetzes. Aber auch in den Ländern der Bundesrepublik, in denen das Erbgesundheitsgesetz nicht ausdrücklich beseitigt ist, sondern nur die Tätigkeit der Erbgesundheitsgerichte hat eingestellt werden müssen, kann die medizinisch indizierte Sterilisation weiter mit § 14 Abs. 1 gerechtfertigt werden. Voraussetzung also ist ernste Gefahr für Leben oder Gesundheit des Patienten und dessen Einwilligung.

In Bayern und Hessen kann nun freilich § 14 Abs. 1 nicht mehr herangezogen werden. Hier ist das Erbgesundheitsgesetz aufgehoben bzw. für unanwendbar erklärt. Aber § 14 Abs. 1 ist *nicht die einzige Rechtfertigungsmöglichkeit* für den medizinisch indizierten Sterilisationseingriff. Weil dieser ja ein *Heileingriff* ist, also jeder Blinddarm- oder Gallenblasenoperation an sozialer Sinnbedeutung völlig gleichsteht, so ist für ihn, wenn er nur einwandfrei indiziert ist und lege artis erfolgt (und das setze ich natürlich voraus!), im Grunde genommen ja überhaupt gar keine Rechtfertigung nötig, ganz gleichgültig, ob § 14 Abs. 1 in Geltung ist oder nicht; denn ihn als eine tatbestandsmäßige ,,Körperverletzung" im Sinne der §§ 223 ff. StGB. anzusehen, das ist es ja, wogegen sich die juristische Wissenschaft jetzt eigentlich ziemlich einhellig sträubt. Aber ich will mich auf diesen, auch von mir selbst geteilten Standpunkt hier nicht versteifen, sondern von der in der Rechtspraxis nach dem Vorgang des Reichsgerichts noch heute vertretenen Auffassung ausgehen, daß der Sterilisationseingriff, wie jede Operation, tatbestandsmäßig eine schwere Körperverletzung (§§ 223 a, 224 StGB.) ist. Dann haben wir folgerichtig den Rechtfertigungsgrund, soweit nicht auf § 14 Abs. 1 zurückgegriffen werden darf, in *der* Norm, die jeden Heileingriff rechtfertigt, selbst wenn mit ihm der Verlust eines wichtigen Gliedes oder einer wesentlichen Körperfunktion verbunden ist, *nämlich in § 226 a StGB.*

§ 226 a StGB. erklärt, wenn ich ihn gleich in verstehbares Deutsch übersetzen darf, die *am Einwilligenden* vorgenommene *Körperverletzung jeder Art* (§§ 223 bis 224 StGB.) für *gerechtfertigt,* wenn sie *den guten Sitten entspricht.* Das wird bei jedem operativen Heileingriff ohne weiteres angenommen, muß also auch bei dem sterilisierenden gelten; denn es ist ja gar nicht einzusehen, warum eine medizinisch indizierte *Augenexstirpation* gemäß § 226 a soll rechtmäßig sein können, die mit Sterilisationswirkung verbundene medizinisch indizierte *Uterusexstirpation* aber nicht. Also auch in Bayern und Hessen sind medizinisch indizierte Sterilisationen selbstverständlich statthaft.

Eine andere Frage ist die, *ob da*, wo das Erbgesundheitsgesetz die Sache nicht mehr regelt, insbesondere auch die Durchführungsbestimmungen beseitigt sind, *vor dem Eingriff ärztliche Gutachterstellen* um die *Einverständniserklärung* anzugehen sind. Meines Erachtens ist das nicht zu fordern, jedenfalls kann das Fehlen einer gutachtlichen Stellungnahme der ärztlichen Gutachterstelle an der sonst gegebenen *Sittengemäßheit des Eingriffs* nichts ändern. In Württemberg-Baden muß die Gutachterstelle zweifellos gefragt werden, abgesehen von den unaufschiebbaren Fällen; auch in den anderen Ländern, wo die Gutachterstellen für Schwangerschaftsunterbrechungen weiter in Tätigkeit sind, die Durchführungsbestimmungen des Erbgesundheitsgesetzes also insoweit noch gelten, würde ich die Einholung der Einverständniserklärung der Gutachterstelle für erforderlich ansehen. Unterbleibt dies aber, so kann der sterilisierende Arzt keinesfalls wegen schwerer Körperverletzung, wohl aber in Württemberg-Baden gemäß Art. 14 Abs. 1 der 4. Ausführungs-VO zum Erbgesundheitsgesetz bestraft werden (Gefängnisstrafe!). In Bayern und Hessen dürfte von diesem Art. 14 keine Gefahr drohen. Ob es in den Ländern der Britischen Zone und anderwärts, abgesehen von Württemberg-Baden, der Fall ist, ist eine Doktorfrage, in die ich mich hier nicht vertiefen will.

b) Wie steht es aber nun mit Sterilisierungen aus *eugenischer Indikation*?

Die für den Heileingriff maßgebenden Gesichtspunkte lassen sich hier natürlich keinesfalls verwenden. Dem Heilzweck dient die eugenisch indizierte Sterilisierung nicht, vielmehr soll sie die Entstehung eines erbkranken Nachwuchses verhindern; Tatbestandsmäßigkeit des Eingriffs im Sinne der §§ 223a, 224 StGB. ist also sicher. Läßt sich nun hier § 226a StGB. zur Rechtfertigung des Arztes heranziehen? In Bayern und Hessen, wo vom Erbgesundheitsgesetz überhaupt nichts mehr übriggeblieben ist, ist der Rückgriff auf § 226a durch nichts behindert, womit noch nicht gesagt ist, daß seine Voraussetzungen ohne weiteres immer gegeben sind. Bedenken aber bestehen da, wo § 14 Abs. 1 Erbgesundheitsgesetz noch Anwendung findet, vor allem also in Württemberg-Baden, aber auch in den Ländern der Britischen Zone; denn § 14 Abs. 1 enthält die fatalen Worte „nur dann", sagt also, daß die Sterilisierung *„nur dann"* zulässig sei, wenn *medizinische* Indikation vorliegt. Bedeutet das für die betreffenden Länder, daß *jede andere Indikation die Rechtswidrigkeit bewirkt?*

Wir dürfen in diesem Zusammenhang nicht vergessen, daß § 14 Abs. 1 Erbgesundheitsgesetz ein stehengebliebener Torso dieses umfassenden, das ganze Sterilisierungsproblem erschöpfend regelnden Gesetzes ist. Die erschöpfende Regelung des Gesetzes sollte in erster Linie die Problematik der (freiwilligen, vor allem aber auch der zwangsweisen) *eugenischen* Sterilisierung lösen. Das ist das Hauptanliegen gewesen und erfüllt den ganzen ersten Teil des Gesetzes. Dann fügte § 14 die Norm für die medizinisch indizierte Sterilisierung hinzu und erklärte durch die Worte „nur dann", daß eine *weitere* Indikation neben der eugenischen und der medizinischen nicht berechtigt sei, daß also, das war das gewünschte Ergebnis, die *soziale* Indikation *nicht* berücksichtigt werden dürfe.

Aber nur in einem solchen, auf *erschöpfende* Behandlung des *ganzen* Sterilisationsproblems abzielenden Gesetzes haben die Worte „nur dann" einen ausschließenden Sinn. Da, wo heute noch *landesrechtlich* mit § 14 Abs. 1 Erbgesundheitsgesetz gearbeitet werden kann, können die Worte "nur dann" nicht die Anwendung einer *reichsrechtlichen* bzw. jetzt *bundesrechtlichen* Norm verhindern, die, wie § 226 a, vom Richter in allen Fällen von Reichs- bzw. Bundesrecht wegen zu berücksichtigen ist, die als Körperverletzung zu werten er zunächst Anlaß hat. Das ist aber außerhalb des Anwendungsbereichs des § 14 Abs. 1 Erbgesundheitsgesetz bei jeder, nicht Heilzwecken dienenden Sterilisation der Fall, d. h. also zunächst einmal bei jeder eugenisch indizierten.

Die Frage also, die dem Richter sich unabweisbar stellt, geht dahin: *Ist die an einer einwilligenden Person durchgeführte Körperverletzung im Sinne einer eugenisch indizierten Sterilisation eine den guten Sitten entsprechende Maßnahme oder nicht?*

Das wäre für uns zu verneinen, wenn diese Frage nur im Bereiche machtstaatlichen Denkens zu bejahen wäre, wenn also die eugenische Sterilisation eine typisch machtstaatliche (nationalsozialistische oder bolschewistische) Institution wäre. Aber das ist sie bekanntlich nicht. Das hat sogar das Amerikanische Militär-Tribunal im sog. „Juristenprozeß" verneint, und die bekannten Sterilisationsgesetze Amerikas, Skandinaviens, der Schweiz, Canadas, Australiens beweisen es. Wie sehr die freiwillige eugenische Sterilisation auch bei uns als sozial vernünftig und sittlich einwandfrei anerkannt ist, zeigt ja auch der Entwurf des Länderrats Stuttgart, der sie in angemessenen Grenzen, d. h. bei schweren Erbkrankheiten, dringend empfiehlt.

Damit aber ist bewiesen, daß der Arzt, der eine dies wünschende, an schwerer Erbkrankheit leidende oder als Anlageträger einer solchen erkannte Person sterilisiert, wenn nach medizinisch-erbbiologischer Wissenschaftslehre bei der Nachkommenschaft mit großer Wahrscheinlichkeit schwere körperliche oder geistige Erbschäden vorauszusehen sind, in einer *vernünftigem* und *sittlichem* Denken *entsprechenden* Weise handelt, also für die von ihm gesetzte tatbestandsmäßige Körperverletzung im Sinne der §§ 223a, 224 gerechtfertigt ist. Sollte in der heutigen schwer gefährdeten Lage unseres Volkes dies ein unvernünftiges, ungerechtes Ergebnis sein?

Freilich, der Arzt trägt volle Verantwortung für strenge und sichere Indikationsstellung. Dies um so mehr, als es sich ja hier um Eilfälle mit sofort zu fassenden Entschlüssen niemals handeln wird. Ohne Mitwirkung einer erbbiologischen Fachautorität wird der Arzt, der nicht selbst eine solche ist, gut tun, die eugenische Sterilisierung zu unterlassen. Gutachterstellen sind für *diese* Eingriffe ja auch da, wo § 14 Abs. 1 für medizinisch indizierte Sterilisationen noch anwendbar ist, nicht vorgeschrieben, aber das Fehlen solcher Bestimmungen kann nicht dazu führen, daß ein Arzt, der korrekt und gewissenschaft eine eugenisch indizierte Sterilisation ausführt, ins Zuchthaus geschickt wird. Will der

Staat auch hier die Tätigkeit einer Gutachterstelle vorgeschaltet haben, so muß er das ausdrücklich anordnen.

c) Die *soziale Indikation* konnte, wie ich schon zeigte, unter der Herrschaft des in voller Geltung stehenden Erbgesundheitsgesetzes angesichts seiner *erschöpfenden* Lösung des *ganzen* Sterilisationsproblems den Eingriff nicht rechtfertigen. Aber heute ist die Rechtslage nun unbedingt eine andere. Es steht nichts im Wege, auch bei dieser Indikation den bundesrechtlich für alle Arten von Körperverletzungen geltenden § 226a zu Rate zu ziehen. Also dreht sich alles um die Frage: *Entspricht eine am Einwilligenden vollzogene Sterilisierung aus sozialer Indikation den guten Sitten?*

In diesem Zusammenhang verdient es Beachtung, daß § 226a StGB., der jetzt geltendes Recht ist, in jeder Hinsicht dem § 264 des StGB.-Entwurfs von 1927 entspricht, und daß man sich, als *vor* 1933 die Problematik der freiwilligen Sterilisation unter den Gesichtspunkten aller Indikationen erörtert wurde, durchaus im Einverständnis darüber befand, daß jener § 264 des Entwurfs 1927 *auch die soziale* Indikation *rechtfertige*. EBERMAYER, Graf zu DOHNA, RADBRUCH, KOHLRAUSCH sind in dieser Beziehung durchaus *einer* Meinung gewesen, Juristen also von Rang und Namen und, was entscheidend ist, von anerkannter rechtsstaatlicher Haltung und Gesinnung. Sie vertraten diesen Standpunkt in einer wirtschaftlich ebenfalls schwierigen Zeit mit anschwellenden Arbeitslosigkeitsziffern und wirtschaftlichen und sozialen Sorgen mannigfachster Art. Wäre *damals* § 264 des Entwurfes 1927 *Gesetz geworden, niemand hätte gezweifelt,* daß die *soziel indizierte Sterilisierung* damit *gesetzlich anerkannt* war. § 226a StGB. *hat* dann diese *Anerkennung gebracht,* bis der nationalsozialistische Gesetzgeber, der soziale Indikationsgründe aus Prestigegründen nicht gelten lassen mochte, mit dem Erbgesundheitsgesetz die soziale Indikation *positivrechtlich* ausschloß. *Aber heute* besteht *kein Grund,* dem § 226a StGB. insofern seine *ursprüngliche* Funktion zu versagen. Wir wissen um das oft unsagbare Flüchtlingselend, die Wohnungs- und Arbeitslosennot, heute alles verschärft durch eine viel geringere Kaufkraft des Geldes, verglichen mit 1930, durch politische Gefahren von gigantischem Ausmaß und durch die Hoffnungslosigkeit, die oft gerade auf den beruflichen Bemühungen der jungen Generation lastet. Wenn in solcher Situation in einer schon mit Kindern gesegneten Ehe jeder weitere Zuwachs nichts als Vergrößerung schon vorhandener Not bedeutet, will da *wirklich der Staat das Recht haben,* auf die Frage, ob die an einem einwilligenden Ehegatten vollzogene sozial indizierte Sterilisation den guten Sitten entspreche, mit *Nein* zu antworten? Hier gilt doch wohl KOHLRAUSCHs treffendes, *1932* gesprochenes Wort, daß zu diesem Nein der Staat „erst dann berechtigt ist, wenn er seine eigene Pflicht, für die Kinder zu sorgen, sowohl anerkennt wie zu erfüllen in der Lage ist. Bis dahin ist nicht die Einwilligung (und die gemäß ihrer vollzogene Sterilisierung) unsittlich, sondern die Aufstellung einer Rechtspflicht, sich fruchtbar zu halten".

Ich verkenne nicht, daß die Feststellung der die soziale Indikation bedingenden Tatsachen für den Arzt schwieriger ist als die Feststellung der die medizinische oder die eugenische Indikation bedingenden Gegebenheiten. In den beiden letzteren Beziehungen steht dem Arzt *erprobtes wissenschaftliches Fachwissen medizinischer, erbbiologischer Autoritäten* zur Verfügung. Bei der *sozialen* Indikation sind *wirtschaftliche Lagen, Verhältnisse, Aussichten* festzustellen und zu werten. Die *Irrtumsquellen* und die *Täuschungsmöglichkeiten* erscheinen mir hier bedeutsamer, und der Arzt, das steht außer Frage, trägt das ganze Risiko der Fehlentscheidung.

Aber diese ins Gebiet der Tatsachenfeststellungen und Beweisführung gehörenden Bedenken ändern nichts daran, daß der rechtliche Gesichtspunkt zutrifft, daß § 226a bei *einwandfreier sozialer Indikation* den am Einwilligenden vollzogenen Sterilisationseingriff *rechtfertigt*. Und diesen *Grundsatz* herauszuarbeiten, das ist zunächst an dieser Stelle meine Aufgabe gewesen.

II. Sie sehen als allem Gesagten: Die sterilisierenden Eingriffe sind bezüglich der medizinischen, eugenischen und sozialen Indikation *keineswegs a priori unstatthaft*, seitdem das Erbgesundheitsgesetz entweder nicht mehr gilt oder wegen Fehlens der Erbgesundheitsgerichte nicht mehr vollzogen werden kann. Ja, die Aufhebung dieses Gesetzes hat im Hinblick auf die Existenz des § 226a StGB. die Folge, daß *sogar die soziale* Indikation zur Rechtfertigung führen, und daß die eugenisch indizierte Sterilisierung auch ohne großen behördlichen Apparat auf die Verantwortung des Arztes hin durchgeführt werden kann.

Aber freilich: Die Ärzteschaft braucht für diese ganze Angelegenheit *Rechtssicherheit* auf der Grundlage eines das Sterilisationsproblem *speziell* regelnden Gesetzes. Dieses Gesetz muß die Indikationen deutlich festlegen, muß die Frage regeln, ob und in welcher Art Gutachterstellen mitzuwirken haben, wessen Einwilligung erforderlich ist, wenn der zu Sterilisierende auf Grund seines geistigen Zustandes die Tragweite des Eingriffs nicht zu verstehen vermag, und was dergleichen Einzelheiten mehr sind. Der vom Länderrat Stuttgart aufgestellte Entwurf ist brauchbar, muß aber in bezug auf die soziale Indikation ergänzt werden. Sehr zu begrüßen ist, daß er auch das Refertilisierungsproblem behandelt, das ganz besonders dringend der Regelung bedarf. Daß die Refertilisierung heute für die ganze Britische Zone durch eine VO des Zentraljustizamtes vom 28. Juli 1947 geregelt *ist*, ist merkwürdigerweise in Ärztekreisen selbst der Britischen Zone vielfach nicht bekannt. Außerhalb der Britischen Zone, wo es an solcher Regelung fehlt, entstehen im Zusammenhang mit der Refertilisierung sehr schwierige Fragen, die Rechtslage ist ganz unsicher. Diese Unsicherheit muß beseitigt werden.

Daß es nur der *Bundesgesetzgeber* sein kann, der hier zur gesetzgeberischen Lösung aller einschlägigen Probleme aufgerufen ist, versteht sich von selbst. Die heutige Rechtszersplitterung ist beschämend. Die Probleme aber, um die es geht, sind für die Volksgesundheit, für die sozialpolitischen Interessen und für die berufsrechtlichen wie -ethischen Anliegen des Ärztestandes zu wichtig, als daß der Bundesgesetzgeber hier lange säumen dürfte. Richten Sie einen dringenden Appell an ihn!

Schwangerschaftsunterbrechung und Sterilisierung.

Von

H. NAUJOKS-Frankfurt a. M.

Die allgemein interessierenden Probleme der Schwangerschaftsunterbrechung und Sterilisierung in einem medizinischen Referat zu behandeln, ist keine dankbare Aufgabe. Es ist zuviel darüber geschrieben und diskutiert worden, die verschiedensten berufenen und unberufenen Stellen haben sich beteiligt, fernerliegende und unsachliche Gesichtspunkte sind allzuoft mit herangezogen worden; die Zeitumstände wechselten und entfachten die Streitfragen immer von neuem. Eine Einigung ist nie erzielt worden, sie ist wohl auch schwer zu erreichen. Konfessionelle Bindungen, politische Überzeugung, weltanschauliche Einstellung lassen sich nicht ausschalten und machen das ganze Problem unentwirrbar kompliziert.

Und doch ist die Fragestellung so brennend und tritt so häufig und zwingend an die Ärzteschaft heran, daß wir uns einer möglichst weitgehenden Klärung und einer einheitlichen Fixierung des Standpunktes im Interesse der kranken Frauen, aber auch im Interesse der Würde des Ärztestandes nicht entziehen können. Gerade in Zeiten, in denen große soziale Umschichtungen, in denen Not, Unruhe, Unsicherheit die Menschen erschüttern, in denen die Begriffe von Recht und Unrecht schwanken, treten auch die uns hier beschäftigenden Fragen mit neuer Dringlichkeit hervor, führen zu Zweifel und Verwirrung, besonders auch in den Köpfen der jungen Kollegen, die jetzt in so großer Zahl und bisweilen ohne genügenden Halt in die praktische Tätigkeit hinaustreten.

Darum hat unser Herr Präsident es für richtig gehalten, diese wichtigen und aktuellen Fragen vor dem in allererster Linie zuständigen Forum, der Deutschen Gesellschaft für Gynäkologie verhandeln zu lassen, die mit ihrer Autorität den hoffentlich zu erreichenden Richtlinien die notwendige Geltung zu verschaffen imstande und bereit ist.

Wir haben in einem hervorragenden Referat erfahren, wie kompliziert die Dinge auf dem juristischen Sektor liegen, wie unsicher und uneinheitlich die bestehenden Vorschriften sind. Ich habe mit großer Freude festgestellt, daß ich mit meinem verehrten Herrn Korreferenten in den Hauptpunkten weitgehend übereinstimme. Der gesetzgeberische Rückhalt aber, soweit er überhaupt vorhanden ist, enthebt uns Ärzte nicht der Pflicht, unseren eigenen Standpunkt uns zu verschaffen, ihn zu begründen und zu fixieren, denn letzten Endes stützt sich die juristische Definition und Entscheidung meist auf das ärztliche Urteil und Gutachten. Und Gesetzgeber und Richter können nicht die Aufgabe haben, die ärztlichen Handlungen festzulegen und dem Arzt die Verantwortung abzunehmen.

Es soll hier keineswegs meine Aufgabe sein, etwa einzelnen Krankheiten in ihrer Bedeutung für die Schwangerschaft nachzugehen, die ganze Frage der medizinischen Indikationen aufzurollen, darüber zu diskutieren, ob man bei einer Tuberkulose eine Schwangerschaft unterbrechen muß oder nicht, sondern hier sollen nur die übergeordneten, grundsätzlichen Fragen, die Berechtigung und Durchführung der Schwangerschaftsunterbrechung und Sterilisierung und ihre organisatorische Umgrenzung eine Erörterung finden. Es soll unsere Aufgabe sein, den Erfordernissen der Praxis, den Bedingtheiten der Zeit und den Interessen unserer Patientinnen gerecht zu werden und den Kollegen möglichst klare Anweisungen in die Hand zu geben, nach denen sie sich richten können.

Weder die Schwangerschaftsunterbrechung noch die Sterilisierung ist eine rein ärztlich-wissenschaftliche oder gar technische Angelegenheit, sondern es handelt sich hier um ein wichtiges *sittliches Problem,* um die ethische Grundhaltung des Arztes überhaupt. Die Fragen bewegen nicht nur unseren kleinen Kreis allein, sie betreffen nicht unseren heutigen Zeitabschnitt. Zu allen Zeiten hat dieses Problem die Ärzte und Menschen beschäftigt. Wir sehen hier Schwankungen und Wandlungen, die von der schärfsten Verurteilung der Schwangerschaftsunterbrechung, der Todesstrafe in grausamster Form, bis zu einer lächelnden Duldung oder einer zynischen Bagatellisierung reichen.

In allen Ländern wird um dieses Problem gerungen, wie ich aus den Antworten auf meine vielfachen Umfragen ersehen konnte; und in sehr verschiedener Weise hat man versucht, diese Dinge zu meistern.

Eine Patentlösung gibt es nirgends. Die praktische Bedeutung der ganzen Fragen hängt sehr wesentlich von der religiösen Auffassung, von den sozialen Verhältnissen, von der allgemeinen Lebensauffassung ab. In der Türkei, in Spanien z. B. und manchen anderen Ländern spielt die ganze Fragestellung zahlenmäßig kaum eine Rolle, in Japan bei der stark zunehmenden Bevölkerungsdichte ist sie sehr aktuell und drohend. Auf weitere Einzelheiten kann ich nicht eingehen. Ich danke allen Kollegen aus dem Ausland für die ausführlichen, mir zur Verfügung gestellten Berichte. In den Korreferaten werden wir sicher noch sehr interessante Ergänzungen hören.

Wenn ein ärztliches Gremium zu der Frage der Schwangerschaftsunterbrechung prinzipiell Stellung nimmt, so ist es eine Selbstverständlichkeit, daß die Freigabe der unbegründeten Unterbrechung, die völlige Straflosigkeit, die juristische und moralische Sanktionierung der Abtreibung *kompromißlos abgelehnt werden muß*. Es ist auch nur höchstselten von ernst zu nehmenden Gruppen oder Personen diese extreme Forderung erhoben worden. Und in keinem Lande ist eine derartig schrankenlose Vernichtung der Schwangerschaft je zur Durchführung gelangt. Es hieße die Ethik des ärztlichen Standes erschüttern, ja überhaupt aufgeben, wenn hieran auch nur der geringste Zweifel auftreten sollte. An dieser prinzipiellen Einstellung kann auch nicht gerüttelt werden in Notzeiten, infolge Unsicherheit des Rechtszustandes oder aus anderen Gründen. Die bekannten Hinweise auf Übervölkerung, Arbeitslosigkeit, Mangel an Nahrung und Wohnung, auf das Recht der Frau auf den eigenen Körper, die Freiheit der eigenen Entschließung und ähnliches brauche ich vor diesem Forum nicht zu erörtern. *Die willkürliche, unbegründete Vernichtung eines menschlichen Wesens, ob Krüppel, Idiot oder gesund, ob geboren oder ungeboren, kann niemals Aufgabe des Arztes sein.*

Wann und wie oft unter gewissen Umständen Gründe eintreten können, von dieser grundsätzlichen Haltung abzuweichen, das muß nun im einzelnen diskutiert werden.

An erster Stelle stehen hier die widerstreitenden Interessen von Mutter und Kind, die Schädigung der Gesundheit der Mutter oder sogar die Bedrohung ihres Lebens durch die Schwangerschaft, die sog. ,,medizinische Indikation".

Der Standpunkt der überwiegenden Mehrzahl der Ärzte geht dahin, daß mütterliches und kindliches Leben nicht gleichberechtigt ist, daß bei wirklicher Bedrohung des mütterlichen Lebens die Frucht geopfert werden muß, sofern einerseits die Hoffnung, andererseits keine andere Möglichkeit besteht, die Mutter zu retten.

Diese Konsequenz ist nicht absolut zwingend, aber es besteht hierüber eine gewisse Einigung, die auch die juristische Billigung gefunden hat, wie wir aus berufenem Munde gehört haben. Es gibt aber eine gewisse Zahl von Kollegen, die auf Grund innerster Überzeugung oder infolge konfessioneller Bindung auch diese Begründung zur Vernichtung des Kindslebens ablehnen. Ja ganze Völker und Länder (ich nenne z. B.

Spanien, Holland, die mohammedanische Bevölkerung in Ägypten) stehen im Prinzip auf diesem Standpunkt, den wir nicht weiter zu analysieren und zu kritisieren uns für befugt halten, sondern als Faktum hinnehmen.

Bei der Anerkennung der Berechtigung, die Frucht im Interesse der Mutter zu opfern, muß allerdings gefordert werden, daß die Alternative „Mutter oder Kind" auch wirklich besteht, daß die schwere Gefahr für Leben und Gesundheit der Mutter tatsächlich vorhanden ist, und daß die mütterliche Erkrankung nicht nur einen willkommenen Vorwand darstellt, eine unerwünschte Schwangerschaft straffrei, scheinbar legal zu beseitigen.

Nicht immer muß es eine unmittelbare akute Gefahr sein, sondern die Berechtigung kann auch dann anerkannt werden, wenn eine schwere Komplikation später mit einiger Sicherheit zu erwarten ist. Es würde sich hier um ein prophylaktisches Eingreifen bei drohender Gefahr handeln. Dabei soll nicht unerwähnt bleiben, daß es über die Größe einer solchen Gefahr weitgehende Meinungsverschiedenheiten gibt, wie an dem Beispiel der Tuberkulose leicht demonstriert werden kann, die bei dem größten Teil der Internisten, Tuberkulosefachärzte und Gynäkologen die häufigste Indikation zur Unterbrechung darstellt, von einer anderen, zunächst noch kleinen Gruppe aber überhaupt nicht mehr als Indikation zur Unterbrechung anerkannt wird. Auf diese sehr interessanten und bedeutsamen Ergebnisse der neuesten Zeit einzugehen, ist hier nicht der Ort.

Die Schwangerschaftsunterbrechung stellt bei der Behandlung eines Leidens in der Gravidität das Ultimum refugium dar. Sie gehört an das Ende, nicht aber an den Anfang aller therapeutischen Bemühungen. Der Gedanke, daß eine Schwangerschaftskomplikation in erster Linie und auf bequemste Weise durch Vernichtung der Frucht zu behandeln ist, muß in den Köpfen der Ärzte und der Frauen immer mehr zurückgedrängt werden. Man beobachtet leider recht häufig, daß diese Überlegungen primär bei dem Arzt auftauchen oder wenigstens von ihm schnell unterstützt werden, ja daß die Notwendigkeit der Unterbrechung den Frauen bisweilen geradezu von den Ärzten suggeriert wird. Eine große Zahl von Schwangeren ist relativ leicht im Sinne der Erhaltung der Gravidität zu beeinflussen, besonders wenn ihnen die Gefahren der künstlichen Unterbrechung geschildert werden. In diesem Punkte läßt sich durch Erziehung und Belehrung, durch Selbstdisziplin und feste Haltung noch sehr vieles ändern und bessern, und zwar ohne jeden größeren Zwang.

Die Frage bei den medizinischen Indikationen hat stets zu lauten: „Muß die Schwangerschaft beseitigt werden?", nicht etwa: „Darf die Schwangerschaft unterbrochen werden?"

Abgesehen von diesen medizinischen Anzeigen, deren Rahmen wissenschaftlich exakt festgelegt ist (WINTER-NAUJOKS: Die künstliche Schwangerschaftsunterbrechung. 1949), werden recht häufig andere, nichtmedizinische Begründungen für die Beseitigung einer Schwangerschaft genannt. Da ist zunächst die sog. „soziale Indikation", die so unendlich oft, so leidenschaftlich, von so verschiedenen Seiten und Standpunkten aus diskutiert, begründet und verteidigt, bekämpft und verworfen worden ist. Sie kann nicht mit einer Handbewegung abgetan oder ignoriert werden, sondern bedarf sorgfältigster Betrachtung. Den Verteidigern wie den Gegnern muß man von vornherein eine ernst zu nehmende Tendenz zuerkennen und ihren Argumenten ohne Voreingenommenheit nachgehen. Die zahllosen Begründungen, ebenso wie die verschiedenen Momente, die zu einer strikten Ablehnung führen, sind allzu bekannt, als daß ich sie hier aufführen müßte.

Die Ärzteschaft kann — bei allem menschlichen Verständnis der Zusammenhänge — unter keinen Umständen die soziale Indikation verteidigen, propagieren und praktisch anerkennen. Sie hat weder die Möglichkeit, die Aufstellung solcher wirtschaftlichen Gesichtspunkte zu kontrollieren und zu fixieren, noch kann sie sich das Recht nehmen, eine an sich strafbare Handlung unter gewissen äußeren Umständen als legal zu betrachten und selbst zu begehen. Armut, Wohnungsnot, Flüchtlingselend können nicht mit der Curette bekämpft werden; sie können nicht Maßnahmen sanktionieren, die sonst als Verbrechen gelten, wenn sie vielleicht auch ein menschliches Verständnis und eine mildere Beurteilung erklärlich machen, wie wir dieses vor einigen Jahren, in einer Zeit gewisser Rechtsunsicherheit bei manchen strafbaren Delikten beobachten konnten.

Der Ärztestand kann nicht für sich eine Sonderstellung in der Rechtsbeurteilung einer Handlung beanspruchen. Aber auch jedem einzelnen Vertreter muß es eine selbstverständliche innere Verpflichtung sein, in diesem Punkte von der festen ethischen Grundhaltung keinen Schritt abzuweichen.

Wohl aber kann der Arzt sekundär in diesen Fragenkomplex hineingezogen werden und damit in eine schwierige Konfliktstellung kommen; wenn nämlich der Staat oder seine verantwortlichen Führer in ihrer Verpflichtung, die Lebensverhältnisse des Volkes zu sichern und zu bessern, sich entschließen sollten, als letzte und äußerste Maßnahme zur Behebung des Notstandes die Tötung des keimenden Lebens als Recht zu proklamieren, so könnte für den Arzt die Pflicht erwachsen, dem Staate dabei zu helfen. Es würde sich also hierbei handeln um die Legalisierung der sozialen Indikation durch eine nichtärztliche, behördliche Stelle auf eine bestimmte, meist relativ kurz begrenzte Zeit unter dem Druck einer bestehenden Notlage. In welche entsetzlichen Konflikte aber der Arzt, der zum Helfen und Heilen bestimmt ist, kommen kann, wenn er sich dazu verpflichten oder mißbrauchen läßt, auf Befehl zu töten, geisteskranke Menschen, idiotische Kinder oder die Frucht im Mutterleibe aus wirtschaftlichen Gründen zu beseitigen, das haben in erschreckender Weise die Diskussionen, die Verhandlungen und Urteile der letzten Jahre gezeigt. Die Situation des Arztes bleibt in solchem Falle stets umstritten und gefährlich.

Jedenfalls müssen wir wohl als einheitliche Auffassung festlegen, daß die Proklamierung und Verteidigung einer solchen nichtmedizinischen Begründung, das Eintreten für die soziale Indikation, durch die Ärzteschaft unter allen Umständen abzulehnen ist.

In Verfolg dieser Betrachtungen kommen wir zu einer weiteren, sehr heiklen Fragestellung, das ist die von GEORG WINTER einst als „gemischtsozial-medizinische Indikation" genannte Anzeige, deren Berechtigung auch in diesem Kreise sehr verschieden beurteilt werden dürfte. Es handelt sich hierbei um die Frage: „Dürfen soziale Momente bei der Aufstellung medizinischer Indikationen, also bei der Bewertung echter Krankheitszustände mitberücksichtigt werden?" Diese Entscheidung liegt in erster Linie in der Hand des Arztes. Er kann sich ihr nicht entziehen, und sie wird in praxi sehr häufig an ihn herantreten. Von den Vertretern der extrem-konservativen Richtung wird jede Konzession in diesem Punkte schärfstens abgelehnt, da die Mitberücksichtigung sozialer Gesichtspunkte bei der Beurteilung der Prognose einer Schwangerschaftskomplikation schon ein Abweichen und Abgleiten von seinen ärztlichen Aufgaben bedeute und sachlich auch dem Arzt nicht möglich sein könne. Andererseits muß aber betont werden, daß eine Einbeziehung des sozialen Milieus in die Betrachtung eines Krankheitszustandes unabweisbar ist, da wir nicht einen Herzfehler, eine Lungentuberkulose zu beurteilen haben, sondern eine kranke Frau in einer bestimmten, im Augenblick unabänderlichen Umgebung. Es ist klar, daß eine Lungentuberkulose in einer Baracke oder in einem Bunker prognostisch anders zu werten ist, als die Krankheit derselben Qualität im Rahmen eines hochwertigen Sanatoriums. Natürlich wäre es das Richtige, die Kranke aus dem Bunker in das Sanatorium zu schaffen, die Tuberkulose damit günstig zu beeinflussen und auf diese Weise die Schwangerschaft zu erhalten. Wenn dieses aber nicht möglich ist, so muß von dem ärztlichen Gutachter den Tatsachen Rechnung getragen werden. Es wird eine Krankheit bei ungünstigen sozialen Bedingungen, infolge Hunger, Überanstrengung, Arbeitslosigkeit, schwerster psychischer Belastung, ungesunder Wohnung gelegentlich zur Abbrechung der Schwangerschaft führen, die unter günstigerer äußerer Umgebung vielleicht erhalten werden könnte. Das bedeutet die Anerkennung sozialer Gesichtspunkte bei der Fixierung der medizinischen Indikation.

Ich halte es nur für wichtig, daß hierbei der unglückselige, irreführende Ausdruck „gemischt-sozial-medizinische Indikation" verschwindet, der wie eine ängstliche Konzession anmutet, denn es handelt sich hier um eine durchaus medizinische Anzeige, die aber nicht allein theoretische Grundsätze berücksichtigt, sondern sich auf die tatsächlich vorhandenen äußeren Verhältnisse stützt.

Es ist klar, daß sich für den Einzelfall in der Praxis große Unsicherheiten, Ungleichmäßigkeiten und verschiedene Auffassungen ergeben können. Aber diese Schwierigkeiten dürfen für uns kein Anlaß sein, gegenüber bestehenden Tatsachen die Augen zu verschließen. Das ärztliche Verantwortungsgefühl, die Ehrlichkeit und der Wunsch nach Wahrheit müssen die Richtschnur und die Grundlage unseres Handelns sein.

Gegenüber diesen praktisch und zahlenmäßig so bedeutsamen Indikationen treten andere nichtmedizinische Anzeigen durchaus in den Hintergrund. Sie haben eigentlich mehr prinzipielle Bedeutung. Bei der sog. „eugenischen Indikation" handelt es sich um die Frage, ob es zu verantworten ist, ein Kind zur Welt kommen zu lassen, das infolge ererbter Krankheiten nicht imstande sein würde, körperlich und geistig ein selbständiges und nützliches Leben zu führen, das für die Umgebung eine dauernde Quelle schwerster Sorgen und für die Familie oder auch für die Allgemeinheit eine psychische und finanzielle Belastung darstellt, abgesehen davon, daß es bei erhaltener Zeugungsfähigkeit durch Vererbung körperliche und geistige Erkrankungen weitertragen müßte.

Hier besteht also keinesfalls die Alternative: „Mutter oder Kind"; hier ist die Mutter gesund und nicht in Gefahr, aber es erscheint unsinnig, eine kranke, lebensunfähige oder lebensunwerte Frucht mit aller Sorgfalt zu behüten und bis zum Ende der Schwangerschaft zu schützen und zu pflegen, wenn diese schließlich zur Geburt eines Monstrums oder Idioten führt. Es liegt also keineswegs eine zwingende Anzeige vor, sondern mehr eine logische Indikation, bei der allerdings immer noch die große Unsicherheit der einwandfreien Diagnose und Prognose besteht.

Die ärztliche Wissenschaft ist im Prinzip bereit, die eugenische Indikation, die schon vor mehr als 40 Jahren von dem Frauenarzt Max Hirsch scharf herausgestellt, ausführlich begründet und warm befürwortet wurde, anzuerkennen, aber nur unter größten Kautelen und weitestgehender Sicherung. Juristisch ist es wohl, wie wir vorhin gehört haben, ungeheuer schwer, einen solchen Eingriff zu legalisieren, der lediglich die menschliche Gesellschaft befreien will von einem Wesen, dessen Existenz ihr unbequem und kostspielig ist, vielleicht noch aus einem gewissen Mitleid mit dem Wesen selbst. Praktisch sind die Fälle, bei denen man mit genügender Exaktheit den vollkommenen Unwert des kindlichen Lebens voraussagen kann, so daß sich daraus logisch die vorzeitige Vernichtung ergäbe, außerordentlich selten. Vielfach wird hier eine Kombination mit einer mütterlichen Schädigung oder Gefährdung bestehen, z. B. beim Hydramnion. Dann wird der Entschluß leichter sein. Die Hauptaufgabe der Ärzteschaft ist zunächst nur, immer festere Grundlagen für die Auswertung der Erkenntnisse zu schaffen.

Ähnlich steht es mit einer anderen Indikation, die jetzt viel Aufsehen erregt und eine nicht unerhebliche zahlenmäßige Bedeutung gewonnen hat, das ist die sog. Notzuchtsindikation, die man auch als „ethische" bezeichnet hat. Hier liegen die Dinge noch etwas komplizierter. Die Mutter ist gesund, das Kind wahrscheinlich auch; und doch gibt es viele plausible, ernste Gründe, die die Fortnahme dieser durch ein Verbrechen erzeugten Frucht rechtfertigen und in hunderten von Fällen in den letzten Jahren auch veranlaßt haben. Wer wollte hier die ethische Begründung leugnen? Kann man den unter entsetzlichen Umständen vergewaltigten Frauen, die oft noch entwurzelt, heimatlos, auf der Flucht oder sonst in größter Not sind, zumuten, die unerwünschte, gewaltsam erzwungene Schwangerschaft auszutragen? Es wäre eine unverständliche Grausamkeit, die arme Frau ein Kind zur Welt bringen zu lassen, zu dem sie nicht die geringsten Bindungen haben kann, dem sie mit Ablehnung und Haß gegenüberstehen muß, dessen Erzeuger sie gar nicht kennt, an den sie nur mit Abscheu und Entsetzen sich erinnern wird. (Es ist eine selbstverständliche Forderung der Billigkeit, daß der Staat, sofern er die Mutter zum Austragen der Schwangerschaft zwingt, auch die Sorge für die Aufzucht und den Unterhalt dieses Wesens nach seiner Geburt übernimmt.) Unter dem Eindruck der Ereignisse der Nachkriegszeit neigt man in ärztlichen Kreisen dazu, diese Indikation als offiziell berechtigte anzuerkennen, auch wenn keine schwere psychische oder seelische Schädigung der Frau festzustellen ist, die ja im Hinblick auf die Selbstmordgefahr eine klare medizinische Indikation bedeuten würde. Mit den verschiedensten juristischen Künsteleien sind vor einigen Jahren manche Lösungen geschaffen, die einigermaßen den wirren Zeitverhältnissen Rechnung getragen haben. Viel Elend und manche Katastrophe ist dadurch verhindert worden. Aber zweifellos wurde auch in einer ganzen Reihe von Fällen Mißbrauch getrieben; die Klärung des Tatbestandes einer wirklichen Vergewaltigung ist im Einzelfalle ungeheuer schwierig.

Ich weiß nicht, wieviel Fälle von Vergewaltigung zur Beendigung der Schwangerschaft und zur Geburt eines lebenden Kindes geführt haben. Jedenfalls ist mir kein Fall bekanntgeworden, bei dem von der unglücklichen Mutter später der Staat oder eine Wohlfahrtsorganisation für den Unterhalt des Kindes in Anspruch genommen wurde.

Der Gesetzgeber und Richter befindet sich bei diesen Überlegungen, sofern nicht von ärztlicher Seite die mütterliche medizinische Indikation anerkannt wird, in einer äußerst schwierigen Situation, bei der eine befriedigende Lösung und Klärung trotz zahlreicher Versuche der letzten Jahre nicht gefunden worden ist. Aber auch bei diesen ganzen Überlegungen handelt es sich nur um eine prinzipielle Frage, die nach Beruhigung der äußeren Verhältnisse zahlenmäßig keine Rolle mehr spielt, und die wohl keinen ausreichenden Anlaß gibt, grundsätzliche Änderungen in juristischen und ärztlichen Prinzipien eintreten zu lassen.

Die Aufstellung und Anerkennung einheitlicher Richtlinien für die Schwangerschaftsbeseitigung gehört zu den ernstesten Allgemeinproblemen der gesamten Medizin. Ihre leichtfertige und gedankenlose Negierung würde eine Bankerotterklärung der ethischen Grundhaltung des Arztes bedeuten und gerade in der heutigen Zeit vernichtende Konsequenzen haben, in der die Ärzteschaft nach Jahren schwerster Wirren und Irrungen um ihr Ansehen und ihre Achtung ringt.

Auf die Technik der Unterbrechung der Schwangerschaft brauche ich vor diesem Forum nicht einzugehen, wohl aber seien einige Worte zu den *schädlichen Folgen* dieser Maßnahmen gesagt:

Der Abortus arteficialis ist kein harmloser und ungefährlicher Eingriff. Das wissen wir! Das scheint aber den Frauen vollkommen unbekannt zu sein, und auch die Gutachter der einzelnen Gebiete nehmen hiervon nicht genügend Notiz. Darum stimmt ihr Urteil mit dem des Gynäkologen oft nicht überein.

Über die Schädigungen durch die ärztliche Schwangerschaftsunterbrechung, die unmittelbaren und Spätfolgen auf somatischem und psychischem Gebiet ist schon vor 25 Jahren umfangreiches statistisches Material veröffentlicht worden; auch neuere Untersuchungen in deutschen Kliniken, z. B. in Rostock, Frankfurt usw. haben Komplikationen in 15—20%, bei Einrechnung auch kleinerer Unregelmäßigkeiten gar in 30% aller Fälle ergeben; dazu auch schwere Zwischenfälle, insbesondere Verletzungen, ja sogar eine Mortalität des Eingriffes von 1—2%.

Gerade auf das psychische Trauma im Gefolge einer oder mehrerer Schwangerschaftsunterbrechungen hat AUGUST MAYER mehrfach nachdrücklichst hingewiesen; auch er hat betont, daß die Kenntnis der Gefahren und der Schädigung durch eine Schwangerschaftsunterbrechung wahrscheinlich manche Frau davon abhalten würde, sich um die Ausführung des Eingriffes zu bemühen, und für manchen Gutachter die Veranlassung wäre, mit seinem Urteil etwas zurückhaltender zu sein und die Gefahren der Grundkrankheit und die Konsequenzen der Unterbrechung gegeneinander abzuwägen.

Jedenfalls liegt in der Prognose des Eingriffes eine weitere Mahnung, bei der Indikationsstellung einen sorgfältigen und strengen Maßstab anzulegen. Als ein bequemes Mittel zur Geburtenregelung kann jedenfalls die Schwangerschaftsunterbrechung unter keinen Umständen jemals in Betracht kommen!

Wir haben noch eine Reihe formaler und organisatorischer Fragen zu erörtern, vor allem mit dem Ziel, eine möglichst gleichmäßige und einheitliche Regelung zu erhalten. Wer stellt die Indikation? Wer trägt die Verantwortung für die Anzeige und das Ergebnis des Eingriffs? Ist eine behördliche Kontrolle, eine Genehmigung oder wenigstens eine Registrierung der Anzeige oder des ausgeführten Eingriffes angebracht? Diese Dinge werden in den verschiedenen Bezirken sehr unterschiedlich gehandhabt. Ich hoffe, daß wir zu einer Einigung kommen.

Wer stellt die Indikation? Der Hausarzt, der Facharzt, ein Konsilium, der Gynäkologe, eine Behörde? Jeder Vorschlag läßt sich begründen und widerlegen. Die früher bestehende Ansicht, die auch WINTER noch vertrat, daß der Gynäkologe die Indikation allein zu stellen habe, kann heute bei der Fülle und der Kompliziertheit der in Betracht kommenden Krankheiten nicht aufrechterhalten werden. Der einzelne Arzt kann nicht genügend Erfahrung auf allen Gebieten haben, um die Verantwortung für eine so ernste Entscheidung zu tragen. Die Begutachtung durch mehrere Ärzte, die auf den speziellen Gebieten besondere Kenntnis haben, ist unbedingt notwendig. Damit kommen wir zum Begriff des Konsiliums! Allerdings muß streng darauf geachtet werden, daß ein solches Konsilium nicht lediglich ein Konsortium, eine zweckbedingte Symbiose, also eine Abtreiberorganisation darstellt. Die Fachgutachten bedeuten keine unumstößliche Anordnung; sie können nur die Grundlage für die Indikation bieten, die am besten von einer neutralen Stelle, einer Gesundheitsbehörde, einer Ärzteorganisation oder einer besonderen Kommission geprüft und festgelegt wird, aber nicht im Sinne einer Genehmigung oder einer Anweisung oder eines Befehls, sondern im Sinne der Einverständniserklärung. Die letzte Entscheidung muß der Operateur haben, der den Eingriff ausführt und zu verantworten hat. Wenn er die Indikation nicht für ausreichend hält, die Operation für zu gefährlich, die Schwangerschaft für zu weit fortgeschritten, dann hat er selbstverständlich das Recht, den Eingriff abzulehnen; denn gegen ihn würden sich letzten Endes alle Vorwürfe, vielleicht sogar Ersatzansprüche, Strafanträge usw. richten, wenn ein Zwischenfall eintritt oder der erhoffte Erfolg ausbleibt.

Diese letzte Entscheidung trotz aller Fachgutachten in die Hände des Operateurs zu legen, ist keine Unlogik, wie ein Referent meines Buches meinte, sondern das selbstverständliche Recht des verantwortlichen Operateurs. Und dieser darf sich auch der letzten Entscheidung nicht entziehen.

Es muß überhaupt in der heutigen Zeit davor gewarnt werden, sich in allem und jedem auf einen anderen zu verlassen, sich immer auf ein fremdes Gutachten zu berufen und zu stützen, auf eine behördliche Anordnung zu warten, einen Gesetzesparagraphen als Grundlage des ärztlichen Handelns herbeizusehnen und heranzuziehen. *Es ist unbedingt notwendig, das Verantwortungsgefühl und die Verantwortungspflicht des einzelnen Arztes wieder wachzurütteln.* Wer ein gutes Gewissen, genügend Erfahrungen und ausreichendes Können besitzt, braucht die Entscheidung und Verantwortung auch in schwierigen Situationen nicht zu scheuen und sie auf andere abzuwälzen.

Über die Zweckmäßigkeit der Mitteilung der stattgefundenen Unterbrechung an eine zentrale Stelle, wie sie jetzt wohl in den meisten Ländern üblich ist, könnte man verschiedener Meinung sein. Von manchen Seiten wird darin ein unnützer Bürokratismus, eine unberechtigte Bevormundung des Arztes gesehen. Ich möchte unbedingt dazu raten, diese Meldung beizubehalten und auch den Kollegen, die ihrer Erfahrung, ihrem Wissen und ihrer Stellung nach eine solche Kontrolle für sich selbst für entbehrlich halten, empfehlen, sich dieser Registrierung nicht zu widersetzen, da sie am ehesten die Gewähr bietet und auch am besten demonstriert, daß alles legal und offiziell abgelaufen ist, und jeden Verdacht eines heimlichen Tuns von vornherein ausschaltet. Dazu kommt noch, daß eine solche Aufbewahrung des gesamten Materials der künstlichen Aborte im Bezirk einer Ärztekammer oder eines Landes eine bequeme Grundlage für statistische Auswertung und wissenschaftliche Bearbeitung bietet. Ich kann nur immer wieder mit Anerkennung und Dankbarkeit über die reibungslose und fruchtbare Zusammenarbeit zwischen der Ärztekammer Frankfurt, meiner Klinik und der gesamten Ärzteschaft des Bezirkes berichten.

Der Gang der Handlung wäre also etwa folgender: Der Hausarzt macht einen wohlbegründeten Antrag auf Schwangerschaftsunterbrechung an die zentrale Stelle (ich würde die *Ärztekammer* vorschlagen). Diese Stelle bestimmt 2 Gutachter, die auf dem in Betracht kommenden Gebiet eine besondere Kenntnis und Erfahrung besitzen. Diese Fachgutachten gehen wieder an die zentrale Stelle, diese zieht das Fazit in Form einer Zustimmung zu der von beiden Gutachtern gestellten Indikation, oder sie zieht bei Differenzen einen Obergutachter heran. Danach erhält der operierende Gynäkologe die ganzen Unterlagen des Falles und führt den Eingriff aus, sofern er ihn für richtig hält und nicht besondere Gründe bestehen, von der Operation Abstand zu nehmen. Über die erfolgte Unterbrechung wird dann eine kurze Notiz wiederum der Ärztekammer zur Vervollständigung ihrer Listen zugestellt.

Diese Methode hat sich an vielen Stellen in den letzten Jahren durchaus bewährt, wird auch von den Patientinnen, sofern es sich um ernst zu nehmende Anzeigen handelt, durchaus anerkannt. Zu beanstanden ist bisweilen nur der zu spät gestellte Antrag oder der Zeitverlust bei der verzögerten Ausstellung der Gutachten. Aber hierin ist wohl unschwer eine Besserung zu erreichen.

Wesentlich anders zu bewerten als die Schwangerschaftsunterbrechung ist die

Sterilisierung,

obgleich bei beiden Maßnahmen gleichgerichtete Tendenzen bestehen. Die Unfruchtbarmachung stellt die extremste und definitive Form der Konzeptionsverhütung dar, denn die temporäre Sterilisierung ist ein ungelöstes Problem geblieben. Bei der Sterilisierung handelt es sich nicht um die Vernichtung eines Lebewesens, wie es die werdende Frucht ist, sondern lediglich um eine operative Maßnahme an einem Organismus mit Zerstörung einer sehr wesentlichen Funktion desselben, also mit einer Verstümmelung. Eine solche tiefgreifende Maßnahme ist — wie jede andere Operation — eine Körperverletzung, bei der die Strafbarkeit nur wegfällt, wenn sie zu Heilzwecken, nach den Regeln der ärztlichen Kunst ausgeführt wird und nicht „wider die guten Sitten verstößt". Wenn also ein Arzt zu Heilzwecken, aus medizinischer Indikation die Sterilisierung ausführt oder ausführen will, so hat er keinerlei Behörden oder gar juristische Stellen zu befragen oder um Genehmigung zu bitten. Er trägt allein, aber auch voll und ganz die Verantwortung in ärztlichem, menschlichem und juristischem Sinne. Er wird gut tun, sich hierfür breiteste Sicherung zu verschaffen durch genügende Aufklärung der Patientin, durch schriftliche Einwilligung der Beteiligten, durch protokollarische Fixierung der zugrunde liegenden Indikation, eventuell unter Einholung von Fachgutachten, damit er jeder Kontrolle und jedem Vorwurf — etwa wegen Verstoßes gegen die Sitten des ärztlichen Standes — begegnen kann.

Die Fixierung der in Betracht kommenden medizinischen Indikationen, wie sie GEORG WINTER vor 30 Jahren vorgenommen hat, wäre für den Arzt vielleicht erneut erwünscht; sie decken sich aber weitgehend mit den Indikationen zur Schwangerschaftsunterbrechung, erfordern für die Sterilisierung nur einige besondere Zusätze, z. B. daß das Leiden weiterbesteht, daß eine Besserung nach dem Abortus arteficialis nicht oder nur vorübergehend zu erreichen ist, daß mit Rezidiven und Exacerbationen sicher zu rechnen ist, daß immer wieder weitere Unterbrechungen notwendig werden, die ihrerseits die Gesundheit gefährden. Bei ernster, gewissenhafter, fachärztlicher Prüfung wird sich hier meist unschwer die Entscheidung treffen lassen, auch ohne daß ein neues Indikationsbuch erscheint.

Die Frage, welches die weitergehende, schwerer wiegende Maßnahme ist, die Schwangerschaftsunterbrechung oder die Sterilisierung, wird verschieden beantwortet. Meist wird den Frauen gesagt: „Wären Sie doch früher gekommen! Dann hätten wir Sie sterilisieren und die Schwangerschaft verhüten können. Nun ist es zu spät, nun wird eine

Unterbrechung kaum möglich sein." Oder: „Tragen Sie diese Schwangerschaft nur aus! Nach der Geburt können wir dann ohne weiteres die Sterilisierung ausführen."

Andererseits las ich kürzlich die Entscheidung einer hohen Medizinalbehörde, die mich sehr in Erstaunen setzte: Bei einer etwas schwierigen medizinischen Indikation wurde seitens dieser Behörde entschieden, daß eine Sterilisierung nicht ausgeführt werden dürfe, daß man aber warten könne, bis die Frau schwanger würde, dann könnte man unterbrechen! Ich habe diese Entscheidung für vollkommen abwegig und absurd erklärt, abgesehen davon, daß die Medizinalbehörde überhaupt nicht darüber zu entscheiden hat, ob eine medizinische Indikation für die Sterilisierung besteht oder ausreichend ist.

Es darf kein Zweifel darüber aufkommen, daß für eine zu Heilzwecken ausgeführte Sterilisierung kein Antrag, keine behördliche Genehmigung und keine Registrierung notwendig ist.

Die praktisch sehr wichtige Frage, wieweit soziale Momente herangezogen werden können, eventuell die medizinische Anzeige beeinflussen dürfen, ist hier nicht so schwerwiegend wie bei der Schwangerschaftsunterbrechung, da es sich hier nicht um die Vernichtung eines Lebewesens aus wirtschaftlichen Überlegungen handelt, sondern lediglich um die Berechtigung einer — allerdings verstümmelnden — Operation.

Ich bin der Ansicht, daß bei dem Problem der Sterilisierung die scharfe Trennung in medizinische und soziale Momente etwas unglücklich und allzu formalistisch ist. Wir trennen auch sonst bei anderen Operationen nicht absolut streng nach medizinischen und nichtmedizinischen Gesichtspunkten. Wird z. B. eine Senkung bei einer schwerarbeitenden Frau, ein alter, die Erwerbsfähigkeit beeinträchtigender Adnextumor nicht zum Teil auch aus sozialen Gründen operiert? Es gibt auch andere Operationen, für die nicht allein Heilzwecke die Indikation darstellen. Welche Indikation besteht bei der Bildung eines künstlichen Vaginalrohres zu Kohabitationszwecken? Welche Indikationen liegen bei den zahlreichen kosmetischen Operationen vor?

Auch die Frage der Operationstechnik muß hier kurz gestreift werden. Wenn ein Arzt bei einem Descensus die Interpositio uteri bevorzugt, so darf und muß er die Tuben unterbinden. Wenn er eine andere Technik wählt, so soll er dieses Recht nicht haben? Muß es nicht seiner alleinigen Entscheidung überlassen werden, ob er bei einer abgearbeiteten 40jährigen Frau mit 8 Kindern an die Senkungsoperation eine Sterilisierung anschließt? Wenn der Arzt das Recht hat, ganze Extremitäten und große Organe nach eigenem Ermessen zu entfernen, so braucht man wohl die Tuben nicht unter eine besondere behördliche oder juristische Kontrolle zu stellen, wie das in den vergangenen Jahren geschehen ist, als wir sogar die Exstirpation eines carcinomatösen Uterus melden und genehmigen lassen sollten, wenn es sich um eine jüngere, gebärfähige Frau handelte.

Natürlich sind die Folgen einer Tubenexstirpation wesentlich weiterreichend als die einer Beinamputation. Aber diese Tatsache rechtfertigt noch nicht eine unmittelbare behördliche Kontrolle der ärztlichen Maßnahmen.

Wenn mein Bestreben dahingeht, bei der operativen Sterilisierung den Arzt von allen formalistischen Fesseln zu befreien, ihm allein die Entscheidung zuzuschieben, so muß ich andererseits die ungeheure Verantwortung aufzeichnen, die er übernimmt und die er dann auf niemand abwälzen kann: die Verantwortung gegenüber dem Individuum und den Angehörigen, gegenüber der Allgemeinheit und gegenüber dem ärztlichen Stande.

Die Sterilisierung ist etwas Definitives. Darüber sind sich die Eheleute meist nicht ganz klar. Es ist unbedingt erforderlich, daß Frau und Mann, vielleicht noch andere Angehörige, mit allem Ernst darauf hingewiesen werden, daß die Maßnahme keinesfalls rückgängig zu machen ist, daß sie immerhin eine Operation darstellt, daß die Möglichkeit des Verlustes der vorhandenen Kinder in Betracht zu ziehen ist, daß psychische Konsequenzen, ein Gefühl der Minderwertigkeit das Sexualleben in der Ehe gefährden könnte, daß das Eingehen einer neuen Ehe vielleicht durch die Folgen der Operation verhindert oder zum mindesten erschwert wird. Diese sehr ernsten Überlegungen werden manchen Ehepartner von dem geplanten oder vorgeschlagenen Eingriff abbringen. Bittere Vorwürfe könnten später den Arzt treffen, wenn er leichtfertig die Indikation gestellt hat. Die Sterilisation ist nicht dem Kauf eines Occlusivpessars gleichzusetzen.

Noch ernster zu bewerten sind die Auswirkungen einer weitgehenden Sterilisierung auf die Allgemeinheit, auf die gesamte Bevölkerung in quantitativer Beziehung, auf den Gebärwillen der Frauen, ihre Pflicht zur Sicherung des Nachwuchses und ähnliches. Wenn auch die bevölkerungspolitischen Momente, die manchem etwas abgedroschen vorkommen mögen, in Notzeiten keine große Rolle zu spielen scheinen, so dürfen sie doch keinesfalls bagatellisiert werden. Durch eine Propaganda für die Sterilisierung würden Tausende gesunder Kinder dem Volke vorenthalten bleiben. Der Arzt darf sich keineswegs leichtfertig dazu hergeben, dem bevölkerungspolitischen Massenmord Vorschub zu leisten. Allerdings muß zugegeben werden, daß die Nachwuchseinbuße durch Sterilisierungsoperationen in keinem Verhältnis stehen kann und je stehen wird zu der Vernichtung des keimenden Lebens durch die Abtreibung, die trotz des Verbotes und der zahlreichen Paragraphen in praxi eine so milde, bisweilen kaum ernst zu nehmende Abwehr erfährt.

Und letzten Endes handelt es sich auch um die Wahrung der Würde des eigenen Standes, das Berufsethos, das schwersten Schaden nehmen müßte, wenn die Ärzteschaft die ihr zuerkannten Rechte durch willfähriges Eingehen auf alle Wünsche der Frauen und ihrer Ehemänner durch schrankenlose Sterilisierung mißbrauchte.

Aus allen diesen Gründen ist trotz freier Entscheidung des operierenden Arztes äußerste Zurückhaltung auf dem Gebiet der Unfruchtbarmachung dringendes Gebot.

Vernünftige Antikonzeption kann manche Sterilisierung ersetzen. Die Beratung der Ehepartner ist eine wichtige und ernste ärztliche Aufgabe. Letzten Endes muß noch eines betont werden: Bei Kinderreichtum und sozialer Not in einer Familie wäre es durchaus logisch, auch die Sterilisierung des Ehemannes ernstlich zu erwägen, anstatt ohne weiteres alle Last und Unbequemlichkeit auf die Frau abzuschieben. Ein solcher Gedanke scheint grotesk, ist aber durchaus berechtigt, wenn nicht eine medizinische Anzeige eine operative Maßnahme bei der Frau erfordert. Ein entsprechender Vorschlag an den Ehemann würde seine energisch vorgetragenen Sterilisierungswünsche schnell abkühlen und die zahlreichen Begründungen wohl stark zusammenschrumpfen lassen.

Nun bleibt noch zu besprechen die Frage der eugenischen Sterilisierung, deren Beantwortung vielleicht mit besonderem Interesse erwartet wird. Eine Fixierung des Standpunktes ist zur Zeit sehr schwierig, weil bei uns in Deutschland noch zuviel unerfreuliche Reminiszenzen, Gegensätzlichkeiten und Mißverständnisse, politische Schlagworte und Ressentiments bestehen und eine sachliche, ruhige Aussprache unmöglich machen, wie auch ein Versuch bewiesen hat, der vor einigen Monaten in Frankfurt vor einem besonderen Forum unternommen wurde.

Daß die Frage als solche einer ernsten Diskussion wert ist, beweisen die zahllosen Bemühungen und Versuche einer Lösung in fast allen Kulturländern; daß aber Extreme, wie Sterilisierung Gesunder mit lediglich krankhaften Erbmerkmalen, Anwendung von Zwang, gerichtliche Be- und Verurteilung abgelehnt werden müssen, ist ebenso selbstverständlich. Von ärztlicher Seite besteht durchaus die Bereitschaft, an der Lösung des Problems aktiv mitzuarbeiten, und juristisch scheint auch — wie wir vorhin von autoritativer Seite gehört haben — eine Legalisierung solcher Maßnahmen möglich, jedenfalls hier bei der Sterilisierung leichter als bei der Schwangerschaftsunterbrechung. Die Hauptaufgabe der Ärzteschaft wird zunächst darin bestehen, feste erbbiologische Grundlagen zu schaffen und einzelne Krankheiten mit weitgehend gesicherter Erbprognose herauszuarbeiten, sei es auf dem Gebiet immer wiederkehrender körperlicher Mißbildungen, sei es bei den durch die Generationen sich hinziehenden Geistes- und Nervenkrankheiten.

Neuerdings bietet die trostlose kindliche Prognose bei gewissen Fällen von Unstimmigkeit der Rh-Faktoren einen ernsten Anlaß zur Erörterung der Sterilisierung der Mutter.

Die Lösung des gesamten Problems der eugenischen Sterilisierung ist natürlich nicht allein Sache des Arztes; für einen so tiefen Einschnitt in den Volkskörper und in die gesamte Rechtsauffassung kann er keinesfalls die Verantwortung tragen. Es ist noch nicht abzusehen, wie und wann sich eine Einigung der verschiedenen Auffassungen und eine behördliche Regelung über die Ausdehnung und die Form der eugenischen Sterilisierung erreichen lassen wird. Zu gegebener Zeit wird der Arzt seine Mitarbeit hierbei nicht versagen.

Ich komme zum Schluß!

Weder die Schwangerschaftsunterbrechung noch die Sterilisierung ist eine rein ärztliche oder gar technische Maßnahme. Sie sind beide eine Angelegenheit, ja direkt ein Prüfstein einwandfreien Standesbewußtseins und klarer ärztlicher Ethik.

Hüten wir uns davor, aus Gedankenlosigkeit oder falscher Rücksichtnahme in eine laxe Auffassung abzugleiten, die wir vor unserer Berufsehre nicht vertreten können. Scheuen wir uns aber auch nicht vor der Verantwortung. Wir wollen uns nicht hinter Vorschriften und Paragraphen verkriechen, die nicht immer den erhofften Schutz bieten, sondern bisweilen eher zu einer Suche nach Lücken im Gesetz anregen, durch die man hindurchschlüpfen kann. Wir wissen selbst, was richtig ist; und wir müssen im eigenen Haus selbst Ordnung halten.

Große Entscheidungen sind in unsere Hand gelegt. Wir wollen sie fällen zum Segen unserer Kranken, in Ehrfurcht vor dem Leben, unter Wahrung der Würde unseres Standes.

Korreferate.

1. Herr B. S. TEN BERGE-Groningen (Holland): **Schwangerschaftsunterbrechung und Sterilisierung.**

Hinsichtlich des provozierten Abortus kennt das holländische Gesetz folgende Artikel:

Art. 295: Eine Frau, die absichtlich die Abtreibung oder den Tod ihrer Frucht verursacht, oder durch andere verursachen läßt, wird mit Gefängnis bestraft bis höchstens 3 Jahre.

Art. 296: Wer absichtlich die Abtreibung oder den Tod der Frucht einer Frau ohne ihre Zustimmung verursacht, wird mit Gefängnis bestraft bis höchstens 12 Jahre. Wenn die Tat den Tod der Frau zur Folge hat, wird er mit Gefängnis bestraft bis höchstens 15 Jahre.

Art. 297: Wer absichtlich die Abtreibung oder den Tod der Frucht einer Frau mit ihrer Zustimmung verursacht, wird mit Gefängnis bestraft bis höchstens 4 Jahre und 6 Monate. Wenn die Tat den Tod der Frau zur Folge hat, wird er bestraft mit Gefängnis bis höchstens 6 Jahre.

Art. 298: Ist ein Arzt, Apotheker oder Hebamme mitschuldig an dem Verbrechen des Artikels 295 oder schuldig oder mitschuldig an einem der in Artikel 295 und 297 umschriebenen Verbrechen, so können die in diesen Artikeln bestimmten Strafen um ein Drittel erhöht werden, und kann er von der Ausübung seines Berufes, in welchem er das Verbrechen begeht, ausgeschlossen werden.

Gemäß diesen Artikeln ist es bei einer buchstäblichen Auffassung des Gesetzes nicht möglich, einige therapeutisch anerkannte Handlungen zu verrichten. Zum Beispiel wird es nicht möglich sein, eine Patientin mit einer extrauterinen Gravidität wegen heftiger Blutung zu operieren, denn hierbei ist es manchmal erforderlich, die noch lebende Frucht zu entfernen. Weitere Beispiele sind akutes Hydramnion, Hyperemesis, Ileus infolge Retroflexio uteri, Cervixcarcinom bei Schwangerschaft usw.

Es lag nicht in der Absicht des Gesetzgebers, das Gesetz buchstäblich aufzufassen. Es gilt das Prinzip ,,Gesetze kennen bedeutet nicht, sie nach dem Buchstaben, sondern nach ihrem Sinn und Bedeutung zu beherrschen". Außerdem muß der bewußte Wille zu einem bestimmten Verbrechen anwesend sein. Letzteres hängt jedoch ab von der Interpretierung seitens des Richters.

Es ist aber in Holland noch nicht vorgekommen, daß ein Arzt, der nach den Regeln seiner Kunst handelte, verurteilt worden ist. Man beruft sich dann auf ,,höhere Gewalt" (Art. 40). Wohl kam es zu Verurteilung, nachdem offensichtlich wurde, daß ein Arzt Patientinnen an einen anderen zwecks Einleitung des Abortes verwiesen hatte. Ihm wurde Mittäterschaft zur Last gelegt (Arnheim 25. Ma 1948).

Störung einer Schwangerschaft ist sowohl nach holländischem Recht als auch nach den hierzulande herrschenden Begriffen hinsichtlich der ärztlichen Berufspflichten nur aus ärztlichen, und nicht aus sozialen Gründen zulaßbar (Verurteilung Amsterdam 20. Januar 1949).

Da nun eine Verurteilung gemäß oben genannter Gesetzesbestimmungen schwer ist, weil man beweisen muß, daß das Kind zur Zeit des Eingriffes noch lebte, wurde ein Gesetz formuliert für Verbrechen gegen die Sitten.

Art. 251 lautet folgendermaßen:

Derjenige, der eine Frau in Behandlung nimmt oder sie veranlaßt, sich einer Behandlung zu unterziehen und zu erkennen gibt oder die Erwartung erweckt, daß dadurch die Schwangerschaft gestört werden kann, wird mit Gefängnis bestraft bis höchstens 3 Jahre oder einer Geldbuße von höchstens 3000 Gulden.

Wenn der Schuldige aus Gewinnsucht handelte, vom Begehen des Verbrechens einen Beruf oder Gewohnheit machte, oder Arzt, Hebamme oder Apotheker ist, können die Strafen um ein Drittel erhöht werden.

Wenn der Schuldige das Verbrechen in seinem Beruf ausführt, kann er von der Ausübung dieses Berufes ausgeschlossen werden. Hierdurch ist auch der Verkauf von Abortiva strafbar. Straflosstellung eines Arztes, der nach den Regeln seiner Kunst handelt, wird von namhaften Juristen gefordert, ist jedoch nicht zum Gesetz erhoben.

Die Anzeige eines provozierten Abortes ist dem Arzt nicht zur Pflicht gemacht. Infolge seines Eides auf das Berufsgeheimnis ist dies für ihn unmöglich, es sei denn, daß der Richter ihn von dieser Pflicht entbindet.

Im holländischen Gesetz gibt es keine Artikel, wonach eine Sterilisierung verlangt werden kann. Wenn dies in der ärztlichen Praxis geschieht, aus eugenischen Gründen, wird hierfür eine Beratung abgehalten und ist eine Begründung erforderlich. Auf keinen Fall wird eine Sterilisierung vorgenommen ohne Einverständnis des Patienten. Auch im juristischen Schrifttum, das hierüber handelt, wird der Nachdruck auf die Initiative seitens des Individuums gelegt. Gesetzlicher Zwang wird verurteilt. Über dieses Fragestück wurden Diskussionen in den „Staten Generaal" geführt am 21. November 1938.

Am 5. Dezember 1941 ersuchte weitaus die Mehrzahl der holländischen Ärzte (4261) die höchste Instanz, sich nicht an die Ärzteordnung halten zu müssen, worin ihnen Zwang zum Sterilisieren auferlegt werden könnte. Sie waren der Ansicht, dies tun zu müssen, weil ihre Vorschrift lautet: „Ehrfurcht vor dem Leben, vor dem leiblichen und geistigen Wohlergehen des ihrer Sorge anvertrauten Patienten."

Kastrieren von Psychopathen ist möglich. Dies geschieht nur an einem Ort (Avereest). Hierzu ist das Einverständnis des Betreffenden erforderlich. Man darf bezweifeln, ob hier Freiwilligkeit vorliegt, aber es ist erlaubt, daß der Richter dem Umstande Rechnung trägt, daß der Verurteilte sich freiwillig der Kastration unterwirft.

Der Arzt, der die Operation ausführt, hat selbst zu beurteilen, ob die Therapie geeignet ist, den Kranken von seinem Leiden zu heilen.

---

2. Herren **Th. Koller** und **O. Monsch**-Basel: **Schwangerschaftsunterbrechung und Sterilisierung.**

In der Schweiz ist die legale Schwangerschaftsunterbrechung im schweizerischen Strafgesetzbuch vom 1. Januar 1942 geregelt. Die Gesetzestexte lauten:

Art. 120: Straflose Unterbrechung der Schwangerschaft.

1. Eine Abtreibung im Sinne des Gesetzes liegt nicht vor, wenn die Schwangerschaft mit schriftlicher Zustimmung der Schwangeren infolge von Handlungen unterbrochen wird, die ein patentierter Arzt nach Einholung eines Gutachtens eines zweiten patentierten Arztes vorgenommen hat, um eine nicht anders abwendbare Lebensgefahr oder große Gefahr dauernden schweren Schadens an der Gesundheit von der Schwangeren abzuwenden.

Das in Absatz 1 verlangte Gutachten muß von einem für den Zustand der Schwangeren sachverständigen Facharzt erstattet werden, der von der zuständigen Behörde des Kantons, in dem die Schwangere ihren Wohnsitz hat, oder in dem der Eingriff erfolgen soll, allgemein oder von Fall zu Fall ermächtigt ist.

Ist die Schwangere nicht urteilsfähig, so ist die schriftliche Zustimmung ihres gesetzlichen Vertreters erforderlich.

2. Die Bestimmungen über den Notstand bleiben vorbehalten, soweit eine unmittelbare, nicht anders abwendbare Lebensgefahr oder große Gefahr dauernden schweren Schadens an der Gesundheit der Schwangeren besteht und die Unterbrechung der Schwangerschaft durch einen patentierten Arzt vorgenommen wird.

Der Arzt hat in solchen Fällen innert 24 Std nach dem Eingriff Anzeige an die zuständige Behörde des Kantons, in dem der Eingriff erfolgte, zu erstatten.

3. In den Fällen, in denen die Unterbrechung der Schwangerschaft wegen einer anderen schweren Notlage der Schwangeren erfolgt, kann der Richter die Strafe nach freiem Ermessen mildern.

Art. 121: Nichtanzeigen einer Schwangerschaftsunterbrechung.

Der Arzt, der bei einer von ihm gemäß Art. 120, Ziffer 2 vorgenommenen Unterbrechung der Schwangerschaft die vorgeschriebene Anzeige an die zuständige Behörde unterläßt, wird mit Haft oder mit Buße bestraft.

Siehe THORMANN und VON OVERBECK: Kommentar zum schweizerischen Strafgesetzbuch, Zürich 1941 und Dissertation BALMER, unter Leitung von F. LUDWIG, Bern 1944.

Wir haben im Januar 1951 eine Umfrage betreffend die straflose Unterbrechung der Schwangerschaft in der Schweiz bei den Sanitätsdepartementen der 25 Kantone und bei den Präsidenten der kantonalen Ärztegesellschaften veranlaßt. Es sind uns folgende Antworten auf bestimmte Fragen eingegangen:

1. Die Frage, ob der ärztlichen Schweigepflicht bei der heutigen gesetzlichen Regelung genügt wird, wurde von allen mit ja beantwortet.

2. In 15 Kantonen muß der Name der Begutachteten der Behörde gemeldet werden, in 7 Kantonen ist dies nicht notwendig.

3. Das Gutachten muß in 11 Kantonen mit Kopie an die zuständige Amtsstelle eingesandt werden, in den restlichen Kantonen wird dies nicht verlangt.

4. Die Frage, ob gegenüber früher (vor Einführung des neuen Strafgesetzbuches von 1942) die legalen Schwangerschaftsunterbrechungen zugenommen haben, wurde nur von 3 Kantonen bejaht.

5. In 12 Kantonen werden die Begutachter von Fall zu Fall bestimmt, in 12 Kantonen sind sie von der Regierung allgemein ernannt.

6. Mit der neuen gesetzlichen Regelung sind 6 Kantone nicht einverstanden.

7. Was die Verteilung der positiven Gutachten auf die einzelnen Fachgebiete anbetrifft, überwiegt in 6 Kantonen die psychiatrische Indikation, in 2 Kantonen die medizinische und in den übrigen Kantonen verteilen sich die Indikationen ungefähr gleich auf Psychiatrie, innere Medizin und andere Fachgebiete.

Mit unserer Umfrage haben wir auch versucht, die jährliche Anzahl der Schwangerschaftsunterbrechungen in den einzelnen Kantonen zu ermitteln. Von einigen Kantonen, in welchen der Regierung von den Fällen nicht Kenntnis gegeben werden muß, konnten wir keine genauen Zahlen erhalten. Diese letzteren haben wir aus der Anzahl der Wohnbevölkerung dieser Kantone, unter Berücksichtigung der Religionsverhältnisse, geschätzt.

In der ganzen Schweiz sind nach unseren neuen Berechnungen im Jahre 1950 etwa 6200 legale Interruptiones vorgenommen worden. Auf die Wohnbevölkerung der Schweiz berechnet ergibt dies etwa $1,3^0/_{00}$ oder auf die Geburtenzahl des gleichen Jahres etwa 7,0%. Abgesehen von vereinzelten Ausnahmen betrafen die jährlichen Schwangerschaftsunterbrechungen in den Kantonen 0—10% der Geburtenzahl. Mit 15% sollte die obere Grenze erreicht sein.

Zwei Sonderfälle, für welche keine genügende gesetzliche Regelung besteht, mögen noch angeführt werden mit der Stellungnahme der Chefärzte der geburtshilflich-gynäkologischen Universitätskliniken und der größeren kantonalen geburtshilflich-gynäkologischen Abteilungen der Schweiz.

Unsere erste Frage an die Chefärzte lautete: Wie verhalten Sie sich, wenn in Ihrer Klinik bei vaginaler oder abdominaler Operation eine vorher nicht erkannte, intakte Gravidität durch den Eingriff direkt oder indirekt unterbrochen wird?

Die Mehrzahl der Antworten lautete dahin, daß in solchen Fällen in erweiterter Auslegung des Notstandsparagraphen und zur Verhinderung eventueller späterer Unannehmlichkeiten innerhalb 24 Std Meldung an die zuständige Behörde erfolgen soll, in welcher die näheren Umstände, vor allem auch die Indikation zum primären operativen Eingriff geschildert wird. Einzelne Chefärzte halten eine genaue Eintragung im Operationsbericht für genügend!

Mit der zweiten Frage erkundigten wir uns, ob die Chefärzte prinzipiell die Gutachten auf Schwangerschaftsunterbrechung annehmen oder ob sie im Falle einer gegenteiligen Auffassung trotz positivem Gutachten die Schwangerschaftsunterbrechung ablehnen.

Zu diesem Sonderfall erklärten die meisten Chefärzte, daß sie sich keineswegs verpflichtet fühlen, eine Interruptio vorzunehmen, falls sie mit dem Gutachten nicht einverstanden sind; sie verlangen eventuell ein Obergutachten oder besprechen sich mit dem Begutachter.

Zur Frage der Sterilisierung besteht in der Schweiz keine gesetzliche Regelung. Im allgemeinen wird die unterschriftliche Einverständniserklärung beider Ehegatten verlangt; notwendig ist aber nur die Unterschrift der Patientin, falls sie volljährig und nicht bevormundet ist, sonst ihres Vaters oder Vormundes. Die Einstellung zur Sterilisierung ist nach Religion und Lebensanschauung sehr verschieden. Zurückhaltung ist geboten und genaue Klärung der seelischen und sozialen Situation notwendig, eventuell vorsichtshalber, besonders bei Jugendlichen, eine psychiatrische Beurteilung zu empfehlen. Nach mehreren schweren Geburten und körperlicher Erschöpfung, sowie beim zweiten Kaiserschnitt kann die Frau die Unterbindung wünschen, beim dritten Kaiserschnitt raten wir dazu. Auch bei Vielgebärenden, chronisch Kranken, Psychopathen und eventuell mißlichen sozialen Verhältnissen ist nach reiflicher Abklärung eine Tubensterilisation angezeigt, wodurch manche kriminelle Schwangerschaftsunterbrechung vermieden werden kann.

Zum Schutz des keimenden Lebens und im Kampfe gegen den kriminellen Abort sind 4 Punkte wichtig:

1. Behebung der sozialen, wirtschaftlichen und seelischen Notlage der Schwangeren (allgemeine sozialpolitische Maßnahmen).

2. Frühzeitige, individuelle Schwangerenfürsorge durch speziell dafür ausgebildete Fürsorgerinnen, eventuell zeitweise Hospitalisation.

3. Diagnose und Therapie der extragenitalen Erkrankungen bei Schwangeren nach neuesten klinischen Grundsätzen.

4. Erziehung der Studenten und Ärzte zu einem hohen Berufsethos!

---

3. Herr ALF SJÖVALL-Lund: **Schwangerschaftsunterbrechung und Sterilisierung in Schweden.** (Mit 5 Textabbildungen.)

Das schwedische *Sterilisierungsgesetz* vom Jahre 1934 berücksichtigt nur dauernde Rechtsunfähigkeit. Seit 1941 können aber auch rechtsfähige Personen sterilisiert werden. Die Rechtsunfähigkeit braucht nicht von Dauer zu sein. Laut Gesetz (1941) wird eine Sterilisierung indiziert:

1. Falls erbliche Geisteskrankheiten, Geistesschwächen, andere schwere Krankheiten oder Leiden der Nachkommenschaft aus guten Gründen befürchtet werden können.

2. Falls jemand auf Grund von Geisteskrankheit, Geistesschwäche, anderen Störungen der Geistestätigkeit oder asoziale Lebensweise offenbar ungeeignet ist, in der Zukunft die Fürsorge für Kinder zu übernehmen.

3. Falls wegen Krankheit, Körperfehler oder Schwäche der Frau durch Schwangerschaft eine ernste Gefahr für deren Leben oder Gesundheit besteht.

Sterilisierung ist grundsätzlich freiwillig. Ist jemand auf Grund von Geistesstörung nicht fähig, selbst seine Zustimmung zu geben, kann jedoch sterilisiert werden. Ein Zwang dazu besteht aber nicht.

Nur im Krankheitsfall oder bei Körperfehler können 2 Ärzte — der Chefarzt eines Krankenhauses und ein Amtsarzt, andere Ärzte kommen nicht in Frage — die Indikation begutachten. Im Anschluß daran wird

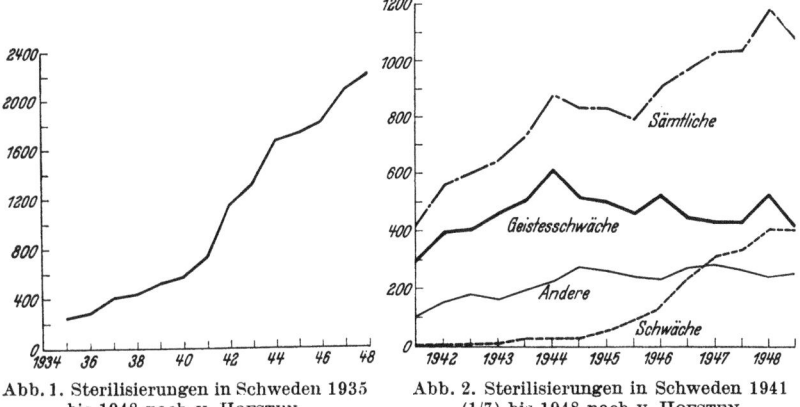

Abb. 1. Sterilisierungen in Schweden 1935 bis 1948 nach v. HOFSTEN.

Abb. 2. Sterilisierungen in Schweden 1941 (1/7) bis 1948 nach v. HOFSTEN.

sofort zur Operation geschritten. In allen anderen Fällen entscheidet das Reichsgesundheitsamt das Gesuch und erst darauf kann operiert werden.

Die Anzahl der Sterilisierungen von 1935—1948 [1] ist aus Abb. 1 ersichtlich.

2200 Operationen pro Jahr entsprechen etwa 0,03% der Bevölkerung, sowie 1,7% der Geburtenanzahl.

Bis Februar 1949 wurden von 15486 Sterilisierungen 12108 an Frauen und 3378 an Männern vorgenommen.

Die verschiedenen Indikationen sind in Abb. 2 dargestellt.

Die Zunahme in den letzten Jahren beruht hauptsächlich auf der Indikation Schwäche, d. h. in Fällen überarbeiteter Mütter mit mehreren Kindern. Die Beurteilung derartiger Fälle ist eine heikle Angelegenheit. Persönlich neige ich zu der Ansicht, daß das Gesetz unter Umständen zu unnötigen Eingriffen verlocken kann.

Die Sterilisierungsmortalität der *Frauen* ist 0,35%.

---

[1] Abb. 1 und 2 sowie die Zahlenangaben sind aus Prof. N. VON HOFSTENS Arbeit in Svenska Läkartidningen 1946 (S. 1364) entnommen.

Eine eugenische Verbesserung des Volkbestandes dürfte wohl kaum durch Sterilisierungen in noch größerem Maßstab erreicht werden. Die Geburt erbkranker Kinder wird jedoch im großen Ausmaß verhindert. Sonst leistet aber eine vernünftige Anwendung des Sterilisierungsgesetzes medizinisch als auch sozial viel Gutes.

Tabelle 1. *Sterilisierungsmortalität.* (Nach v. HOFSTEN.)

1. Juli 1941 bis 31. Dezember 1948	Operierte Frauen	Todesfälle	
		Anzahl	Prozent
Von 2 Ärzten begutachtet (med. Indikation)	1492	16	$1{,}12 \pm 0{,}28$
Von dem Reichsgesundheitsamt entschieden	8009	17	$0{,}21 \pm 0{,}05$
Total	9438	33	$0{,}35 \pm 0{,}06$

Daß die medizinisch angezeigten Fälle der Grundkrankheit wegen eine höhere Mortalität haben, ist selbstverständlich.

Tabelle 2. *Sterilisierungsmortalität.* (Nach v. HOFSTEN.)

	Operierte Frauen	Todesfälle	
		Anzahl	Prozent
Gleichzeitige Schwangerschaftsunterbrechung bzw. Kaiserschnitt	etwa 4780	27	$0{,}55 \pm 0{,}11$
Nur sterilisierende Operationen	etwa 4570	6	$0{,}13 \pm 0{,}05$

Es ist, wie aus der Tabelle 2 hervorgeht, auch einleuchtend, daß die Kombination mit anderen Eingriffen ungünstig ist.

Eine *Schwangerschaftsunterbrechung* (Gesetze 1938 und 1946) darf in folgenden Fällen vorgenommen werden:

1. Wenn auf Grund von Krankheit, Körperfehler oder Schwäche die Geburt eines Kindes eine ernste Gefahr für das Leben und die Gesundheit der Mutter bedeuten würde.

2. Wenn angenommen werden kann, daß die Lebensverhältnisse und sonstigen Umstände, die sich durch die Geburt und Fürsorge für das Kind ergeben, die körperlichen oder seelischen Kräfte der Frau ernstlich beeinträchtigen können.

3. Bei Schwangerschaften durch Notzucht, Minderjährigen, Blutschande und anderen strafrechtlichen Delikten.

4. Falls aus guten Gründen angenommen werden kann, daß die Mutter oder der Vater des zu erwartenden Kindes durch ihre Erbanlagen Geisteskrankheit, Geistesschwäche und andere schwere Krankheiten oder Gebrechen fortpflanzen können.

Nur das Reichsgesundheitsamt hat das Recht zu einer eugenischen Indikation. Es gibt bei Rechtsunfähigkeit die Erlaubnis und kann

Gesuche mit Gutachten nur eines Arztes alle Indikationen genehmigen. Sonst können 2 Ärzte — der Chefarzt eines Krankenhauses („Operateur") und ein Amtsarzt — mit den beiden erwähnten Ausnahmen die Indikation festlegen. Eine Operation kann dann sofort vorgenommen werden.

Vielerorts gibt es staatlich unterstützte Beratungsstellen, die der Leitung eines Arztes — Psychiater oder Gynäkologe — unterstehen. Ein Kurator beurteilt die sozialen Verhältnisse der Frau. Von der Beratungsstelle in Malmö[1] (etwa 200000 Einwohner) werden in 60% der Ratsuchenden die Beurteilungen der Fälle dem Reichsgesundheitsamt überlassen. 40% werden also sogleich abgewiesen. 43% gebären. In 14% hat das Reichsgesundheitsamt keine Genehmigung erteilt und von diesen 14% haben rund 19% spontan oder kriminell abortiert.

Bei Unterbrechungen aus eugenischen Gründen muß, abgesehen von gewissen Ausnahmen, auch sterilisiert werden. Lediglich wenn Geistesstörung

[1] Persönliche Mitteilung des Vorstehers der Beratungsstelle in Malmö, Dr. T. Hegnelius.
[2] Mit oder ohne Sterilisierung.
[3] Nur das letzte Halbjahr 1935.

Tabelle 3.

Jahr	Legale Unterbrechungen[2]	Lebend- und Totgeburten in ganz Schweden	Prozent Unterbrechungen
1935	133[3]	88300	(0,4)
1936	433	91500	0,5
1937	453	93000	0,5
1938	443	96600	0,5
1939	474	100100	0,5
1940	507	98600	0,5
1941	496	102200	0,5
1942	567	116600	0,5
1943	702	128200	0,6
1944	1082	138200	0,8
1945	1620	138700	1,2
1946	2378	135500	1,8
1947	3539	131600	2,7
1948	4585	129100	3,6
1949	5503	123600	4,5
—	22915	1711800	—

Die Zahlen der Unterbrechungen 1935—1947 wurden gütigst von Dr. E. Klintskog zur Verfügung gestellt. Die Zahlen 1948 und 1949 sind noch nicht genau kontrolliert.

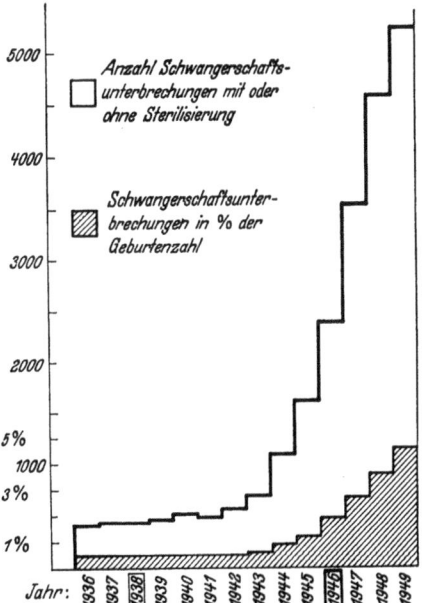

Abb. 3. Legale Schwangerschaftsunterbrechungen in Schweden 1936—1949. 1938 Einführung des Gesetzes, 1946 Einführung sozialmedizinischer Indikation.

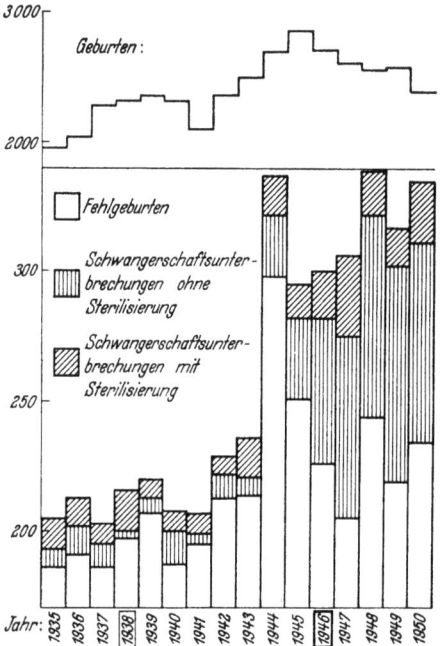

Abb. 4. Geburten, Fehlgeburten und legale Schwangerschaftsunterbrechungen mit oder ohne Sterilisierung 1935—1950 an der Universitäts-Frauenklinik Lund.

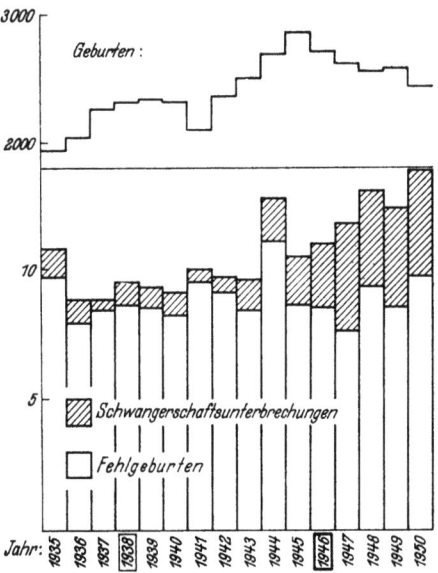

Abb. 5. Fehlgeburten und Schwangerschaftsunterbrechungen mit oder ohne Sterilisierung in % sämtlicher Geburten an der Universitäts-Frauenklinik Lund.

vorliegt, darf ohne Einwilligung der Frau operiert werden. Zwang ist aber ausgeschlossen.

Dem Reichsgesundheitsamt ist innerhalb eines Monats nach vollzogener Unterbrechung bzw. Sterilisierung Bericht zu erstatten.

Von 1935—1949 wurden rund 23000 Schwangerschaften unterbrochen.

Abb. 3 zeigt die enorme Zunahme in den letzten Jahren, besonders nach Einführung der sozial-medizinischen Indikation, der sog. vorausgesehenen Schwäche. 1949 betrugen die Unterbrechungen gut 4,5% der Geburtenzahl, d. h. mehr als die perinatale Mortalität (Kindersterblichkeit bei der Geburt und innerhalb der 1. Lebenswoche). Diese lag 1940/44 bei 3,9%[1].

Absicht des Gesetzes ist es, hauptsächlich die kriminellen Abtreibungen zu verringern. Es erscheint jedoch fraglich, ob nun aus sozialmedizinischen Gründen nicht so manche Schwangerschaft unterbrochen wird, wo eine kriminelle Abtreibung gar nicht zu befürchten wäre. Als Beispiel sei hier angeführt, daß die Zahl der in der Frauenklinik Norrköping[2] aufgenommenen Fälle an kriminellen

[1] THORÉN: Diss. Stockholm 1948.
[2] Diese Mitteilung verdanke ich Herrn Dr. med. L. SIMON.

Abtreibungen und Spontanaborten mit etwa 10 auf 100 Entbindungen die Jahre hindurch konstant verblieb. (Dortiger Chefarzt: Dr. med. L. SIMON.) Dagegen nahmen die legalen Unterbrechungen auffallend zu. Jetzt kommen dort auf 1500 Entbindungen 150 Fehlgeburten und 110 Unterbrechungen. An der Universitäts-Frauenklinik in Lund sind die Verhältnisse ähnlich gelagert (Abb. 4 und 5, Tabelle 4).

Wie aus der Tabelle 5 hervorgeht, ist die Totalmortalität bei Unterbrechungsoperationen für ganz Schweden nur gering und von der Operationsmethode abhängig.

Tabelle 4. *Geburten, Fehlgeburten und legale Schwangerschaftsunterbrechungen mit oder ohne Sterilisierung 1935—1948.* (Universitäts-Frauenklinik Lund.)

Jahr	Sämtliche Geburten	Fehlgeburten	Prozent Fehlgeburten	Unterbrechungen	Unterbrechungen in Prozent
1935	1952	186	9,7	19	1,1
1936	2038	191	7,9	22	1,1
1937	2271	186	8,4	17	0,4
1938	2316	197	8,6	19	0,9
1939	2362	207	8,5	13	0,8
1940	2320	187	8,2	21	0,9
1941	2098	195	9,5	12	0,5
1942	2367	213	8,4	16	1,3
1943	2503	214	8,0	22	1,6
1944	2714	298	11,1	39	1,7
1945	2866	251	8,6	44	1,9
1946	2717	226	8,5	74	2,5
1947	2628	205	7,6	101	4,2
1948	2588	244	9,3	95	3,8
1949	2591	219	8,5	98	3,9
1950	2410	234	9,7	101	4,2
Total	38741	3453	8,9	713	1,8
Todesfälle	—	5[2]	—	2[1]	—

Tabelle 5. *Mortalität der Schwangerschaftsunterbrechungen in Schweden.* (Nach Dr. E. KLINTSKOG.)

I. Totale Mortalität 1935—1947:

    1935—1944: 0,83% von 5290 Fällen
    1945—1947: 0,36% von 7537 Fällen
              0,59% von 12827 Fällen.

II. Mortalität der verschiedenen Operationsmethoden 1945—1947:

    Ausräumung in einer Sitzung . . . . 2/1831 = 0,11%
    Laminariadilatation, danach Ausräumung . . . . . 0/469 = 0 %
    Vaginale Hysterotomie . . . . 2/1404 = 0,14%
    Vaginale Hysterotomie und vaginale Sterilisierung 1/10
    Abdominale Hysterotomie . . . . 3/980 = 0,30%
    Abdominale Hysterotomie und Sterilisierung . . . 9/2306 = 0,39%

---

[1] 1. Toxikosis, 2. Ileus paralyticus.
[2] 1. Septicaemia, 2. Peritonitis, 3. Peritonitis, 4. Septicaemia, 5. Appendicitis c. peritonit.

Die primären Komplikationen werden sehr verschieden eingeschätzt. Bis zu 40,9% wurde angegeben. In Lund hatten wir bis 1948 rund 16% Primärkomplikationen.

Über Spätkomplikationen ist bis auf weiteres sehr wenig bekannt. Laut Holtz[1] waren sie in 500 Fällen sehr gering.

Zum Schluß möchte ich einige persönliche und von gynäkologischen Kollegen vorgeführten Gesichtspunkte, die ich billige, anführen:

1. Vielleicht wäre es am besten, die sozial-medizinische Indikation wieder aufzugeben.

2. Wenigstens sollte das Reichsgesundheitsamt eine rein soziale Indikation anerkennen und die Verantwortung dafür ganz übernehmen und sie nicht auf die Schultern der Ärzte wälzen.

3. Wenn 2 Ärzte die Indikation begutachten, so sollen sie dazu auch die nötige Qualifikation besitzen. Das wird nicht gefordert, wenn das Reichsgesundheitsamt, dem Urteil nur eines Arztes folgend, eine Unterbrechung genehmigt. Ich bin der Ansicht, daß, auch wenn der Fall dem Reichsgesundheitsamt unterstellt wird, stets 2 Ärzte, nämlich der Operateur und ein Amtsarzt, zuerst herangezogen werden sollten.

4. Eine Schwangerschaftsunterbrechung später als in der 20., in Ausnahmefällen 24. Schwangerschaftswoche, aus anderen als rein medizinischen Gründen ist verboten. Ich würde es lieber sehen, daß es verboten wäre, die Unterbrechung ohne ganz besondere Gründe *vor* der 20. Woche zu unternehmen. Man läuft dabei weniger Gefahr, ein Windei mit Schweiß und Mühe herauszureißen. Fast alle Fälle, die Schwangerschaftsdepression genannt werden und wo oft von Suicidalrisiko gesprochen wird, bessern sich ja, wenn die Molimina gestationis zur Zeit der Kindesbewegungen abklingen.

Arén[2] konnte in 30 von 83 Fällen, wo das Reichsgesundheitsamt aus sozial-medizinischen Gründen schon seine Genehmigung gegeben hatte, die Frauen überreden, ihre Schwangerschaft durchzuführen.

Das Auslöschen eines keimenden Lebens ist eine sehr ernste Angelegenheit, und ein Entschluß dazu sollte nicht unnötig schnell gefaßt werden. Wir sollten uns nicht zuerst fragen, was erlaubt und verboten ist, sondern was falsch und richtig.

---

[1] Kongreßverhandlungen der Nordischen Gesellschaft für Geburtshilfe und Gynäkologie, Helsingfors 1950.
[2] Svenska Läkartidningen 1950 (S. 636).

---

4. Herr E. Parache-Madrid: Schwangerschaftsunterbrechung und Sterilisation in Spanien.

Der spanische Frauenarzt hat sich aus rein traditioneller Einstellung und zweifellos auch schon durch seine tiefe Verwurzelung im katholischen

Glauben und aus angeborener Achtung vor orthodoxen Grundsätzen immer ablehnend gegen jede künstliche Unterbrechung der Schwangerschaft verhalten. Diese Auffassung wurde in einer Reihe von ärztlichen Tagungen, wie z. B. in dem 1924 in Sevilla abgehaltenen Spanisch-Portugiesischen Gynäkologenkongreß vertreten und in einschlägigen Werken bedeutender spanischer Fachärzte, wie Prof. VALLEJO NÁJERA, Dr. HORNO und Dr. ZARCO und bei vielen anderen Gelegenheiten in Sitzungen unserer Ärzte-Akademien und Gesellschaften grundsätzlich zum Ausdruck gebracht. Die spanische Ärzteschaft befindet sich mit dieser ablehnenden Haltung in der Vorhut der Nichteingriffstheorie, die sich nach und nach mit zunehmender Deutlichkeit auch unter den Frauenärzten der übrigen Welt durchzusetzen scheint.

Juristisch betrachtet wurde in Spanien durch Gesetz vom 24. Juni 1941 über „Fehlgeburten und Geburtenschutz" die Verfügungen des Strafgesetzes §§ 417 und 420 und in seinem 1. Kapitel die Beihilfe zur Herbeiführung einer künstlichen Fehlgeburt unter Strafrecht gestellt. Die gleiche Verordnung bezeichnet nicht nur jeden Eingriff zur unnatürlichen Ausstoßung des Fetus, sondern auch die rechtswidrige Herbeiführung des Todes des Embryos im Mutterleib als strafbar. Die Gesetzgeber wurden anläßlich dieser strengen Verordnungen durch die einschlägigen technischen Organe des Landes im Anschluß an eingehende Diskussionen in der spanischen Gynäkologen-Gesellschaft beraten, bei welcher zwar kein einstimmiger Beschluß gefaßt wurde, jedoch eine überragende Mehrheit sich energisch gegen die Vornahme des therapeutischen Abortus aussprach, durch den die natürlichen Rechte des Fetus verletzt werden und dessen Bewertung im vollen Sinne als bedeutendster Merkpunkt der modernen Geburtshilfe anzusehen ist.

Es muß trotzdem festgestellt werden, daß seit Veröffentlichung genannten Gesetzes in Spanien kein einziger Urteilsspruch gegen ein Mitglied der Ärzteschaft wegen Herbeiführung eines therapeutischen Abortus erfolgt ist.

Um in unseren Ausführungen keine einseitige Darstellung zu geben, möchten wir betonen, daß diese sich nicht nur auf die Erfahrungen unserer eigenen Klinik, sondern die sämtlicher öffentlichen Geburtsanstalten von Madrid mit rund 90000 Geburten im Zeitraum von 10 Jahren und der entsprechenden umfangreichen poliklinischen Beratung stützt. Es ergibt sich hieraus, daß in keinem einzigen Falle eine Unterbrechung der Schwangerschaft vor dem Datum der Lebensfähigkeit herbeigeführt wurde.

Als Lebensfähigkeit in diesem Sinne verstehen wir, daß der Fetus mehr als 1000 g wiegt und seine Länge 31,1 cm überschreitet, d. h. von der 29. Woche der Schwangerschaft an gerechnet. Wenn diese Bedingungen vorliegen und geeignete Einrichtungen zur Verfügung stehen, um der Fehlgeburt die notwendige Pflege angedeihen zu lassen, sind die Möglichkeiten, um seine Überlebung zu erreichen, zwar nicht optimal günstig, jedoch auch keineswegs als verzweifelt anzusehen. Es muß hierbei natürlich in Rechnung gezogen werden, daß besondere Umstände in jedem Falle die Lebensfähigkeit beeinträchtigen können, besonders beim Fetus von herz- oder nierenkranken Patientinnen, im Vergleich zu gesunden Frauen.

Die ablehnende Haltung der spanischen Frauenärzte zur künstlichen Unterbrechung der Schwangerschaft steht im starken Gegensatz zu der Vielzahl von Frauen, die uns von praktischen Ärzten in unsere Sprechstunde geschickt werden mit der Aufforderung, aus therapeutischen Gründen eine Unterbrechung der Schwangerschaft vorzunehmen. Diese Tatsache bringt unsere ablehnende Haltung gegenüber diesem Problem, die wir unbeirrt weiterhin zur Geltung bringen, nicht ins Wanken. Wir nehmen diese Frauen grundsätzlich in die Klinik auf und betreuen sie gemeinsam mit den in Frage kommenden Spezialärzten bis zum Ablauf ihrer Schwangerschaft. Von 50 Patientinnen, die sich unserer Verordnung unterwarfen, hatten wir bisher nur einen Todesfall vor der Lebensfähigkeit des Fetus zu beklagen, und zwar handelte es sich um eine Herzkranke, die nach erreichter Kompensation plötzlich an einer Herzembolie starb. Alle übrigen erreichten das Ende der Schwangerschaft bzw. den Zeitpunkt, an dem der Fetus völlige Lebensfähigkeit aufwies.

Wir spanischen Frauenärzte sehen mit Verwunderung — und es erscheint angebracht, das Augenmerk der Autoren darauf zu lenken —, daß in jeder der vorliegenden Übersetzungen von Handbüchern über Geburtshilfe für Studenten und Ärzte mindestens 30 Indikationsstellungen zur Unterbrechung der Schwangerschaft angegeben werden. (Unter diesen befinden sich eine Reihe solcher, die jeder Grundlage entbehrend zu betrachten sind, wie die fortschreitende Schwerhörigkeit, und so veraltet wie das mutmaßlich unstillbare Erbrechen, oder die so wenig gerechtfertigt sind wie das mögliche Vorkommen einer Erythroblastose, die im vergangenen Karlsruher Kongreß zur Sprache kam und gegen die von mehreren Gynäkologen, unter anderen von Dr. RUMMEL-Nürnberg Stellung genommen wurde.)

Wir sind der Meinung, daß diese Tatsache eher geeignet ist, unter den Fachärzten und besonders unter den Studenten Verwirrung anzurichten, die zur Ursache hat, daß eher an die Zerstörung des keimenden Lebens gedacht wird, als an die vorhandenen therapeutischen Maßnahmen. Und das mag auch die Ursache sein, daß aus gleichen Gründen in unserer Klinik 82 Frauen vorstellig wurden, von denen kaum 10% ein therapeutisches Problem darboten.

Sehr verschieden hiervon ist das Problem der Sterilisation. Obwohl unter dem Gesichtspunkte der reinen Orthodoxie auch diese therapeutische Maßnahme verwerflich ist, sind in Spanien in einer Anzahl von Kliniken als Präventivmaßnahme Sterilisationen von Frauen vorgenommen worden. In unserer eigenen Klinik z. B. hatten wir sie systematisch bei allen Frauen ausgeführt, bei denen zum dritten Male der Kaiserschnitt durchgeführt werden mußte. Jedoch sind wir auch von dieser Maßnahme schon seit längerer Zeit abgekommen, da heute das verringerte Risiko bei derartigen Operationen und die Herabsetzung des Vorkommens mangelhafter Vernarbung der Wundflächen zumindest eine systematische Sterilisation in solchem Falle nicht mehr rechtfertigt. Wir haben in unserer Klinik Frauen behandelt, bei denen der *Kaiserschnitt sechsmal* zur Ausführung kam, ohne daß sie uns ersucht hätten oder ihnen von uns vorgeschlagen wurde, eine Sterilisation vorzunehmen.

Trotzdem sehen wir uns mitunter veranlaßt, einer Sterilisation stattzugeben, wenn bei Ablauf der Schwangerschaft der Kaiserschnitt vollzogen werden mußte und ein erneuter Gravitätszustand angesichts der Schwere des vorhergegangenen äußerst bedenklich erscheint. In anderen Fällen führen wir sie als zusätzliche Operation zu den Eingriffen, die erforderlich sind (Interposition usw.). Dagegen halten wir die Vornahme einer Sterilisation als isolierten operativen Eingriff von viel zweifelhafterem Ergebnis, denn sie stellt ein positives Risiko dar, um ein hypothetisches, aber durchaus nicht sicheres, nämlich die mutmaßliche Schwangerschaft zu vermeiden. Eine Sterilisation zur Vermeidung der Schwangerschaft ist ein unerlaubter Eingriff, und es stehen hierzu andere gleichfalls unerlaubte Mittel zur Verfügung, deren Verwendung keine Mitwirkung des Arztes erforderlich macht.

Anderseits haben wir Gelegenheit gehabt, wiederholt Patientinnen in unserer Sprechstunde zu sehen, die sich einer Sterilisation unterworfen hatten, weil eine vorhergegangene Schwangerschaft einen äußerst schwierigen Verlauf genommen hatte und dem behandelnden Arzt diese Maßnahme daher angeraten erscheinen ließ, die aber im Anschluß an diese sich derart erholten, daß uns wie ihnen selbst große Zweifel über das Vorhandensein einer absolut sicheren Indikationsstellung für eine so ernste Maßnahme aufkamen.

Die Sterilisation als solche ist selbstverständlich völlig verwerflich, wenn nicht strikte ärztliche Gründe hierzu vorliegen und sie nicht durch die Patientinnen selbst wiederholt nachdrücklich verlangt wird. Selbst unter diesen Bedingungen erzeugt sie oft in der Frau eine Psychose, die geeignet ist, eine allgemeine Gleichgewichtsstörung auszulösen und sie schließlich veranlaßt, den Gynäkologen zu bitten, eine neue Operation vorzunehmen, die die Durchlässigkeit der Eileiter wieder herstellt.

Aus eugenischen Gründen werden in Spanien keine Sterilisationen ausgeführt und noch weniger ohne Einwilligung der Patientin, da sie einen Eingriff in die fundamentalen Rechte des Individuums darstellen.

Aussprache zum IV. Hauptbericht.
Vorgemerkte Diskussionen.

1. Herr J. HARTEMANN-Nancy: Ich bin nicht im Besitz des Textes der Berichte von Prof. SCHMIDT und Prof. NAUJOKS und der Herren Korreferenten, verstehe auch die deutsche Sprache zu wenig, um mir ein genaues Bild des Inhaltes machen zu können. Deshalb werde ich mir keinen Kommentar erlauben, sondern ich will nur über den „Künstlichen Abortus und das französische Gesetz" etwas berichten.

Ich bin der Meinung, daß man 2 Arten von künstlichem Abort oder (wie er in Frankreich genannt wird) therapeutischem Abort unterscheiden sollte.

1. Die Fälle, in denen es sich um eine absolute Indikation handelt, in denen das Leben der Mutter unmittelbar und direkt bedroht ist, und in denen die Unterbrechung der Schwangerschaft volle Aussicht auf Genesung der Mutter bringt. Man kann in solchen Fällen nicht einmal sagen, daß das Kind geopfert wird, da die Mutter sowieso das Kind mit sich in den Tod nehmen würde.

2. Die Fälle mit relativer Indikation, in denen es sich lediglich um Gefahren für den Gesundheitszustand der Mutter handelt, bei denen also das Leben nur mittelbar bedroht ist, wenn die Schwangerschaft fortdauert, so daß sehr wohl Aussichten bestehen, das Kind bis zur normalen Geburt lebend zu erhalten. Die Unterbrechung in solchen Fällen opfert also entschieden das Kind.

Es ist selbstverständlich, daß bei der ersten Gruppe ein Zögern unmöglich ist — ich sehe ab von religiösen Einstellungen —, während im zweiten Falle das Verhalten in den verschiedenen Ländern, in den einzelnen Schulen innerhalb desselben Landes, ja sogar bei Ärzten derselben Schule wesentlich verschieden sein wird.

Die französische Gesetzgebung, die zu dieser Frage lange Zeit keine Stellung genommen hatte, hat sie endlich durch das Gesetz vom 29. Juli 1939 (Art. 87) geregelt. Allerdings wird hierbei nicht die strenge Trennung gemacht, die ich persönlich gewünscht hätte, nämlich zwischen den beiden Hauptkategorien des therapeutischen Aborts. Doch haben sie ernste Garantien auf diesem Gebiet gebracht, wo es früher überhaupt keine gab.

Was zunächst die Indikation anbetrifft, die eine Bedrohung des Lebens der Mutter und nicht nur ihrer Gesundheit zur Grundlage hat, so besteht die Notwendigkeit der Genehmigung von zwei konsultierenden Ärzten, davon einer als Sachverständiger des Zivilgerichtes, außerdem vom behandelnden Arzt oder Operateur. Es ist üblich, daß von diesen zwei konsultierenden Ärzten gewöhnlich der eine Spezialist für Geburtshilfe ist, der andere ein Facharzt für das Leiden, das die Schwangerschaftsunterbrechung erfordert. Diese Ärzte unterschreiben eine Bescheinigung, in welcher sie die Notwendigkeit eines Eingreifens bestätigen. Ein Exemplar wird der Kranken zugestellt; jeder der Ärzte bewahrt ein anderes, und schließlich wird (seit einigen Jahren) obligatorisch ein Exemplar der Bescheinigung dem Präsidenten des örtlichen Ärzterates ausgehändigt.

Dadurch kennen wir jetzt die Häufigkeit der therapeutischen Aborte, wenigstens in den Fällen, die außerhalb der Spitäler vorkommen. Von Juli 1947 bis 1950 wurden im Seine-Departement, zu welchem Paris gehört, dem Ärzterat 132 Unterbrechungen gemeldet. Die Indikationen für diese therapeutische Fehlgeburten (für 11 Fälle wurden sie nicht angegeben) waren in erster Linie die Tuberkulose (64 Fälle), dann Herzstörungen (25 Fälle), schließlich Leiden verschiedener Art. Bemerken möchte ich noch dazu, daß das französische Gesetz die einfache Gefahr der Gesundheitsschädigung nicht anerkennt, ebensowenig den künstlichen Abort aus eugenischen und noch weniger eine Schwangerschaftsunterbrechung aus sozialen Gründen. Das wollte ich nur sagen!

Meine Damen und Herren!

Sie müssen entschuldigen, daß ich so schlecht deutsch spreche. Ich habe meine Diskussionsbemerkung mit einem Wörterbuch — wie im Gymnasium — zusammengestellt. Französische Ärzte kennen die deutsche Sprache meist sehr schlecht. Ich denke an einige, die im Gymnasium in dieser Sprache bestimmt die ersten waren. Sie wären jetzt vielleicht die letzten. Ich glaube, sie sollten zu einem deutschen Kongreß kommen, um die deutsche Sprache wieder zu erlernen, mehr noch, um die deutschen Methoden und besonders ihre deutschen Kollegen kennenzulernen. Dieses ist mein Wunsch!

2. Herr A. MAYER-Tübingen: Zu meiner besonderen Genugtuung haben die beiden Hauptreferenten, Herr SCHMIDT und Herr NAUJOKS, mit Nachdruck auf die *ethische* Seite der Schwangerschaftsunterbrechung hingewiesen. Leider wird diese im praktischen Leben oft genug völlig übersehen. Daraus ergeben sich manche sehr *ernste Auswirkungen*, die einesteils die *Einstellung des Gesetzgebers* und andernteils die praktische *Handhabung des Gesetzes durch die Ärzte* beeinflussen können, so daß ich auf sie eigens hinweisen möchte.

1. Herr Prof. SCHMIDT nannte als *Jurist* die Schwangerschaftsunterbrechung geradezu „*Tötung der Leibesfrucht*". Wie mir scheint, fällt dem *Gesetzgeber* seine Stellungnahme zu dieser „Tötung" vom rechtsethischen Standpunkt aus gar nicht leicht. Herr Prof. SCHMIDT sprach wohl davon, daß diese Tötung unter bestimmten Bedingungen „*erlaubt*" sei. Demgegenüber hat mir einmal ein anderer Jurist gesagt, daß der Gesetzgeber diese Tötung gar nicht „erlauben" kann, sondern sie nur „*straffrei*" läßt, und auch das nur unter dem Gesichtspunkt des „*übergesetzlichen Notstandes*".

Die Anerkennung des übergesetzlichen Notstandes ist außerdem an zwei wesentliche *Vorbedingungen* gebunden:

a) Das Fortbestehen der Schwangerschaft muß eine ernste Gefahr für Leben oder Gesundheit bedeuten.

b) Die Abwendung dieser Gefahr ist durch nichts anderes als durch Schwangerschaftsunterbrechung zu erreichen.

2. Die *Stellungnahme der Ärzte zu diesen Vorbedingungen* ist bekanntlich sehr verschieden und richtet sich leider nicht nur nach der von Herrn Prof. SCHMIDT vertretenen hohen Ethik.

a) Der *bewußte Mißbrauch* des Gesetzes durch die sog. „*Abtreiberkonsortien*", die schon BUMM schwerstens getadelt hatte, ist bekannt. Mir selbst hat ein Vertreter dieser Richtung auf einer Tagung entgegengehalten: „Wenn auf dem Papier alles stimmt, warum soll ich die Schwangerschaft nicht unterbrechen?"; wenn er jetzt geschwiegen hätte, dann hätte man noch glauben können, daß ihn der ethische Gesichtspunkt des *Mitleides* leitete; aber er fügte hinzu „*und das Geld nicht verdienen*"! Damit hatte er vor dem ganzen Auditorium bekannt, daß er ungehemmt bereit ist, *aus der Tötung der Leibesfrucht ein Geschäft zu machen*.

b) Aber auch den *seriösen und gewissenhaften Ärzten* unterlaufen *bona fide* manche tief bedauerliche *Irrtümer*. Das gilt schon von der *Diagnose*. Ich kenne selbst 3 Fälle von *Tod nach Unterbrechung*, wo auf dem *Sektionstisch die Lungentuberkulose überhaupt nicht da war* und ich weiß, daß andere Gynäkologen ähnliche Erfahrungen gemacht haben. Das ist doch geradezu erschütternd; um die Frauen vor einem vermeintlichen Gesundheitsschaden zu bewahren, haben wir sie um das Leben gebracht.

Ein anderer schwerer Irrtum war die sog. „*Lungenspitzentuberkulose*". Ihretwegen hatte man früher viele Jahre lang ungezählte Tausende von Schwangerschaftsunterbrechungen gemacht; gerade die Spitzentuberkulose hat der Kongreß der Lungenärzte in Wildbad abgelehnt. Die deswegen fälschlicherweise geopferten Leibesfrüchte müßte man daher eigentlich wieder ins Leben zurückrufen.

Auch die *Schwierigkeiten der Prognose* der Lungentuberkulose in der Schwangerschaft werden oft viel zu wenig beachtet. Einer der besten Kenner dieses Gebietes, der leider so früh verstorbene BRÄUNING, hat auf dem Lungenfacharztkongreß in Kreuznach (1935) gesagt, *daß man 15mal die Schwangerschaft umsonst unterbrechen muß, um das 16. Mal das Richtige zu treffen,* wie ich selbst mit anhörte. Seiner Ansicht nach sind daher die vom Gesetz verlangten Vorbedingungen ärztlich so gut wie nie erfüllbar. Ja, er hätte in einem *völligen Verbot der Schwangerschaftsunterbrechung keine Härte* erblickt. Die daraus sich ergebenden Konsequenzen zog der Lungenärztekongreß in *Münster* (September 1949). Dieser war nahe daran, ein Verbot der Schwangerschaftsunterbrechung auszusprechen, gab alsdann als Richtlinie aus: *künftighin grundsätzlich keine Schwangerschaftsunterbrechung wegen Lungentuberkulose, sondern Behandlung der tuberkulösen* Schwangeren.

3. Ein dritter Punkt ist die weitgehende *Verkennung der mit der Unterbrechung verbundenen Gefahren*, auf die Herr NAUJOKS schon hingewiesen hat. Ein *russischer* Gynäkologe sagte seinerzeit auf dem Kongreß in *Kiew: „Mit 140 000 Schwangerschaftsunterbrechungen haben wir nur 140 000 Frauen zu Invaliden gemacht."*

So gut wie ganz übersehen werden in der Regel die oft sehr ernsten *seelischen Nachwirkungen.* Ich habe schwere Depressionen gesehen mit quälenden Selbstvorwürfen, verzehrender Reue, Verlust jeglicher Lebensfreude und bittersten Anklagen gegen die Ärzte, die „es hätten besser wissen sollen". Kein geringerer als der Psychiater BUMKE berichtet sogar von *Selbstmord* aus Reue über die Schwangerschaftsunterbrechung. Kurz — die *seelischen Schäden infolge der Unterbrechung sind oft viel schlimmer als die gefürchteten körperlichen Schäden bei Nichtunterbrechung* gewesen wären.

4. Infolge der gelegentlich äußerst laxen Indikationsstellung zur Unterbrechung ist unser *ganzer Stand öffentlich in schweren Mißkredit geraten.* Auf einem Kongreß der Kriminalisten wurde mir seinerzeit rundweg der Vorwurf ins Gesicht geschleudert: „Jede Frau findet auch einen Arzt als Abtreiber, auch Professoren, nur der Preis ist verschieden."

5. Durch die Häufigkeit der Schwangerschaftsunterbrechung ist diese in der öffentlichen Meinung bagatellisiert. Die *Ehrfurcht vor dem keimenden Leben ist weitgehend verlorengegangen.* Daher kommen junge Mädchen auch aus sog. guten Häusern in unsere Sprechstunde mit der unbeschwerten Erklärung: „Ich will mir abtreiben lassen." Das bedeutet doch einen *tiefbedauerlichen Verlust an hochwertigem Frauentum, zum Nachteil unserer Kultur,* ohne daß wir es merken. Und doch ist gerade auch ein zusammengebrochenes Volk in vieler Richtung so viel wert, als seine Frauen und Mütter wert sind.

Die *Schwangerschaftsunterbrechung* ist also nicht nur ein *medizinisches* oder *juristisches* Problem, sie ist in *hohem Maße auch ein sittliches Problem,* ein Problem der *Ethik* und der *Kultur.* Das hochethische Niveau, das die beiden Herren Hauptreferenten einschlugen, wird im praktischen Leben leider oft ganz vermißt. Vor allem wird die *ethische Seite der Schwangerschaftsunterbrechung im akademischen Unterricht viel zu wenig beachtet.* Ja es gibt Ärzte, denen die Rectaluntersuchung, also das „Hineingreifenmüssen in den Mastdarm" widerwärtiger vorkommt als die Zerstückelung einer Abortfrucht, denen also eine Verwechslung zwischen *Ästhetik* und *Ethik* unterläuft. Deswegen wollte ich vor diesem höchsten Forum unseres Faches auf die ethischen Belange eigens hinweisen im Interesse unseres Ärztestandes, unseres Volkes und unseres zusammengebrochenen Vaterlandes.

3. Herr G. DÖDERLEIN-Jena: Die Gesetzgebung über Schwangerschaftsunterbrechung und Sterilisierung nach 1945 hat in den ostdeutschen Ländern vorüber-

Aussprache zum IV. Hauptbericht. 337

gehend andere Bedingungen geschaffen, als sie in Westdeutschland mit Beibehaltung des § 218 StGB. gültig waren. In den einzelnen ostdeutschen Ländern: Stadtgebiet Berlin, Brandenburg, Mecklenburg, Sachsen, Sachsen-Anhalt, Thüringen unterschieden sich die Gesetze wesentlich in der Anerkennung oder Nichtanerkennung der „sozialen Indikation". Darüber wird gleich gesprochen werden.

Nach Vereinigung der ostdeutschen Länder zur „Deutschen Demokratischen Republik" gilt dort jetzt einheitlich das „Gesetz über den Mutter- und Kinderschutz und die Rechte der Frau" vom 27. September 1950. Dieses besagt in § 11:

1. „Im Interesse des Gesundheitsschutzes der Frau und der Förderung der Geburtenzunahme ist eine künstliche Unterbrechung der Schwangerschaft nur zulässig, wenn die Austragung des Kindes das Leben oder die Gesundheit der schwangeren Frau ernstlich gefährdet, oder wenn ein Elternteil mit schwerer Erbkrankheit belastet ist. Jede andere Unterbrechung der Schwangerschaft ist verboten und wird nach den bestehenden Gesetzen bestraft."

2. „Die Schwangerschaftsunterbrechung darf nur mit Erlaubnis einer Kommission durchgeführt werden..."

3. „Die Unterbrechung der Schwangerschaft darf nur von Fachärzten in Krankenhäusern durchgeführt werden."

In den ostdeutschen Ländern (DDR) gilt also seit dem 27. September 1950 nur noch die medizinische und die eugenische Indikation zur künstlichen Unterbrechung einer Schwangerschaft.

Vor dem 27. September 1950 bestand von 1947 an in den Ländern Brandenburg, Mecklenburg, Sachsen und Thüringen

a) die medizinische Indikation,
b) die sozial-medizinische Indikation,
c) die Notzuchtindikation.

Das Land Sachsen-Anhalt hat in seinem Gesetz vom 7. Februar 1948 die medizinische Indikation und die Notzuchtindikation zugelassen, eine soziale oder eine medizinisch-soziale Indikation aber nicht anerkannt. Im Stadtgebiet Berlin-Ost galt immer nur die medizinische Indikation; die soziale Lage der Schwangeren fand jedoch bei der Indikationsstellung aus gesundheitlichen Gründen Berücksichtigung.

In denjenigen ostdeutschen Ländern, welche in den Jahren 1947—1950 die sozial-medizinische Indikation zur Schwangerschaftsunterbrechung anerkannt hatten, lautete der Gesetzesparagraph fast übereinstimmend mit der Fassung des Thüringer Gesetzes vom 18. Dezember 1947:

§ 2,2. „Eine Unterbrechung der Schwangerschaft bleibt straffrei, wenn sie von einem Arzt mit Einwilligung der Schwangeren in einer hierzu ermächtigten Einrichtung vorgenommen wird..., weil die sozialen Verhältnisse der Schwangeren oder ihrer Familie bei einem Austragen des Kindes eine ernste Gefährdung für die Gesundheit von Mutter oder Kind bedeuten und die Notlage durch soziale oder andere Maßnahmen nicht ausreichend beseitigt werden kann."

Die „soziale Indikation" war also mit einer „medizinischen Indikation" verknüpft. Dadurch wurden an die Entscheidungen der aus Ärzten und Laien zusammengesetzten Kommissionen sehr hohe, nicht immer erfüllbare Anforderungen gestellt.

Wichtig ist, daß diese sozial-medizinische Indikation eine Kann-Vorschrift und keine Muß-Vorschrift dargestellt hat. Nach § 11 der Ausführungsbestimmungen zum Thüringer Gesetz vom 18. Dezember 1947 trägt der ärztliche Leiter der Krankenanstalt die Verantwortung für die sachgemäße Ausführung der Schwangerschaftsunterbrechung. Die letzte Verantwortung lag also beim persönlich handelnden Arzt und nicht bei einer unpersönlich beratenden Kommission.

Die Voraussetzungen zur Anerkennung der „sozialen" und der „sozial-medizinischen Indikation" sind mit zunehmender Besserung der wirtschaftlichen Lage der Bevölkerung in den ostdeutschen Ländern entfallen. In den Jahren 1947 bis 1950 trug die Anerkennung des sozialen Notstandes in Verbindung mit gesundheitlicher Gefährdung der tatsächlichen Lage Rechnung und entriß viele Frauen dem Kurpfuschertum. Diese Einstellung ist ehrlich und ohne Heuchelei. Sie vermochte die Abtreibungsseuche einzudämmen, wenn auch nicht ganz zu beseitigen.

Die *Sterilisierung* ist in den ostdeutschen Ländern (DDR) grundsätzlich verboten. In Sonderfällen kann sie nur mit Genehmigung der Gesundheitsbehörde straffrei vorgenommen werden.

Mit dem neuen Gesetz vom 27. September 1950 ist der Schutz der Schwangerschaft im Interesse der Mütter und Kinder ebenso gewährleistet, wie uns Gynäkologen eine bedrückende Last abgenommen wurde. Wir begrüßen nicht nur die Beschränkung der Schwangerschaftsunterbrechung auf die medizinische und die eugenische Indikation, wir begrüßen besonders die zahlreichen materiellen und ideellen Einrichtungen zum Schutze und zur Hilfe von Mutter, Kind und Familie des Gesetzes vom 27. September 1950. Sie bedeuten einen großen Fortschritt auf dem Wege zur sozialen Entwicklung.

4. Herr F. Hoff-Graz: (Manuskript nicht eingegangen.)

5. Herr Doerffler-Weißenburg: Gestatten Sie mir ein paar Worte zum Thema Schwangerschaftsunterbrechung als dem Vorsitzenden des vom Bayerischen Ärztetag gewählten Ausschusses für diese Frage vom standespolitischen Standpunkt aus. Einen ausführlichen Bericht über Aufgaben und Ziele dieses Ausschusses habe ich dem Herrn Präsidenten im Januar vorgelegt. Dieser Bericht kann bei Herrn Prof. v. Massenbach oder mir von Interessenten eingesehen werden.

Daß wir überhaupt die Frage der Schwangerschaftsunterbrechung in einem Ausschuß behandeln, hat seinen Grund darin, daß wir seit 1945 in Bayern eine ständige Zunahme der amtlich gemeldeten Aborte feststellen. Wir haben Grund zu der Annahme, daß der Zahl der gemeldeten Aborte mindestens die gleiche Zahl amtlich nicht erfaßter Fehlgeburten entspricht. Der Grund für diese Zunahme liegt in dem wirtschaftlichen und vor allem sittlichen Tiefstand unserer gegenwärtigen Lage. Die wirtschaftliche Not können wir von uns aus allein nicht ändern. Aber den sittlichen Tiefstand können und müssen wir, wie wir glauben, doch einigermaßen beeinflussen, wenigstens soweit er den Ärztestand angeht.

Für die Schwangerschaftsunterbrechung aus ärztlicher Anzeige arbeiten wir zur Zeit Richtlinien in kompendiöser Form aus, die nach Billigung durch Innen- und Justizministerium den antragstellenden, begutachtenden und die Unterbrechung durchführenden Ärzten, wie auch Richtern und Anwälten, Anhaltspunkte für ihre Tätigkeit bieten wollen. Bei der Arbeit für diese Richtlinien hat sich uns von neuem wieder die ungemein enge Anzeigestellung ergeben, die nach dem heutigen Stand der Wissenschaft auf fast allen einschlägigen Fachgebieten noch enger gegeben ist als in den Stadlerschen Richtlinien von 1936, weil die Fortschritte unserer Wissenschaft auch der Schwangeren das Austragen eines Kindes ohne ernste Gefahr für Leben und Gesundheit häufiger erlaubt als früher. Daneben ist für unsere Arbeit mitbestimmend die Erkenntnis, daß die akuten und vor allem die Spätschäden der Schwangerschaftsunterbrechung für die Schwangere nach den Erfahrungen in Sowjetrußland meist weit unterschätzt werden, und daß diese Gefahren trotz der Fortschritte der Medizin auch heute noch eine wesentliche Rolle spielen.

Aus diesen beiden Erkenntnissen ergibt sich für uns als erste Aufgabe eine ausgedehnte Aufklärungsarbeit unter den Ärzten und im ganzen Volke. Unter den

Ärzten ist diese Aufklärungsarbeit nötig, weil sich gezeigt hat, daß Unkenntnis der Fortschritte unserer Wissenschaft für dieses Gebiet und Nachgiebigkeit und falsches Mitleid uns Ärzte oft zu falschen Anzeigestellungen verleiten. Wir stellen deshalb in unseren Richtlinien ganz klar die wenigen absoluten und die ebenfalls nicht sehr zahlreichen relativen Anzeigen für die Interruptio heraus und weisen auf viele heute nicht mehr als Indikationen in Betracht kommende Krankheiten unsere bayerischen Kollegen nachdrücklich hin.

Bei der Aufklärungsarbeit im ganzen Volke sind uns unsere christlich eingestellten Kollegen beider Konfessionen bereits mit gutem Beispiel vorangegangen. Sowohl die St. Lukasgilde, eine Ärzteschaft auf überzeugt katholischer Grundlage, wie auch ähnliche Vereinigungen evangelischer Art haben in Vortragsserien vor Ärzten, Geistlichen und Richtern, wie auch anderen Interessierten, die einschlägige Führerschicht mit dem nötigen Tatsachenmaterial für dieses Gebiet vertraut gemacht. Von dieser Führerschicht wird dann in Flugzetteln und Vorträgen vor Hörern aller Stände dieses Tatsachenmaterial weiteren Kreisen vermittelt. Da die Frage der Schwangerschaftsunterbrechung nur vom Einzelnen beantwortet werden kann und muß, gilt dieser Aufklärungsarbeit unser besonderes Augenmerk und unsere besondere Mitwirkung.

Wenn wir aber das Verantwortungsbewußtsein der Ärzte wie für den Einzelnen in dieser Frage wecken und stärken wollen, halten wir es auch für nötig, Möglichkeiten zu schaffen, durch die Ärzte den Schwangeren, denen sie die Ablehnung ihres Wunsches auf Unterbrechung mitteilen müssen, soziale Hilfe vermitteln können, die in personeller und materieller Weise während Schwangerschaft, Geburt und Wochenbett den Schwangeren helfend zur Seite treten — und meist sind es, wie 1925 schon in den vorzüglichen Referaten von HOEBER und DREYER auf dem 7. Bayerischen Ärztetag in Passau hervorgehoben worden ist, nicht unverheiratete, sondern vorwiegend Mütter aus kinderreichen, oft arbeitslosen Familien, die die Unterbrechung wünschen. Auch hier haben Caritas, evangelisches Hilfswerk und Mütterwerk durch Einrichtung sozialer Schwangerenfürsorgestellen schon Vorbildliches geleistet und haben so in manchen Fällen, wo sonst die ärztliche Indikation so gerne als Tarnung für eine soziale Anzeigestellung vorgeschoben wird, den Ärzten bei der ersten Inanspruchnahme wie in den Gutachterkommissionen ihr Hartbleiben wesentlich erleichtert. Auch in der Lungenfürsorge haben wir erlebt, daß durch ihre Mithilfe neben dem Wirksamwerden der Fortschritte auf dem Gebiet der Tuberkulosebehandlung auch bei Schwangeren die Zahl der Antragstellungen zur Interruptio wesentlich geringer geworden ist, besonders wo tüchtige, weiten Bevölkerungsschichten bekannte Lungenfachärzte diese Fürsorgeeinrichtungen neben ihrer Autorität dafür einsetzen, daß die Frauen während Schwangerschaft, Geburt und besonders in der ersten Zeit nach der Geburt sorgfältig überwacht, behandelt und wirksam unterstützt werden, damit kein ernster Schaden für Leben und Gesundheit entstehen kann.

Dabei ist die Bekämpfung der Abtreibungsseuche, wie die Einschränkung unnötiger, wenn auch oft gut gemeinter Unterbrechungsgenehmigungen nicht nur aus ethischen und gesundheitlichen, sondern auch aus bevölkerungspolitischen Gründen dringend geboten, nicht etwa um Soldaten zu züchten, sondern um den schweren Aderlaß, den uns Krieg und Nachkriegszeit an arbeitsfähigen Menschen gekostet hat, einigermaßen auszugleichen. Nach vorsichtiger Schätzung lebte im Jahre 1949 bereits $1/3$ der Gesamtbevölkerung Westdeutschlands von Renten, während ein weiteres Drittel Erwerbstätige und das letzte Drittel nicht erwerbstätige Frauen und Kinder waren. 1936 hatten wir 5% über 65jährige, 1946 waren es bereits 10%, 1970 werden es nach einwandfreien Berechnungen 15% über 65jährige sein. Bei den Gesundheitsschäden, unter denen unser Volk leidet, wird sich auch die

Zahl der unter 65jährigen Rentner in nächster Zeit nicht verringern, sondern weiter ansteigen. Wenn sich diese Verhältnisse so weiterentwickeln, ist, worauf ernstzunehmende Sozialhygieniker schon warnend hinweisen, unsere lange Zeit in der Welt vorbildliche Sozialversicherung vom Zusammenbruch bedroht. Darum nicht soziale Indikation, sondern soziale Fürsorge, nicht unberechtigtes Vertrauen auf die Harmlosigkeit des Eingriffs der Schwangerschaftsunterbrechung, sondern ehrlicher Hinweis auf die möglichen Gefahren dieses Eingriffs, der nur bei wirklicher Lebensgefahr und ernster Gesundheitsgefährdung für die Schwangere Berechtigung hat.

Zum Schlusse lassen Sie mich noch auf eines hinweisen. Wir stehen staunend vor den Erfolgen und Spitzenleistungen unserer Wissenschaft bei der Erhaltung und Lebensverlängerung schwerkranken und mißbildeten Lebens. Wir freuen uns über das ständige Steigen der Prozentzahlen der 5-Jahresheilungen in der Carcinomtherapie sowohl durch Operation wie durch Bestrahlung, wie durch Chemotherapie. Wir könnten aber einer ungleich größeren Zahl gesunden und alle Lebenserwartungen erfüllenden Lebens den Eintritt ins Leben ermöglichen, wenn wir alle mit Ernst und festem Willen uns schützend vor das keimende Leben stellen. Die angedeuteten Wege sind sicher nicht die einzigen und nicht die besten. Sie scheinen uns nur zur Zeit am besten geeignet. Wir brauchen auch dazu keine großen Organisationen und keine Spitzenleistungen und kostspieligen Apparate, sondern wir alle können dabei mitwirken, und um diese Mitwirkung möchte ich Sie, die Deutschen Gynäkologen, besonders bitten, wenn ich auch weiß, daß Widerstände und Hemmnisse aller Art diese Mitwirkung bedrohen. Aber trotz aller wirtschaftlichen Not, die wir alle nur zu genau am eigenen Leibe verspüren, und gerade zu ihrer Überwindung wollen wir uns wieder besinnen auf die Grundlagen deutschen Arzttums, und damit können wir die angeschnittene Frage am besten lösen — auf eine strenge, gewissenhafte Indikationsstellung, wie sie von eh und je uns deutschen Ärzten als oberstes Gesetz gegolten hat, und auf Liebe und Ehrfurcht vor allem, was Menschenantlitz nicht nur schon trägt, sondern es auch erst zu tragen bestimmt ist.

6. Herr DIETEL-Hamburg: Bericht über das weitere Geschehen von 1124 Schwangerschaften, deren Unterbrechung abgelehnt worden ist.

375 Frauen davon haben entbunden. Keine von ihnen hat durch das Austragen der Schwangerschaft einen Schaden davongetragen. Trotz der in Hamburg zur Zeit noch bestehenden Anzeigepflicht für Aborte sind von den übrigbleibenden 749 Frauen nur 172 als Fehlgeburten gemeldet worden.

7. Herr MESTWERDT-Greifswald (mit 1 Textabbildung). Nachdem G. DÖDERLEIN bereits über die 2 Gesetzesbestimmungen über Schwangerschaftsunterbrechungen aus dem Jahre 1948 und 1950 im Thüringer Land berichtet hat, gestatten Sie mir einen kurzen Überblick über meine Erfahrungen mit der Frage des ärztlichen Handelns bei Schwangerschaftsunterbrechungen, die nach ganz ähnlich lautenden Gesetzen auch im Lande Mecklenburg-Vorpommern durchgeführt werden.

Es kommt mir insbesondere darauf an, an Hand von einigen nüchternen Zahlenaufstellungen die Frage aufzuwerfen, wieweit das Gesetz mit seinen Durchführungsbestimmungen den zur Unterbrechung befugten Arzt lediglich als ausführende Instanz betrachtet, und ob es ihm, von dem es den Eingriff fordert, letzten Endes die Entscheidung darüber zubilligt, ob dieser ausgeführt werden darf.

Die erhebliche Zahl von nicht durchgeführten Schwangerschaftsunterbrechungen ergab sich aus folgenden Beweggründen: 1. Bei einem größeren Teil der Schwangerschaften hatte diese beim Eintritt in die Klinik bereits den 3. Monat überschritten, wonach laut damals bestehendem Gesetz eine Unterbrechung aus sozialer Indikation außer bei Lebensgefahr nicht mehr statthaft war.

Aussprache zum IV. Hauptbericht. 341

Tabelle 1.

Vom 1. April 1948 (nach Inkrafttreten des Gesetzes) bis 28. Februar 1951 (2 Jahre und 11 Monate) wurden nach Gutachterbeschluß aus Stadt- und Landkreis Greifswald (etwa 100000 Einwohner)

153 *Schwangere* zur Unterbrechung eingewiesen	medizinische Indikation	58
	soziale Indikation	93 ⎫ (30. 9. 50)
	ethische Indikation	2 ⎭
Unterbrechung *durchgeführt* bei 85 Schwangeren	medizinische Indikation	52
	soziale Indikation	31
	ethische Indikation	2
Unterbrechung *nicht durchgeführt* bei 68 (44%) Schwangeren	medizinische Indikation	6
	soziale Indikation	62

2. Da nach den Durchführungsbestimmungen der Arzt für die sachgemäße Durchführung des Eingriffes die volle Verantwortung trägt, durfte von der Unterbrechung in solchen Fällen abgesehen werden, wenn diese eine noch größere Gefahr für Leben und Gesundheit der Mutter bedeutet hätte als das Fortbestehen der Schwangerschaft. Diese Situation war häufig bei den an sich gesunden Frauen gegeben, die zur Vornahme des Eingriffes aus sozialer Indikation eingewiesen wurden, und bei denen sich aber bei vorheriger eingehender klinischer Untersuchung beispielsweise eine trotz Behandlung bestehenbleibende positive Virulenzprobe nach RUGE-PHILIPP aus dem Portio-Scheidenabstrich ergab.

3. Bei jugendlichen Erstgebärenden konnte der Eingriff vermieden werden durch endgültige Erschöpfung aller sozialen Hilfsmaßnahmen.

Die Zahl der eingewiesenen Unterbrechungen ist gering, da offenbar die zurückhaltende Einstellung der Klinik bekannt war.

Tabelle 2.

Weiteres Ergehen der 68 (6 medizinische Indikation, 62 soziale Indikation) ab 1. April 1948 bis 28. Februar 1951 *nicht* durchgeführten Schwangerschaftsunterbrechungen:

11 Nachforschung ergebnislos
9 Spontanaborte
19 Interruptiones extra muros
etwa 42% ⎰ 1 Partus praematurus
⎱ 21 Partus
7 Grav. mens IX—X
―――
68

Die Interruptio wurde nicht durch brüske Ablehnung seitens der Klinik vermieden, sondern es wurde in meiner Klinik eine tätige Mithilfe der Ärzte zur Steuerung der sozialen Notlage durch persönliche Einschaltung in sozialfürsorgerische Maßnahmen angestrebt. Diese Aufgabe erstreckte sich auf Bemühungen um eine Verbesserung der Unterbringungsmöglichkeiten, Beschaffung von Unterstützungen, Geldmittelbereitstellung, Berufsberatungen. Sie erstreckte sich auf die Sorge um das Kind besonders bei ledigen Müttern, wie Heimunterbringung, Einrichtung eines Mütterheimes, Einleiten einer eventuellen Adoption.

Nach Besserung der wirtschaftlichen Verhältnisse konnte durch die neue Gesetzesfassung vom Oktober 1950 die alleinige soziale Indikation als nicht mehr erforderlich wieder aufgehoben werden.

Abb. 1 zeigt einen Vergleich zwischen der Zahl der Geburten, Interruptiones- und Aborten. Sie zeigt die Turbulenz der gesetzlosen Zeit nach 1945 mit

Aufhebung des § 218, wonach Unterbrechungen statthaft waren nach Beschluß lokaler behördlicher Instanzen (Bürgermeister, Stadträte, hinzugezogene Ärzte). Es erfolgte zunächst ein so rapider Anstieg der Interruptiones, daß ihre Zahl sogar die Zahl der in der Klinik erfolgten Geburten überstieg. Ein fast ebenso rascher Abfall jedoch trat ein nach einer gewissen Konsolidierung der sozialen Verhältnisse und weiterhin nach einer neuen gesetzlichen Regelung im April 1948. Gerade zum Zeitpunkt der Übernahme der Klinik durch mich (April 1948) trat dieses Gesetz mit seinen Durchführungsbestimmungen in Kraft. Nach dieser Zeit ist die Zahl der Unterbrechungen weiterhin im Absinken begriffen, nicht zuletzt der Einstellung der Klinik zufolge, die sich oftmals gegen Widerstände durchzusetzen hatte. Bemerkenswert ist das Verhalten der Geburtenfrequenz. Nach einem raschen Abfall in den Jahren 1945—1947 beginnt ein anhaltender rascher Anstieg bis heute. Dieses ist zweifellos als Auswirkung der seitens des Staates gewährten und gesetzlich verankerten Vergünstigungen für die werdende Mutter und ihr Kind zu deuten.

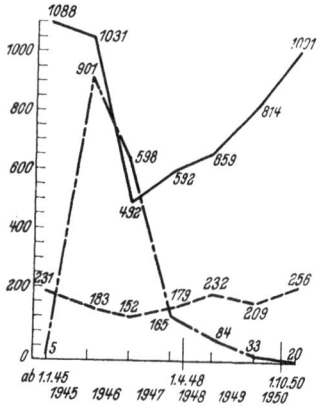

Abb. 1. Vergleich zwischen der Zahl der Geburten, Interruptiones und Aborten. Geburten ———; Interruptiones — · — · —; Aborte - - - -.

Interessant ist die Zahl der in die Klinik aufgenommenen Aborte. Die Kurve bewegt sich durch alle Jahre hindurch, abgesehen von kleinen Schwankungen, ziemlich gleichmäßig in einer Höhe. Wenn auch die Zahl der in die Klinik eingewiesenen Aborte klein erscheint, so scheint sie mir doch immerhin ein Gradmesser zu sein für die tatsächliche Höhe der Abortengesamtzahl. Hieraus läßt sich schließen, daß durch eine Lockerung oder Aufhebung bestehender Gesetze oder durch eine sog. Legalisierung, indem ärztliche Unterbrechungen erlaubt oder mehr oder weniger freigegeben werden, die Zahl der sog. illegalen Abtreibungen, die den Aborten vielfach zugrunde liegt, nicht beeinflußt werden kann. Man kann sie offenbar nicht entscheidend eindämmen dadurch, daß man die Unterbrechung als statthaft in die Hand des Arztes legt. Besonders auffällig ist, daß die Zahl der Aborte nicht ansteigt, nachdem ärztliche Unterbrechungen durch gesetzliche Regelung eine wesentliche Einschränkung erfahren haben. Hierin ist ein Zeichen für eine allmähliche Gesundung nach Besserung der sozialen Verhältnisse zu erblicken, verbunden mit dem Anwachsen eines natürlichen Empfindens für das Glück der Mutterschaft und einer wiedererwachten Achtung vor dem keimenden Leben.

Ich glaube, an Hand der Tabellen und Abbildung gezeigt zu haben, daß jede gesetzliche Regelung uns Geburtshelfern eine entscheidende Verantwortung in jedem Falle auferlegen sollte hinsichtlich der Frage, ob der Eingriff durchgeführt werden darf oder nicht. Es ist ein Irrtum zu glauben, daß wir Geburtshelfer lediglich ausführende Instanz sind. Unser Gewissen allein trägt die Verantwortung für unsere Handlungen, und es entscheidet unsere Einstellung zum gesetzlich geforderten oder erlaubten Eingriff.

8. Herr E. KLINTSKOG-Stockholm (mit 1 Textabbildung):
a) Die mortalitätserhöhende Einwirkung durch gleichzeitige Sterilisierung bei der Schwangerschaftsunterbrechung.

Die Einstellung des Gynäkologen zur legalen Schwangerschaftsunterbrechung wird unter anderem bestimmt durch das Risiko, welches die Operation für die Patientin mit sich bringt. Das Mortalitätsrisiko ist sehr verschieden beurteilt worden.

Tabelle 1. *Mortalität bei legaler Schwangerschaftsunterbrechung.*

Graviditas mens. II—VII	Total-mortalität %	Operativ bedingte Mortalität %
Legale Schwangerschaftsunterbrechungen (rund 11750)	0,35 ± 0,05	0,18 ± 0,04
Legale Schwangerschaftsunterbrechungen und gleichzeitige Sterilisierung (rund 5850)	0,67 ± 0,11	0,44 ± 0,09
Differenz	0,32 ± 0,12	0,26 ± 0,10

Die verschiedenen Auffassungen gründen sich auf Erfahrungen mit verschiedenem Material, das außerdem im allgemeinen zu klein ist, um ein statistisch sicheres Resultat geben zu können, vor allem wenn man die Konsequenzen für ein ganzes Land beurteilen will.

In Schweden müssen gesetzmäßig seit 1935 alle legalen Schwangerschaftsunterbrechungen dem Reichsgesundheitsamt gemeldet werden, welches mir die Möglichkeit gab das Material hierüber von 1935—1948 zu bearbeiten. Mein Material umfaßt rund 17 600 im Krankenhaus operierte Fälle mit ganz verschiedenen Indikationen. 80 davon sind gestorben.

Die Totalmortalität bei legaler Schwangerschaftsunterbrechung beträgt 0,35% bei rund 11750 Operationen.

Die Totalmortalität bei legaler Schwangerschaftsunterbrechung und gleichzeitiger Sterilisierung beträgt 0,67% bei rund 5850 Operationen.

Die Operationsmethoden waren die allgemein gebräuchlichen.

Auf Grund von rein operativ bedingten Komplikationen (Peritonitiden, Sepsis Ileus, Embolien usw.) sind 40 Patienten gestorben, wodurch sich folgendes ergibt.

Die operativ bedingte Mortalität bei legaler Schwangerschaftsunterbrechung beträgt 0,18%.

Die operativ bedingte Mortalität bei legaler Schwangerschaftsunterbrechung und gleichzeitiger Sterilisierung beträgt 0,44%.

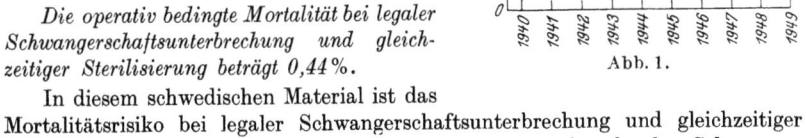

Abb. 1.

In diesem schwedischen Material ist das Mortalitätsrisiko bei legaler Schwangerschaftsunterbrechung und gleichzeitiger Sterilisierung also doppelt so hoch als bei der einfachen legalen Schwangerschaftsunterbrechung. Das Resultat ist statistisch sichergestellt.

b) Ergebnisse über die Einwirkung von legalen Schwangerschaftsunterbrechungen auf die Aborte und auf die Geburtenzahl.

Die Absicht des schwedischen Gesetzes zur legalen Schwangerschaftsunterbrechung war hauptsächlich die Anzahl der kriminellen Aborte zu verringern.

344   Aussprache zum IV. Hauptbericht.

Sicher ist die Anzahl der Todesfälle bei kriminellen Aborten in den letzten Jahren in Schweden stark gesunken. Viele glauben nun, daß ebenfalls die Anzahl der kriminellen Aborte gesunken sei. Wie verhält es sich nun aber in Wirklichkeit? Hierzu kann ich über den Stockholmer Bezirk (rund 1 Million Einwohner) folgendes berichten, und werde dazu im Anschluß ein statistisches Diagramm zeigen (von Dozent Dr. AXEL INGELMAN-SUNDBERG, Stockholm, zusammengestellt und mir freundlicherweise überlassen). Das Diagramm zeigt, wie pro Jahr je tausend Schwangerschaften endeten. Während der Jahre 1940—1949 sind die legalen Schwangerschaftsunterbrechungen stark angestiegen, und man müßte nun erwarten, daß die kriminellen Aborte in gleicher Weise gesunken seien. Da die spontanen Aborte konstant sind, und da die Kurve, welche die spontanen und kriminellen Aborte zusammenfaßt, jedoch während der letzten Jahre gestiegen ist, ergibt sich, daß die kriminellen Aborte wider Erwarten zugenommen haben. In gleicher Weise, wie die legalen Schwangerschaftsunterbrechungen gestiegen sind, ist die relative Anzahl der Geburten im Stockholmer Bezirk gesunken. So ergibt sich also, daß die legale Schwangerschaftsunterbrechung in Schweden, wie früher in Rußland, wie ein Ferment an den kriminellen Aborten wirkt.

Freie Diskussionen.

9. Herr F. VON BRAITENBERG-Bozen: Prof. NAUJOKS erwähnte bei den Anzeigen zur Sterilisation der Frau den Rh-Faktor. Ich glaube, daß nur bei homozygot Rh-positivem Gatten und auch dann nur in Ausnahmefällen dieser irreparable Schritt berechtigt ist, etwa bei Frauen nahe dem Ende der Konzeptionsmöglichkeit, die den Wunsch auf weiteren Nachwuchs aufgegeben haben und bei denen Unterleibsbeschwerden ohnehin einen operativen Eingriff wünschenswert erscheinen lassen. Bei heterozygot Rh-positivem Ehemann ist in Anbetracht der 50%-Möglichkeit ungefährdeter Kinder nicht einmal die Schwangerschaftsunterbrechung zu entschuldigen. Hauptargument gegen die Unfruchtbarmachung jüngerer Erythroblastosemütter ist die Möglichkeit der Wiederverheiratung mit einem rh-gruppengleichen Mann bzw. Verbesserung der Therapie in den nächsten Jahren.

Wohl aber ist bei homozygotem Ehemann nach einer Serie erythroblastosetoter Kinder meines Erachtens die Unterbrechung zu raten, trotzdem der Arzt in den meisten Staaten dabei vor der blinden Justiz nicht geschützt werden kann, da „schwere Lebensgefahr der Mutter" nicht besteht und es nicht gestattet ist, den sicheren Tod des Erythroblastosekindes durch seine Beseitigung in früherem Entwicklungsstadium vorwegzunehmen. Daß man trotz mangelnder Rückendeckung unter Umständen dem Gesetz widersprechend handeln soll, zeigt folgender Fall:

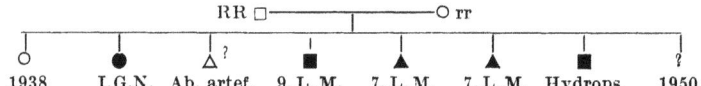

○	●	△?	■	▲	▲	■	?
1938	I.G.N.	Ab. artef.	9. L. M.	7. L. M.	7. L. M.	Hydrops	1950

Die zarte, 36jährige VIII-Gravida hatte 1938 von ihrer ersten Schwangerschaft ein gesundes Mädchen. Das 2. Kind starb 1939 am 6. Tag an Icterus gravis neonatorum. Die 3. Schwangerschaft wurde von mir 1940 wegen florider Tbc. ossis sacri auf Vorschlag der Tb-Fürsorge unterbrochen. Die 4.—6. Schwangerschaft endete zwischen 7. und 9. Monat mit Frühgeburt macerierter Früchte, meist mit schweren Blutverlusten durch Atonie. Die 7. Schwangerschaft erforderte wegen Mißverhältnis die Schnittentbindung, es handelte sich um Hydrops foetus univ., das Kind starb nach einigen Minuten. Nun steht die Patientin am Beginn der 8. Schwangerschaft. Es handelt sich um ein vollwertiges Ehepaar, das sehnlichst ein zweites lebendes Kind wünscht; über das Rhesusproblem ist es aus der Laienliteratur gut unterrichtet. Die therapeutischen Möglichkeiten scheinen heute, nach den beachtlichen Erfolgen mit Haptenen, über die MAYER aus der EYMERschen Klinik soeben berichtet hat, nicht mehr so aussichtslos wie damals, als mir gerade die Ergebnisse des Kongresses von Cambridge bekannt wurden. Ein mit dem Problem gut vertrauter Chefarzt lehnte mir ein Parere auf Interruptio mit der Bemerkung ab, das Kind könne ja auch von einem anderen Vater sein!

Meine Herren, stellen Sie sich in Ihrer eigenen Familie das Problem vor, nach dieser Anamnese die Frau ohne Hoffnung auf ein lebendes Kind ein halbes Jahr warten zu lassen, wann und wie die Katastrophe hereinbricht! Wollen wir hoffen, daß die Zukunft uns eine Therapie bringt, die demolierende Verfahren wie Interruptio oder Sterilisierung vermeiden läßt! Auf alle Fälle wollen wir Frauenärzte mithelfen, dafür zu sorgen, daß der Grundsatz: *Keine Fremdblutinjektion bei unbekanntem Rhesusfaktor ohne vitale Indikation!* allen Praktikern selbstverständlich wird, um wenigstens die Zahl der ärztlich verschuldeten Erythroblastosefälle zu vermindern!

10. Herr CORDUA-Hamburg weist auf die unbedingte Notwendigkeit hin, auch im künftigen Deutschen Strafrecht die Straffreiheit der medizinisch indizierten künstlichen Schwangerschaftsunterbrechung im Gesetz festzulegen, nachdem bis zum Jahre 1935 (s. § 14 des Gesetzes zur Verhütung erbkranken Nachwuchses) auf diesem Gebiet ein für die Ärzte unwürdiger Zustand bestanden hatte.

Leider bleiben im Augenblick Unklarheiten in der Gesetzgebung bestehen, z. B. auch bezüglich der Sterilisierung, da der in der Britischen Zone maßgebliche § 14 des Gesetzes zur Verhütung erbkranken Nachwuchses die Anwendung des weitergehenden § 226a des Strafgesetzbuches ausschließt.

Zum Schluß Demonstration einer Tabelle über 1104 künstliche Schwangerschaftsunterbrechungen per abrasionem in der Gynäkologisch-Geburtshilflichen Abteilung des Allgemeinen Krankenhauses St. Georg, Hamburg, in den letzten 5 Jahren, wobei 4 Perforationen (0,4%) mit einem tödlichen Ausgang (0,1%) vorgekommen sind.

11. Herr v. MIKULICZ-RADECKI-Flensburg: Wie die Herren Referenten bereits erwähnt haben, berührt das Problem der Schwangerschaftsunterbrechung auch moral- und pastoraltheologische Fragen. Der katholische Geburtshelfer, nicht nur in einem katholischen Krankenhaus, gerät in einen erheblichen Gewissenskonflikt, wenn er bei einer vitalen Indikation die Interruptio zur Lebensrettung der schwangeren Frau durchführen muß, andererseits aber dem „non licet" der katholischen Moral gegenübersteht. Die Dinge liegen ja nicht so einfach, wie sie NIEDERMEYER in seinem Handbuch der speziellen Pastoralmedizin 1950 ausgeführt hat, daß in absehbarer Zeit der Fortschritt der Therapie und der Ausbau der Schwangerenfürsorge den therapeutischen Abort völlig unnötig machen wird. Das mag eine Idealforderung sein, die aber schon deshalb auch für die Zukunft nicht realisierbar sein wird, weil viele Kranke zu spät die erste ärztliche Hilfe in Anspruch nehmen. Mit der so verschiedenartigen Mentalität der Menschen ist auch in Zukunft zu rechnen.

Wie soll sich nun der katholische Geburtshelfer verhalten? Ich habe es immer als eine Inkonsequenz der Anschauungen empfunden, wenn Schwangere zur Interruptio aus einem katholischen Krankenhaus in ein staatliches oder kommunales überwiesen wurden; die eigentlich logische Schlußfolgerung, eine Frau an ihrer Schwangerschaftskomplikation schließlich sterben zu lassen, habe ich nie erlebt; zu diesem Faktum bekennt sich auch NIEDERMEYER nicht klipp und klar. Es erhebt sich auch die Frage, ob man dadurch nicht infolge Unterlassung des notwendigen Beistandes mit dem Gesetz in Konflikt käme, wenn es zum Exitus kommt, ohne daß alle therapeutischen Möglichkeiten erschöpft sind.

Es steht fest, daß nach den kirchlichen Lehrentscheidungen, insbesondere der Enzyklika „Casti connubii", jede Schwangerschaftsunterbrechung sittlich nicht erlaubt ist. Diese objektive Unerlaubtheit entspricht aber nicht immer einer subjektiven Schuld. Das gilt für unvorhergesehene Fälle (Casus perplexi). Nach CAPELLMANN-BERGMANN richtet sich das praktische Handeln in Ausnahmefällen nach dem „allgemeinen Grundsatz, wonach jedermann zu tun verpflichtet ist, was er nach ernster Überlegung und Beratung mit Sicherheit vor Gott und seinem Gewissen als seine Pflicht erkannt hat". In unvorgesehenen Fällen (Casus perplexi) bleibt als letzte Richtschnur das wohlunterrichtete Gewissen.

Mir scheint diese Auslegung, zu der NIEDERMEYER gelangt, sehr wichtig und ihre Kenntnis für erforderlich. Sie gibt auch dem katholischen Arzt eine Stütze für seine Entscheidungen in unvorhergesehenen Fällen.

Ob die gleichzeitig erfolgende Schwangerschaftsunterbrechung anläßlich einer Uterusexstirpation z. B. wegen eines Collumcarcinoms kirchlich gestattet ist, ist noch eine Streitfrage. Jedoch handelt es sich hierbei um eine grundsätzlich andere Einstellung zur werdenden Frucht: Sie wird nicht mit Absicht entfernt, um dadurch allein die Lebensrettung der bedrohten Mutter zu erreichen, sondern sie fällt bei einer notwendigen Operation, die zunächst gar nicht auf ihre Vernichtung hinzielt, dieser aus räumlichen Gründen zum Opfer.

12. Herr H. RUMMEL-Nürnberg: Neben den beiden vom Referenten, Herrn Prof. E. SCHMIDT, genannten unerläßlichen Voraussetzungen der Schwangerschaftsunterbrechung aus medizinischer Indikation — ernste Gefahr für Leben oder Gesundheit der Schwangeren und Einverständnis der Schwangeren mit der Interruptio — kann auf eine dritte, sehr wesentliche Voraussetzung nicht verzichtet werden: Die Unterbrechung muß das *einzige* Mittel sein zur Abwendung der drohenden schweren Gefahr. Auch diese Forderung ergibt sich aus den maßgebenden rechtsschöpferischen Reichsgerichtsentscheidungen.

Da Schwangerschaftsunterbrechung fast stets Tötung eines gesunden Kindes bedeutet, wird der die volle Verantwortung für den Eingriff tragende Frauenarzt nur auf wirklich verlässige Indikation hin handeln. Nun wird zwar die Forderung einer einwandfreien Diagnose meist erfüllt werden können, hingegen ist die sichere Prognosenstellung nach meiner Erfahrung auch für den tüchtigen Fachmann sehr schwierig, und zwar nicht nur bei der Tuberkulose und beim Diabetes, sondern bei der großen Mehrzahl *aller* Unterbrechungsanträge veranlassenden Erkrankungen. Wir haben deshalb nur selten Unterbrechungsanträgen entsprochen und bei dieser strengen Einstellung in 5 Jahren keine der abgelehnten Patientinnen verloren.

Die von einer „gemischt sozial-medizinischen" Indikation und vom Entschluß zur Sterilisation aus vorwiegend sozialen Gründen zu erwartenden Ergebnisse dürften denen entsprechen, die in Schweden bei der Unterbrechung wegen „vorhersehbarer Schwäche" gemacht wurden.

Beim gegenwärtigen Kampfe gegen die namentliche Meldung von Fehlgeburten ist besonders zu achten auf die in manchen Ländern, wie z. B. in Bayern, auch nach Aufhebung der namentlichen Fehlgeburtenmeldung noch geforderte namentliche Meldepflicht des fieberhaften Abortes als „Kindbettfieber nach Fehlgeburt". Unter dieser Bezeichnung findet sich in der Verordnung die fieberhafte Fehlgeburt als seltsamer Fremdling neben den bekannten übertragbaren meldepflichtigen Krankheiten.

13. Herr SCHULTZE-RHONHOF-Bünde: Die Indikationsstellung zur Sterilisierung aus sozialen Gründen ist und kann nicht Aufgabe des Arztes sein. Das hierüber zu Sagende hat aber Herr NAUJOKS bereits sehr klar zum Ausdruck gebracht. Gestatten Sie mir daher nur noch einen kurzen Hinweis auf einen Punkt, der mir doch gewichtig zu sein scheint.

Wenn vorhin davon gesprochen wurde, daß man auch die Freigabe der Sterilisierung aus sozialer Indikation grundsätzlich anstreben solle, so sollte man doch vor einer solchen Beschlußfassung noch einmal ernstlich bedenken, daß der Ehemann der sterilisierten Frau sich nach dem erfolgten Eingriff scheiden lassen oder sterben kann. Denn darüber besteht wohl kein Zweifel: Auch in der Ehe, in der ein Partner aus rein sozialen Gründen unfruchtbar gemacht wird, dürfte es immer die Frau sein, die sich dem Eingriff unterwerfen muß. Besteht dann späterhin für eine solche Frau die Möglichkeit wieder zu heiraten, vielleicht damit sogar die Möglichkeit, in wirtschaftlich günstigere Verhältnisse zu kommen, so kann diese neue Ehe allein daran scheitern, daß der künftige Ehemann auf die Möglichkeit, Kinder zu bekommen, nicht verzichten will. Bedenkt man dann noch, daß die Aussichten einer Wiederherstellungsoperation ganz außerordentlich gering sind, so zwingt das wohl zu einer weitgehenden Zurückhaltung in der Frage der grundsätzlichen Freigabe der Sterilisierung aus rein sozialer Indikation.

14. Herr DURST-Zagreb: Der Aufforderung unseres hochgeschätzten Herrn Vorsitzenden Folge leistend, will ich Ihnen, meine Damen und Herren, über die Gesetze und Verordnungen der Schwangerschaftsunterbrechung in Jugoslawien einen kurzen Bericht erstatten. Jugoslawien entstand 1918 nach dem ersten Weltkriege. Seitdem hat es 3 Staatsformen gewechselt. Erstens von 1918—1941 war es ein Königreich, dann bis Mai 1945 unter der Okkupation wurde es totalitär regiert, seit Mai 1945 ist es eine sozialistische Bundesrepublik. Jugoslawien hat nach dem ersten Weltkriege als erster Staat in Europa die Schwangerschaftsunterbrechung aus medizinischer Indikation legalisiert. Die Schwangerschaftsunterbrechung wurde gestattet aus vitaler Indikation oder wenn der Frau die Gefahr einer dauernden Schädigung lebenswichtiger Organe droht und diese Gefahr auf keine andere Weise als durch die Unterbrechung der Schwangerschaft beseitigt werden kann. Zu diesem Gesetze mußte das Gesundheitsministerium die Durchführungsverordnung erlassen. Der oberste Sanitätsrat wurde mit der Verfassung dieser Verordnung betraut und dieser forderte mich als sein Mitglied auf, diesbezüglich einen Entwurf auszuarbeiten. Nach einer Konsultation aller Gynäkologen Jugoslawiens einigten wir uns in folgenden Punkten: Die Schwangerschaft darf nur unterbrochen werden, wenn in einem Konsilium von 3 Ärzten die vitale Indikation oder die drohende Gefahr dauernder Gesundheitsschädigung *einstimmig* bestätigt wird. Darüber ist ein Protokoll zu verfassen und von allen 3 Ärzten zu unterzeichnen. Die 3 Ärzte sind: ein Amtsarzt, ein Gynäkologe und ein Spezialarzt für die Krankheit, wegen welcher die Schwangerschaft unterbrochen werden soll. Nun, ich kann Ihnen berichten, daß diese Vorsichtsmaßregeln gar keinen Erfolg gezeitigt haben. Das Protokoll wurde mit der Zeit eine reine Formalität. Unter dem totalitären Regime, welches die Zügel straffer spannte, wurden gleich zu Beginn zwei praktische Ärzte ins Gefängnis gesteckt, die Schwangerschaftsunterbrechung wurde nur in staatlichen Anstalten (Kliniken, Krankenhäusern) gestattet. Gegen Ende des totalitären Regimes (1944 und bis Mai 1945) war aber alles beim Alten, ja es gab mehr ärztliche unindizierte Aborte als früher. Im sozialistischen Staate wurde die Verordnung über die Schwangerschaftsunterbrechung ausschließlich in staatlichen Anstalten beibehalten, ebenso die medizinische Indikation. Im ersten Jahre jedoch behielt sich das Gesundheitsministerium das Recht vor, selbst die soziale Indikation zu stellen und die Schwangere in die Klinik oder Krankenhausabteilung mit einem schriftlichen Bescheid einzuweisen, in dem es hieß: Bei Genossin X. Y. ist die Schwangerschaft aus sozialer Indikation zu unterbrechen. In einigen Fällen, wo die Schwangerschaft schon zu weit fortgeschritten war (5.—6. Monat), unterblieb auf unsere Intervention die Schwangerschaftsunterbrechung. Dieser Zustand dauerte glücklicherweise nur kurze Zeit. Dann blieb es weiter nur bei der medi-

zinischen Indikation. Inzwischen wurden Gesetze und Verordnungen für Mutterschutz und Kinderfürsorge geschaffen. Es wurden neue gynäkologisch-geburtshilfliche Abteilungen in den Krankenhäusern errichtet, Schwangerenberatungsstellen, Krippen, Schwangeren- und Wöchnerinnenheime errichtet, sowie zahlreiche Verordnungen über Begünstigungen der schwangeren Frau erlassen.

Die arbeitende Schwangere darf z. B. jetzt in Jugoslawien vom 5. Schwangerschaftsmonat an keine Nachtarbeit leisten, 6 Wochen vor und 6 Wochen nach der Geburt hat sie Anrecht auf einen bezahlten Urlaub und 8 Monate während des Stillens hat sie gekürzte Arbeitszeit bei vollem Lohn. Von diesen Begünstigungen und vom weiteren Ausbau der Schwangerschafts- und Mutterfürsorge erwarten wir einen viel größeren Erfolg, als es verschiedene noch so strenge Gesetze und Verordnungen bisher gezeitigt haben.

15. Herr SCHMIDT-Heidelberg (Schlußwort):
(Manuskript nicht eingegangen.)

16. Herr H. NAUJOKS-Frankfurt (Schlußwort): Viele der in der Diskussion angeschnittenen Punkte können nicht ausführlicher erörtert werden. Ich möchte nur betonen, daß ich bei der Sterilisierung keineswegs einer Lockerung der Indikationen das Wort reden wollte, sondern daß ich vor allem eine Befreiung des Arztes von allen formalistischen Fesseln und bürokratischen Vorschriften gefordert habe, die wir bei der Schwangerschaftsunterbrechung wegen der ganz anderen Rechtslage nicht entbehren können. Die Aufstellung besonderer Richtlinien für Ärzte in einigen Bezirken Bayerns mag sehr zweckmäßig sein, sie könnte aber die einheitliche Gestaltung des ganzen Problems und die gleichmäßige praktische Durchführung beeinträchtigen, die der Herr Präsident neben anderen Zielen mit dieser großangelegten Aussprache anstrebte.

Besonders interessant und wichtig ist uns allen wohl die Mitteilung der Rechtslage und der praktischen Anwendung der diskutierten Maßnahmen in außerdeutschen Ländern, für die wir den Kollegen aus dem Auslande von Herzen dankbar sind. Noch nie ist dieses schwierige und aktuelle Problem auf so breiter Grundlage erörtert worden. Manche prinzipiellen Unterschiede haben wir dabei kennengelernt.

Unterstreichen möchte ich den Satz von Herrn SJÖVALL: „Wir wollen nicht fragen, was strafbar und straffrei, sondern was richtig ist." So wertvoll und notwendig die juristische Definition und Fixierung ist, das Wichtigste bleibt die ethische Einstellung des Arztes. Und eine hohe Aufgabe im Rahmen des ganzen Problems besteht für uns darin, die Kollegen in der Praxis in ihrer festen und korrekten Haltung zu stützen und den jungen Nachwuchs zu wahren und anständigen Ärzten zu erziehen.

Schlußworte.

Der Präsident: Der Beifall hat gezeigt, mit welcher Anerkennung die Ausführungen der Herren Referenten aufgenommen worden sind. Besonders wertvoll scheint mir neben den beiden Hauptreferaten auch der Einblick in die Handhabung im Ausland, den uns die Herren Korreferenten gewährt haben.

Damit sind wir am Ende unseres Tagungsprogramms angelangt. Ich glaube, daß wir fleißig gearbeitet haben. Es wurden 4 Hauptreferate und 6 Korreferate erstattet und 31 Vorträge gehalten. Die Zahl der Demonstrationen betrug 3 und die Zahl der Diskussionsbemerkungen 120. Wir hoffen, mit dieser Tagung durch die Fortschritte der Wissenschaft dem Fortschritt in der Praxis gedient zu haben. Es bleibt mir nur noch übrig, Ihnen allen für Ihre Ausdauer, Aufmerksamkeit und

Schlußworte. 349

lebhafte Beteiligung zu danken, und ich schließe die 28. Tagung der Deutschen Gesellschaft für Gynäkologie.

Herr A. MAYER-Tübingen: Sehr verehrter Herr Präsident! Ich habe den zweifelhaften Vorzug, einer der Ältesten dieser illustren Versammlung zu sein. Als solcher habe ich die ehrenvolle Aufgabe, Ihnen, Herr Präsident, im Namen der Kongreßteilnehmer ein *Schlußwort* zu sagen. Aus eigener Erfahrung weiß ich, daß der Präsident dieses Schlußwort als eine Art „*Note*" empfindet. Daher möchte ich von Anfang an mitteilen: Sie bekommen die Note „ausgezeichnet". Damit Sie diese Note aber nicht nur als wohlwollende Kritik eines Ihrer Freunde empfinden, will ich sie eigens begründen.

Kaum hat unser verehrter Vizepräsident v. JASCHKE es verstanden, aus den zerstreuten Trümmern unserer einst so blühenden Gesellschaft uns im zerstörten *Karlsruhe* einen *Notbau* zu errichten, wofür wir auch hier ihm nur danken können, da haben Sie uns hier bereits in einem *Prachtbau* empfangen. Mir schien *Pyrmont* ein gewisses Experiment; aber dieses Experiment ist ausgezeichnet gelungen; fast möchte man wünschen, daß wir immer in einem solchen Kurort tagen könnten, ähnlich wie die Internisten es in *Wiesbaden* tun.

Das zweite ist: Der Kongreß lief buchstäblich „wie am Schnürchen"; das ist die Auswirkung Ihrer ausgezeichneten Kongreßvorbereitung und Kongreßleitung. Dabei waren wir geführt, ohne es zu merken, und das ist gerade das Sympathische. Besonders erwähnen möchte ich auch den unter den Vortragenden herrschenden *Geist*; es war der Geist des kameradschaftlichen, wohlwollenden Wettstreites. Das war früher nicht immer so; es gab Zeiten, da machte sich auch der Geist der affektbetonten Konkurrenz bemerkbar.

Am stärksten beeindruckt bin ich von dem ungewöhnlich starken Kongreßbesuch durch das *Ausland*: 15 Nationen mit über 100 Personen! Das ist eine imposante Zahl. Diese verdanken wir in allererster Linie Ihrer werbenden und angesehenen Persönlichkeit. Wir sind damit eine Art *Schlachtfeld* für den edlen Kampf mit den Waffen des Geistes geworden. Zu einem solchen Schlachtfeld sind wir auch in der Zukunft immer gerne und mit Stolz bereit. Diese Annäherung der Wissenschaftler ist auch eine wichtige Vorarbeit zu der so nötigen *Wiederannäherung der Völker*. Bis es den *kalten Köpfen* der Politiker gelingt, die Völker zusammenzuführen, haben auf diesem Kongreß schon die *warmen Herzen der Menschen* dieser verschiedenen Nationen zusammengeschlagen. Mir scheint daher, wir haben auch einen Schritt vorwärts getan auf dem Weg zu „*Pan-Europa*" und unser Kongreß ist bereits ein in diese Richtung weisender aufgehender Stern. Das aber ist weitgehend das Verdienst von Ihnen, Herr Präsident. Dafür können wir Ihnen herzlich danken; aber wir dürfen Sie ebenso herzlich zu diesem Erfolg beglückwünschen.

Wer selbst einen Kongreß geleitet hat, weiß auch, welche Verdienste die *Mitarbeiter* des Präsidenten sich um das Gelingen des Kongresses erworben haben. Deswegen sei auch Ihrem großen und weitverzweigten Mitarbeiterstab herzlichster Dank gesagt. An der Spitze dieses Stabes steht Ihre von uns allen so sehr verehrte Frau *Gemahlin*. Sie hat nicht nur das Verdienst, einen ausgezeichneten Tischwein gewählt zu haben, sie hat auch *dem Kongreß Seele gegeben*. Dafür sei ihr auch an dieser Stelle noch einmal öffentlich gedankt.

Um diesem Dank einen letzten Ausdruck zu geben, bitte ich Sie, meine Damen und Herren, mit mir zu rufen: Unser verehrter Präsident, Herr Professor MARTIUS, er lebe hoch!

Autorenverzeichnis.

Albers 226.
Anselmino 202, 228.
Antoine, T. 53, 62, 171.
Aresin 134.
Augustin 238, 252.

Baniecki 268.
Bauereisen 47, 273.
Bayer, R. 143, 147.
Beller 124.
Berge, B. S. ten 319.
Besserer 74.
Bickenbach, W. 130.
Boldt 47.
Bonilla, F. 243.
Bracht 163.
Bräutigam 251.
Brusten 259.
Burger, K. 34, 168, 249.
Buschbeck 132.

Chrysikopulos, Ch. 148.
Clauss 51.
Conill, V. 163.

Dieke 41.
Döderlein, G. 65, 167.
Döring 251.
Dolff 162.
Durst 52.

Ebner, H. 76.
Eymer 169.

Fennemann, A. 39.
Föllmer 219.

Gänssbauer 223.
Gauss 220.
Goecke 217.
Grünberger, V. 54, 74.

Hady Gediz, M. A. 275.
Hartleb, H. 247.
Heberer, H. 212, 251.
Helbing 46.
Held, E. 86, 137.
Herrnberger 275.

Hess 237.
Heynemann, Th. 15, 53, 131.
Hinselmann 170.
Hoff, F. 143, 146.
Holländer 286.
Hosemann 44.

Jung 71.
—, E. 36.

Kirchhoff 220.
Klein, I. 170.
Klink 134.
Klotz 216.
Knaus 36, 226, 250.
Koch 256, 260.
Köhler, A. 271.
Koppen 224.
Kraatz 169.

Laemmle 134.
Langreder, W. 176, 248.
Lax 73.
Levens, H.-E. 281.
Lewis 164.
Limburg 72, 260.
Lüttge 278.

Marshall, C. M. 153.
Martin, E. 270.
Martius, H. 1, 34, 85, 166, 176, 179, 230, 288, 348.
Massenbach, v. 161, 170.
Mayer, A. 49, 176, 224, 269, 349.
Mayr, E. 283.
Mestwerdt 65.
Mikulicz-Radecki, v. 51.
Möbius, W. 253.

Naeslund, J. 137.
Naujoks, H. 162, 223, 304, 348.
Niendorf 234.
Nordmeyer, K. 48, 215.

Ober, K. G. 149.
Orcoyen 169.

Philipp, E. 231, 252.

Rauscher 249.
Roemer 136, 212.
Röttger 247.
Roth 64.
Rügemer 38.
Runge, H. 35, 128, 149, 211.
Rydberg, E. 171.

Schmid, H. H. 127, 222.
Schmidt 224.
—, E. 289.
Schmidt-Elmendorff 127.
Schockaert, J. A. 210.
Schopohl 136.
Schreck 119.
Schroeder, C. 49.
Schubert 260.
—, v. 178.
Schultz, W. 167, 266.
Schultze 48.
—, K. W. 38, 225.
Schulze 53.
Schwalm 123.
Schwenzer, A. W. 132.
Siebke 150, 227.
Snellmann, O. 137.
Spiegler 168.

Stieve 209, 250, 274.
Stoll, P. 76.
Strecker, H. 76.
Stürmer 169.

Taylor, H. C. 181, 227.
Thies, J. 171.
Tietze, K. 218.
Tomaschek 122.
Torres, A. 243.
Trummler 42.
Tscherne 227.

Veen, D. van 129.

Walther 226.
Wespi, H. J. 58.
Wied, G. L. 70.
Wilbrand 121.
Wimhöfer, H. 126.
Wolf 147, 177, 213.

Young, J. 197, 230.

Zander, J. 150.
Zinser, H. K. 55, 74, 126.

Sachverzeichnis.

A = Aussprache.

Abort, febriler, Beitrag zum — — (Lüttge) 278.
Auflichtmikroskopie in der Gynäkologie, Der heutige Stand der — — (Antoine) 62.

Bänderbecken, weibliches, Demonstration eines — — zur Darstellung der Statik und der Geburtsmechanik des knöchernen Beckens (Martin) 270.
— (Stieve *A*) 274.
Blastome des Ovars, Bemerkungen zur didaktischen Gruppierung der — — (Siebke) 150.

Carcinome des Genitaltraktes, Das Verhalten verschiedener — — (Ober) 149.
— (Runge *A*) 149.
— (Zander *A*) 150.
Chorionzotten, Der hormonale Einfluß der — auf die Ausbildung der Geschlechtsorgane der Frucht (Philipp) 231.
— (Philipp *A*) 252.
Collumcarcinom (Grünberger) 54.
Contractilität im Corpus, Isthmus und in der Cervix uteri, Untersuchungen über die — (Naeslund und Snellmann) 137.
— (Hoff *A*) 146.
Cytologie, Vergleichende Untersuchungen mit Kolposkopie und — (Zinser) 58.

Douglasabsceß bei einem 7 Monate alten Säugling (Chrysikopulos) 148.

Eiweißstoffwechsel, Die Bedeutung der Placenta im fetalen — (Levens) 281.
Erythroblastose mit Rh-Hapten, Über die Möglichkeit einer Prophylaxe der fetalen — (Mayr) 283.
Erythroblastosenprophylaxe, Einiges zur Frage der — (Holländer) 286.

Evisceration, pelvic for advanced pelvic malignant disease (Lewis) 164.
— (Martius *A*) 166.
— (Stürmer *A*) 169.

Ferment und Sterilität (Niendorf) 234.

Gebärmutter, Die Bedeutung der nervösen Steuerung der menschlichen — für die Schwangerschaft und den Geburtsverlauf (Bayer und Hoff) 143.
— (Bayer *A*) 147.
— (Wolf *A*) 147.
Geburtserleichterung (Heynemann) 15.
— (Antoine *A*) 53.
— (Bauereisen *A*) 47.
— (Boldt *A*) 47.
— (Burger *A*) 34.
— (Clauss *A*) 51.
— (Dieke *A*) 41.
— (Durst *A*) 52.
— (Fennemann *A*) 39.
— (Helbing *A*) 46.
— (Heynemann *A*) 53.
— (Hosemann *A*) 44.
— (Jung *A*) 36.
— (Knaus *A*) 36.
— (Mayer *A*) 49.
— (v. Mikulicz-Radecki *A*) 51.
— (Nordmeyer *A*) 48.
— (Rügemer *A*) 38.
— (Runge *A*) 35.
— (Schroeder *A*) 49.
— (Schultze *A*) 48.
— (Schulze *A*) 53.
— (Trummler *A*) 42.
Geburtsmechanik des knöchernen Beckens, Demonstration eines weiblichen Bänderbeckens zur Darstellung der Statik und der — — — (Martin) 270.
Geburtsmechanismus (Rydberg) 171.
— (Langreder *A*) 176.
— (Mayer *A*) 176.
— (Rydberg *A*) 179.

Geburtsmechanismus (v. Schubert A) 178.
— (Wolf A) 177.
Geburtsverlauf, Die Bedeutung der nervösen Steuerung der menschlichen Gebärmutter für die Schwangerschaft und den — (Bayer und Hoff) 143.
Generationstrakt, weiblicher, Vergleichende histochemische, histologische und cytologische Untersuchungen am — — (Stoll, Ebner und Strecker) 76.
— (Runge A) 149.
— (Zander A) 150.
Geschlechtsorgane der Frucht, Der hormonale Einfluß der Chorionzotten auf die Ausbildung der — — (Philipp) 231.
Gonadotrope Hormone (Hess) 237.
Gonadotropinausscheidung, Über die Wirkung der Ovarialhormone auf die — während der Schwangerschaft (Bonilla und Torres) 243.

Histochemische, histologische und cytologische Untersuchungen am weiblichen Generationstrakt (Stoll, Ebner und Strecker) 76.
Hormonaler Einfluß der Chorionzotten auf die Ausbildung der Geschlechtsorgane der Frucht (Philipp) 231.
— (Stieve A) 250.
Hormone, gonadotrope, Über die Wirkung — — nach Injektion in den 3. Ventrikel (Hess) 237.
— (Bräutigam A) 251.
— (Heberer A) 251.
Hyperplasie, glandulär-cystische (Besserer) 74.

Infektion, diaplacentare (Schultz) 266.
— (Baniecki A) 268.
Inkontinenzoperation, Vereinfachte — (Bracht) 163.
— (Antoine A) 171.
— (Burger A) 168.
— (Eymer A) 169.
— (Hinselmann A) 170.
— (Orcoyen A) 169.
— (Schultz A) 167.
— (Stürmer A) 169.
— (Thies A) 171.

Kaiserschnitt, Neue Resultate und Operationstechnik (Marshall) 153.
— (Dolff A) 162.
— (v. Massenbach A) 161.
— (Naujoks A) 162.
Kleisis bei senilem Prolaps (Conill) 163.
Kolpocytologie (Roth A) 64.
— (Roth A) 64.
Kolpophotographie (Wespi) 58.
Kolposkopie und Cytologie, Vergleichende Untersuchungen mit — — (Zimmer) 55.
— (Döderlein A) 65.
— (Jung A) 71.
— (Mestwerdt A) 65.
— (Zinser A) 74.

Menopause, Die Bedeutung spontaner Oestrogenbildung in der — (Limburg) 260.

Neugeborenen, Saugart und Temperament des — (Mayer) 269.
Neurovegetativ bedingte Störungen im kleinen Becken der Frau (Taylor) 181.
— (Albers A) 226.
— — — (Anselmino Korref.) 202, A 228.
— (Föllmer A) 219.
— (Gänssbauer A) 223.
— (Gauss A) 220.
— (Goecke A) 217.
— (Heberer A) 212.
— (Kirchhoff A) 220.
— (Klotz A) 216.
— (Knaus A) 226.
— (Koppen A) 224.
— (Martius A) 230.
— (Mayer A) 224.
— (Naujoks A) 223.
— (Nordmeyer A) 215.
— (Roemer A) 212.
— (Runge A) 211.
— (Schmid A) 222.
— (Schmidt A) 224.
— (Schockaert A) 210.
— (Schultze A) 225.
— (Siebke A) 227.
— (Stieve A) 209.
— (Taylor A) 227.
— (Tietze A) 218.
— (Tscherne A) 227.

Neurovegetativ bedingte Störungen im kleinen Becken der Frau (Walther A) 226.
— (Wolf A) 213.
— — — (Young Korref.) 197, A 230.

Oestrogenbildung, Die Bedeutung spontaner — in der Menopause (Limburg) 260.

Ovar, Wiederherstellung nach Sterilisation durch Verpflanzung eines — in den Uterus (Köhler) 271.
— Bemerkungen zur didaktischen Gruppierung der Blastome des — (Liebke) 150.

Ovarialhormone, Über die Wirkung der — auf die Gonadotropinausscheidung während der Schwangerschaft (Bonilla und Torres) 243.
— (Hartleb A) 247.
— (Langreder A) 248.
— (Röttger A) 247.

Ovulationen, paracyclische, Beitrag zur Frage — — (Augustin) 238.
— — (Augustin A) 252.
— — (Döring A) 251.
— — (Knaus A) 250.
— — (Rauscher A) 249.
— — (Stieve A) 251.

Placenta, Die Bedeutung der — im fetalen Eiweißstoffwechsel (Levens) 281.

Progesteron, Erfahrungen mit — als Schwangerschaftsdiagnostikum (Hady Gediz) 275.

Prolaps, seniler, Ambulant auszuführende Kleisis bei — — (Conill) 163.
— (Döderlein A) 167.
— (Klein A) 170.
— (Spiegler A) 168.

Radiumwirkung auf das Collumcarcinom auf Grund cytologischer Veränderungen nach Glücksmann (Grünberger) 54.
— — (Grünberger A) 74.
— — (Lax A) 73.
— — (Limburg A) 72.
— — (Wied A) 70.

Röntgendiagnostik, Die Strahlenbelastung bei geburtshilflicher — (Möbius) 253.
— (Brusten A) 259.

Röntgenkinder und Röntgenenkel, Bericht über 68 — und 13 — aus der Universitäts-Frauenklinik Erlangen (Koch) 256.
— (Koch A) 260.
— (v. Schubert A) 260.

Saugart und Temperament des Neugeborenen (Mayer) 269.

Scheidenabstrich, Das cytologische Bild des —, bei der glandulärcystischen Hyperplasie (Besserer) 74.

Schwangerschaftsdiagnostikum, Erfahrungen mit Progesteron als — (Hady Gediz) 275.

Schwangerschaftsunterbrechung und Sterilisation nach geltendem und künftigem Recht (Schmidt) 289.
— und Sterilisierung (Naujoks) 304.
— — (ten Berge) 319.
— — (Koller und Monsch) 321.
— — in Schweden (Sjövall) 324.
— — in Spanien (Parache) 330.
— — (von Braitenberg A) 344.
— — (Cordua A) 345.
— — (Dietel A) 340.
— — (Döderlein A) 336.
— — (Doerffler A) 338.
— — (Durst A) 347.
— — (Hartemann A) 334.
— — (Hoff A) 338.
— — (Klintskog A) 342.
— — (Mayer A) 335.
— — (Mestwerdt A) 340.
— — (von Mikulicz-Radecki A) 345.
— — (Naujoks A) 348.
— — (Rummel A) 346.
— — (Schmidt A) 348.
— — (Schultze-Rhonhof A) 346.

Sterilisation, Wiederherstellung nach — durch Verpflanzung eines Ovars in den Uterus (Köhler) 271.
— (Herrnberger A) 275.

Sterilisierung und Schwangerschaftsunterbrechung (Naujoks) 304.
— — (Schmidt) 289.

Sterilität, Ferment und — (Niendorf) 234.
— (Burger A) 249.
— (Knaus A) 250.

Steuerung, nervöse, Die Bedeutung der — — der menschlichen Gebärmutter für die Schwangerschaft und

den Geburtsverlauf (Bayer und Hoff) 143.
Strahlenbelastung bei geburtshilflicher Röntgendiagnostik (Möbius) 253.

Thromboembolie, Prophylaxe und Behandlung der — (Held) 86.
— (Anderes *A*) 136.
— (Aresin *A*) 134.
— (Beller *A*) 124.
— (Bickenbach *A*) 130.
— (Buschbeck *A*) 132.
— (Held *A*) 137.
— (Heynemann *A*) 131.
— (Klink *A*) 134.
— (Laemmle *A*) 134.
— (Roemer *A*) 136.
— (Runge *A*) 128.
— (Schmid *A*) 127.
— (Schmidt-Elmendorff *A*) 127.

Thromboembolie, Prophylaxe und Behandlung der — (Schopohl *A*) 136.
— (Schreck *A*) 119.
— (Schwalm *A*) 123.
— (Schwenzer *A*) 132.
— (Thomascheck *A*) 123.
— (van Veen *A*) 129.
— (Wilbrand *A*) 121.
— (Wimhöfer *A*) 126.
— (Zinser *A*) 126.
Tumor, cystischer der rechten oberen Lendenwirbelgegend, mit differentialdiagnostischen Schwierigkeiten und ungewöhnlichen postoperativen Reizfolgen des sympathischen Nervensystems (Bauereisen) 273.

Uterus, Wiederherstellung nach Sterilisation durch Verpflanzung eines Ovars in den — (Köhler) 271.

XXVIII. TAGUNG

DER

DEUTSCHEN GESELLSCHAFT FÜR GYNÄKOLOGIE

4.—8. APRIL 1951

IN BAD PYRMONT

GESCHÄFTLICHER TEIL

HERAUSGEGEBEN VON

H. MARTIUS **H. NAUJOKS**
PRÄSIDENT STÄND. SCHRIFTFÜHRER

Inhaltsverzeichnis.

		Seite
I.	Satzungen der Deutschen Gesellschaft für Gynäkologie	V
II.	Geschäftsordnung	VII
III.	Bisherige Vorsitzende der Gesellschaft	VIII
IV.	Verzeichnis der Ehrenmitglieder	VIII
V.	Verzeichnis der korrespondierenden Mitglieder	X
VI.	Die bisherigen 28 Versammlungen (mit den Referaten u. Referenten)	XI
VII.	Die Mitglieder des Ausschusses auf den einzelnen Tagungen	XV
VIII.	Einladung zur XXVIII. Tagung	XVII
IX.	Der Verlauf der Tagung in Bad Pyrmont 4.—8. April 1951	XXVIII
X.	Das Mitgliederverzeichnis	XLII

I.
Satzungen
der Deutschen Gesellschaft für Gynäkologie*.

§ 1. Die Deutsche Gesellschaft für Gynäkologie ist ein gemeinnütziger Verein. Sie dient der Förderung der Wissenschaft und verfolgt den Zweck, die gynäkologischen Kräfte zu einigen, durch persönlichen Verkehr den Austausch der Ideen zu erleichtern und gemeinsame Arbeiten zu fördern.

§ 2. Mitglied der Gesellschaft kann unter den in § 5 angeführten Bedingungen jeder Frauenarzt und jede Frauenärztin und jeder Arzt und jede Ärztin werden, die sich für Geburtshilfe und Gynäkologie interessieren.

§ 3. Der Vorstand ist ermächtigt, Ehrenmitglieder (und Ehrenvorsitzende) sowie korrespondierende Mitglieder zu ernennen, wozu jedesmal ein einstimmiger Beschluß der Vorstandsmitglieder erforderlich ist.

§ 4. Der Beitrag der Mitglieder und Teilnehmer ist für 2 Jahre festgesetzt. Sollte dieser Beitrag nach zweimaliger Erinnerung für 2 oder mehrere Jahre nicht gezahlt worden sein, so wird der Name des Betreffenden aus der Liste der Mitglieder gestrichen. Der Wiedereintritt in die Gesellschaft kann ohne weiteres erfolgen, sobald der Beitrag für die letzten 2 Jahre nachgezahlt worden ist.

Ehrenmitglieder und korrespondierende Mitglieder zahlen keinen Beitrag.

§ 5. Die Aufnahme neuer Mitglieder erfolgt zu Neujahr und auf der Tagung der Gesellschaft. Der neu Aufzunehmende muß durch 3 Mitglieder vorgeschlagen werden, welche das Aufnahmegesuch durch persönliche Unterschrift befürwortet haben. Der Vorstand entscheidet über die Wahl durch Stimmenmehrheit.

§ 6. Alle Mittel der Gesellschaft (Vermögen, Einnahmen aus Beiträgen, Zahlungen für Leistungen der Gesellschaft, Spenden usw.) sind für die gemeinnützigen Zwecke gebunden und werden entweder laufend für diese Zwecke verwendet oder einem zweckgebundenen Fond zugeführt. Der Schatzmeister hat den Nachweis über die Verwendung des Vermögens in dem genannten Sinne in der Rechnung zu führen.

§ 7. Nichtmitglieder können in wissenschaftliche Sitzungen durch Mitglieder eingeführt werden; sie dürfen jedoch nur mit Genehmigung des Präsidenten Vorträge halten oder an der Aussprache teilnehmen.

---

* In der vom Vorstand der Gesellschaft am 19. April 1949 in Karlsruhe ausgearbeiteten und von der Mitgliederversammlung am 20. April 1949 beschlossenen Fassung.

§ 8. Die Versammlungen der Gesellschaft finden alle 2 Jahre statt. Die Verhandlungen der Gesellschaft werden nach der Geschäftsordnung geleitet.

§ 9. Die Versammlung bestimmt durch einfache Stimmenmehrheit den Ort der nächsten Versammlung und wählt für die Dauer der nächsten 2 Jahre einen Vorstand, bestehend aus

einem Präsidenten,
einem stellvertretenden Präsidenten,
zwei Schriftführern,
einem Schatzmeister,
vier anderen Mitgliedern, von denen zwei den Universitätskreisen nicht angehören.

Die fünf zuerst genannten Personen bilden den Tagungsausschuß.

Der Vorstand hat das Recht zur Kooptation.

§ 10. Die Amtsführung des neugewählten Vorstandes beginnt, wenn die Verhandlungen des vorangegangenen Kongresses im Druck erschienen sind.

§ 11. Der Vorstand ist befugt, einen anderen Tagungsort zu bestimmen, falls sich Hindernisse in dem durch die Versammlung bestimmten Ort ergeben.

§ 12. Der Vorstand leitet die Angelegenheiten der Gesellschaft für die Dauer von 2 Jahren. Er entscheidet über die Aufnahme neuer Mitglieder, berät etwaige Abänderungen der Statuten und der Geschäftsordnung, besorgt die Veröffentlichung der Verhandlungen und sorgt für die Verwahrung der Archive und die Kassenführung.

§ 13. Der Präsident hat das Recht, Vorträge zurückzuweisen, deren Inhalt schon veröffentlicht worden ist.

§ 14. Die Verhandlungen werden im Organ der Gesellschaft in einem besonderen Band veröffentlicht. Der Abdruck der Vorträge und der Aussprachebemerkungen erfolgt nach den an den 1. Schriftführer einzureichenden Manuskripten.

§ 15. Abänderungen der Statuten werden vom Vorstand beraten und von der Mitgliederversammlung beschlossen, wozu eine Majorität von zwei Dritteln der anwesenden Mitglieder erforderlich ist.

§ 16. Das Vermögen der Gesellschaft ist bei ihrer Auflösung oder Aufhebung oder bei Wegfall ihres bisherigen Zweckes ausschließlich und unmittelbar zu gemeinnützigen Zwecken zu verwenden. Beschlüsse darüber, wie das Vermögen zu verwenden ist, dürfen erst nach Zustimmung des zuständigen Finanzamtes ausgeführt werden.

II.
Geschäftsordnung.

§ 1. Der Präsident stellt nach seinem Ermessen aus dem zeitig zu veranlassendem Angebot von Vorträgen „die am meisten interessierenden Themen" fest. Er entscheidet, ob schriftliche oder mündliche Referate über bestimmte Themen auf der Tagung erstattet werden, und bestellt gegebenenfalls die Referenten.

Den dem Präsidenten einzureichenden Anmeldungen zu Vorträgen und Demonstrationen ist eine hinreichende deutliche Inhaltsangabe beizufügen.

§ 2. Der Präsident kann nach eigenem Ermessen für die Vorträge und Demonstrationen den „Numerus clausus" einführen. Er entscheidet bei Zeitmangel über Bevorzugung oder Zurückstellung einer Mitteilung.

§ 3. Der Präsident bestimmt die Reihenfolge der Vorträge und die Dauer der Redezeit.

§ 4. Die Benachrichtigung der Tagespresse erfolgt durch den Vorstand.

III.
Bisherige Vorsitzende der Gesellschaft.

1.	Tagung	1886	München,	v. Winckel †.
2.	,,	1888	Halle a. S.,	Kaltenbach †.
3.	,,	1889	Freiburg i. Br.,	Hegar †.
4.	,,	1891	Bonn,	G. v. Veit †.
5.	,,	1893	Breslau,	Fritsch †.
6.	,,	1895	Wien,	Chrobak †.
7.	,,	1897	Leipzig,	Zweifel †.
8.	,,	1899	Berlin,	v. Olshausen †.
9.	,,	1901	Gießen,	Löhlein †.
10.	,,	1903	Würzburg,	Hofmeier †.
11.	,,	1905	Kiel,	Werth †.
12.	,,	1907	Dresden,	Leopold †.
13.	,,	1909	Straßburg i. E.,	Fehling †.
14.	,,	1911	München,	Döderlein †.
15.	,,	1913	Halle a. S.,	Veit †.
16.	,,	1920	Berlin,	Bumm †.
17.	,,	1922	Innsbruck,	Mathes †.
18.	,,	1923	Heidelberg,	Menge †.
19.	,,	1925	Wien,	v. Peham †.
20.	,,	1927	Bonn,	v. Franqué †.
21.	,,	1929	Leipzig,	Sellheim †.
22.	,,	1931	Frankfurt a. M.,	Seitz.
23.	,,	1933	Berlin,	Stoeckel.
24.	,,	1935	München,	A. Mayer.
25.	,,	1937	Berlin,	G. A. Wagner †.
26.	,,	1941	Wien,	H. Fuchs †.
27.	,,	1949	Karlsruhe,	R. Th. v. Jaschke.
28.	,,	1951	Bad Pyrmont	H. Martius.

IV.
Ehrenmitglieder.

Se. Kgl. Hoheit Prinz Dr. Ludwig Ferdinand von Bayern †.
Dr. Fr. Ahlfeld, Geh. Med.-Rat, Prof. emer., Marburg †. 1845—1929.
,, E. Alfieri, Prof., Mailand †.
,, P. Baumm, Prof., Obermedizinalrat i. R., Breslau †. 1860—1937.
,, Sir Comyns Berkeley, London.
,, H. J. Boldt, Prof., New York.

Dr. V. Conill, Prof., Barcelona.
,, P. Diepgen, Prof., Mainz.
,, A. Döderlein, Geh.-Rat, o. ö. Prof. emer., München †. 1860—1941.
,, Dohrn, Geh. Med.-Rat, Prof. emer., Dresden †. 1836—1916.
,, P. Esch, Prof. emer., Münster i. W.
,, Essen-Möller, Prof. emer., Lund.
,, H. Fehling, Geh. Med.-Rat, Prof. emer., Baden-Baden †. 1847—1926.
,, L. Fraenkel, Prof., Montevideo.
,, v. Franque, Geh. Med.-Rat, o. ö. Prof. emer., Düsseldorf-Kaiserswerth †. 1867—1937.
,, W. A. Freund, Prof. emer., Berlin †. 1828—1917.
,, J. Frigyesi, Prof., Budapest.
,, Fritsch, Geh. Ober-Med.-Rat, Prof. emer., Hamburg †. 1844—1915.
,, H. Füth, Prof. emer., Köln.
,, Gaifami, Prof., Rom.
,, C. J. Gauss, emer. Prof., Bad Kissingen.
,, Hegar, Exz., Geh.-Rat, Prof. emer., Freiburg †. 1830—1914.
,, Heynemann, Prof., Hamburg.
,, Hofmeier, Geh.-Rat, Prof. emer., München †. 1854—1927.
,, R. Th. v. Jaschke, Prof. emer., Offenbach a. M.
,, E. Kehrer, Geh.-Rat, Prof. emer., Wiesbaden.
,, F. A. Kehrer, Geh.-Rat, Prof. emer., Heidelberg †. 1836—1914.
,, O. Küstner, Geh. Med.-Rat, Prof. emer., Breslau †. 1848—1931.
,, Kupferberg, Obermedizinalrat, Mainz †. 1862—1942.
,, A. Martin, Geh. Med.-Rat, Prof. emer., Berlin †. 1848—1933.
,, A. Mayer, Prof., Tübingen.
,, K. Menge, Geh. Hofrat, Prof. emer., München †. 1864—1945.
,, P. Müller, Prof. emer., Konstanz †. 1836—1922.
,, v. Olshausen, Geh. Med.-Rat, Prof. emer., Berlin †. 1835—1915.
,, Pinard, Prof., Paris †. 1844—1934.
,, Piskaczek, Hofrat, Wien †. 1854—1933.
,, B. S. Schultze, Exz., Geh.-Rat, Prof. emer., Jena †. 1827—1919.
,, Simpson, Prof. emer., Edinburgh †. 1835—1916.
,, L. Seitz, Geh. Hofrat, Prof. emer., Pfaffenhofen a. d. D.
,, F. Skutsch, Prof., Leipzig †. 1861—1951.
,, W. Stoeckel, Geh. Med.-Rat, Prof., Berlin.
,, Tauffer, Prof. emer., Budapest †. 1851—1935.
,, G. A. Wagner, Prof., Berlin †. 1873—1946.
,, Winter, Geh. Med.-Rat, Prof. emer., Baden-Baden †. 1856—1946.
,, Th. Wyder, Prof. emer., Zürich †. 1853—1926.
,, P. Zweifel, Geh.-Rat, Prof. emer., Leipzig †. 1847—1927.

V.
Korrespondierende Mitglieder.

Dr. AMREICH, Prof., Wien.
,, ANDERES, Prof., Zürich.
,, TEN BERGE, Prof., Groningen.
,, JOSUE H. BERUTTI, Prof., Buenos Aires.
,, A. BJÖRKENHEIM, Prof., Helsingfors.
,, CHAROL. CHRYSIKOPULOS, Korfu.
,, E. COVA, Prof., Turin.
,, DURST, Prof., Zagreb.
,, FR. EBERHART, Frauenarzt, Baden-Baden.
,, O. GROSSER, Prof., Prag †.
,, H. GUGGISBERG, Prof., Bern.
,, JEAN HARTEMANN, Prof., Nancy.
,, E. HELD, Prof., Zürich.
,, SIR E. HOLLAND, Prof., London.
,, H. KLOEPFER, Ob.-Med.-Rat., Koeflach, Steiermark.
,, KOLLER, Prof., Basel.
,, J. C. ORCOYEN, Prof., Madrid.
,, E. RYDBERG, Prof., Kopenhagen.
,, T. A. SCHOCKAERT, Prof., Löwen.
,, H. STIEVE, Prof., Berlin, Anatom. Inst.
,, H. C. TAYLOR, Prof., New York.
,, Z. USTÜN, Prof., Istanbul.
,, A. WESTMAN, Prof., Stockholm.
,, J. YOUNG, Prof., London.

VI.
Die bisherigen 28 Versammlungen der „Deutschen Gesellschaft für Gynäkologie".

Gründungsversammlung der Gesellschaft: 16. IX. 1885 in Straßburg unter Vorsitz von W. A. FREUND.

Versammlung	Vorsitzender	Thema und Referenten
1. München 1886	v. WINCKEL geb. 1837 gest. 1912	
2. Halle 1888	KALTENBACH geb. 1842 gest. 1898	
3. Freiburg i. Br. 1890	HEGAR geb. 1830 gest. 1914	Selbstinfektion Ref. KALTENBACH-FEHLING. Behandlung der Extrauterinschwangerschaft. Ref. G. VEIT-WERTH.
4. Bonn 1891	G. VEIT geb. 1824 gest. 1903	Betrieb der praktischen Geburtshilfe unter Privatverhältnissen. Ref. DOHRN, AHLFELD.
5. Breslau 1893	FRITSCH geb. 1844 gest. 1915	Die Symphysiotomie. Ref. ZWEIFEL. Die Indikationen, die Technik und die Erfolge der Adnexoperationen. Ref. SCHAUTA.
6. Wien 1895	CHROBAK geb. 1843 gest. 1910	Uterusruptur. Ref. FRITSCH, SÄNGER. Endometritis. Ref. v. WINCKEL.
7. Leipzig 1897	ZWEIFEL geb. 1847 gest. 1927	Retroflexo uteri Ref. SCHULTZE, OLSHAUSEN. Placenta praevia. Ref. HOFMEIER, SCHATZ.
8. Berlin 1899	v. OLSHAUSEN geb. 1835 gest. 1915	Behandlung der Myome. Ref. ZWEIFEL, v. ROSTHORN. Das Wochenbettfieber. Ref. AHLFELD, BUMM.
9. Gießen 1901	LÖHLEIN geb. 1847 gest. 1901	Über die Radikaloperation des Carcinoma uteri mit besonderer Berücksichtigung der Dauerresultate. Ref. W. A. FREUND, WINTER. Über Eklampsie. Ref. FEHLING, WYDER.
10. Würzburg 1903	HOFMEIER geb. 1854 gest. 1927	Über Extrauteringravidität. Ref. J. VEIT, WERTH. Über Prolapsoperationen. Ref. A. MARTIN, KÜSTNER.
11. Kiel 1905	WERTH geb. 1850 gest. 1919	Über die Methoden der künstlichen Erweiterung des schwangeren und kreisenden Uterus. Ref. LEOPOLD, BUMM. Über die Dauererfolge der Ovariotomie, speziell bei den anatomisch zweifelhaften Geschwülsten. Ref. PFANNENSTIEL, HOFMEIER.

XII Die bisherigen 28 Versammlungen der Deutschen Gesellschaft für Gynäkologie.

Versammlung	Vorsitzender	Thema und Referenten
12. Dresden 1907	LEOPOLD geb. 1846 gest. 1911	Indikation, Technik und Erfolge der beckenerweiternden Operationen. Ref. ZWEIFEL, DÖDERLEIN. Die Asepsis bei gynäkologischen Operationen. Ref. FRITSCH, KÜSTNER.
13. Straßburg 1909	FEHLING geb. 1847 gest. 1926	Das Puerperalfieber. Ref. WALTHARD, WINTER, BUMM.
14. München 1911	DÖDERLEIN	Die Beziehungen der Tuberkulose zu den weiblichen Genitalorganen. Ref. JUNG, VEIT, KRÖNIG.
15. Halle 1913	VEIT geb. 1852 gest. 1917	Die Beziehungen der Erkrankungen des Herzens und der Nieren sowie der Störungen der inneren Sekretion zur Schwangerschaft. Ref. FROMME, ZANGEMEISTER, SEITZ.
16. Berlin 1920	BUMM geb. 1858 gest. 1925	Strahlentherapie. Ref. 1. GAUSS, Röntgenbestrahlung der Myome und Metropathien. 2. KEHRER, Radiumbestrahlung. 3. SEITZ-WINTZ, WARNEKROS, Röntgenbestrahlung der Carcinome. 4. STOECKEL, Zur Reform des geb. Unterrichtes.
17. Innsbruck 1922	MATHES geb. 1871 gest. 1923	
18. Heidelberg 1923	MENGE	
19. Wien 1925	v. PEHAM geb. 1871 gest. 1931	Pathologie und Therapie der Nachgeburtsblutungen. Ref. STOECKEL, KERMAUNER. Der Fluor genitalis. Ref. v. JASCHKE, MENGE.
20. Bonn 1927	v. FRANQUÉ geb. 1867 gest. 1937	
21. Leipzig 1929	H. SELLHEIM geb. 1871 gest. 1936	Physiologische und pathologische Biologie der Placenta. Referenten für den physiologischen Teil: A. MAYER und VOGT; für den pathologischen Teil: SEITZ.
22. Frankfurt a.M. 1931	SEITZ	1. Schonende Entbindung. Ref. SELLHEIM. 2. Mutterschaftsfürsorge. Ref. M. HIRSCH. 3. Sterilisierung und Konzeptionsverhütung. Ref. L. FRÄNKEL. 4. Vorderlappenhormon der Hypophyse. Ref. ASCHHEIM und ZONDEK. Hinterlappenhormon der Hypophyse. Ref. GUGGISBERG.

Die bisherigen 28 Versammlungen der Deutschen Gesellschaft für Gynäkologie. XIII

Versammlung	Vorsitzender	Thema und Referenten
23. Berlin 1933	STOECKEL	1. Gynäkologische Blutungen. Ref. SCHRÖDER, RUNGE. 2. Eingriffe aus eugenischer Indikation. Ref. KOHLRAUSCH, BUMKE, EUGEN FISCHER, L. SEITZ. 3. Frühdiagnose und elektive Therapie des Collumcarcinoms und Krebsgesetz. Ref. HINSELMANN, VON MIKULICZ-RADECKI, EYMER, LÖNNE, 4. Neue Ergebnisse der Zwillingsforschung. Ref. v. VERSCHUER.
24. München 1935	A. MAYER	1. Sterilität. Ref. ALBRECHT, RICHTER, MOENCH, SPIETHOFF, HASELHORST, KNAUS. 2. Leber und Gestation. Ref. v. BERGMANN, HEYNEMANN, SCHMIEDEN. 3. Klima-, Licht- und Bäderbehandlung. Ref. LINKE, GUTHMANN, SCHITTENHELM. 4. Bisherige Erfahrungen mit der eugenischen Sterilisation. Ref. OTTOW, RÜDIN, GÖTZ.
25. Berlin 1937	G. A. WAGNER	1. Herzkrankheiten und Gestation. Ref. v. JASCHKE. 2. Operation und Kreislauf. Ref. STRAUB. 3. Behandlung der Eierstockinsuffizienz. Ref. C. KAUFMANN, E. T. ENGLE, L. R. GROTE. 4. Die operative Behandlung der Senkungen und Vorfälle des weiblichen Genitales. Ref. WEIBEL. 5. Betreuung und Behandlung des gesunden und kranken Neugeborenen. Ref. BESSAU, v. REUSS.
26. Wien 1941	H. FUCHS	1. Früherfassung des weiblichen Genitalcarcinoms durch Aufklärungspropaganda. Ref. ESCH, LÖNNE, v. MIKULICZ-RADECKI. 2. Ärztliche Schwangerschaftsvorsorge und ihre gesetzliche Regelung. Ref. G. DÖDERLEIN. 3. Die Rolle der Vitamine im menschlichen Organismus, zumal während der Schwangerschaft. Ref. K. WACHHOLDER-ROSTOCK. 4. Geschlechtliche Konstitution und geschlechtliches Hormonalsystem. Ref. L. SEITZ. 5. Chemotherapie der bakteriellen Infektionen und ihre Aussichten in der Bekämpfung der puerperalen Infektionen und der weiblichen Gonorrhoe. Ref. DOMAGK-Wuppertal-Elberfeld. 6. Deutsche Kaiserschnittsstatistik 1938. Ref. NAUJOKS. 7. Die Behandlung der Pla-

XIV Die bisherigen 28 Versammlungen der Deutschen Gesellschaft für Gynäkologie

Versammlung	Vorsitzender	Thema und Referenten
27. Karlsruhe 1949	R. Th. v. Jaschke	centa praevia mit besonderer Berücksichtigung der Schnittentbindung. Ref. Granzow. 1. Operationskunst. Ref. Döderlein-Jena, Antoine-Wien, Amreich-Wien. 2. Theorie und Klinik der Lactation. Ref. Fauvet-Hannover, Roemer-Karlsruhe. 3. Fortschritte und Ausblicke in der gynäkologischen Strahlentherapie. Ref. Martius-Göttingen. 4. Neugeborenen-Erythroblastose. Ref. Bickenbach-Münster.
28. Bad Pyrmont 1951	H. Martius	1. Geburtserleichterung. Ref. Heynemann-Hamburg. 2. Die Prophylaxe und Behandlung der Thrombo-Embolie. Ref. Held-Zürich. 3. Die neurovegetativ bedingten Störungen im kleinen Becken der Frau. Ref. Taylor-New York. 4. Schwangerschaftsunterbrechung und Sterilisierung. ·Ref. Schmidt-Heidelberg und Naujoks-Frankfurt.

VII.
Die Mitglieder des Ausschusses der „Deutschen Gesellschaft für Gynäkologie" auf den einzelnen Tagungen.

Die Namen sind in folgender Reihenfolge aufgeführt:
I. 1. Vorsitzender; II. 2. Vorsitzender; III. Kassenwart; IV. 1. oder ständ. Schriftführer; V. 2. Schriftführer und die Beisitzer.

1. Versammlung München, 17. bis 19. Juni 1868: WINCKEL, OLSHAUSEN, SCHATZ, FROMMEL, KÜSTNER, SCHULTZE, BREISKY.
2. Versammlung Halle, 24. bis 26. Mai 1888: KALTENBACH, GUSSEROW, SCHATZ, SCHWARTZ, GRÄFE, OLSHAUSEN, SCHULTZE, DOHRN.
3. Versammlung Freiburg, 12. bis 14. Juni 1889: HEGAR, DOHRN, SCHATZ, WIEDOW, SONNTAG, KEHRER, FEHLING.
4. Versammlung Bonn, 21. bis 23. Mai 1891: G. VEITH, KEHRER, SCHATZ, KRUKENBERG, FEHLING, HEGAR.
5. Versammlung Breslau, 25. bis 27. Mai 1893: FRITSCH, J. VEIT, SCHATZ, PFANNENSTIEL, BIERMER, CHROBAK, DOHRN.
6. Versammlung Wien, 5. bis 7. Juni 1895: CHROBAK, FRITSCH, SCHATZ, PFANNENSTIEL, LIHOTZKY, V. WINCKEL, SCHAUTA.
7. Versammlung Leipzig, 9. bis 11. Juni 1897: ZWEIFEL, CHROBAK, SCHATZ, PFANNENSTIEL, SÄNGER, SCHULTZE, FEHLING.
8. Versammlung Berlin, 24. bis 27. Mai 1899: OLSHAUSEN, ZWEIFEL, SCHATZ, PFANNENSTIEL, GEBHARD, GUSSEROW, WERTH, WINTER.
9. Versammlung Gießen, 29. bis 31. Mai 1901: LÖHLEIN, OLSHAUSEN, SCHATZ, PFANNENSTIEL, WALTHER, AHLFELD, HOFMEIER.
10. Versammlung Würzburg, 3. bis 6. Juni 1903: HOFMEIER, OLSHAUSEN, SCHATZ, PFANNENSTIEL, BURCKHARD, FRITSCH, F. MÜLLER.
11. Versammlung Kiel, 13. bis 17. Juni 1905: WERTH, HOFMEIER, SCHATZ, PFANNENSTIEL, HOLZAPFEL, BUMM, J. VEIT.
12. Versammlung Dresden, 22. bis 25. Mai 1907: LEOPOLD, WERTH, DÖDERLEIN, PFANNENSTIEL, WEINDLER, WINTER.
13. Versammlung Straßburg, 2. bis 5. Juni 1909: FEHLING, LEOPOLD, DÖDERLEIN, PFANNENSTIEL, SCHICKELE, KÜSTNER, V. ROSTHORN.
14. Versammlung München, 7. bis 10. Juni 1911: DÖDERLEIN, FEHLING, SEITZ, BAISCH, V. HERFF, TAUFFER, EVERKE, SIPPEL.
15. Versammlung Halle, 14. bis 17. Mai 1913: VEIT, DÖDERLEIN, V. FRANQUÉ, BAISCH, HEYNEMANN, BOKELMANN, FRANZ, KRÖNIG, THORN.
16. Versammlung Berlin, 26. bis 29. Mai 1920: BUMM, DÖDERLEIN, V. FRANQUÉ, ED. MARTIN, SIGWART, BRÖSE, MENGE, SIMON, WERTHEIM, G. A. WAGNER.
17. Versammlung Innsbruck, 7. bis 10. Juni 1922: MATHES, BUMM, V. FRANQUÉ. ED. MARTIN, GAMPER, BENCKISER, FLATAU, STOECKEL, WALTHARD.
18. Versammlung Heidelberg, 23. bis 26. Mai 1923: MENGE, MATHES, V. FRANQUÉ. ED. MARTIN, EYMER, V. PEHAM, FRANZ, GUMMERT, FUCHS.

19. Versammlung Wien, 3. bis 6. Juni 1925: v. PEHAM, MENGE, v. FRANQUÉ, ED. MARTIN, FRANKL, BAUM, ESSEN-MÖLLER, FÜTH, HINTERSTOISSER.
20. Versammlung Bonn, 8. bis 11. Juni 1927: v. FRANQUÉ, v. PEHAM, ED. MARTIN, H. R. SCHMIDT, DIETRICH, KERMAUNER, MANN, SELLHEIM.
21. Versammlung Leipzig, 22. bis 25. Mai 1929: SELLHEIM, v. FRANQUÉ, ED. MARTIN, KÜSTNER, ASCH, ENGELMANN, KALLMORGEN, SEITZ, ZANGEMEISTER.
22. Versammlung Frankfurt a. M., 27. bis 30. Mai 1931: SEITZ, SELLHEIM, v. FRANQUÉ, ED. MARTIN, GUTHMANN, KUPFERBERG, A. MAYRE, PANKOW, SIEDENTOPF.
23. Versammlung Berlin, 11. bis 14. Oktober 1933: STOECKEL, L. SEITZ, v. FRANQUÉ, ED. MARTIN, FROMMOLT, HÜSSY, KNAUER, v. TOTH.
24. Versammlung München, 23. bis 26. Oktober 1935: A. MAYER, STOECKEL, MARTIUS, ED. MARTIN, TAUSCH, ALBRECHT, BAUEREISEN, KEHRER, KIRSTEIN, SCHUBERT, DE SNOO.
25. Versammlung Berlin, 20. bis 23. Oktober 1937: G. A. WAGNER, A. MAYER, MARTIUS, NAUJOKS, C. KAUFMANN, v. ALVENSLEBEN, BACH, DAELS, v. JASCHKE, SIGWART, SÜSSMANN, STOECKEL, WICHMANN, WINTZ.
26. Versammlung Wien, 27. bis 30. Oktober 1941: H. FUCHS, G. A. WAGNER, MARTIUS, NAUJOKS, G. DÖDERLEIN, BACH, FETZER, GUGGISBERG, HEYNEMANN, HINSELMANN, LÖNNE, NÜRNBERGER, OLOW, v. ROY†, AMREICH, WEIBEL.
27. Versammlung Karlsruhe, 20. bis 23. April 1949: R. TH. v. JASCHKE, A. MAYER, MARTIUS, NAUJOKS, ROEMER, BENTHIN, BURGER, G. DÖDERLEIN, v. MIKULICZ-RADECKI, PHILIPP, SCHRÖDER.
28. Versammlung Bad Pyrmont, 4. bis 8. April 1951: MARTIUS, R. TH. v. JASCHKE, BICKENBACH, NAUJOKS, v. MASSENBACH, ANTOINE, DÖDERLEIN, KRAATZ, MESTWERDT, REICHENMILLER, ROEMER, RUNGE.

VIII.
Einladung zur XXVIII. Tagung der „Deutschen Gesellschaft für Gynäkologie"
vom 4.—8. April 1951 in Bad Pyrmont.

*Mitglieder des Vorstandes
der Deutschen Gesellschaft für Gynäkologie*

Prof. Dr. MARTIUS, Göttingen; Präsident. — Prof. Dr. v. JASCHKE, Offenbach; Stellvertretender Präsident. — Prof. Dr. NAUJOKS, Frankfurt; 1. Schriftführer. — Prof. Dr. v. MASSENBACH, Göttingen; 2. Schriftführer. — Prof. Dr. BICKENBACH, Tübingen; Schatzmeister. — Mitglieder des Ausschusses: Prof. Dr. ANTOINE, Wien; Prof. Dr. RUNGE, Heidelberg; Prof. Dr. REICHENMILLER, Stuttgart; Prof. Dr. DÖDERLEIN, Jena; Prof. Dr. MESTWERDT, Greifswald; Prof. Dr. KRAATZ, Halle; Doz. Dr. ROEMER, Karlsruhe.

Mittwoch, den 4. April 1951

17.00 Uhr: Vorstandssitzung der Deutschen Gesellschaft für Gynäkologie im grünen Konferenzsaal des Verwaltungsgebäudes („Lesesaal für Raucher")

20.30 Uhr: Begrüßungsabend im Säulenhof des Kurhauses

21.00 Uhr: Presseempfang im grünen Konferenzsaal des Verwaltungsgebäudes („Lesesaal für Raucher") durch den 1. Schriftführer der Gesellschaft, Prof. Dr. NAUJOKS, Frankfurt und Dr. FÖLLMER, Frankfurt

1. Sitzungstag im Konzerthaus

Donnerstag, den 5. April 1951

9.15 Uhr: Eröffnung des Kongresses und Ansprache des Präsidenten, Ansprache des Ministerpräsidenten des Landes Niedersachsen HINRICH KOPF

10.30 Uhr: Frühstückspause

11.00 Uhr:

1. Hauptbericht:

HEYNEMANN, Hamburg: Geburtserleichterung.

Zur Diskussion vorgemerkt: BURGER, Würzburg; RUNGE, Heidelberg; VIDAKOVIC, Zagreb; ENGELHART, Graz; JUNG, Berlin-Neukölln; Frau RÜGEMER, Ravensburg; v. KHRENINGER-GUGGENBERGER, München; K. W. SCHULTZE, Bremerhaven; FENNEMANN, Bochum; PREISSECKER, Wien; RECH UND HOLLENWEGER-MAYR, München; DIEKE, Berlin-Neukölln; RUPPERT, Leipzig; TRUMMLER, Leipzig; HOSEMANN, Göttingen.

14.00—16.00 Uhr: Mittagspause

XVIII   Einladung der Deutschen Gesellschaft für Gynäkologie.

Vorträge:

16.00—18.00 Uhr:

1. GRÜNBERGER, Wien: Die Prognosestellung der Radiumwirkung auf das Kollumkarzinom auf Grund zytologischer Veränderungen nach GLÜCKSMANN.
2. ZINSER, Jena: Vergleichende Untersuchungen mit der Kolposkopie und der Zytologie.
3. WESPI, Aarau: Demonstration über Kolpophotographie.
4. ANTOINE, Wien: Der derzeitige Stand der Auflichtmikroskopie in der Gynäkologie.

Zur Diskussion vorgemerkt: ROTH, Tübingen.

5. BESSERER, Kiel: Demonstration: Das zytologische Bild des Scheidenabstriches bei der glandulär-zystischen Hyperplasie.
6. PLOTZ, Hamburg: Funktionelle Zytodiagnostik der Menstruationsstörungen.
7. RAUSCHER, Wien: Untersuchungen über Beziehungen zwischen dem Abfall der oestrogenen Aktivität im Smear und dem Follikelsprung.
8. STOLL, EBNER und STRECKER, Heidelberg: Vergleichende histochemische, histologische und zytologische Untersuchungen am weiblichen Generationstrakt.
9. LAX, Berlin: Fehler in der Diagnostik des Endometrium und ihre Ursachen.

Zur Diskussion vorgemerkt: ROTH, Tübingen und GALBIS, Valencia.

21.00 Uhr:

Theaterabend im Konzerthaus

„Die Komödie der Irrungen" von William Shakespeare.

2. Sitzungstag im Konzerthaus
Freitag, den 6. April 1951

9.15 Uhr:

II. Hauptbericht:

HELD, Zürich: Die Prophylaxe und Behandlung der Thrombo-Embolie.

Zur Diskussion vorgemerkt: SCHRECK, München; WILBRAND, Hamburg; TOMASCHECK, Berlin-Neukölln; SCHWALM, Marburg; BELLER, Karlsruhe; ZINSER, Jena; WIMHÖFER, Heidelberg; SCHMID, Rostock; SCHMIDT-ELMENDORFF, Düsseldorf; RUNGE, Heidelberg; v. VEEN, Hoogeveen; BICKENBACH, Tübingen.

11.30—12.00 Uhr: Frühstückspause.
12.00—12.15 Uhr:

1. Mitgliederversammlung:

Ernennung von Ehrenmitgliedern.

Einladung der Deutschen Gesellschaft für Gynäkologie.

Vorträge:

12.15—14.00 Uhr:

10. NAESLUND, Uppsala: Über die Kontraktilität der verschiedenen Teile der Gebärmuttermuskulatur.

11. BAYER und HOFF, Graz: Die Bedeutung der nervösen Steuerung der menschlichen Gebärmutter für die Schwangerschaft und den Geburtsverlauf.

Diskussion:

12. FRAENKEL, Montevideo: Zwei Demonstrationen: Das zusammengesetzte Corpus luteum des polyembryonalen Tieres. Die experimentell erzeugte Eierstockkapsel.

13. CHRYSIKOPULOS, Korfu: Douglasabszeß bei einem sieben Monate alten Säugling.

14. MITTELSTRASS, Hamburg: Stoffwechseluntersuchungen im Klimakterium mit Radiojod.

15. OBER, Marburg: Das Verhalten verschiedener histochemisch nachweisbarer Phosphatasen in malignen Tumoren des weiblichen Genitale.

16. ROCKENSCHAUB, Wien: Über die Zellen mit Eigenfluoreszens im Genitale der Frau.

Diskussion:

17. FELS, Buenos Aires: Experimentelle Erzeugung von Eierstockstumoren.

18. SIEBKE, Bonn: Bemerkungen zur didaktischen Gruppierung der Blastome des Ovars.

Diskussion:

14.00—16.00 Uhr: Mittagspause.

Vorträge:

16.00—18.00 Uhr:

19. MARSHALL, Liverpool: Caesarean Section in England: Technique and Recent Results.

Diskussion:

20. CONILL, Barcelona: Die Behandlung des senilen Prolapsus (mit Film).

21. BRACHT, Berlin-Neukölln: Vereinfachte Inkontinenzoperation.

Diskussion:

22. LEWIS, Chelsea Hospital London: Über die BRUNSCHWIGsche Operation.

Zur Diskussion vorgemerkt: W. SCHULTZ, Hamburg.

23. RUBIN, New York: Uterotubal-insufflation and Hysterosalpingographie.

XX   Einladung der Deutschen Gesellschaft für Gynäkologie.

18.00 Uhr:
Filmvorführungen:
24. RYDBERG, Kopenhagen: Geburtsmechanik.
25. PREISSECKER, Wien: Neue Farbfilme gynäkologischer Operationen.
21.00 Uhr: Kammermusikabend im Konzerthaus.

3. Sitzungstag im Konzerthaus

Sonnabend, den 7. April 1951

III. Hauptbericht:

9.15 Uhr:

TAYLOR, Columbia University New York: Die neuro-vegetativ bedingten Störungen im kleinen Becken der Frau.
1. Korreferent: YOUNG, University of London.
2. Korreferent: ANSELMINO, Wuppertal-Elberfeld.

Zur Diskussion vorgemerkt: STIEVE, Berlin; KEHRER, Wiesbaden; SCHOCKAERT, Louvain/Belgien; RUNGE, Heidelberg; ROEMER, Karlsruhe; ENGELHART, Graz; HEBERER, Homburg/Saar; WOLF, Freiburg; NORDMEYER, Berlin; KLOTZ, Dresden; GOECKE, Münster; TIETZE, Eutin; FÖLLMER, Frankfurt; DÖRING, Tübingen.

12.00—13.00 Uhr: Frühstückspause (Mittagspause fällt aus).

Vorträge:
13.00—16.00 Uhr:
26. PHILIPP, Kiel: Der hormonale Einfluß der Chorionzotten auf die Ausbildung der Geschlechtsorgane der Frucht.
27. NIENDORF, Würzburg: Afermentie und Sterilität.
28. HESS, Münster: Über die Wirkung gonadotroper Hormone nach Injektion in den 3. Ventrikel (tierexperimentelle Untersuchungen an infantilen Kaninchen).
29. AUGUSTIN, Freiburg: Beitrag zur Frage parazyklischer Ovulationen.
30. BONILLA und TORRES, Valencia: Über die Wirkung der Ovarialhormone auf die Gonadotropinausscheidung während der Schwangerschaft.

Zur Diskussion vorgemerkt: RÖTTGER, Düsseldorf.

31. MÖBIUS, Leipzig: Die Strahlenbelastung bei geburtshilflicher Röntgendiagnostik.
32. KOCH, Erlangen: Bericht über 63 „Röntgenkinder" und 10 „Röntgenenkel" nach temporärer Kastrationsdosis.

Diskussion:

33. LIMBURG, Hamburg: Die Bedeutung spontaner Oestrogenbildung in der Menopause.

34. ROTHLIN, Basel: Neue Gesichtspunkte in der Mutterkorntherapie in Geburtshilfe und Gynäkologie.

Zur Diskussion vorgemerkt: DIECKMANN, Göttingen.

35. MAYER, Tübingen: Saugart und Temperament des Neugeborenen (mit Film).

36. GEDIZ, Istanbul: Erfahrungen mit Progesteron als Schwangerschaftsdiagnostikum.

37. LÜTTGE, Bamberg: Beitrag zum febrilen Abort.

38. LEWENS, Köln: Die Bedeutung der Plazenta im fetalen Eiweißstoffwechsel.

Diskussion:

16.00—16.30 Uhr:

2. Mitgliederversammlung.

20.00 Uhr: Festabend.

4. Sitzungstag im Konzerthaus.

Sonntag, den 8. April 1951

Demonstrationen.

9.15—10.00 Uhr:

39. MARTIN, Wuppertal-L.: Demonstration eines weiblichen Bänderbeckens zur Darstellung der Statik und der Geburtsmechanik des knöchernen Beckens.

40. KÖHLER, Zwickau: Wiederherstellung nach Sterilisation durch Verpflanzung eines Ovars in den Uterus.

41. BAUEREISEN, Magdeburg: Bericht über einen zystischen Tumor der rechten oberen Lendenwirbelgegend, der differentialdiagnostische Schwierigkeiten bereitete und ungewöhnliche postoperative Reizfolgen des sympathischen Nervensystems aufwies.

Vorträge:

42. MAYR, München: Über die Möglichkeit einer Prophylaxe der fetalen Erythroblastose mit Rh-Hapten.

43. HOLLÄNDER, Würzburg: Einiges zur Frage der Erythroblastosenprophylaxe.

Diskussion:

10.00 Uhr:

IV. Hauptbericht:

SCHMIDT, Heidelberg, und NAUJOKS, Frankfurt: Schwangerschaftsunterbrechung und Sterilisierung.

Korreferenten: TEN BERGE, Groningen; KOLLER und MONSCH, Basel; SJÖVALL, Lund; PARACHE, Madrid.

XXII Einladung der Deutschen Gesellschaft für Gynäkologie.

Zur Diskussion vorgemerkt: VIGNES, Paris; MEINERTZ, Worms; MAYER, Tübingen; DIETEL, Hamburg; DÖDERLEIN, Jena; MESTWERDT, Greifswald; RUNGE, Heidelberg; GIESEN, Hattingen; HOFF, Graz; HASELHORST, Wiesbaden; DOERFLER, Weißenburg; DAHR, Göttingen.

Anläßlich der Tagung der Deutschen Gesellschaft für Gynäkologie lädt der Verband der Ärzte Deutschlands (Arbeitsgemeinschaft der Facharztgruppen, Fachausschuß für Gynäkologie) zu einem Referat mit Aussprache am Sonntag, dem 8. April 1951,

17.15 Uhr: im Konzerthaus ein:

Dr. F. B. RÜDER, Hamburg: Sozialpolitische und wirtschaftliche Tagesfragen im gynäkologischen Fachgebiet.

Reserve-Liste

ALBERS, Sanderbusch: Ultraschallschäden am weiblichen Genitale.

BAUER, München: Experimentelle, morphologische und biologische Untersuchungen über die Wirkung des Ultraschalls auf das Ovarium des Kaninchens.

BAUEREISEN, Magdeburg: Demonstration einer Sirenen-Mißbildung.

BERWIND, Würzburg: Zur Leukämie der Genitalorgane.

BINDSEIL, Göppingen: Über den Wert des Gelatineschwamms in der operativen Gynäkologie.

BOMKE, München: Aktuelle Probleme der Strahlendosimetrie.

BÖRNER, Waren: Das früheste, palpatorisch wahrnehmbare Schwangerschaftszeichen.

BREITNER, München: Histidinausscheidung im Urin bei der normalen und pathologischen Schwangerschaft.

BUSCHBECK, Bad Harzburg: Beobachtungen bei kontinuierlicher Oestrogenzufuhr.

CZECH, Göttingen: Über die Behandlung der klimakterischen Blutungen mit den β-Strahlen des Radiums.

DARUP, Hamburg: Zur Penicillin-Prophylaxe der Blenorrhoea neonatorum.

DÖRING, Tübingen, und SCHAEFERS, Münster: Die Bestimmung des Tonus im vegetativen Nervensystem im Zyklus mittels Pupillenmessung.

DUBRAUSZKY, Würzburg: Morphologische Pathogenese der WALTHARDschen Knoten.

ELERT, Graz: Ursache und Bedeutung der Schwangerschaftshypertrophie der Nebennieren.

EMMRICH, Magdeburg: Die Schwangerschaftsunterbrechung nach Boëro.

FÖLLMER, Frankfurt: Sulfonamide und Fruchtentwicklung.

FRIEDBERG, Mainz: Die Wirkung der Röntgenstrahlen auf das reticolu-endotheliale System und seine Aktivierung durch Pyrifer.

FROEWIS, Wien: Follikelsprungbestimmung mittels vaginaler Thermometrie.

GÖBEL, Andernach: Die operative Behandlung der Karzinome am Scheideneingang.

GOLDAMMER, Hamburg-Altona: Erfahrungen mit Tromexan in der Thromboseprophylaxe und -therapie.

HAFFNER, Weißenfels: Reflektorisch gerichtete Fetalmotorik und ihre Bedeutung für die Geburt.

HALTER, Linz: Pathologisch-anatomische Veränderungen des autonomen Nervenplexus bei der Adenomyosis retrozervikalis.

HANSEN, Sanderbusch: Über Gefahren der Peridurographie.

HARTL, Hamburg-Wandsbek: Der Einfluß der Geburtsanalgesie auf die hirnbioelektrischen Funktionen des Neugeborenen.

HELBING, Jena: Geburtserleichterung durch Spasmolytica und Chloren.

HELLER, Frankfurt: Die Wirkung von Methionin auf die Leber trächtiger Ratten und ihrer Föten.

HOFF und BAYER, Graz: Über synergistische Wirkung von Follikel- und Gelbkörperhormon auf den menschlichen Uterus.

HOLLENWEGER-MAYR, München: Die Beziehung zwischen Reifezeichen und Tragzeit bei Zwillingen

HOLLSTEIN, Münster: Zur Frage der Schwangerschaftsunterbrechung bei bösartigen extragenitalen Tumoren.

HÖRMANN, Kiel: Lebenskurven normaler und entwicklungsunfähiger Chorionzotten.

HUBER, Kiel: Die primäre Multiplizität genitaler und extragenitaler Karzinome.

E. JUNG, Berlin-Neukölln: Erfahrungen mit der Lumbalanaesthesie nach JONES.

F. JUNG, Hamburg-Finkenau: Engere und weitere Probleme der Kolposkopie.

KEPP, Göttingen: Zur Ätiologie der hinteren Hinterhauptslage.

v. KHRENINGER-GUGGENBERGER, München: Paternitätsgutachten bei 500 Alimentationsprozessen.

v. KHRENINGER-GUGGENBERGER, München: Demonstration: Schere zur Ablösung der Portio vaginalis uteri bei abdominaler Totalexstirpation des Uterus.

KLOTZ, Dresden: Die subkutane segmentäre Novokaininjektion in der Gynäkologie — insbesondere bei Kreuzschmerz.

KRAUSS, Neustadt a. d. Haardt: Demonstration: Ein neues Verfahren zur Schnellfixation histologischer Präparate von Abrasionsmaterial.

KÜSTNER, Weißenfels: Zur Frage der Schmerzen im Unterbauch seitlich bei Frauen, die geboren haben.

KYANK, Leipzig: Experimentelle Untersuchungen zur Frage der Eiweißzufuhr bei Schwangerschaftstoxikosen.

LANGREDER, Freiburg: Praenatale Geschlechtsbestimmung durch Fruchtwasserzytographie.

LORK, Rostock: Die konservative Operation der Eileiterschwangerschaft.

MANSTEIN, Detmold: Die Gefahrenminderung für die Mutter bei zweizeitiger Unterbrechungsmethode.

v. MIKULICZ-RADECKI, Flensburg: Schnittführung bei wiederholten Laparotomien.

MOELL, Karlsruhe: Die Abhängigkeit der Menstruationsblutung vom Zustandsbild der Uterusmukosa.

MÜLLER, Marburg: Wehenmittel und kindliche Mortalität.

NAPP, Hamburg: Resistenzwechsel der Erreger während der Therapie bakterieller Infektionen.

NEUHAUS, Würzburg: Über das Verhalten der Spermien in den unteren Genitalwegen gravider Frauen.

NOACK, Leipzig: Kreislaufuntersuchungen in der Frühschwangerschaft.

PUCK, Bonn: Androsterone bei der Frau (Quelle, chemischer Nachweis, gonadotrope Wirkung).

RICHTER und ALBRICH, Graz: Zur Frage der postoperativen Harnverhaltung nach erweiterter Totalexstirpation wegen Carcinoma colli uteri.

RIES, München: Zur Frage der Toleranzdosis an Blase und Rektum bei der Radium- und Röntgenbehandlung des Uteruskarzinoms.

RIFFART, München: Neue Ergebnisse von Stoffwechseluntersuchungen mittels der Papierchromatographie in Geburtshilfe und Gynäkologie.

ROTH, Tübingen: Über die Möglichkeit einer histologischen Schnelldiagnose mit Hilfe der Phasenkontrastmikroskopie.

RÜBSAMEN, W. und U., Dresden: Röntgenographische Hormonbestimmungen und ihre Bedeutung als Schwangerschaftsreaktion.

RUPPERT, Leipzig: Untersuchungen zur Ätiologie der Follikelpersistenz.

SALVATIERRA-MATEU, Valencia: Über die elektrische Aktivität der nichtschwangeren menschlichen Gebärmutter.

SCHMIDT, Steinhude: Eine neue vaginale Methode der Schmerzlinderung unter der Geburt bei gynäkologischen Erkrankungen.

SCHROEDER, C., Hamburg-Wandsbek: Gesichtspunkte zum Pathomechanismus des eklamptischen Anfalls auf Grund hirnbioelektrischer Untersuchungen.

SCHUCK, München: Der Zystinmangel bei Spätroxikosen.

Schultz, W., Hamburg: Über die plazentare Infektion bei den Rubeolen und der Toxoplasmose.

Schwalm, Marburg: Regulationsvorgänge nach akuten Blutverlusten?

Schwenzer, Frankfurt: Zur Prophylaxe unerwünschter Blutungen bei Dicumarolgaben.

Spiegler, Ulm-Michelsberg: Über eine einfache Methode der Scheidenplastik.

Stöckl, Stendal: Beziehungen zwischen Konstitution und hypophysärgenitalen Störungen im Jugendalter.

Stürmer, Bonn: Untersuchungen über die Beeinflussung des Schocks bei gynäkologischen Operationen.

Thiessen, Freiburg: Der vorzeitige Blasensprung mit besonders langer wehenloser Latenzzeit.

Thomsen, Hamburg: Die klinische Bedeutung der Douglaskopie (mit Farbfotos intraabdomineller Befunde).

Thorwest, Bochum: Die intraperitoneale Anwendung von Sulfonamiden.

Wagner, München: Bericht über ein Verfahren, mit dem auf besonders einfache und schnelle Weise über den Funktionszustand der Uterusschleimhaut Aufschluß erhalten werden kann.

Walch, Heidelberg: Corpus-luteum-Nachweis mittels Acetylcholin-Prostigmin-Quaddel.

Walch, Heidelberg: Demonstration: Phasenkontrastmikroskopische Darstellung des Phagozytosevorganges.

Wille, Schwarmstedt b. Hannover: Über die postpartalen traumatischen Gewebsspangen zwischen Portio und seitlichem Scheidengewölbe und ihre klinische Bedeutung.

Winckelmann, Hamburg: Experimentelle und klinische Erfahrungen mit Curarin HAF in der Geburtshilfe und Gynäkologie.

Zander, Marburg: Untersuchungen über die Spermiogenese bei der einheimischen Erdkröte (Bufo vulgaris).

Im Anschluß an den Kongreß finden in Göttingen folgende Veranstaltungen statt:

Führungen durch die wissenschaftlichen Einrichtungen der Universität Göttingen, Demonstrationen in der Universitäts-Frauenklinik, Kirchweg 3, Telefon 3788/89.

Montag, den 9. April 1951

16.15 Uhr: Im Hörsaal der Universitäts-Fauenklinik oder im Physiologischen Institut der Universität, Kirchweg 3 bzw. 7. Prof. Dr. med. Ewald, Direktor der Universitäts-Nervenklinik Göttingen: „Die Grenzen der Psychotherapie".

20.00 Uhr: Empfang im Rathaus.

XXVI Einladung der Deutschen Gesellschaft für Gynäkologie.

Dienstag, den 10. April 1951

11.15 Uhr: Im Hörsaal der Universitäts-Frauenklinik oder im Physiologischen Institut der Universität, Kirchweg 3 bzw. 7. Prof. Dr. med. KEPP, Universitäts-Frauenklinik Göttingen; Prof. Dr. phil. WITTE, Direktor des Instituts für medizinische Physik Göttingen: „Kleinraumbestrahlung."

16.15 Uhr: Prof. Dr. phil. KOPFERMANN, Direktor des II. Physikalischen Instituts Göttingen; Prof. Dr. med. SCHUBERT, Direktor der Universitäts-Frauenklinik Hamburg-Eppendorf; Prof. Dr. med. BODE, Direktor der Universitäts-Hautklinik Göttingen: „Die schnellen Elektronen."

19.45 Uhr: Theateraufführung im Deutschen Theater unter HEINZ HILPERT.

Allgemeine Bemerkungen

1. Wissenschaftliche Sitzungen.

Die Sitzung am 5. April beginnt pünktlich um 9.15 Uhr. Es wird dringend gebeten, die Formalitäten im Kongreßbüro bereits am Mittwoch, dem 4. April, nachmittags, zu erledigen, damit morgens vor der Sitzung keine Überbelastung des Büros eintritt. Es hat sich die Notwendigkeit ergeben, das Aufsichtspersonal anzuweisen, das Betreten des Vortragssaales ohne Mitglieder- bzw. Teilnehmerkarten zu verweigern.

2. Zu den Vorträgen:

Bei der großen Zahl der angemeldeten Vorträge ist die Einhaltung der Redezeit von 10 Minuten für Vorträge bzw. 5 Minuten für Demonstrationen und 3 Minuten für Diskussionsbemerkungen unbedingt notwendig, sofern mit den Vortragenden keine andere Redezeit vereinbart ist.

Die Referenten und Vortragenden werden gebeten, einen druckfertigen Schriftsatz ihrer Referate und Vorträge für den Druck des Kongreßberichtes während der Tagung dem Schriftführer auszuhändigen.

3. Diskussion:

Wortmeldungen für Diskussionen sind unter Angabe der Nummer des Vortrages, zu dem sie abgegeben werden, spätestens bis zu dessen Beendigung schriftlich am Vorstandstisch abzugeben. Die Diskussionsredner, auch die vorgemerkten, werden gebeten, frei und ohne Manuskript zu sprechen.

4. Pressemitteilungen:

Ein Pressezimmer steht im grünen Konferenzsaal im Verwaltungsgebäude des Staatsbades zur Verfügung. Außer bei dem *Presseempfang* am 4. April 1951, 21.00 Uhr, im grünen Konferenzsaal, steht der ständige

Schriftführer der Gesellschaft, Prof. Dr. NAUJOKS, und Oberarzt Dr. FÖLLMER im Anschluß an die wissenschaftlichen Sitzungen den Herren von der Presse zur Verfügung. Es wird gebeten, die für die Tagespresse bestimmten Mitteilungen über den wissenschaftlichen Teil des Kongresses mit Prof. NAUJOKS oder seinem Vertreter vor ihrer Veröffentlichung zu besprechen. Die Referenten werden gebeten, eine kurze, für die Presse bestimmte Zusammenfassung ihrer Referate an Prof. NAUJOKS zu übergeben.

Unmittelbar nach Kongreßschluß findet am 8. April durch Prof. NAUJOKS oder Oberarzt Dr. FÖLLMER ein Presseempfang im grünen Konferenzsaal statt.

Beiträge:

Wir bitten die Mitglieder noch einmal, den Mitgliedsbeitrag (20.— DM für 2 Jahre), die Teilnehmergebühr für den Kongreß (10.— DM) sowie ihren Beitrag für den Unterstützungsfond (10.— DM) möglichst umgehend an den Schatzmeister der Gesellschaft, Prof. Dr. W. BICKENBACH, Direktor der Universitäts-Frauenklinik Tübingen (Postscheckkonto Hannover 77041, ,,Gynäkologiekasse") zu überweisen und nicht erst beim Kongreß zu zahlen.

Die Teilnehmergebühr für Nichtmitglieder beträgt 30.— DM. Assistenten bezahlen gegen Vorlage einer entsprechenden Bescheinigung die Hälfte.

Die ausländischen Mitglieder der Gesellschaft zahlen ihre Beiträge am besten auf das Konto bei der Württembergischen Vereinsbank Tübingen, Konto Nr. 6601, Prof. Dr. WERNER BICKENBACH, Sonderkonto Deutsche Gesellschaft für Gynäkologie.

IX.
Verlauf der Tagung in Bad Pyrmont.
4.—8. April 1951.

Eröffnung des Kongresses durch den Präsidenten.
(Eröffnungsansprache im ,,*Wissenschaftlichen Teil*" im ,,Archiv für Gynäkologie", Band 180.)

Begrüßung durch
Minister Albertz, Niedersächsisches Ministerium für Vertriebene, Sozial- und Gesundheitsangelegenheiten.

Präsident des Deutschen Ärztetages Dr. NEUFFER

Erste Mitgliederversammlung 5. April 1951.
Ansprache des Präsidenten.
Ernennung von Ehrenmitgliedern.
Dankesworte von Prof. ESCH.
Dankesworte von Prof. v. JASCHKE.
Bericht des Schatzmeisters.
Bericht des ständigen Schriftführers.
Ernennung von korrespondierenden Mitgliedern.

Zweite Mitgliederversammlung 7. April 1951.

(Die vier Hauptberichte, die 34 Vorträge und die Diskussionsbemerkungen sind im ,,Archiv für Gynäkologie", Band 180 enthalten, ebenso die Schlußworte des Präsidenten und die Dankesworte von Professor Dr. A. MAYER.)

Nach Eröffnung des Kongresses durch den Präsidenten, Professor Dr. MARTIUS-Göttingen ergreift Minister ALBERTZ, Niedersächsisches Ministerium für Vertriebene, Sozial- und Gesundheitsangelegenheiten das Wort, überbringt die Grüße des Ministerpräsidenten des Landes Niedersachsen und hält einen inhaltsreichen Vortrag über Aufgaben und Bedeutung des Gesundheitswesens, insbesondere des Faches der Geburtshilfe und Gynäkologie.

(Manuskript liegt leider nicht vor.)

Darauf spricht
Dr. med. HANS NEUFFER, Präsident des Deutschen Ärztetages:

Herr Minister!
Sehr verehrte Damen und Herren!
Sehr geehrte Kolleginnen und Kollegen!

Der freundlichen Einladung ihres Präsidenten, des Herrn Prof. Dr. MARTIUS folgend, danke ich für die Gelegenheit, Sie im Namen des Präsidiums des Deutschen Ärztetages und der Arbeitsgemeinschaft der Westdeutschen Ärztekammern bestens grüßen und Ihnen einen erfolgreichen Verlauf des Kongresses wünschen zu dürfen, der sich zu Nutz und Frommen unserer Mütter und kranken Frauen auswirken möge.

Angesichts der Zerrissenheit, die ein Zeichen unseres Zeitalters ist, halte ich es für eine besonders erfreuliche Entwicklung, daß zum erstenmal in der Geschichte die gesamte, leider nur westdeutsche Ärzteschaft sich in all ihren Verbänden: den Ärztekammern, den Kassenärztlichen Vereinigungen, dem Hartmannbund, dem Marburger Bund, dem Verband der Krankenhausärzte, dem Ärztinnenbund, dem Verband der Medizinalbeamten und dem Fakultätentag, also vom jüngsten Assistenten über die praktischen Ärzte, Fachärzte, Krankenhausärzte, beamteten Ärzte bis zu den Professoren der Medizinischen Fakultäten im Präsidium des Deutschen Ärztetages zusammengefunden hat. Ich weiß, daß ich auch im Sinne Ihres verehrten Herrn Präsidenten spreche, wenn ich es für zwingend nötig erachte, daß wir diese Einheit trotz aller Spannungen bewahren und über den Einzelaufgaben den Blick für das Ganze der Deutschen Ärzteschaft nicht verlieren.

Wir leben in einer ganz anderen Welt als früher; die alte Welt ist in Trümmer gegangen. Die Not innerhalb weiter Kreise der Ärzteschaft ist riesengroß, das darf man auch bei solchen festlichen Anlässen nicht vergessen. Wenn wir Ärzte nicht alle zusammenstehen und den sprichwörtlichen, aus unserer ärztlichen Tätigkeit sich ergebenden Individualismus und Subjektivismus — um nicht zu sagen Egoismus —, überwinden und sublimieren, dann sind wir alle miteinander verloren und gehen unseres höchsten Gutes, nämlich der ärztlichen Freiheit verlustig, ohne die wir keine echten und keine rechten Helfer der Kranken mehr sein können.

Die Deutsche Gesellschaft für Gynäkologie ist im wissenschaftlichen Beirat des Präsidiums des Deutschen Ärztetages vertreten. Wir werden ihren Rat in wissenschaftlichen, gesundheitspolitischen und berufspolitischen Fragen zu schätzen wissen. Vor kurzem haben Sie in einer Denkschrift die Forderung erhoben, daß in den Krankenhäusern möglichst weitgehend von Fachärzten für Frauenkrankheiten geleitete gynäkologische und geburtshilfliche Abteilungen eingerichtet werden sollen. Diese Auffassung wird von der Arbeitsgemeinschaft der Westdeutschen Ärztekammern lebhaft unterstützt, weil sie gerecht ist und der vom Deutschen Ärztetag beschlossenen Facharztordnung entspricht, nach der sich ein Facharzt auf sein Fachgebiet beschränken soll. Bei der Bearbeitung dieser Facharztordnung und der neuen ärztlichen Gebührenordnung, deren Grundprinzip es ist, die ärztlichen Leistungen höher zu werten als die Technik, haben wir ihre Vertreter zu Rate gezogen und ihre Vorschläge berücksichtigt.

Der Berufsvertretung ist es ein ernstes Anliegen, als ehrlicher Makler die oft entgegengesetzten Interessen innerhalb der Ärzteschaft auszugleichen. Wir müssen wieder ein Gefühl für die „aurea mediocritas" — die goldene Mitte — und die notwendige Selbstbeschränkung bekommen, auf der jede höhere Ordnung des Daseins, so auch die Freiheit, beruht. Unter Frauenärzten ist es vielleicht erlaubt daran zu erinnern, daß es auch eine „Frau Maß" gibt, wie der mittelalterliche Dichter sagt. Bei der nicht mehr zu ändernden Spezialisierung unseres ärztlichen Berufes müssen wir alle nach einer Synthese suchen, damit wir die Bedeutung unserer eigenen Fachsparten nicht überschätzen und nicht der Einseitigkeit verfallen. Unser ärztliches Forschen und Handeln muß von der neuen und eigentlich doch so alten Anthropologie ausgehen, die den Menschen als ein geheimnisvolles Ganzes von Leib, Seele und Geist im Mittelpunkt sieht. Ich glaube, daß diese Form von „Ganzheitsbetrachtung" auch von Herrn Prof. Dr. MARTIUS nicht beanstandet wird.

Es ist mir schon die Frage gestellt worden, ob die Berufsorganisation nicht in Gefahr sei, in eine bürokratische Institution zu entarten. Ich glaube das nicht, solange die von der Ärzteschaft gewählten Vertreter in ihrem ärztlichen Beruf bleiben, auch wenn das mit einer großen Belastung verbunden ist. Ich selbst würde jedenfalls eher mein berufspolitisches Amt niederlegen, als meine ärztliche Tätigkeit aufgeben. Nur wenn einer die Freuden und Nöte der ärztlichen Tätigkeit täglich am eigenen Leibe verspürt, kann er die ärztlichen Belange einigermaßen richtig beurteilen. Daß man es angesichts der großen berufspolitischen und wirtschaftlichen Schwierigkeiten trotzdem nicht allen recht machen kann, liegt in der Natur der Sache. Die ernste Gefahr von heute sehe ich darin, daß wir uns wegen der leider unentbehrlichen Pfennige auseinanderzanken. Unser Ansehen und unsere Stellung als Ärzte in der Öffentlichkeit und unser Erfolg bei den Kranken hängen aber letzten Endes davon ab, ob wir die Tradition unvergänglichen und edlen Arzttums in uns aufnehmen und in unserem täglichen ärztlichen Handeln verkörpern.

Daß dieser Geist ärztlicher Verpflichtung Ihre wissenschaftlichen Beratungen und Diskussionen durchwärmen möge, ist vielleicht bei Frauenärzten ein selbstverständlicher, mir aber ein um so herzlicherer Wunsch.

I. Mitgliederversammlung am 5. April 1951.

Präsident: Meine Damen und Herren! Ich eröffne die *erste Mitgliederversammlung* unserer Gesellschaft. Vor allem anderen möchte ich des 80. Geburtstages unseres Ehrenmitgliedes

WALTER STOECKEL

gedenken. Wir sind sehr enttäuscht, daß wir ihn heute nicht unter uns sehen. Er hat aus gesundheitlichen Gründen abgesagt und schrieb mir vor einigen Tagen:

„Der Verlauf meines 80. Geburtstages war wunderbar schön, und ich war das Ziel großer Ehrungen in Wort und Schrift und wurde mit Geschenken überschüttet und zwar so stark, daß die Verdauung alles dessen, was ich da genossen habe, eine erhebliche Zeit in Anspruch nehmen wird ... Ich werde selbstverständlich die Tagung mit größtem Interesse später bei der Lektüre des Berichtes nachzuholen versuchen und kann Sie versichern, daß es mir außerordentlich schwer fällt, ihr wirklich fern zu bleiben. Ich bitte Sie sehr darum, dem Vorstand und dem Plenum meinen herzlichsten Dank und Grüße und meine aufrichtigen Wünsche zu übermitteln."

Ich hielt es für meine selbstverständliche Pflicht, am 14. März unserem Ehrenmitglied persönlich die Glückwünsche der Gesellschaft zu überbringen. Durch schlechtes Wetter konnte aber mein Flugzeug von Bückeburg nach Berlin nicht starten, sodaß ich gezwungen war, meine Reise abzubrechen und nach Göttingen zurückzukehren.

Ich wollte STOECKEL sagen, daß er an diesem Tage nicht nur seinen 80. Geburtstag, sondern auch das fünfzigjährige Jubiläum der Mitgliedschaft in unserer Gesellschaft und das zehnjährige Jubiläum seiner Ehrenmitgliedschaft feiere. Er hat unser Fach in allen seinen Sparten gefördert, und unsere Gesellschaft verdankt seiner starken Persönlichkeit und Tatkraft unendlich viel. Sein erster Vortrag im Jahre 1901 betraf die Ureterimplantation, der zweite, im Jahre 1905, die Radikaloperation des Gebärmuttercarcinoms. Diese beiden Vorträge beziehen sich also bereits auf seine Lieblingsgebiete, die gynäkologische Urologie und die operative Heilung des Gebärmuttercarcinoms, denen er durch sein ganzes wissenschaftliches Leben hindurch treu geblieben ist. Im Jahre 1907 sprach er über die subcutane Pubotomie, im Jahre 1911 über die Genitaltuberkulose und zeigte das von ihm gemeinsam mit LINZENMEIER untersuchte junge, menschliche Ei. 1920 trug er über die Reform des geburtshilflich-gynäkologischen Unterrichtes vor. Diese programmatischen Ausführungen sollte sich jeder Gynäkologe auch heut noch präsent halten. 1922 trug er über den Kaiserschnitt bei Placenta praevia vor, 1923 über die Carcinomstatistik, 1925 über die Nachgeburtsblutungen und 1927 über die vaginale Radikaloperation. 1933 hat STOECKEL als Präsident den Berliner Kongreß unserer Gesellschaft geleitet und eine in der damaligen revolutionären Zeit besonders schwierige Aufgabe bewältigt.

Aber diese Aufzählung trifft noch nicht das Wesentliche. Bei aller Wichtigkeit der Repräsentation glaube ich, daß sein Hauptverdienst für unsere Gesellschaft noch auf einer anderen Ebene liegt. Ich meine sein Eingreifen in die freie Diskussion, was immer dann geschah, wenn es an der Zeit war. Wenn STOECKEL zur Diskussion gesprochen hat, war es immer etwas Entscheidendes. Als Meister der Form und großer Künstler der Formulierung hat er mit Milde, aber wenn es nötig war, oftmals auch mit Schärfe dem Fortschritt und der Logik zum Durchbruch verholfen. In diesen Eigenschaften wird er in der Geschichte unserer Gesellschaft unauslöschlich sein. Ich bitte Sie um die Genehmigung, ihm folgendes Huldigungstelegramm zu senden:

Die Deutsche Gesellschaft für Gynäkologie entbietet bei Gelegenheit ihrer 28. Tagung in Bad Pyrmont ihrem hochverdienten Ehrenmitglied, dem Meister unseres Faches, dem großen Operateur und hervorragenden Lehrer WALTER STOECKEL zu seinem 80. Geburtstag dankbare Glückwünsche.

Der Präsident: MARTIUS.

Nunmehr habe ich die große Ehre und Freude, einige unserer ältesten und verdientesten Mitglieder zu *Ehrenmitgliedern* zu ernennen. Der Vorstand hat einstimmig beschlossen, in die Reihe ihrer Ehrenmitglieder aufzunehmen

1. LUDWIG FRAENKEL, früher Breslau, jetzt Montevideo,
2. JOZSEF FRIGYESI, Budapest,
3. RUDOLF THEODOR EDLER VON JASCHKE, früher Gießen, jetzt Offenbach,
4. PETER ESCH, Münster.

1. Der Name LUDWIG FFRAENKEL ist für jeden Gynäkologen verknüpft mit der Entdeckung des Gelbkörpers im Ovar. Das wissenschaftliche Arbeitswerk FRAENKELS bezieht sich im übrigen auf zahlreiche experimentelle und klinische Gebiete unseres Faches. In Breslau hat

FRAENKEL eine jahrzehntelange erfolgreiche Lehr- und Forschertätigkeit ausgeübt. Ich bedaure es aufrichtig, daß Herr FRAENKEL seine Absicht, an unserem Kongreß teilzunehmen, nicht hat verwirklichen können. Ich hoffe aber, ihm noch im Laufe dieses Sommers sein Ehrendiplom persönlich überreichen zu können.

Herr FRAENKEL ist seit dem Jahre 1897 Mitglied unserer Gesellschaft.

2. J. FRIGYESI gehört seit dem Jahre 1909 zu unseren Mitgliedern. Er fehlte früher nie auf unseren Kongressen. Gleich seinen Landsleuten TAUFFER und TÓTH hat er die engsten Beziehungen zwischen der ungarischen Geburtshilfe und Frauenheilkunde und der unseres Landes geknüpft und gepflegt. Neben vielen anderen wissenschaftlichen Taten hat FRIGYESI der Ausbildung der Leitungsanästhesie in unserem Fach seine Lebensarbeit gewidmet. Er war und ist ein hervorragender Lehrer, Forscher und gottbegnadeter, edler Arzt. Sein heißer Wunsch, an dieser Tagung teilzunehmen, ist zu seinem Schmerz nicht in Erfüllung gegangen. Er schrieb mir vor einigen Tagen, daß er mit dem größten Interesse und in alter Angänglichkeit unseren Verhandlungen folgen würde. Wir wünschen ihm in der harten Umwelt, die ihn jetzt umgibt, einen einigermaßen erträglichen Lebensabend.

3. RUDOLF V. JASCHKE. Lieber Freund! Sie sind seit 1909 Mitglied unserer Gesellschaft, für die Sie Großes geleistet haben. Nachdem die Deutsche Gesellschaft für Gynäkologie durch die Kriegs- und Vorkriegszeit in ihrem Bestand und in ihrer Arbeitsfähigkeit zerbrochen war, haben Sie als erster Nachkriegspräsident zum Sammeln geblasen und mit Umsicht und großem Erfolg die Karlsruher Tagung geleitet. Durch Ihre hervorragenden Lehrbücher haben Sie dem Nachwuchs gedient, und aus Ihrem umfangreichen literarischen Werk möchte ich außer der Pflege der operativen Gynäkologie nur Folgendes hervorheben.

Sie haben getreu der alten Geburtshelferschule Ihrer Heimat die geduldig *abwartende Richtung* in der *Geburtshilfe* gegenüber einer unbesonnenen und gefährlichen aktiven Lehre in Wort und Schrift vertreten und haben dafür gekämpft, daß das *Neugeborene zur Mutter* gehört, und daß sich der Geburtshelfer, selbstverständlich in engster Zusammenarbeit mit der modernen Pädiatrie, die Pflege und Behandlung der Neugeborenen nicht nehmen lassen darf. Sie haben also an zwei wichtigen Punkten unseres Faches die Stellung gehalten.

Wir danken Ihnen für alles, was Sie für unsere Gesellschaft und für unser Fach getan haben.

4. PETER ESCH. Sie, lieber Herr Kollege, sind seit dem Jahre 1911 Mitglied unserer Gesellschaft. Aus der Marburger Klinik hervorgehend, haben Sie über einen langen Zeitraum die Münstersche Klinik geleitet und zu großem Ansehen gebracht. Von Ihren wissenschaftlichen Arbeiten

scheinen mir zwei Gebiete besonders der Erwähnung wert: die Erforschung der Beziehung zwischen dem Grad des engen Beckens und der statistischen Wahrscheinlichkeit einer Geburt auf natürlichem Wege und die Eingliederung der Schwangerschaftsanämie in die allgemeine Hämatologie.

Ich überreiche den beiden anwesenden neuen Ehrenmitgliedern das für alle vier genannten gleichlautende, in lateinischer Sprache verfaßte Ehrendiplom als medizinischen Marschallstab und verlese den Text

Societas Gynaecologica germanica
Virum Clarissimum Eruditissimum

LUDWIG FRAENKEL   RUDOLF V. JASCHKE
JOSZEF FRIGYESI   PETER ESCH

qui per annos tot valetudinario
mulieribus aegrotantibus
sub auspiciis universitatis litterarum

egregie praefuit
et de arte medicinae promovenda
deque societate praedita adiuvanda
semper optime meritus est

In numerum sodalium
honoris causa
sibi adscivit.

D. Pyrmonti, a. d. VIII Id. Apr. anno MCMLI
subscripsimus in fiedem huius rei

praesides

P. ESCH-Münster:

Herr Präsident, sehr verehrte Kolleginnen und Kollegen!

Ich danke Ihnen herzlich für den freundlichen Beifall, den Sie mir bei der Bekanntgabe gezollt haben, daß ich zum Ehrenmitglied unserer Gesellschaft ernannt worden bin. Für die Ernennung selbst spreche ich meinen tiefempfundenen Dank aus. Es ist eine ganz besondere Ehrung von dem höchsten Gremium seiner Fachkollegen zu seinem Ehrenmitglied ernannt zu werden, was ich zu würdigen weiß.

Wenn ich mir noch eine Bemerkung erlauben darf, so knüpfe ich an die Worte unseres Präsidenten an, daß die Ehrenmitgliedschaft an *ältere* Mitglieder verliehen worden sei. Als ich gelegentlich die Liste unserer Ehrenmitglieder durchgesehen habe, vermißte ich den Namen von Männern, die sich große Verdienste um unser Fach und unsere Gesellschaft erworben haben. So vermißte ich BUMM, KRÖNIG, PANKOW und meinen Lehrer ZANGEMEISTER. Der Grund dafür ist naheliegend. Sie haben den Zeitpunkt, zu dem die Ehrenmitgliedschaft verliehen wird, leider nicht erlebt. Ich schließe aus dieser Feststellung, daß die Ehrenmitgliedschaft neben der Ehrung und Anerkennung auch eine Begleiterscheinung des Alters ist, eine der wenigen hocherfreulichen Begleiterscheinungen. Diese Schlußfolgerung erwähne ich, weil sie einen davor bewahrt, sich in Selbstgefälligkeit zu sehr zu sonnen.

Dankesworte von R. TH. VON JASCHKE.

Bericht des Kassenführers.

BICKENBACH:

Die Kasse der Deutschen Gesellschaft für Gynäkologie hat durch die Währungsreform wie wir alle große Einbußen erlitten. Um überhaupt geschäftsfähig zu bleiben, war es zum großen Bedauern des Vorstandes notwendig, außer dem sonst üblichen Mitgliedsbeitrag für den diesjährigen Kongreß eine besondere Teilnehmergebühr zu erheben. Sie können versichert sein, daß ich als Schatzmeister bestrebt sein werde, diese zusätzliche Gebühr sobald wie möglich wieder in Fortfall kommen zu lassen. Der Kassenstand der Gesellschaft betrug am 1. 4. 51 DM 18090.28. Zu diesem Kassenbestand kommt ein nicht realisierbarer Betrag von etwa DM 3630.—, die in Wertpapieren aus der RM-Zeit festliegen, hinzu.

Diese Summen mögen manchen von Ihnen schon recht beträchtlich erscheinen. Ich möchte aber darauf hinweisen, daß die Kosten eines Kongresses heute weit höher sind als früher. Ein Kongreß ist mit etwa DM 10000.— bis 15000.— zu veranschlagen. Auf Grund des Kassenbestandes kann ich also sagen, daß die Durchführung des jetzigen Kongresses finanziell gesichert ist. Ich hoffe sehr, daß ein gewisser Restbestand für die späteren Kongresse übrig bleibt, da das Staatsbad Pyrmont uns seine Räume kostenlos zur Verfügung gestellt hat, wofür ich der Leitung des Staatsbades auch an dieser Stelle den ganz besonderen Dank des Vorstandes aussprechen möchte. Ich hoffe sehr, daß gerade dieses Entgegenkommen des Staatsbades Pyrmont es uns ermöglichen wird, bei dem nächsten Kongreß auf die Kongreßteilnehmergebühr zu verzichten.

Sonst bleibt mir nur die Pflicht, allen Mitgliedern, die pünktlich ihre Beiträge bezahlt haben, für ihre dadurch gewährte Mithilfe bei dem Zustandekommen des Kongresses zu danken.

Bericht des ständigen Schriftführers.

NAUJOKS:

Unsere bisherige Mitgliederliste umfaßte			914 Mitglieder
Verstorben sind	60		
ausgetreten sind	5	65	,,
ergibt einen Mitgliederstand von			849 Mitglieder
Neuaufnahmen erfolgten			
in der Vorstandssitzung vom 8. 7. 1950	6		Mitglieder
,, ,, ,, ,, 27. 1. 1951	60		,,
,, ,, ,, ,, 4. 4. 1951	40	106	,,
		955	Mitglieder
Neuaufnahmen während des Kongresses		53	,,
Neuer Mitgliederbestand			1008 Mitglieder

Somit haben wir zum ersten Male seit Bestehen unserer Gesellschaft die Zahl 1000 überschritten!

Bei dieser Gelegenheit möchte ich drei Punkte erwähnen:

Der erste Punkt betrifft die *Werbung neuer Mitglieder*. Gerade während des Kongresses ist es leicht, die notwendigen Unterschriften der Paten zu erhalten. Und daher bitte ich, diese Gelegenheit jetzt für die Aufnahmegesuche neuer Mitglieder auszunutzen. Besonders viele Teilnehmer des Kongresses denken nicht daran, daß sie für denselben Beitrag nicht nur an dem Kongreß teilnehmen, sondern auch die Mitgliedschaft erwerben können, wodurch sie vielleicht einen gewissen Anstoß erhalten, auch bei dem nächsten Kongreß uns die Freude ihrer Anwesenheit zu schenken.

Der zweite Punkt betrifft den *Kongreßbericht*. Langwierige Verhandlungen mit dem Verlag Springer haben die Notwendigkeit ergeben, daß wir eine Subskriptionsliste auslegen, ehe wir den Preis des Kongreßberichtes erfahren können. Es haben sich bisher etwa 300 Interessenten eingetragen, die auf die Zusendung des Kongreßberichtes Wert legen. Dabei würde der Einzelband etwa DM 22.— kosten. Bei 600 Beziehern würde ein Preis von etwa DM 11.—resultieren. Ich darf also bitten, daß sich die interessierten Kollegen schnell in die Liste eintragen, denn damit drücken wir den Einkaufspreis des Einzelbandes sehr erheblich.

Der dritte Punkt betrifft die Notwendigkeit der *Ergänzung und Erneuerung der Anschriften im Mitgliederverzeichnis* und die Mitteilung über verstorbene oder verschollene Kollegen. Gerade der letzte Punkt der Totmeldung ist für uns ein sehr schwieriger. Wir hatten mehrfach Meldung über das Ableben von Kollegen erhalten, die sich dann aber erfreulicherweise zur Teilnahme an dem Kongreß meldeten. Es war mithin die Totmeldung unberechtigt erfolgt. Wenn auch eine solche Totsagung nach einem alten Glauben eine günstige Prognose für das weitere Leben bedeutet, so wollen wir doch in dieser Richtung nicht zu weit Vorsehung spielen.

Mein Appell, den ich im Interesse der Verbesserung des Mitgliederverzeichnisses an Sie alle richte, verfehlt leider sein Ziel; denn diejenigen, die hier anwesend sind, sind in allgemeinen nicht totgesagt, auch sind sie mit der richtigen Anschrift eingetragen. Aber von zahlreichen Kollegen können wir nichts Näheres in Erfahrung bringen; und darum bitte ich die hier Anwesenden herzlich, sich in einer Mußestunde dem Studium des Mitgliederverzeichnisses hinzugeben, das zweifellos fachlich und historisch von großem Wert ist, und uns dann alle Verbesserungen und Ergänzungen vorzuschlagen, soweit sie irgend möglich sind.

Präsident: Ich habe Ihnen weiterhin mitzuteilen, daß der Vorstand unserer Gesellschaft auf einer ihrer Sitzungen beschlossen hatte,

FELIX SKUTSCH-Leipzig

in Anerkennung seiner hervorragenden Leistungen für Lehre und Forschung zum Ehrenmitglied zu ernennen. FELIX SKUTSCH hat an fast allen Tagungen unserer Gesellschaft seit ihrer Gründung im Jahre 1886 teilgenommen. Er hoffte uns auf dieser 28. Tagung einen Bericht über die Kongresse der vergangenen Zeit erstatten zu können. Am 19. Februar 1951 hat er als 90 jähriger für immer die Augen geschlossen.

Der Vorstand schlägt der Mitgliederversammlung vor, den Namen FELIX SKUTSCH in die Liste der *Ehrenmitglieder* unserer Gesellschaft aufzunehmen.

Schließlich gestattet sich der Vorstand, diese Sitzung dadurch zu beenden, daß er die mit einer Ausnahme hier anwesenden ausländischen Kollegen bittet, die Funktion eines *korrespondierenden Mitgliedes* unserer Gesellschaft zu übernehmen und zwar:

Prof. J. AMREICH-Wien, Prof. A. BJÖRKENHEIM-Helsingfors, Prof. B. S. TEN BERGE-Groningen, Prof. E. COVA-Turin, Prof. Sir EARDLEY HOLLAND-London, Prof. J. G. ORCOYEN-Madrid, Prof. E. RYDBERG-Kopenhagen, Prof. J. A. SCHOCKAERT-Löwen, Prof. H. C. TAYLOR-New York, Prof. A. WESTMAN-Stockholm, Prof. J. YOUNG-London, Prof. E. HELD-Zürich, Prof. J. HARTEMANN-Nancy, Dr. CHAR. CHRYSIKOPULOS-Korfu, Prof. DURST-Zagreb, Prof. Z. USTÜN-Istanbul.

Die Urkunden werden in Göttingen gedruckt und den neuen korrespondierenden Mitgliedern zugesandt werden.

Die 1. Mitgliederversammlung wird nach Verlesung der eingegangenen Danktelegramme der Ehrenmitglieder sowie der Telegramme von ALDO GUSSO-Ancona, SUBOTH MITRA-Calcutta und JOSEF NOVAK-New York geschlossen.

II. Mitgliederversammlung am 7. April 1951.

Präsident: Ich eröffne die zweite Mitgliederversammlung. Als erster Punkt der Tagesordnung ist die Neuwahl des Vorstandes vorzunehmen. Der Vorstand hat beschlossen, Ihnen als Präsidenten Herrn EYMER-München vorzuschlagen. Ich höre an Ihrem Beifall, daß ich nicht abstimmen zu lassen brauche, und frage Herrn EYMER, ob er bereit ist, das Amt anzunehmen.

Herr EYMER: Hochverehrter Herr Präsident. Ich danke Ihnen und der Deutschen Gesellschaft für Gynäkologie für das überaus große Vertrauen, daß Sie mich als Präsidenten haben möchten. Ich weiß, daß die Übernahme in diesem Fall besonders schwer ist, habe ich doch noch keiner Tagung beigewohnt, die so mustergültig organisiert und geleitet ist. Ich nehme die Wahl an.

Präsident: Für die weitere Vorstandswahl macht Ihnen der Vorstand folgende Vorschläge:

Statutengemäß übernimmt der Präsident das Amt des Vizepräsidenten. Ich frage nunmehr Herrn NAUJOKS als *ständigen Schriftführer* und Herrn BICKENBACH als *Schatzmeister* entsprechend unseren Statuten, ob sie ihre mühevollen Ämter weiter verwalten wollen. Ich stelle die Bereitwilligkeit beider Herren Kollegen fest. Die Vorstandsmitglieder ANTOINE-Wien, RUNGE-Heidelberg, REICHENMILLER-Stuttgart, ROEMER-Karlsruhe scheiden statutengemäß aus. An ihrer Stelle schlägt der Vorstand Ihnen vor: SIEBKE-Bonn, ZACHERL-Wien, KIRCHHOFF-Lübeck, MICHAELIS-Bad Kreuznach; und ferner, daß die Herren DÖDERLEIN-Jena, MESTWERDT-Greifswald und KRAATZ-Halle weiter dem Vorstand kooptiert bleiben. Es erfolgt einstimmige Annahme.

Der zweite Punkt, der in der Mitgliederversammlung zu entscheiden ist, bezieht sich auf *die Zeit und den Ort der nächsten Tagung.* Nach vorliegenden gültigen Beschlüssen soll der Kongreß zwischen Berlin und München wechseln, was natürlich in der jetzigen Zeit nicht einzuhalten ist. Aber in diesem Falle macht es wohl die Wahl des neuen Präsidenten ohne weiteres klar, daß die nächste Tagung in *München* stattfindet.

Über die Zeit der nächsten Tagung liegt ein Antrag von v. MIKULICZ-RADECKI vor, in jedem Jahr und nicht, wie es die Statuten fordern, jedes zweite Jahr zu tagen. Der Vorstand schlägt zunächst eine Zwischenlösung vor, die dahin geht, den nächsten Kongreß in München bereits nach $1\frac{1}{2}$ Jahren, d. h., im Oktober 1952 stattfinden zu lassen. Dann kommen wir wieder von den anderen großen Kongressen frei. In München kann dann über den Einjahresrhythmus noch einmal diskutiert werden. Ich persönlich bin aus den verschiedensten Gründen nicht dafür, von dem bisherigen Modus abzugehen.

Ich lasse abstimmen. Die nächste Tagung soll im *Oktober* 1952 *in München* stattfinden. Einstimmige Annahme,

Zu den zahlreichen berufsständigen und wirtschaftlichen Fragen unseres Faches, mit denen sich der Vorstand beschäftigt hat, möchte ich Folgendes sagen.

Wir sind eine wissenschaftliche Gesellschaft und müssen uns davor hüten, daß auf unseren Tagungen bei den außerordentlich schwierigen wirtschaftlichen Verhältnissen, denen jeder Beruf jetzt unterliegt, die wissenschaftlichen Fragen durch die wirtschaftlichen überwuchert werden. Wir müssen alles daran setzen, daß die für unsere Tagungen zur Verfügung stehende kurze Zeit der Wissenschaft gewidmet wird. Der Vorstand ist sich aber bewußt, daß er sich der Beschäftigung mit standespolitischen und wirtschaftlichen Fragen nicht mehr entziehen kann. Auch haben wir in den letzten Jahren sehr viel in dieser Beziehung getan, wovon die umfangreiche Korrespondenz, die der Präsident einer wissenschaftlichen Gesellschaft heutzutage zu führen hat, Zeugnis ablegen kann. Wir haben uns überlegt, wie man der Notwendigkeit, uns mit sozialpolitischen und wirtschaftlichen Fragen zu beschäftigen, am besten Rechnung tragen kann und haben zunächst beschlossen, uns einen wirtschaftlichen und sozialpolitischen Berater zu wählen und dem Vorstand beizuordnen. Dr. RÜDER-Hamburg hat sich dankenswerterweise für diese Aufgabe zur Verfügung gestellt. Darüber hinaus ist angeregt worden, eine wirtschaftliche Vereinigung der Gynäkologen zu gründen, die als selbständig eingetragener Verein und in enger Fühlung mit der wissenschaftlichen Gesellschaft stehen soll, ähnlich wie bei den Pathologischen Anatomen und anderen medizinischen Gesellschaften. Wir haben nach reiflicher Überlegung einen anderen Weg für richtiger gehalten, nämlich den Weg, uns durch ein Vorstandsmitglied in allen berufsorganisatorischen Einrichtungen vertreten zu lassen. Auf diese Weise glaubt der Vorstand, am wirkungsvollsten die Interessen unseres Faches auf organisatorischem und wirtschaftlichem Gebiet vertreten zu können. Im Anschluß an die heutige wissenschaftliche Sitzung wird Dr. RÜDER ein Referat über berufsständige und wirtschaftliche Fragen im Säulenhof erstatten. Dabei wird er sich besonders über die Neufassung der Gebührenordnung äußern. Als weiterer Punkt steht die Frage der ,,Chirurgo-Gynäkologie" zur Erörterung. Mit dieser Frage hat sich der Vorstand der Deutschen Gesellschaft für Gynäkologie seit vielen Jahren beschäftigt und unsere Forderungen angemeldet. Die erste Resolution, an die ich mich erinnere, ist etwa 30 Jahre alt und wurde von E. BUMM, FRANZ und anderen unterschrieben. Die letzte Resolution wurde im April 1949 bei Gelegenheit des Karlsruher Kongresses (von V. JASCHKE ausgearbeitet) herausgegeben. Zuletzt haben sich auch die regionären Gesellschaften noch veranlaßt gesehen, Resolutionen auszuarbeiten (KIRCHHOFF-Lübeck, SIEBKE-Bonn).

Ich bin davon überzeugt, daß alle diese Entschließungen einen guten Platz in den Akten der Behörden gefunden haben. Mit Resolutionen ist es meiner Ansicht nach nicht getan. Solange es kein Bundes-Gesundheitsministerium gibt, sollte jeder an seiner Stelle bei den Behörden usw. auf die Trennung der beiden Fächer „Chirurgie" und „Geburtshilfe und Gynäkologie" hinarbeiten. Besondere Vorschläge von FRITZ LÖNNE für einen neuen Modus procedendi werden nachher diskutiert werden.

Die Forderung der pharmakologischen Überwachung der Trichloräthylenpräparate wurde von dem Vorstand im Januar 1951 an die Bundesregierung und Länderregierungen gestellt und zwar in folgender Form:

„Die Deutsche Gesellschaft für Gynäkologie bittet die Bundesregierung, dafür Sorge zu tragen, das neuerdings für die Schmerzstillung unter der Geburt gebrauchte Trichloräthylen bei seiner Verwendung zu medizinischen Zwecken einer Prüfung auf Reinheit und Stabilität unterworfen wird. Das ‚Tri‘, das für *technische* Zwecke eine weite Verbreitung besitzt und z. B. oft in Fleckenwasser enthalten ist, ist für medizinische Zwecke ungeeignet, da es unrein und nicht stabilisiert ist. Wegen der großen Preisdifferenz zwischen den hochgereinigten und stabilisierten Qualitäten eines medizinischen Trichloräthylenpräparates und dem technischen im Gebrauch befindlichen Trichloräthylen ist die Verlockung groß, minderwertige Präparate auch zu medizinischen Zwecken zu benutzen. Es ist deshalb anzustreben, daß ein ‚Trichloräthylen medicinale‘ geschaffen wird und die medizinisch benutzten Fabrikpräparate einer genauen pharmazeutischen Prüfung unterzogen werden.

Ein Schreiben des Professors Dr. med. KLAUS SOEHRING vom Pharmakologischen Institut in Hamburg über diese Fragen lege ich in Abschrift bei.

Ich bitte zu veranlassen, daß die Prüfung des ‚Trichloräthylen medicinale‘ durch eine entsprechende Verordnung gesichert wird.

MARTIUS,
Präsident der Deutschen Gesellschaft für Gynäkologie."

In der Frage der namentlichen Meldung der Fehlgeburten verlese ich eine Entschließung, die der Vorstand der Mitgliederversammlung zur Annahme vorschlägt.

Entschließung der Deutschen Gesellschaft für Gynäkologie über die Meldung der Fehlgeburten an die Gesundheitsämter gemäß § 14 Abs. 2 Art. 12. Vierte Verordnung zur Ausführung des Gesetzes zur Verhütung erbkranken Nachwuchses vom 18. Juli 1935:

Die Deutsche Gesellschaft für Gynäkologie hat bei Gelegenheit ihrer 28. Tagung vom 4.—8. April 1951 in Bad Pyrmont einstimmig folgende Entschließung gefaßt:

Nachdem die Landesregierungen von Hessen, Württemberg-Baden und Niedersachsen die Meldepflicht über Fehlgeburten bereits aufgehoben haben, bittet die Deutsche Gesellschaft für Gynäkologie die Regierungen aller anderen deutschen Länder, ebenfalls diese Meldepflicht und damit die entsprechende Verordnung zur Ausführung des Gesetzes zur Verhütung erbkranken Nachwuchses vom 18. Juli 1935 aufzuheben.

Die Gesellschaft hält diese Maßnahme für notwendig im Interesse der Wahrung des ärztlichen Berufsgeheimnisses und der Achtung vor der persönlichen Freiheit des Menschen.

MARTIUS,
Präsident der Deutschen Gesellschaft für Gynäkologie.

Die Entschließung wird unmittelbar nach dem Kongreß durch den Schriftführer an die zuständigen Stellen versandt werden.

Einstimmige Annahme.

X.
Mitgliederverzeichnis.
Stand und Anschrift am 8. April 1951.

A

1. Dr. ABERNETHY, C., Frauenarzt, Berlin-Spandau, Pichelsdorfer Straße 148
2. ,, VAN ACKEN, FRANZ, Bad Wimpfen a. N., Rappenauer Straße
3. ,, ADLER, Professor, Direktor der Landesfrauenklinik, Bochum, Alexandrinenstraße 7
4. ,, AHLSTRÖM, ERIK, Professor, Stockholm (Schweden), Stranvägen 7A
5. ,, ALBERS, HANS, Professor, Frauenklinik des Oldenburgischen Krankenhauses Sanderbusch
6. ,, ALBRECHT, WERNER, (20b) Ahlshausen über Kreiensen
7. ,, AMREICH, I., Univ.-Professor, Wien I, Stubenring 2 (Korresp. Mitglied)
8. ,, ANDERES, E., Professor, Universitäts-Frauenklinik, Zürich, Neumünsterallee 15 (Korresp. Mitglied)
9. ,, ANSELMINO, Professor, Obermedizinalrat, Direktor der Landesfrauenklinik der Rheinprovinz, Wuppertal-Elberfeld, Vogelsanger Straße 106
10. ,, ANTOINE, TASSILO, Professor, Direktor der Universitäts-Frauenklinik, Wien VIII, Wickenburggasse 26
11. ,, ANTONOWITSCH, EMMERICH, Hamburg-Wandsbeck, Alphonsstraße 1
12. ,, APAJALATHI, A., Oberarzt, Universitäts-Frauenklinik, Helsinki (Finnland)
13. ,, ARDELT, FRANZ, Frauenarzt, Stuttgart-S., Bopserstraße 2
14. ,, v. ARNIM, ERNA, Frauenärztin, Bremen, Domshof 8—9
15. ,, ARNOLD, ERWIN, Universitäts-Frauenklinik, Tübingen
16. ,, ARNOLD, JULIUS, Frauenarzt, Bregenz (Österreich), Schulgasse 1
17. ,, ASSIM, A., Direktor der Frauenklinik Ortaköy, Stambul (Türkei)
18. ,, ATHANASSIU, G., Dozent, Athen (Griechenland)
19. ,, ATZERODT, Frauenarzt, Duisburg, Friedrich-Wilhelm-Straße 63
20. ,, AUGUSTIN, EDGAR, Univ.-Frauenklinik, Freiburg-Herdern i. Br., Bundesbahn-Waisenhorst, Händelstraße 20
21. ,, AULHORN, ERICH, Frauenarzt, Krankenhaus der Stadt Stuttgart, Stetten/Remstal

B

22. ,, BAATZ, HANS, Frauenarzt, Braunschweig, Ottmerstraße 3
23. ,, BACHL, ERNST, Worms, Rathenowstraße 6
24. ,, BACKHAUS, C., Frauenarzt, Leipzig S 3, Fockestraße 49
25. ,, BADER, C. W., Frauenarzt, Frankfurt a. Main 17, Bettinastraße 34c
26. ,, BAECKER, ROLF, Oberarzt, Städt. Frauenklinik, Ulm/Donau, Michelsberg
27. ,, BÄUERLE, (24b) Timmendorferstrand, Strandallee 124
28. ,, BAEUMER, Assistent der Univ.-Frauenklinik Göttingen
29. ,, BAIDIN, ALEX, Frauenarzt, früher Riga
30. ,, BALCKE, Warin, Kreis Wismar
31. ,, BALDASSARI, Professor, Genua-Pegli, (Italien) Via Caldesi 5/2
32. ,, BALTZER, H., leitender Arzt der geburtsh.-gynäk. Abt. des Roten-Kreuz-Krankenhauses, W.-Elberfeld, Hardtstraße 55
33. ,, BALTZER, U., Frauenarzt, Hannover-Linden, Deisterstraße 18
34. ,, BANIECKI, HELLMUTH, Dr. habil., Vorstand des Pathologischen Instituts des Allgem. Krankenhauses, Altona

Mitgliederverzeichnis. XLIII

35. Dr. BARDENHEUER, FRANZ, Frauenarzt, Düsseldorf, Volmerswerther Str. 129
36. ,, BARDUA, Osnabrück, Herderstraße 12
37. ,, BARTHEL, RUDOLF, früher Leipzig
38. ,, BARTRAM, GERHARD, Frauenarzt, Stuttgart-Degerloch, Alte Weinsteige 113
39. ,, BATHORY, JULIUS, Chef der gynäk.-geburtsh. Abt. des Staatskrankenhauses Ossiek I (Esseg/Jugoslawien)
40. ,, BATIZFALVY, JOHANN, Professor, Direktor der Universitäts-Frauenklinik, Szeged (Ungarn)
41. ,, BAUCH, Lt. Arzt am Marienkrankenhaus, Frankfurt a. Main, Brahmsstr. 3
42. ,, BAUER, ALFRED, Gronau/Westfalen, Mühlenmathe 3
43. ,, BAUER, E., Frauenarzt, Nürtingen, Pflugstraße 1
44. ,, BAUER, OTMAR, Priv.-Dozent und Oberarzt der I. Universitäts-Frauenklinik, München 15, Maistraße 11
45. ,, BAUEREISEN, Professor, Direktor der Städt. Frauenklinik, Magdeburg-Sudenberg, Duvigneaustraße 9
46. ,, BAUMGART, HANS, Lt. Arzt der gynäk. Abt. des Hess. Diakonissenhauses im Stadtkrankenhaus Kassel-Wilhelmshöhe, Kassel-Harleshausen, Wolfhager Straße 427
47. ,, BAUMM, HANS, Provinzial-Medizinalrat a. D., Lt. Arzt der Frauenklinik des Johanniter-Kreiskrankenhauses, Dannenberg/Elbe
48. ,, BAUNACH, ARNULF, Assistent der geburtsh.-gynäk. Abt. des Städt. Krankenhauses, Gütersloh i. W., Reckenberger Straße 19
49. ,, BAYER, RICHARD, Dozent, Frauenarzt, Graz (Österreich), Heinrichstraße 33
50. ,, BEATO, VICENTE, Madrid (Spanien), Instituto Provincial de Obstetrica, Meson de Paredes
51. ,, BEAUFAYS, habil., Frauenarzt, Arnsberg i. W., am Glockenturm
52. ,, BECKER, ERNST, Haldensleben, Bülstringer Straße 10
53. ,, BECKER, KURT, Frauenarzt, Freinsheim/Pfalz, Hauptstraße 43
54. ,, BECKER, PAUL, Frauenarzt, früher Breslau
55. ,, BECKH, AUGUST, Geh. Sanitätsrat, Nürnberg, Hohenlohestraße 31
56. ,, BEHLES, JOSEF, prakt. Arzt und Geburtshelfer, Lingenfeld/Pfalz
57. ,, BEHRENDT, HANS, Frauenarzt, Garmisch-Partenkirchen, Angerstraße 1
58. ,, BELONOSCHKIN, B., Dozent, Stockholm (Schweden), Hälsingegatan 19,3
59. ,, BENARY, Chefarzt der chirurg.-gynäk. Abt. am Landeskrankenhaus Rudolstadt
60. ,, BENZEL, FRITZ, Frauenarzt, Lt. Arzt der geburtsh.-gynäk. Abt. des Krankenhauses Bad Kreuznach, Ludendorffstraße 16a
61. ,, TEN BERGE, Professor, Groningen (Niederlande), Woonhuis: Dr. Hofstede de Grootkade 28 (Korresp. Mitglied)
62. ,, BERGER, KARL, Chefarzt der geburtsh.-gynäk. Abt. am Krankenhaus St. Elisabeth, Lörrach, Tumringer Straße 229
63. ,, BERGMANN, ERICH, Lt. Krankenhausarzt, Jena, Löbdergraben 26
64. ,, BERGNER, ERIK, Frauenarzt, Oerebro (Schweden)
65. ,, BERKELEY, COMYNS, Sir, Professor (Ehrenmitglied), London (England)
66. ,, BERNBECK, RUPPRECHT, phil. et med., München, Maistraße 11 (I. Univ.-Frauenklinik München)
67. ,, BERNHARD, PAUL, Dozent, Frauenarzt der Eduard-Morian-Stiftung, Duisburg-Hamborn, Kaiser-Friedrich-Straße 47
68. ,, BERTKAU, Frauenarzt, Krefeld, Albrechtplatz 13
69. ,, BERUTTI, H. JOSUE, Professor, Buenos Aires (Argentinien), Clinica obstetrica, Calle Viamonte 430 (Universität) (Korresp. Mitglied)
70. ,, BESOLD, F., Frauenarzt, Kaiserslautern, Schillerplatz 7

71. Dr. BIBER, Frauenarzt, Zürich (Schweiz), Forsterstr. 63
72. ,, BICKENBACH, WERNER, Professor, Direktor der Universitäts-Frauenklinik, Tübingen, Schleichstraße 8
73. ,, BIERBAUM, HANS, Glückstadt, Kirchplatz 16
74. ,, BIERMER, L., Chefarzt der Städt. Frauenklinik ,,Sophienhaus", Kassel-W., Bergstraße 15
75. ,, BIHLER, KARL, Ulm/Donau, Eythstr. 19
76. ,, BINDER, A., Facharzt für Frauenkrankheiten und Geburtshilfe, (20b) Osterode/Harz
77. ,, BINDSEIL, WOLFGANG, Gummersbach, Bez. Köln, Moltkestraße
78. ,, BIRÓ, ST., Budapest VI (Ungarn), Vilmos csaszár ut 15d
79. ,, BISCHOFF, C. W., Frauenarzt, Breyell, Bez. Düsseldorf, Bahnstraße 60
80. ,, BJÖRKENHEIM, Professor, Universitäts-Frauenklinik, Helsingfors (Finnland), Skillnadsgasse 9 (Korresp. Mitglied)
81. ,, BLEEK, Vol.-Ass., Universitäts-Frauenklinik, Göttingen
82. ,, BLEEK, TH., Frauenarzt, Bielefeld, Koblenzer Sraße 2
83. ,, BOCK, A., Professor, Berlin-Zehlendorf, Reiherbeize 14
84. ,, BODE, H., Frauenarzt, Dresden-Blasewitz, Pohlandstraße 1
85. ,, BODE, Chefarzt der geburtsh.-gynäk. Abt. des Städt. Krankenhauses, Berlin-Wilmersdorf, Berlin W 30, Nürnberger Straße 14—15
86. ,, BODEWIG, HANNS, Frauenarzt, Regensburg, Eichenstraße 14
87. ,, BÖRNER, RUDOLF, Waren am Müritzsee, Kreispoliklinik
88. ,, BOES, F., Frauenarzt, früher Magdeburg
89. ,, BOHNEN, P., Helmstedt, Johannesstraße 6—7, Frauenklinik
90. ,, BOIJE, O. A., Professor, Helsingfors (Finnland), Boulevardgal 22
91. ,, BOLDT, H. J., Professor, New York (USA), White Plains Box 175 (Ehrenmitglied)
92. ,, BOLTEN, KARL AUGUST, Universitäts-Frauenklinik, Bonn
93. ,, BONILLA, F., Professor, Grabador Esteve 22, Valencia (Spanien)
94. ,, BORUTH, Cham/Oberpfalz, Marktplatz 16
95. ,, BOSCH, habil., Frauenarzt, Lt. Arzt am Ev. Diakonissenhaus, Bremen, Richard-Wagner-Straße 46
96. ,, BOTELLA-LLUSIÁ (JOSÉ), Ordentl. Professor für Geburtshilfe und Gynäkologie an der Universität Madrid, Direktor der II. Universitäts-Frauenklinik Madrid (I), Calle de Conde de Aranda 17
97. ,, BOTT, OSKAR, Wiesbaden, Wilhelminenstraße 35
98. ,, VAN BOUWDYK, BASTIANSEN, Professor, Universitäts-Frauenklinik, Amsterdam (Niederlande)
99. ,, BRACHT, Professor, Direktor der Frauenklinik Neukölln, Berlin W 15, Joachimsthaler Straße 21
100. ,, v. BRAITENBERG, FRANZ, Bozen (Südtirol/Italien), Oswaldweg 3
101. ,, BRAKEMANN, Professor, München 2, Residenzstraße 16/I
102. ,, BRAMMER, H., Frauenarzt, Stuttgart-N., Birkenwaldstraße 114
103. ,, BRANDESS, THEO, Frauenarzt, Werdohl, Kr. Altena, Hardtstraße 2
104. ,, BRANDL, MAX, Chefarzt der gynäk. Abt. des Marienkrankenhauses, Amberg/Oberpfalz
105. ,, BRANDSTRUP, Professor, Oberarzt der Universitäts-Frauenklinik, Kopenhagen (Dänemark), Juliane Maries Vej 16
106. ,, BRAUN, FRITZ, Melsungen, Am Forstgarten 2
107. ,, BRAUN, K., Duisburg, Claubergstraße 10
108. ,, BREITER, RUDOLF, Karlsruhe, Hirschstraße 91
109. ,, BRENDLER, FRITZ, Münchberg/Oberfr., Luitpoldstraße 25

110. Dr. BRETZ, Provinzial-Obermedizinalrat, Direktor a. D., Kronberg-Schönberg (Taunus), Am Eichenbühel
111. ,, BRIEM, WILHELM, Chefarzt der geburtsh.-gynäk. Abt. des Kreiskrankenhauses, Ludwigsburg, Friedrichstraße 9
112. ,, BRIQUET, PAUL, Professor, 353. Alameda Sarutaya, Sao Paulo (Brasilien)
113. ,, BRÜHL, Dozent, Facharzt für Frauenkrankheiten und Geburtshilfe, Trier, Friedrich-Wilhelm-Straße 30
114. ,, BRÜNNER, Lt. Arzt am Städt. Krankenhaus, Frankfurt a. M.-Höchst, Gerlachstraße 14
115. ,, BRUNNER, CONRAD, Chefarzt der geburtsh.-gynäk. Abt. des Kantonhospitals, Winterthur (Schweiz), Römerstraße 21
116. ., BRUNNER, Sanitätsrat, Frauenarzt, München 38, Südl. Auffahrtsallee 64
117. ,, BRUSTEN, W., Facharzt für Röntgenologie, Berlin-Hagensee, Städt. Krankenhaus Wilmersdorf
118. ,, BÜTTNER, OTTO, Professor, Waren/Müritz, Falkenhäger Weg 44
119. ,, BÜTTNER, WILHELM, Professor, Neuwied, Krankenhausweg 1
120. ,, BURCKHARDT-SOCIN, Professor, Basel (Schweiz), Leimenstraße 18
121. ,, BURGER, H., Assistent der Universitäts-Frauenklinik Tübingen
122. ,, BURGER, KARL, Professor, Direktor der Universitäts-Frauenklinik, Würzburg
123. ,, BUSCHBECK, H., Bad Harzburg, Bismarckstraße 34
124. ,, BUSSE, OTTO, Professor, Chefarzt der Städt. Frauenklinik, Dortmund, Beurhausstraße 40
125. ,, BUTTERMANN, ADOLF, Frauenarzt, Berlin-Spandau, Friedrichstraße 3

C

126. ,, CANGA, SERIF, Dogum-kadin Hastalik. Klinigi Gülhane, Ankara (Türkei)
127. ,, CARPENTIER, ERICH, Frauenarzt, Berlin W 15, Kurfürstendamm 216
128. ,, ČEŠČUT, ČIRO, Triest
129. ,, CHARAMIS, J., Professor, Athen 27 (Griechenland), Rue Ménandre
130. ,, CHRYSIKOPULOS, CHAR, Korfu (Griechenland) (Korresp. Mitglied)
131. ,, CHYDENIUS, J. J., Dozent, Helsingfors (Finnland), Unionsgatan 18
132. ,, CLAUBERG, L., Professor, früher Königshütte (Oberschlesien)
133. ,. COESTER, EMIL, Chefarzt der Kreisfrauenklinik, Nordhorn
134. ,, COLMEIRO-LAFORET, CARLOS, Vigo/Spanien, Colôn 31—2.º
135. ,, CONILL, VIKT., ordentlicher Professor an der Universität Barcelona (Spanien), Mayor de Gracia I (Ehrenmitglied)
136. ,, CORDUA, RUDOLF, Chefarzt der gynäk.-geburtsh. Abt. am Krankenhaus St. Georg, Hamburg 39, Sierichstraße 135
137. ., CRAINZ, FRANCO, Professor, Aiuto della Clinica Ostetrica e Ginecologica dell' Universita; Via Plebiscito 780, Catania (204) (Italien)
138. ,, CRAMER, HERBERT, Assistent der Universitäts-Frauenklinik, Frankfurt a. Main
139. ,, CRONAUER, HANS-HEINRICH, Ludwigshafen, St. Marienkrankenhaus
140. ,, CZASTKA, W. M., Frauenärztin, früher Prag
141. ,, CZECH, Universitäts-Frauenklinik, Göttingen

D

142. ., DAELS, FR., Professor, Le Belvédère sur Coppet, poste Founex (Vaud) (Schweiz)
143. ,, DAELS, JOSÉ, Assistent der Universitäts-Frauenklinik Gent (Belgien)
144. ,, DAISER, KARL-WILHELM, Göppingen, Kreiskrankenhaus

145. Dr. DAMM, P. N., Privatdozent, früher Universitäts-Frauenklinik, Kopenhagen (Dänemark)
146. ,, VAN DAMME, früher Assistent der Universitäts-Frauenklinik, Gent (Belgien)
147. ,, DANCKWARDT, L., Frauenarzt, Mülheim (Ruhr), Liebigstraße 11
148. ,, DANIEL, W., Facharzt für Frauenkrankheiten und Geburtshilfe, Wetzlar, Brühlsbachstraße 4
149. ,, DEHLER, HANS, Frauenarzt, Nürnberg, Spittlertorgraben 15
150. ,, DEMUTH, FRITZ, Primarius, jetzt Chile
151. ,, DEPPISCH, MAX, Mainz, Gr. Bleiche 42 I
152. ,, DERICHSWEILER, Frauenarzt, Hagen/Westfalen, Buscheystraße 44
153. ,, DIECKMANN, CARL, Universitäts-Frauenklinik, Göttingen
154. ,, DIEGRITZ, HEINZ, Assistent der Universitäts-Frauenklinik, Jena, Bachstr. 18
155. ,, DIEMER, JOH., Lt. Arzt der gynäk.-geburtsh. Abt. des St. Joseph-Krankenhauses, Wiesbaden, Solmsstraße 20
156. ,, DIEMINGER, Frauenarzt, Forst (Lausitz), Privatklinik
157. ,, DIEPGEN, PAUL, Professor, Direktor des Medizinhistorischen Instituts der Johannes-Gutenberg-Universität Mainz, am Luisenberg 8 (Ehrenmitglied)
158. ,, DIETEL, FRANZ-GEORG, Professor, Perugia (Italien)
159. ,, DIETEL, HANNS, Professor, Hamburg 20, Gustav-Ler-Straße 2
160. ,, DIETRICH, Professor, Hebammenlehranstalt, Celle, Mühlenstraße 8
161. ,, DIETSCH, HERMANN, Frauenarzt, Amberg/Oberpfalz, Regierungsstraße 1/I
162. ,, DITTRICH, BRUNO, Frauenarzt, Berlin-Dahlem, Am Hirschsprung 7
163. ,, DOBBEK, früher Dresden
164. ,, DÖDERLEIN, GUSTAV, Professor, Direktor der Universitäts-Frauenklinik, Jena, Bachstraße 18
165. ,, DOERFFER, C., Frauenarzt, Gronau/Hannover, Empedastraße 16
166. ,, DOERFLER, H., Weißenburg (Bayern), Eichstätterstraße 31
167. ,, DÖRING, GERD K., Universitäts-Frauenklinik, Tübingen
168. ,, DOERING, HANS, Frauenarzt, Goslar, Wislecnusstraße 8
169. ,, DOERNER, F., Facharzt für Gynäkologie und Geburtshilfe, Lt. Arzt des Stiftungskrankenhauses Carolinum, Bad Mergentheim
170. ,, DÖRR, HANS, Direktor des Städt. Krankenhauses und Chefarzt der geburtsh.-gynäk. Klinik, Worms/Rhein, Mainzer Straße
171. ,, DOLFF, CURT, habil., Oberarzt der Landes-Frauenklinik, W.-Elberfeld, Vogelsangstraße 115
172. ,, DOLINSEK, RAFAEL, Frauenarzt, Chefarzt der gynäk. Abt. des Staatl. Krankenhauses, Sibenik (Jugoslavien)
173. ,, DRAZANCIC, FILIP, Chefarzt der gynäk.-geburtsh. Abt., Varazdin, Kroation (Jugoslawien)
174. ,, DRESCHER, HEINZ, Facharzt für Frauenkrankheiten und Geburtshilfe, Württembergische Landeshebammenschule und Staatl. Frauenklinik, Stuttgart
175. ,, DREYER, KARL, Facharzt für Gynäkologie und Geburtshilfe, Coburg
176. ,, DRODTEN, H., Neustrelitz, Bruchstraße 12
177. ,, DUBRAUSZKY, VIKTOR, Dozent, Universitäts-Frauenklinik, Würzburg
178. ,, DURAND-WEVER, ANNE-MARIE, Berlin W 50, Tauentzienstraße 1
179. ,, DURST, Professor, Agram (Zagreb/Jugoslawien), Universitäts-Frauenklinik, Petrova ul. 13 (Korresp. Mitglied)
180. ,, DWORZAK, HANS, Chefarzt am Roten-Kreuz-Spital, Weiden/Oberpfalz
181. ,, DYROFF, RUDOLF, Professor, Direktor der Universitäts-Frauenklinik, der Hebammenschule und des Röntgen-Instituts „Prof. Wintz", Erlangen, Universitätsstraße 22/24

E

182. Dr. EBERHART, FR., Frauenarzt, Baden-Baden, Fremersburger Straße 25 (Korrespond. Mitglied)
183. ,, ECKELT, Professor, Lt. Arzt am Kreiskrankenhaus, Gelnhausen/Oberhessen, Herzbachweg 1
184. ,, Edelberg, H., Professor, Moskau, Ostoschenka, 2 Obidenski, Perendok 12, W 22
185. ,, EFFELSBERG, WILLI, Frauenarzt, Frankfurt a. M., Staufenstraße 24
186. ,, EFFKEMANN, GEORG, Professor, Aachen, Goethestraße 2, Chefarzt der Frauenklinik der Städt. Krankenhausanstalten Aachen, Dozent an der Mediz. Akademie Düsseldorf
187. ,, EHLICH, KLARA, Frauenärztin, Kassel-W., Kurhausstraße 15½
188. ,, EHRHARDT, KARL, Professor, Englham, Post Schönram über Freilassing 2 (Oberbayern)
189. ,, EICHENBERG, H. E., habil., Deutsches Rotes Kreuz, Chefarzt der Frauenklinik, Varel i. O.
190. ,, EICK, ERNST, Essen, Zweigertstraße 4
191. ,, EIGLER, W., Kuranstalt und Krankenhaus ,,Gersfeld'' in Gersfeld/Rhön
192. ,, EISEN, KARL, Bamberg, Friedrichstraße 7
193. ,, ELERT, REINHOLD, Privatdozent, Graz (Österreich), Humboldtstraße 12
194. ,, EMMRICH, PETER, Professor, Direktor der Landesfrauenklinik, Magdeburg, Gerhart-Hauptmann-Straße 35
195. ,, ENDERLE, ERNST, Würzburg, Friedrich-Ebert-Ring 23
196. ,, ENGELHARD, Professor der Gynäkologie, Groningen (Niederlande), Universitäts-Frauenklinik
197. ,, ENGELHART, ERICH, Professor, Graz (Österreich), Schmiedgasse 40
198. ,, ENGELHORN, Professor, Braunschweig, Roonstraße 12
199. ,, ERBSLÖH, habil., Lt. Arzt der geburtsh.-gynäk. Abt. des Kreiskrankenhauses Stomarn, Bad Oldesloe, Schützenstraße 55
200. ,, ERHART, FRANZ, Frauenarzt, Innsbruck (Österreich), Museumstraße 27
201. ,, ERICHSEN, FRANZ, Dozent, Lüdenscheid (Westfalen)
202. ,, ERNST, SIEGFRIED, Frauenarzt und Geburtshelfer, Hermannstadt (Sibiu), Siebenbürgen (Rumänien), Brukenthalgasse 13
203. ,, ESCH, P., Professor, Münster/Westfalen, Burchardtstraße 12 (Ehrenmitglied)
204. ,, ESPEUT, G., Frauenarzt, Witten a. d. Ruhr, Blücherstraße 11
205. ,, ESSEN-MÖLLER, Professor, Lund (Schweden), Finngatan 6 (Ehrenmitglied)
206. ,, EUFINGER, Professor, Burgstädt/Sa., Poliklinik, Beethovenstraße 14
207. ,, EVELBAUER, KARL, Ärztl. Direktor der Städt. Krankenanstalten Abt. III, Chefarzt der Frauenklinik und Hebammenlehranstalt, Braunschweig, Celler Straße 38
208. ,, EVERKE, KARL, Frauenarzt, Beckum, Bez. Münster/Westf., Türstraße 11
209. ,, EYDING, A., Ev. Krankenhaus ,,Lutherhaus'', Essen-Steele, Augener Straße 90
210. ,, EYMER, HEINRICH, Professor, Direktor der Universitäts-Frauenklinik, München, Maistraße 11

F

211. ,, FABIÃO, MARIO, Frauenarzt, Privatdozent an der Universität, Rio de Janeiro (Brasilien), R. Quitanda 17—3, utca 9
212. ,, FABRITIUS, HILDEGARD, Berlin-Wannsee, Kronprinzessinnenweg 18
213. ,, FAHLBUSCH, Facharzt für Geburtshilfe und Frauenkrankheiten, Celle, Mühlenstraße 2

214. Dr. FALTA, BÉLA, Szeged (Ungarn), Takarék-tér 6
215. ,, FAUVET, EGON, Professor, Chefarzt der Städt. Frauenklinik, Hannover, Ellernstraße 16
216. ,, v. FEKETE, ALEXANDER, Privatdozent, Chefarzt der Poliklinik, Budapest VIII (Ungarn), Muzeum utca 9
217. ,, FELDMANN, Frauenarzt, Lt. Arzt der geburtsh.-gynäk. Abt. des Städt. Krankenhauses, Küstrin, Weinbergstraße 5
218. ,, FELDWEG, IRMA, Lt. Ärztin der geburtsh.-gynäk. Abt. des Krankenhauses Siloah, Pforzheim, Hohenzollernstraße 96
219. ,, FELLETAR, JOSE, Budapest (Ungarn), Mako Graf Apponyi Albert ut 161
220. ,, FENNEMANN, ARNFRIED, Landesfrauenklinik, Bochum
221. ,, FETT, KARL, Frauenarzt, Berlin-Friedenau, Kirchstraße 21
222. ,, FIKENTSCHER, RICHARD, Professor, München 25, Lipowskystraße 24
223. ,, FINK, KARL, Professor, Heidenau/Sa., Johanniter-Krankenhaus
224. ,, FISCHER, Professor, Dresden A 16, Pfotenhauerstraße 90
225. ,, FISCHER, EHRHARD, Leiter der geburtsh.-gynäk. Abteilung des Kreiskrankenhauses Hameln
226. ,, FISCHER, HELLMUT, Direktor der Abteilung für Gynäkologie und Geburtshilfe des Stadt- und Kreiskrankenhauses, Freiberg/Sa., Unterhofstraße 2
227. ,, FLASKAMP, WILHELM, Professor, Chefarzt am Ev. Krankenhaus, Oberhausen/Rhein, Grillostraße 20
228. ,, FLEISCHHAUER, HERMANN, Frauenarzt, Chefarzt der gynäk. Abteilung des Waldkrankenhauses Spandau, Berlin-Spandau
229. ,, FÖLLMER, WILHELM, Professor, Oberarzt der Universitäts-Frauenklinik, Frankfurt a. M.
230. ,, FOERSTER, OSKAR, Facharzt für Frauenkrankheiten und Geburtshilfe, Salzgitter am Harz, Lutherplatz 3
231. ,, FORSANEANU, Frauenarzt, früher Cernauti (Rumänien)
232. ,, FRAENKEL, L., Professor, Instituto di Endocrinologia, Montevideao (Uruguay) (Ehrenmitglied)
233. ,, FRANKE, KURT, Frauenarzt, Frankfurt a. M., Mainzer Landstraße 49
234. ,, FRANKEN, HERMANN, Ordentl. Professor für Geburtshilfe und Gynäkologie der Universität des Saarlandes, Chefarzt der Städt. Frauenklinik Saarbrücken (Bürgerhospital), Reppersberg
235. ,, FRANZ, RUPPERT, Professor, Primarius der Frauenabteilung des Frank-Krankenhauses, Wien I (Österreich), Schmerlingplatz 2
236. ,, FRANZ, WALDEMAR, Gynäk. Abteilung des Städt. Krankenhauses Villingen/Schwarzwald, Kalkofenstraße 39
237. ,, FREY-BOLLI, Professor, Zürich (Schweiz), Bahnhofstraße 79
238. ,, FREYSCHMIDT, HANS-JÜRGEN, Rosdorf bei Göttingen
239. ,, FRIEDENBERG, EUGEN, Berlin-Hermsdorf, Sylvesterweg 6
240. ,, FRIEDL, FRITZ, Medizinalrat, Landshut/Bayern, Maistraße 2
241. ,, FRIEDRICH, H., Facharzt für Frauenkrankheiten und Geburtshilfe, Dessau-Süd, Tempelhofer Straße 22
242. ,, FRIES, W., Frauenarzt, Gelsenkirchen, Zeppelinallee 17
243. ,, FRIGYESI, J., Professor, Budapest IV (Ungarn), Váci-út. 40 (Ehrenmitglied)
244. ,, FRITZE, GÜNTHER, Berlin
245. ,, FROEWIS, JOSEF, 1. Assistent der I. Universitäts-Frauenklinik, Wien IX, Spitalgasse 23
246. ,, FROMMOLT, Professor, Diakonissen-Krankenhaus, Halle/S., Blumenstr. 19
247. ,, FUETH, H., Professor, Köln, Goethestraße 38 (Ehrenmitglied)
248. ,, FUNKE, früher Königsberg

G

249. Dr. GABRIELIANC, ALEXANDER, 25 East Washingtonstraße, Chicago III (USA)
250. ,, GÄNSSBAUER, HANS, Medizinaldirektor, Chefarzt der Gyn-Abt. am Stadtkrankenhaus, Fürth i. Bay., Jakob-Henle-Straße 1
251. ,, GÄNSSLE, HERMANN, Frauenarzt, Stuttgart, Kleine Königstraße 8/II
252. ,, GÄRTNER, HENRIETTE, Universitäts-Frauenklinik, Tübingen
253. ,, GAESSLER, E., Professor, Stuttgart-N., Ludendorffstraße 6
254. ,, GAEHTGENS, GERHARD, Professor, Gütersloh, Städt. Krankenhaus, Reckenberger Straße 19
255. ,, GANSER, FRITZ, Erlangen, Auf dem Berg 2, Neben dem Erichskeller
256. ,, GARTNER, JOSEF, Chefarzt, Kötzting/Niederbayern
257. ,, GAUSS, Professor, Bad Kissingen, Schönbornstraße 28 (Ehrenmitglied)
258. ,, GAYDOUL, WILLY, Frauenarzt, Erfurt, Gartenstraße 31b
259. ,, GEBLER, JOHANNES, Hannover-Waldhausen, Linzer Straße 5
260. ,, GEISLER, Frauenarzt, Paderborn, Schildern 15
261. ,, GELLER, Professor, Einbeck/Hannover, Benserstraße 1
262. ,, GENTH, WALTER, Frauenarzt, Idar-Oberstein 1, Bahnhofstraße 23 part.
263. ,, GERICH, OTTOKAR, Frauenarzt, Berlin-Zehlendorf 4, Uhlenhorst 6
264. ,, GERLACH, ELFRIEDE, Enkenbach/Pfalz, Schützenkanzel 7
265. ,, GERLACH, WALTHER, Enkenbach/Pfalz, Schützenkanzel 7
266. ,, GFROERER, HANS, Frauenarzt, Würzburg, Theresia-Klinik, Martinstraße 7
267. ,, GIESECKE, Chefarzt der Frauenklinik des Landeskrankenhauses Schleswig-Holstein, Neustadt/Holstein
268. ,, GIESEN, WILHELM, Hattingen/Ruhr, Waldstraße 6
269. ,, GIGL, JOSEF, Dozent, Vorstand der Städt. Frauenklinik Josefstadt, Wien VII (Österreich), Neustiftgasse 3
270. ,, GITSCHMANN, W., Frauenarzt, Berlin-Friedenau, Fregestraße 7
271. ,, GLAEVECKE, CARL, Frauenarzt, Baden-Baden, Höllhäuserweg 38
272. ,, GLATTHAAR, ERICH, Privatdozent, Spezialarzt FMH für Frauenkrankheiten und Geburtshilfe, Zürich 2, Claridenstraße 36 (Luxorhaus)
273. ,, GLÖCKNER, URSULA, Fachärztin für Gynäkologie und Geburtshilfe, Diakonissenkrankenhaus, Dresden-N. 6, Bautzener Straße 66
274. ,, GOCKE, HANS, Facharzt für Frauenkrankheiten und Geburtshilfe, Wuppertal-Elberfeld, Selmaweg 3
275. ,, GOEBEL, ALFRED, Facharzt für Frauenkrankheiten und Geburtshilfe, Andernach, Bahnhofstraße 23
276. ,, GOECKE, H., Professor, Direktor der Universitäts-Frauenklinik Münster (Westfalen)
277. ,, GÖCZY, LUDWIG, Professor der Universitäts-Frauenklinik Budapest IV (Ungarn), Kossuth Lajos-ut. 7/II
278. ,, GÖTZ, früher Berlin
279. ,, GORNICK, PAUL, Charlottenburg 9, Kaiserdamm 85
280. ,, GOSCH, HUERGEN, Frauenarzt, Wiesloch/Nordbaden
281. ,, GOTTWALD, G., Frauenarzt, Lohr/Main, Grabengasse 457
282. ,, GRAGERT, OTTO, Professor, Bad Neuenahr/Rhld., Kursanatorium
283. ,, GRANZOW, Professor, Torgau/Elbe, August-Bebel-Straße 11
284. ,, GREBENSTEIN, HEINZ, Assistent der Universitäts-Frauenklinik, Frankfurt a. M.
285. ,, GREENHILL, I. P., 55 East Washington-Street, Chicago 2, Illinois (USA)
286. ,, GREMME, C. A., Facharzt für Frauenleiden und Geburtshilfe, Offenbach a. Main, Frankfurter Straße 121
287. ,, GREVEN, WILHELM, Schorndorf/Wttbg., Joh.-Phil.-Palm-Straße 41

288. Dr. GRIENINGER, FRIEDRICH, Frauenarzt, Bad Kissingen, Bismarckstraße 14a
289. ,, GRÖNÉ, O., Chefarzt der obstetr.-gynäk. Abt. des Allg. Krankenhauses, Malmö (Schweden)
290. ,, GROSS, EGON, Hermannstadt (Siebenbürgen/Rumänien), Hechtgasse 42
291. ,, GRÜNBERGER, VIKTOR, Wien IX (Österreich), I. Universitäts-Frauenklinik, Spitalgasse 23
292. ,, GRUNER, WOLFGANG, Assistent, Universitäts-Frauenklinik, Leipzig C 1, Kaiser-Maximilian-Straße 55
293. ,, GÜNTHER, ERNST, Hamburg-Altona, Rütgerweg 1
294. ,, GÜNTHER, HERRMANN, Frankfurt a. M., Holbeinstraße 8
295. ,, GUGGISBERG, Professor, Bern (Schweiz), Frauenspital (Korresp. Mitglied)
296. ,, GUSTAFSSON, LEONID, Frauenarzt, Ansbach, Schalkhäuserstraße 21
297. ,, GUTHMANN, HEINRICH, Professor, Frankfurt a. M., Gartenstraße 114
298. ,, GYMNICH, Gladbeck i. W., Humboldtstraße 8
299. ,, GYULAY, ADALBERT, Professor, früher Kaschau (Ungarn)

H

300. ,, HAACKE, HANS, Frauenarzt, Berlin-Tempelhof, Parkstraße 10
301. ,, HABA, ANTON, Primarius, Nagy-Kanizsa fö-út 13 (Ungarn)
302. ,, HABBE, Obermedizinalrat, Direktor der Landes-Frauenklinik, Hannover, Herrenhäuser Kirchweg 5
303. ,, HACHMEISTER, WERNER, habil., Facharzt für Gynäkologie und Geburtshilfe, Rinteln/Weser, Weserstraße 17
304. ,, HAENDLY, Frauenarzt, Marburg/Lahn, Langemarkstraße 35
305. ,, HÄNEL, KURT, Frauenarzt, Kassel, Ständeplatz 11
306. ,, HÄNEL-DIETRICH, DOROTHEA, Frauenärztin, Dresden, Weißer Hirsch, Oskar-Pletsch-Straße 11
307. ,, HAEUBER, ARTHUR, Facharzt für Frauenheilkunde und Geburtshilfe, Lt. Arzt der geburtsh.-gynäk. Abt. des Krankenhauses ,,Bethanien'', Moers, Rheinberger Straße 9
308. ,, HAEUSERMANN, Facharzt für Frauenkrankheiten und Geburtshilfe, Dortmund, Beurhausstraße 8
309. ,, HAGEDORN, WALTER, Emsdetten
310. ,, HAHN, HEINRICH, Assistent der Charité Frauenklinik, Berlin-Friedenau, Friedrich-Wilhelm-Platz 13
311. ,, HAILE, HERMANN, Universitäts-Frauenklinik, Tübingen
312. ,, HAILER, KURT, Assistent der Universitäts-Frauenklinik, München 15, Lindwurmstraße 2a
313. ,, HAJEK, OTTO, Bremen, Bürgermeister-Smidt-Straße 116
314. ,, HALTER, GUSTAV, Primarius, Leiter der Frauenklinik, Linz (Österreich), Stelzhammerstraße 2
315. ,, HANDORN, LUDWIG, Kaiserslautern, Parkstraße 58
316. ,, HANSEN, Professor, Frauenarzt, Hamburg, Esplanade 39
317. ,, HARTLIEB, G., Frauenarzt, Flensburg, Wrangelstraße 1
318. ,, HARTMANN, HANS, A., M. D. 155 East 77th Street, New York 21, N Y (USA)
319. ,, HARTMANN, KARL, Frauenarzt, Remscheid, Bahnhofsplatz 13
320. ,, HARTTUNG, Hann.-Münden, Hellenbergstraße 6
321. ,, HASELHORST, G., Professor, Direktor der Städt. Frauenklinik, Wiesbaden, Idsteiner Straße 111
322. ,, HAUPTSTEIN, Professor, Freiburg i. Br., Schwarzwaldstraße 209
323. ,, HAUSER, HANS, Facharzt für Frauenkrankheiten, Ulm/Donau, Michelsbergstraße 24

Mitgliederverzeichnis. LI

324. Dr. HEBERER, HEINRICH, Homburg/Saar, Frauenklinik
325. ,, HEERHARTZ, Halle/Saale, Reilstraße 14
326. ,, HEESCH, Frauenarzt, Blankenese, Godeffroystraße 52
327. ,, HEGAR, K., Professor, Freiburg i. Br., Goethestraße 7
328. ,, HEIDLER, HANS, Professor, Wien XVIII (Österreich), Bastiengasse 36—38
329. ,, HEIM, KONRAD, apl. Professor an der Mediz. Akademie Düsseldorf, Dortmund, Arndtstraße 38
330. ,, HEINEMANN, HANS, Frauenarzt, Fürth/Bayern, Luisenstraße 3
331. ,, HEINRICH, G., Frauenarzt, früher Berlin
332. ,, HEINRICHS, OSWALD, Universitäts-Frauenklinik, Bonn
333. ,, HEINSIUS, FR., Frauenarzt, früher Berlin
334. ,, HEINSIUS, Facharzt für Geburtshilfe und Frauenkrankheiten, Osnabrück, Herderstraße 8
335. ,, HELBING, WALTER, Assistent der Universitäts-Frauenklinik, Jena, Bachstraße 18
336. ,, HELD, ERNST, Professor, Direktor der Universitäts-Frauenklinik, Zürich (Schweiz) (Korresp. Mitglied)
337. ,, HELLER, LUZ, Assistent der Universitäts-Frauenklinik, Frankfurt a. M.
338. ,, HELLMANN, RUD., Frauenarzt, Hamburg 24, Papenhuder Straße 34
339. ,, HELLMUTH, KARL, Professor, Direktor der Städt. Frauenklinik, Osnabrück, Caprivistraße 1
340. ,, HELLNER, Facharzt für Frauenkrankheiten, Emden
341. ,, HEMELING, LOTTE, Bielefeld, Koblenzer Straße 2
342. ,, HEMJE, ERNST, Bremerhaven, Roonstraße 8
343. ,, HENDRIOCK, A., Chefarzt des Städt. Krankenhauses, Lt. Arzt der chirurg.-gynäk. Abt., Seesen a. Harz
344. ,, HENNIG, KURT, Frauenarzt, Flensburg, Rathausstraße 16
345. ,, HERGESELL, Lt. Arzt des St. Georg Stiftes, Vechta, Münsterstraße 15
346. ,, HEROLD, KARL, Professor, Jena, Otto-Devrient-Straße 2
347. ,, HERRMANN, FRIEDRICH, Frauenarzt, Kempten/Allgäu, Bahnhofsplatz 11
348. ,, HERRNBERGER, KURT, Lt. Arzt der geburtsh.-gynäk. Abt. des Kreiskrankenhauses, Bad Segeberg
349. ,, HERZOG, ADALBERT ERNST, Frauenarzt, Salzburg, Franz-Josef-Straße 12
350. ,, HEUVELDOP, H., Facharzt für Frauenkrankheiten und Geburtshilfe, Ahlen i. W.
351. ,, V. D. HEYDE, ELSE, Lüdenscheid i. W., Humboldtstraße 29
352. ,, HEYN, ALBRECHT, Professor, Hersfeld, Kreiskrankenhaus
353. ,, HEYNEMANN, THEODOR, Professor, ehem. Direktor der Universitäts-Frauenklinik Hamburg, Hamburg 13, Rothenbaumchaussee 26 (Ehrenmitglied)
354. ,, HEYROWSKY, KARL, Frauenarzt, Salzburg (Österreich), Auerspergstr. 45/II
355. ,, HIESS, VIKTOR, Professor, Vorstand der Landeshebammenschule, Klagenfurt (Österreich), Villacher Straße 4
356. ,, HILDEBRANDT, ALWIN, Dozent, Frauenarzt, Groß-Auheim a. M., Hanauer Landstraße 4
357. ,, HILDEN, WILHELMINE, Frauenärztin, Bochum, Kurfürstenstraße 2 Josef-Krankenhaus
358. ,, HINDERFELD, ERNST, Chefarzt, Essen-Steele, Laurentiusweg 125
359. ,, HINRICHS, Frauenarzt, Delmenhorst i. O., Langestraße 89
360. ,, HINRICHS, Frauenarzt, Verden/Aller
361. ,, HINSELMANN, Professor, Hamburg-Groß-Flottbeck, Othmarscher Kirchenweg 170

362. Dr. HIRSCH-HOFFMANN, Professor, Bremen, Rembertistraße 71
363. ,, HIRSCHBERG, HANS K., Leipzig C 1, Gustav-Adolf-Straße 12
364. ,, HÖRMANN, GEORG, Dozent, Kiel, Niemannsweg 103
365. ,, HOFF, FRANZ, Dozent, Graz (Österreich), Zinzendorfgasse 28
366. ,, HOFFMANN, FRIEDRICH, Professor, Essen, Henricistraße 92
367. ,, HOFFMANN, HEINRICH, Facharzt für Frauenkrankheiten und Geburtshilfe, Bremen, Schubertstraße 21
368. ,, HOFSTÄTTER, ROBERT, Professor, Wien 65 (Österreich), Lange Gasse 70
369. ,, HOLLOS, RICHARD, Frauenarzt, Oedenburg (Sopron, Ungarn)
370. ,, HOLLSTEIN, KURT, Privatdozent, Münster i. W., Steinfürter Straße 39
371. ,, HOLTERMANN, Professor, Köln, Universitäts-Frauenklinik
372. ,, HOLZBACH, ERNST, Professor, Mannheim, Collinistraße 3
373. ,, HONECKER, LUDWIG, Frauenarzt, Neunkirchen/Saar
374. ,, HORN, R., Frauenarzt, Halle a. d. Saale, August-Bebel-Straße 49
375. ,, HORNEFFER, LUTZ, Northeim/Hann., Friedrichstraße 2
376. ,, HORNSTEIN, Facharzt für Frauenleiden und Geburtshilfe, Rheydt
377. ,, HORVATH, JOSEF, Erlangen, Universitäts-Frauenklinik
378. ,, HOSEMANN, HANS, Professor, Göttingen, Kreuzbergring 109
379. ,, HUBER, HERBERT, Professor, Universitäts-Frauenklinik, Kiel
380. ,, HUBERT, WALTHER, Assistent der Landesfrauenklinik, Bochum, Alexandrinenstraße 7

I, J

381. ,, IHM, EDUARD, Karlsruhe, Händelstraße 18
382. ,, IRMSCHER, A., Oberarzt der Städt. Frauenklinik, Chemnitz, Flemmingstraße 2
383. ,, ISBRUCH, FRIEDHELM, Lt. Arzt der geburtsh.-gynäk. Abt. am Ev. Krankenhaus in Wanne-Eickel, Bochum, Bergstraße 129
384. ,, IVANYI, FRANZ, Frauenarzt, früher Petrovgrad (Jugoslawien)
385. ,, IVANOW, J., Dozent für Geburtshilfe und Gynäkologie an der Medizinischen Fakultät, Sofia (Bulgarien)
386. ,, JACKLE, KURT, Bremen, Straßburger Straße 19
387. ,, JACOBI, HANS, Professor, Frauenklinik Tiergarten (Schleswig)
388. ,, JAEGER, FRANZ, München 38, Nibelungenstraße 64a
389. ,, JANISCH-RASKOVIC, WILHELMINE, Fachärztin für Frauenheilkunde und Geburtshilfe, Leipzig W 35, Rathenaustraße 11
390. ,, JAROSCHKA, Rheinhausen, Dorotheenstraße 16, Bertha-Krankenhaus
391. ,, v. JASCHKE, RUDOLF, Professor, Offenbach a. M., Dreieichring 16 (Ehrenmitglied)
392. ,, JELAFFKE, KARL, Facharzt für Frauenleiden und Geburtshilfe, Bad Pyrmont, Jägerweg 1
393. ,, JESS, F., Frauenarzt, früher Dortmund
394. ,, JESSE, früher Breslau
395. ,, JÖRG, HEINER, Dozent, Facharzt für Frauenheilkunde, Bad Wildungen, Hotel Fürstenhof
396. ,, JOHOW, Assistent-Arzt der Universitäts-Frauenklinik, Hamburg
397. ,, JONEN, Privatdozent, München 15, Bavariaring 45, I
398. ,, JÜNGER, Frauenarzt, Recklinghausen, Erlbruchstraße 15
399. ,, JÜNGST, FRITZ, Frauenarzt, Dresden-Wachwitz, Wachwitzgrund 54
400. ,, JÜRGENS, OTTO, Professor, Lt. Arzt der geburtsh. und gynäk. Abt. des Deutschen Hospitals in Buenos Aires (Argentinien), Charcas 929
401. ,, JUNG, Meggen (Kanton Luzern/Schweiz), Haus Theresia, Schlößlistraße

Mitgliederverzeichnis. LIII

402. Dr. JUNG, MARTIN, früher Berlin W 15
403. ,, JUNGHANS, WALTHER, Chirurg und Frauenarzt, Fröndenberg/Ruhr, Ruhrstraße 9
404. ,, JUNGHAUS, ERICH, habil., Lt. Arzt der Frauenklinik des Stadtkrankenhauses, Rendsburg (Schleswig-Holstein), Lilienstr. 25—30

K

405. ,, KABISCH, Frauenarzt, Berlin-Dahlem, Unter den Eichen 89
406. ,, KABOTH, Professor, Berlin-Hermsdorf, Dominikus-Krankenhaus
407. ,, KÄSER, O., Chefarzt der Frauenklinik des Kantonspitals, St. Gallen (Schweiz), Notkerstraße 10
408. ,, KAHL, W., Frauenarzt, Stralsund, Prielseer Straße 30
409. ,, KALLA, Frauenarzt, früher Gleiwitz
410. ,, KAMNIKER, HELMUTH, Privatdozent, Vorstand der gynäk. Abt. der Wiener Polikliniken, Wien I (Österreich), Reichsratsstraße 3
411. ,, KAHANPÄÄ, V., Dozent, Universität Helsinki (Finnland)
412. ,, KASTENDIEK, H., Chefarzt der geburtsh.-gynäk. Abt. des Allg. Krankenhauses Harburg, Hamburg-Harburg, Bremer Straße 287
413. ,, KAUFMANN, C., Professor, Direktor der Universitäts-Frauenklinik, Marburg/Lahn
414. ,, KAYSER, KONRAD, Direktor der Landes-Frauenklinik, Erfurt, Walkmühlstraße 7
415. ,, KAYSER, HANS WOLFGANG, Privatdozent, Kiel, Universitäts-Frauenklinik
416. ,, KEGEL, Lt. Arzt der geburtsh.-gynäk. Abt. am Kreiskrankenhaus, Prenzlau/Uckermarck
417. ,, KEHRER, E., Professor, Geheimer Medizinalrat, Wiesbaden, Wilhelminenstraße 47 (Ehrenmitglied)
418. ,, KELLER, FR., Professor, Chefarzt der geburtsh.-gynäk. Abt. des Diakonissenhauses, Freiburg i. Br., Mozartstraße 74
419. ,, KELLER, FRITZ, Konstanz, Schottenstraße 3
420. ,, KEMPF, ALBERT, Chefarzt der gynäk. Abt. des Städt. Krankenhauses, Singen/Hohentwiel, Torkelweg 1
421. ,, KEPP, RICHARD, Professor, Universitäts-Frauenklinik, Göttingen
422. ,, KESSELER, FRANZ, Facharzt für Frauenkrankheiten und Geburtshilfe, Leiter der Fachabteilung der Fabricius-Klinik, Remscheid, Schwesternstraße 8
423. ,, KESSLER, ROBERT, Professor, Kiel, Lorensendamm 22
424. ,, V. KHRENINGER-GUGGENBERGER, J., Facharzt für Frauenkrankheiten und Geburtshilfe, München 22, Wiedenmayerstraße 46/I
425. ,, KIEHNE, HANS, Frauenarzt, früher Magdeburg
426. ,, KINDERMANN, W., Facharzt für Frauenkrankheiten und Geburtshilfe, Düsseldorf, Prinz-Georg-Straße 103
427. ,, KIRCHHOFF, HEINZ, Professor, Städt. Frauenklinik, Krankenhaus Ost, Lübeck, Ratzeburger Allee 160
428. ,, KISS, EMIL, früher Assistent der I. Universitäts-Frauenklinik, Wien
429. ,, KLAHN, JOHANN, Oberarzt der Städt. Frauenklinik, Wiesbaden, Idsteiner Straße 111
430. ,, KLEES, ERNST, Komm. Direktor der Universitäts-Frauenklinik, Gießen
431. ,, KLEFF, GUSTAV, Leiter der Frauenabteilung am Krankenhaus der Pfeifferschen Stiftungen, Magdeburg, Lichtenbergstraße 7
432. ,, KLEINE, HUGO-OTTO, Professor, Chefarzt der Städt. Frauenklinik, Ludwigshafen/Rhein

433. Dr. KLINK, F., Frauenarzt, Chefarzt der gynäk.-geburtsh. Abt. am Stadtkrankenhaus, Frankenthal/Pfalz, Westlicher Ring 29
434. ,, KLINKENBERG, HANS, Facharzt für Frauenkrankheiten und Geburtshilfe, Heidenheim a. d. Brenz, Karlstraße 21
435. ,, KLOEPFER, H., Obermedizinalrat, Koeflach (Steiermark/Österreich) (Korresp. Mitglied)
436. ,, KLÖPPNER, KARL, (habil.) Iserlohn, Elisabeth-Hospital, Hochstraße 39
437. ,, KLOTZ, RUDOLF, Dresden A. 24, Liebigstraße 24
438. ,, KNAUS, HERMANN, Professor, Wien I, Stadiongasse 6
439. ,, KNEBEL, R., Frauenarzt, Siegen i. W., Wilhelmstraße 7
440. ,, KNEER, MAX, Professor, Lt. Arzt der geburtsh.-gynäk. Abt. am Kreiskrankenhaus, Geislingen/Steige
441. ,, KNEISE, OTTO, Professor, Halle/Saale, Weidenplan 6
442. ,, KNÖRR, KARL, Universitäts-Frauenklinik, Tübingen
443. ,, v. KNORRE, HEINRICH, Facharzt für Gynäkologie und Geburtshilfe, Altdöbern/N.-L.
444. ,, KNÜPFFER, HERBERT, früher Posen
445. ,, KOBER, KARL, Frauenarzt, früher Breslau
446. ,, KOCH, FRITZ, Universitäts-Frauenklinik, Erlangen
447. ,, KOCH, HEINRICH, Hamburg 24, Eilenau 17—18
448. ,, KÖHLER, HERMANN, Professor, Hamburg 39, Mövenstraße 5
449. ,, KÖHR, DORA, Erfurt, Karthäuserring 16/17 (Privatklinik Dr. Hoffmann)
450. ,, KOENEN, F. W., Chefarzt der Städt. Frauenklinik, Krefeld, Städt. Krankenanstalten, Mariannen-Rhodiusstraße
451. ,, KOERNER, JOHANNES, Chefarzt, Berlin-Karlshorst, St. Antonius-Krankenhaus
452. ,, KOERTING, WALTHER, München 38, Richildenstraße 33
453. ,, KÖRTING, ALFRED, Hannover, Sedanstraße 13
454. ,, KÖSTER, OTTOHEINRICH, Würzburg, Mergentheimer Straße 22 (Privat-Frauenklinik)
455. ,, KOK, FRIEDRICH, Professor, Hamburg 21, Frauenklinik Finkenau
456. ,, KOLB, OTTO, früher Prag
457. ,, KOLBOW, HEINRICH, Professor, Einbeck/Hann., Beverstraße 2
458. ,, KOLLER, TH., Professor, Direktor der Universitäts-Frauenklinik, Basel (Schweiz) (Korresp. Mitglied)
459. ,, KONRAD, ALBIN, Ulm/Donau, Östlicher Münsterplatz 25
460. ,, KOOK, KARL, Boden (Schweden), Garnisonss
461. ,, KOPPEN, KARL, Dr. med. et phil., Bonn, Universitäts-Frauenklinik
462. ,, KOSITZ, HERBERT, Frauenarzt, Augsburg, Kaiserstraße 53
463. ,, KOSSOW, Frauenarzt, Rostock i. M., Friedrich-Franz-Straße 65
464. ,, KOVACS, FRANZ, Professor, Universitäts-Frauenklinik Debrecen (Ungarn)
465. ,, KRAATZ, J., Professor, Direktor der Universitäts-Frauenklinik, Halle/Saale
466. ,, KRAEF, Clausthal-Zellerfeld
467. ,, KRÄUTER, Professor, Direktor der Universitäts-Frauenklinik, Mainz
468. ,, KRAMANN, H., Dozent, Chefarzt der Abt. für Frauenkrankheiten und Geburtshilfe des St. Bernwardskrankenhauses, Hildesheim
469. ,, KRANE, WILHELM, Professor, Bad Bramstedt/Holstein, Neues Kurhaus
470. ,, KRAUL, LUDWIG, Professor, Wien IX, Spitalgasse 17
471. ,, KRAUSE, H., Chefarzt am Ev. Krankenhaus, Facharzt für Frauenkrankheiten und Geburtshilfe, Mühlheim/Ruhr, Friedrichstraße 18
472. ,, KRAUSS, ERNST, Saalfeld/Thür., Obere Straße 15
473. ,, KRAUSS, IDA, Frauenärztin, Ulm/Donau, Münsterplatz 18

Mitgliederverzeichnis. LV

474. Dr. KREBS, GERT, Frauenarzt, Stuttgart-Berg, Karl-Schurz-Straße 24
475. ,, KRETZSCHMAR, HEINZ, Frauenarzt, Berlin-Charlottenburg 5, Giesebrechtstraße 15
476. ,, KRITZLER-KOSCH, Facharzt für Frauenheilkunde und Geburtshilfe, Bonn, Helmholtzstraße 20
477. ,, KRÖNER, MAX, Frauenarzt, Lübeck, Mühlenstraße 36
478. ,, KRUG, W., Bernkastel, Saarallee 12
479. ,, KRUKENBERG, H., Facharzt für Frauenleiden und Geburtshilfe, Bonn, Colmantstraße 39
480. ,, KÜHNEL, ARTHUR, Neuß/Rhein, Drususallee 97
481. ,, KÜNZLER, HANS, Spezialarzt für Frauenkrankheiten und Geburtshilfe, St. Gallen (Schweiz), Poststraße 8
482. ,, KÜSTER, H., Professor, Darmstadt, Wilhelminenstraße 19
483. ,, KÜSTERS, HEINZ, Frankfurt a. M., Sandweg 61
484. ,, KÜSTNER, HEINZ, Professor, Direktor der Städt. Krankenanstalten, Weißenfels/Saale
485. ,, KUGLAND, Frauenarzt, früher Königsberg/Ostpr.
486. ,, KUHL, W., Frauenarzt, Unna i. W., Iserlohner Straße 25
487. ,, KUNITH, W., Frauenarzt, Merseburg, Kloster 7
488. ,, KUNZE, KLAUS, Pforzheim, Elsässer Straße 15

L

489. ,, LACHENICHT, PHILIPP, Sanderbusch/Oldenburg, Landeskrankenhaus und Frauenklinik
490. ,, LACHMANN, OTTO, Geschäftsführender Arzt vom Verband der Ärzte Deutschlands, Frankfurt a. M., Niedenau 68
491. ,, LAEMMLE, K., Professor, St. Hedwig-Klinik, Mannheim, Maximilianstr. 5
492. ,, LAFORET, COLMEIRO, Côlon 31—2⁰, Vigo (Spanien)
493. ,, LAHM, Professor, Obermedizinalrat, Chemnitz, Nordstraße 27
494. ,, LANG, WILHELM, Wetzlar, Facharzt für Frauenkrankheiten und Geburtshilfe, Haarbachstraße 8
495. ,, LANGMANN, CARL, Facharzt für Frauenkrankheiten und Geburtshilfe, Bonn, Kaiserstraße 8
496. ,, LANGREDER, WILHELM, Dr. med. et rer. nat., Universitäts-Frauenklinik, Freiburg i. Br.
497. ,, v. LATZKA, ALEXANDER, früher Budapest
498. ,, LAURITZEN, AGE GUNAR, früher Kopenhagen
499. ,, LAUTERWEIN, CARL, Dozent, habil., Chefarzt der gynäk.-geb. Abt. des St. Elisabeth-Krankenhauses, Köln-Hohenlind
500. ,, LAX, Professor, Komm. Direktor der Universitäts-Frauenklinik, Berlin NW 7, Artilleriestraße 18
501. ,, LEIDENIUS, LAIMI, Professor, früher Helsinki (Finnland)
502. ,, LEINZINGER, EDUARD, Dozent an der Universitäts-Frauenklinik, Graz (Österreich), Rechbauerstraße 15
503. ,, LEIP, FRITZ, Frauenarzt, Braunschweig, Loewenwall 8
504. ,, LEIXL, KARL, Chefarzt der Abt. für Geburtshilfe und Frauenkrankheiten am St. Josef-Krankenhaus, Berlin-Tempelhof, Bäumerplan 24
505. ,, LEMBERGER, FRIEDRICH, Facharzt für Frauenkrankheiten und Geburtshilfe, Furth i. Wald, Schloßplatz 52
506. ,, LEMP, ELENA, Craiova (Rumänien), Str. Dr. Augustin 5
507. ,, LEVENS, HANS-ERICH, Assistent der Universitäts-Frauenklinik, Köln, Kerpener Straße 32

508. Dr. LEWIN, HERBERT, Privatdozent, Chefarzt der Städt. Frauenklinik, Offenbach a. M.
509. ,, LEY, LOTHAR, Krefeld-Uerdingen, Burgstraße 21a
510. ,, LICHTENSTEIN, Professor, Leipzig C 1, Albertstraße 33
511. ,, LIEBE, GUSTAV, Butzbach/Hessen
512. ,, LIEPELT, ADOLF-OSKAR, Dozent, Remscheid-Lüttringhausen, Stiftung Tannenhof
513. ,, LIEVEN, Frauenarzt, Köln, Agrippina-Ufer 6
514. ,, LILIE, PAUL, Frauenarzt, Frankfurt a. M., Gartenstraße 107
515. ,, LIMBURG, HANS, Professor, Universitäts-Frauenklinik, Hamburg-Eppendorf
516. ,, LINDE, K., Chefarzt der geburtsh.-gynäk. Abt. des Ev. Krankenhauses, Düsseldorf, Fürstenwall 91
517. ,, LINDENSTRUTH, W., Groß-Gerau/Hessen, Luisenstraße 27
518. ,, LINNING, KARLA, Flensburg, Großestraße 81
519. ,, LINZENMEIER, Professor, Direktor der Badischen Frauenklinik, Karlsruhe, Riefstahlstraße 3
520. ,, v. LIPPMANN, Frauenarzt, Halle/Saale, Große Steinstraße 57
521. ,, LOECKLE, W., Frankfurt a. M., Textorstraße 97
522. ,, LÖNNE, Professor, Chefarzt der Frauenklinik und Entbindungsanstalt, Rheydt
523. ,, LÖRINCZ, BÉLA, früher Ujpest bei Budapest (Ungarn)
524. ,, LOESCHE, H., Wernigerode/Harz, Brockenweg 4
525. ,, LÖVSETH, JÜRGEN, Frauenarzt, Oslo (Norwegen)
526. ,, LOHMÜLLER, jr. WILHELM, Arzt, Friedberg bei Augsburg
527. ,, LORK, ERICH, Oberarzt, Universitäts-Frauenklinik, Rostock
528. ,, LOUROS, Professor, Athen (Griechenland), Sina 6
529. ,, LUDWIG, FRITZ, Professor, Bern (Schweiz), Hirschgraben 9
530. ,, LÜTTGE, Professor, Leiter der Hebammenlehranstalt und Frauenklinik, Bamberg, Markusstraße 6
531. ,, LÜTZENKIRCHEN, S., Frauenärztin, München 19, Prinzenstraße 7
532. ,, LUNDQUIST, BIRGER, Professor, Stockholm (Schweden), Strandvägen 5 A
533. ,, LUNDWALL, KURT, Dozent, Chefarzt des Diakonissen-Sanatoriums in Salzburg (Österreich), Schwarzstraße 9

M

534. ,, MACHENHEIMER, LOTTE, Frauenärztin, Oberursel/Taunus, Aumühlenstr. 12
535. ,, MAHLKE, H., Neumünster i. H., Altonaer Straße 32
536. ,, MAHNERT, ALFONS, a. ö. Professor, Graz (Österreich), Beethovenstraße 19
537. ,, MAIER, EUGEN, Chefarzt der geburtsh. Abt. des St. Markus-Krankenhauses, Frankfurt a. M.-Höchst, Hostatostraße 24
538. ,, MAIER, WILHELM, Lt. Arzt der Abt. für Geburtshilfe und Frauenkrankheiten des Kreiskrankenhauses, Göppingen
539. ,, MAISS, KARL, Frauenarzt, früher Breslau
540. ,, MAISS, ULRICH, (20b) Lebenstedt, Am Bauerngraben 2
541. ,, MANIGOLD, KARLHEINZ, Frauenarzt, Hamburg-Harburg 1, Helmsweg 39
542. ,, MANN, FRANZ, Frauenarzt, Bernburg
543. ,, MANNHERZ, KARL HEINZ, Dozent, Kaiserslautern, Parkstraße 58
544. ,, MANSTEIN, BODO, Dozent, Chefarzt der geburtsh.-gynäk. Abt. des Landeskrankenhauses, Detmold, Heldmannstraße 24
545. ,, MARGGRAF, GERDA, Berlin SW 29, Müllenhoffstraße 17
546. ,, MARTIN, EDUARD, Professor, Frauenarzt, Wuppertal-L., Dahlerstraße 81

Mitgliederverzeichnis. LVII

547. Dr. MARTIN, R., Frauenarzt, Gießen, Ev. Schwesternhaus
548. ,, MARTIUS, GERHARD, Assistent der Universitäts-Frauenklinik, Tübingen
549. ,, MARTIUS, HEINRICH, Professor, Direktor der Universitäts-Frauenklinik, Göttingen
550. ,, v. MASSENBACH, W., Frhr., Professor, Göttingen, Hanssenstraße 24
551. ,, MATTIAS, HORST, Stotzheim bei Euskirchen
552. ,, MAY, Oberarzt, früher Breslau
553. ,, MAYER, AUGUST, Professor, ermerit. Direktor der Universitäts-Frauenklinik Tübingen Schleichstr. 6 (Ehrenmitglied)
554. ,, MAYER, CARL, Frauenarzt, Villingen/Schwarzwald
555. ,, MAYER, HEINRICH, Universitäts-Frauenklinik, Tübingen
556. ,, MAYER, KARL, Facharzt für Frauenkrankheiten, Karlsruhe, Hirschstr. 118
557. ,, MAYER, OTTO, Stuttgart-O., Gerokstr. 31
558. ,, MAYER-AULL, CLEMENS, Lt. Arzt der geburtsh.-gynäk. Abt. des St. Josefs-Hospitals, Troisdorf
559. ,, MEDER, FRITZ, Frauenarzt, Ludwigshafen/Rhein, Rottstr. 41—43
560. ,, MERL, KURT, Assistent der Universitäts-Frauenklinik, Frankfurt a. M.
561. ,, MERSCHEIM, ARNOLD, Chefarzt, Frauenarzt, Gelsenkirchen-Buer, Breddestraße 23
562. ,, MESTWERDT, GUSTAV, Professor, Direktor der Universitäts-Frauenklinik, Greifswald, Wollweberstraße 1
563. ,, MEURER, R. Th., Frauenarzt, Amsterdam (Niederlande), Dysselhofplantsoen 14
564. ,, MEYER, HANS, Professor, Marburg, Liebigstraße 28
565. ,, MEYER, HERMANN, Oberarzt, Zürich (Schweiz), Wiesenstraße 1
566. ,, MEYER, KARL, Facharzt für Frauenkrankheiten und Geburtshilfe, Hof, Theresienstraße 17
567. ,, MEYER, PAUL, Berlin-Friedenau, Kufsteiner Straße 5
568. ,, MEYER-BURGDORFF, HERMANN, Professor, Direktor der Chirurg. Abt. des Städt. Krankenhauses Süd, Lübeck
569. ,, MICHAEL, HANS, Frauenarzt, Verden/Aller, Windmühlenstraße 8
570. ,, MICHAELIS, RUDOLF, Bad Kreuznach, Schloßstraße 2a
571. ,, MICHAELIS, WALTER, früher Ludwigshafen
572. ,, MICHEL, FRITZ, Dr., Dr. h. c., Koblenz, Markenbildchenweg 13
573. ,, MIHATSCH, ADOLF, Bayreuth, Wilhelmsplatz 3
574. ,, v. MIKULICZ-RADECKI, Professor, Flensburg, Franziskus-Krankenhaus, Marienholzungsweg 31
575. ,, MITRA, SUBODH, Prof. of. Obstetrics, Carmichael Medical College, Direktor, C. S. S. Canser Hospital, Calcutta (Indien), 3. Chovringhee Terrace
576. ,, MITTELSTRASS, Professor, Universitäts-Frauenklinik, Hamburg-Eppendorf
577. ,, MÖBIUS, habil., Oberarzt der Universitäts-Frauenklinik, Leipzig
578. ,, MÖHLE, R., Lt. Arzt der geburtsh.-gynäk. Abt. des ev.-luth. Diakonissenkrankenhauses, Rotenburg/Hann.
579. ,, MÖLLER, H., Sanitätsrat, Frauenarzt, früher Schweidnitz
580. ,, MOELTGEN, HANS, Koblenz, Schloßrondell 11
581. ,, MÖNCKEBERG, AGNETA, Frauenärztin, Leverkusen-Schlebusch, Bahnstraße 305
582. ,, MOLITORIS, HANS ALBRECHT, Frauenarzt, Erlangen
583. ,, MONDT, WALTER, Kellinghusen, Mittelholstein, Brauerstr. 23
584. ,, DE MORAES, ARNALDO, ordentl. Professor der Gynäkologie der Faculdade Nacional de Medicina da Universidade do Brasil, Rio de Janeiro (Brasilien)

585. Dr. Moser, Essen-Borbeck, Rechtstraße 10
586. ,, Movers, F., Dozent, Chefarzt der gynäk. Abt. des Anna-Hospitals Köln-Lindenthal, Köln-Sülz, Zülpicher Straße 177
587. ,, Mross, Duisburg-Hamborn, Komeniusstraße 24
588. ,, Mügel, Gertrud, Frauenärztin, Magdeburg, Breiter Weg 160/62
589. ,, von zur Mühlen, Gerhard, früher Posen
590. ,, Müller, Fritz, Frauenarzt, früher Königsberg
591. ,, Müller, Friedrich, Frauenarzt, W.-Barmen, Oberwall 30
592. ,, Müller, Hans-Aurel, Marburg, Universitäts-Frauenklinik
593. ,, Müller, Hilde-Dorothea, früher Danzig-Langfuhr
594. ,, Müller, Hugo, Facharzt für Frauenleiden und Geburtshilfe, Sangerhausen, Ernst-Thälmann-Straße 9
595. ,, Müller, Josef, Drütte bei Braunschweig, Städt. Krankenhaus
596. ,, Müller, Karl, Frauenarzt, Bern (Schweiz), Sulgeneckstraße 33
597. ,, Murken, Frauenarzt, Gütersloh i. W., Neuenkirchener Straße 12
598. ,, Musil, Ernst, Wien XV = 101 (Österreich), Mariahilfer Straße 177/5

N

599. ,, Naegele, Eugen, Frauenarzt, Schwerin i. M., Am Tiegelsee 3
600. ,, Naendrup, H., Provinzial-Obermedizinalrat, Bochum, Königsallee — Ecke Christstraße
601. ,, Nahmmacher, Hans, Frauenarzt, Bad Reichenhall, Hohenzollernstraße 9
602. ,, Naujoks, Hans, Professor, Direktor der Universitäts-Frauenklinik, Frankfurt a. M.
603. ,, Navratil, Ernst, Professor, Graz (Österreich), Direktor der Universitäts-Frauenklinik, Auenbrugger Platz 1
604. ,, Nebesky, Oskar, Professor, Salzburg (Österreich), Hauthaler Straße 7
605. ,, Negrila, Valer, Primärarzt, Brasov (Kronstadt/Rumänien), Noivod Mikai 5
606. ,, Netzer, Fritz, Frauenarzt, Minden, Kaiserstraße 11, I
607. ,, Neumann, Hans Otto, Professor, Siegen, Friedrichstr. 23
608. ,, Neumann, Kurt, Berlin-Schmargendorf, Kissinger Straße 61
609. ,, Nevermann, Hans, Hamburg 20, Eppendorfer Landstraße 37
610. ,, Nevinny-Stickel, Hans, Professor, Lt. Arzt der gynäk.-geburtsh. Abt. des Kreiskrankenhauses, (24a) Buchholz, Kr. Harburg
611. ,, Niendorf, Fritz, Universitäts-Frauenklinik und Hebammenschule, Würzburg, Josef-Schneider-Straße 4
612. ,, Nieslony, Frauenarzt, Rheine i. W., Ibbenbürener Straße 4
613. ,, Noack, Hugdieter, Wissenschaft. Assistent der Universitäts-Frauenklinik, Leipzig
614. ,, Nöldecke, Heinrich, Facharzt für Frauenkrankheiten und Geburtshilfe, Kiel, Niemannsweg 34 I
615. ,, Nölle, Hugo, Lt. Arzt der geburtsh.-gynäk. Abt. des Städt. Krankenhauses, Bielefeld
616. ,, Noltmann, Ernst Frauenarzt, Bad Rottenfelde a. d. Porta Westfalica
617. ,, Nordmeyer, Kurt, Professor, Chefarzt der Frauenklinik des Rudolf-Virchow-Krankenhauses, Berlin N 65, Augustenburger Platz
618. ,, Nürnberger, Professor, Direktor an der Universitäts-Frauenklinik, Köln a. Rh.

O

619. ,, Ober, Karl-Günther, Marburg, Universitäts-Frauenklinik
620. ,, Oberschulte, Ludwig, Lt. Arzt der gynäk.-geburtsh. Abt. des Ev. Krankenhauses, Gelsenkirchen, Dietrich-Eckartstraße 19
621. ,, Odenthal, Wilhelm, Frauenarzt, Bonn, Lennéstraße 46

Mitgliederverzeichnis. LIX

622. Dr. v. OETTINGEN, Professor, Burg Reichenberg bei St. Goarshausen, Privat-Frauenklinik
623. ,, OHLIGMACHER, H., Facharzt für Frauenkrankheiten und Geburtshilfe, Weinheim, Institutstraße 4
624. ,, OHNESORGE, V., Frauenarzt, Dessau, Lt. Arzt der Städt. Krankenanstalten, Frauenklinik, Krozigstr. 5
625. ,, OLOW, JOHN, Professor, Stockholm 5 (Schweden), Allm. Barnbördshuset
626. ,, OLSEN, AXEL, Aarhus (Dänemark), Overlaege ved Edselanstalten i Jylland
627. ,, ONUR, AHMET ASIM, Direktor der Frauenklinik Ortaköy, Istanbul (Türkei)
628. ,, ORFILA, J. P., Professor, Montevideo (Uruguay), Calle Colonia 1270
629. ,, ORLOPP, ERNA, Frauenärztin, Kiel, Krusenrotterweg 38
630. ,, OSTENDORF, L., Chefarzt der Frauenklinik des Elisabeth-Krankenhauses, Essen, Olbrichstraße 13
631. ,, OTTO, KARL, Frauenarzt, Hamburg, Hallerstraße 76
632. ,, OTTO, REINHARD, Goslar a. H., Oberer Triftweg 16
633. ,, OTTOW, BENNO, Professor, Stockholm (Schweden), Sveavagin 120 III

P

634. ,, PADTBERG, Frauenarzt, S-Gravenhage (Holland), Danckertstraat 15
635. ,, PAPE, KARL, Frauenarzt, Ebingen/Württemberg, Bahnhofstraße 3
636. ,, PAPE, W., Lt. Arzt der chir.-gynäk. Abt. des Ev. Krankenhauses, Höxter
637. ,, PARACHE, ENRIQUE, Professor, Madrid (Spanien), Garcia Paredes 86
638. ,, PASSARGE, INGEBORG, Genthin bei Magdeburg, Liebknechtstraße 9
639. ,, PATER, HELMUT, Dresden, W.-H., Plattleite 24
640. ,, PATRYLO, ROMAN, Hannover, Ferdinand-Albrecht-Straße 8
641. ,, PAULUS, KARL J. A., Lt. Arzt der geburtsh.-gynäk. Abt. des Städt. Krankenhauses, Lüdenscheid i. W.
642. ,, PENKERT, Frauenarzt, Landesobermedizinalrat, Direktor der Landesfrauenklinik, Magdeburg, Breiter Weg 12
643. ,, PETERS, R., Lt. Arzt der Frauenklinik Dompropstberg, Meißen, Heinrichsplatz 7
644. ,, PETRI, Sanitätsrat, Frauenarzt, München, Maximilianstraße 37
645. ,, PETSCH, E., Frauenarzt, Hameln, Gröninger Straße 17
646. ,, PFALZ, G. J., Facharzt für Frauenheilkunde und Geburtshilfe, Düsseldorf, Altenbergstraße 14
647. ,, PFEIFER, JULIUS, Chefarzt, früher Budapest (Ungarn)
648. ,, PFEIFFER, ANTON, Chefarzt des Städt. Krankenhauses, Ingolstadt/Donau
649. ,, PFLEIDERER, ADOLF, Professor, Direktor der Städt. Frauenklinik, Stuttgart-W., Bismarckstraße 3
650. ,, PHILIPP, ERNST, Professor, Direktor der Universitäts-Frauenklinik, Kiel
651. ,, PIETSCH, WOLFGANG, Berlin-Hermsdorf, Dominikus-Krankenhaus, Kurhausstraße 30/34
652. ,, v. PLANNER, OTTO, früher Wien (Österreich)
653. ,, PLATE, W. P., Assistent der Universitäts-Frauenklinik, Amsterdam (Niederlande), Corn.-Schurz-Straße 64
654. ,, PLOTZ, JÜRGEN, Assistent der Universitäts-Frauenklinik, Hamburg-Eppendorf
655. ,, PODLESCHKA, KURT, Professor, Universitäts-Frauenklinik, Erlangen
656. ,, POESCH. WALTER, Linz/Donau (Österreich), Kellergasse 1
657. ,, POETTER, HANS, Frauenarzt, Lübeck, Sandstraße 16
658. ,, PONFICK, Frauenarzt, Bad Homburg /Taunus
659. ,, PONSOLD, Professor, Direktor des Instituts für gerichtl. Medizin der Universität Münster, Münster i. W., v. Esmarchstraße 86

660. Dr. POSATTI, FRITZ, früher Wien (Österreich)
661. ,, PRAHL, HANS, Frauenarzt, Lübeck, Mühlenbrücke 5a
662. ,, PREISSECKER, ERNST, Frauenarzt, Wien I (Österreich), Stubenring 6
663. ,, PRELLER, Direktor des Wöchnerinnenasyls, Mannheim
664. ,, PRITZI, Frauenarzt, Medizinalrat, Innsbruck (Österreich), Museumstraße 6
665. ,, PROBST, VICTOR, Dozent, Oberarzt der Universitäts-Frauenklinik Tübingen
666. ,, v. PROBSTNER, ARTHUR, Privatdozent, Budapest XI (Ungarn), Horthy Miklos ut 19
667. ,, PSCHYREMBEL, WILLIBALD, Dr. Dr., Direktor des Krankenhauses im Friedrichshain, Frauenklinik, Berlin NO 18, Landsberger Allee 159
668. ,, PUCK, ARNO, Universitäts-Frauenklinik, Bonn
669. ,, PÜCKOFF, HERBERT, Facharzt für Frauenkrankheiten und Geburtshilfe, Hamm i. W., Südstraße 29
670. ,, PUTNIN, Professor, Vorstand der Universitäts-Frauenklinik, Riga (Lettland)

Q

671. ,, QUASSDORF, Bad Pyrmont Schloßstraße 14

R

672. ,, RAEFLER, Frauenarzt, früher Nürnberg
673. ,, RAKEN, ERICH, Lt. Arzt der Abt. für Frauenkrankheiten und Geburtshilfe am Krankenhaus der Dominikanerinnen, Düsseldorf-Heerdt
674. ,, RAMSAUER, LINA, Lt. Arzt der Oldenburg. Frauenklinik und Hebammenlehranstalt, Oldenburg, Am Schloßgarten 43
675. ,, RAUSCH, Frauenarzt, Halberstadt, Plantage 5
676. ,, RAUSCHER, HERBERT, Assistent der I. Universitäts-Frauenklinik, Wien IX (Österreich), Spitalgasse 23
677. ,, v. RAVENSTEIN, Frauenarzt, Lt. Arzt der gynäk. Abt. des Bürgerhospitals, Frankfurt a. M., Stettenstraße 56
678. ,, RECH, WALTER, Professor, Oberarzt der Univ. Frauenklinik, München, Frauenlobstraße 2
679. ,, RECKMANN, Frauenarzt, Bottrop, Brauerstraße 14
680. ,, REHORN, ERNST Frauenarzt, Frankfurt a. M., Wiesenhüttenstraße 18
681. ,, REICHENMILLER, H., Professor, Obermedizinalrat und Vorstand der Württemberg. Landes-Hebammenschule und Staatl. Frauenklinik, Stuttgart-O., Berg, Obere Straße 2
682. ,, REICHERT, OSCAR, Stadtobermedizinalrat, Pforzheim, Kurfürstenstaffel 1
683. ,, REIN, Professor, Nizza (Frankreich), Avenue Monclar, Villa Trinakria
684. ,, REINHARDT, EDWIN, München 23, Ohmstraße 13
685. ,, REIPRICH, Frauenarzt, Hof/Bayern
686. ,, REIST, ALFRED, Lt. Arzt der geburtsh. Abt. der Schweizerischen Pflegeschule, Zürich (Schweiz), Eidmattstraße 36
687. ,, v. REMETEI-FILEP, ALADAR, Chefarzt der geburtsh.-gynäk. Abt. des Munizipalkrankenhauses, Szentes (Ungarn)
688. ,, REMMELTS, R., Professor, Amsterdam 7 (Niederlande), de Lairessestraat 137
689. ,, RETTIG, RICHARD, Itzehoe, Bretenburger Straße 22
690. ,, RHEINDORF, Lt. Oberarzt am Städt. Krankenhaus, Neuß, Königstraße 62
691. ,, RICHTER, Professor, Dresden A 24, Eisenstuckstraße 37
692. ,, RICHTER, JULIUS, Professor, Primarius der Frauenabteilung am Krankenhaus Rudolfsstiftung, Wien IX (Österreich), Schwarzspanierstraße 15
693. ,, RIEDEL, ELSE, Frauenärztin, Reichenbach i. V., Albertistraße 46
694. ,, RIEDEL, K., Frauenarzt, Bremen, Bismarckstraße 3
695. ,, RIEGER, H., Frauenarzt, Pasing bei München, Arnulfstraße 10

696. Dr. Ries, Julius, Konservator der Strahlenabteilung der I. Frauenklinik und Hembammenschule der Universität, München 15, Maistraße 11
697. ,, Riisfeldt, Peblinge Dosseringen, Kopenhagen (Dänemark)
698. ,, Rockstroh, H., Eutin (Holstein), Janusstraße 22
699. ,, Rodecurt, Frauenarzt, Hannover, Ferd.-Wallbrecht-Straße 88
700. ,, Röher, Frauenarzt, Hemer, Kr. Iserlohn, Parkstraße 6
701. ,, Röhl, Liselotte, Fachärztin für Gynäkologie und Geburtshilfe, Cottbus, Ostrowerdamm 1
702. ,, Roemer, Hans, Professor, Chefarzt der Städt. Frauenklinik, Karlsruhe, Moltkestraße 14
703. ,, Roesler, E., Professor, Pernambuco (Brasilien), Rua gervasia Pires 125
704. ,, Röttger, Paul, Frauenarzt, Stuttgart-S., Im Kienle 50
705. ,, Rohwedder, Facharzt für Frauenleiden, Lt. Arzt der Frauenklinik Mölln i. Lbg.
706. ,, Rondorf, Wilhelm, Frauenarzt, Brühl, Bez. Köln, Kurfürstenstraße 17
707. ,, Rosenlöcher, Frauenarzt, Frankfurt a. M., Finkenhofstraße 44
708. ,, Roth, Otto, A., Assistent der Universitäts-Frauenklinik, Tübingen
709. ,, Roth, V., Leiter der gynäk.-geburtsh. Abt. am Kreiskrankenhaus, Eschwege
710. ,, Rothfuchs, Gerhart, Minden i. W., Steinstraße 36
711. ,, Rothstein, Friedrich, Frauenarzt, Köln-Sülz, Sülzgürtel 56
712. ,, Rübsamen, Professor, Dresden A 24, Liebigstraße 7
713. ,, Rübsamen, Ursula, Dresden A 24, Liebigstraße 7
714. ,, Rüder, F. B., Frauenarzt, Hamburg 13, Innocentiastraße 3
715. ,, Rügemer, Lotte, Ravensburg, Eisenbahnstraße 30
716. ,, Ruff, Heinrich, Frauenarzt, Braunschweig, Steintorwall 21
717. ,, Ruge, Carl, Professor, Berlin-Friedenau, Beckerstraße 11
718. ,, Ruhl, Hanns, Frauenarzt, Köln, Schildergasse 69—73
719. ,, Rummel, Hans, Stadtmedizinaldirektor, Direktor der Städt. Frauenklinik, Nürnberg, Flurstraße 7
720. ,, Rumpf, Ernst, Frauenarzt, Hagen-Eppenhausen, Hohenhof
721. ,, Runge, H., Professor, Direktor der Universitäts-Frauenklinik, Heidelberg
722. ,, Rupp, Hans, Professor, Lt. Arzt am Josefshospital, Bonn-Beuel, Bonn/Rhein, Koblenzer Straße 90
723. ,, Ruppert, Heinz, Wissenschaftlicher Assistent der Universitäts-Frauenklinik, Leipzig
724. ,, Russ, Otto, Ermatingen T. G., (Schweiz)
725. ,, Rust, Wilhelm, habil., Chefarzt Sanatorium am Müggelsee, Berlin-Friedrichshagen, Müggelseedamm 288—292

S

726. ,, Saal, Alfred, früher Brandenburg
727. ,, Sachweh, Fritz, Obermedizinalrat, Frauenarzt, Bensheim-Auerbach a. d. B., Friedrich-Ebert-Straße 15
728. ,, Salacz, Paul, Privatdozent, Budapest II (Ungarn), Universitäts-Frauenklinik
729. ,, Salzwedel, Gebhardt, Greiz, Poststraße 7
730. ,, Saturski, A., Frauenarzt, Hamburg 13, Johnsallee 64
731. ,, Sauer, Hilmar, Frauenklinik, Oldenburg i. O., Kanalstraße 15
732. ,, Schabort, J. P., Johannesburg 34 (Südafrika), 113 Lister Building Cor Jeppe u. Smal Streets
733. ,, Schäfer, Günther, Dozent, Berlin NW 7, Harwickstraße 4
734. ,, Schäfer, P., Professor, Direktor der Städt. Frauenklinik Charlottenburg, Berlin-Charlottenburg, Lindenallee 8

735. Dr. SCHÄFER, R., Neuburg /Donau, Nibelungenstraße 278
736. ,, SCHAEFER, WALTER, Professor, Sielbeck bei Eutin
737. ,, SCHAETZING, EBERHARD, Frauenarzt, Berlin-Zehlendorf, Cloyallee 321
738. ,, SCHATZ, FRITZ, Berlin C 2, Monbijouplatz 10, II
739. ,, SCHEFFLER, WALTER, Berlin-Charlottenburg, Pulsstraße 4/14
740. ,, SCHEFFZEK, Obermedizinalrat, Limburg/Lahn, Diezer Str. 19
741. ,, SCHEHL, E., Facharzt für Frauenkrankheiten und Geburtshilfe, Hanau a. M., Philippsruher Allee 13
742. ,, SCHEIDEMANN, Frauenarzt, Lt. Arzt der geb.-gynäk. Abt. des Stadtkrankenhauses, Peine
743. ,, SCHEINER, HANS, Aschaffenburg, Luitpoldstraße 4
744. ,, SCHEURER, P., Frauenarzt, Biel (Schweiz), Molzgasse 8
745. ,, SCHILDBACH, HANS, Frauenarzt, Wuppertal-Elberfeld, Vogelsangstr. 106
746. ,, SCHILDBACH, OTTO, Berlin O 112, Frankfurter Allee 78
747. ,, SCHILDBERG, Friedrich-Krupp-Krankenanstalten, Frauenklinik Essen, Karl-Bernsau-Straße 1
748. ,, SCHILGEN, Münster i. W., Anette-v.-Droste-Hülshoff-Allee 41
749. ,, SCHILLING, W., Mühlhausen, Lindenbühl 19
750. ,, SCHIMMEL, HUGO, Frauenarzt, Darmstadt, Prinz-Christians-Weg 11
751. ,, SCHINDLER, BRUNO, Frauenarzt, Görlitz/Schlesien, Gartenstraße 4
752. ,, SCHINDLER, R., Frauenarzt, Graz (Österreich), Leonhardstraße 23
753. ,, SCHLÖSSER, WOLFGANG, Assistent der Universitäts-Frauenklinik, Frankfurt a. M.
754. ,, SCHMELZER, FRANZ-JOSEF, Stolberg/Rhld., Grüntalstraße 2
755. ,, SCHMERMUND, HANS-JOACHIM, Universitäts-Frauenklinik, Hamburg-Eppendorf, Martini Str. 52
756. ,, SCHMID, H. H., Professor, Direktor der Universitäts-Frauenklinik, Rostock, Doberaner Straße 141
757. ,, SCHMID, ARTHUR, L., früher Wien (Österreich)
758. ,, SCHMIDT, A., Frauenarzt, Chefarzt des Krankenhauses Kahlenbergstiftung, Magdeburg, Harnackstraße 1
759. ,, SCHMIDT, GÜNTHER, Steinhude a. M., Tiefental 364
760. ,, SCHMIDT, KURT, Wolfenbüttel, Schloßplatz 3
761. ,, SCHMIDT, O., Professor, Bremen, Kohlhöckerstraße 57
762. ,, SCHMIDT, P., früher Frankfurt/Oder
763. ,, SCHMIDT, WALTHER, Facharzt für Frauenkrankheiten und Geburtshilfe, Halle/Saale, Robert-Franz-Ring 10a
764. ,, SCHMIDT, Frauenarzt, früher Naumburg/Saale
765. ,, SCHMIDT V. ELMENDORFF, HANS R., Professor, Direktor der Akademischen Frauenklinik, Düsseldorf, Moorenstraße 5
766. ,, SCHMIEMANN, ROLF, Dozent, Kettwig/Ruhr, Auf der Forst 7
767. ,, SCHMINCKE, SIEGFRIED, Lt. Arzt der geburtsh.-gynäk. Abt. des Kreis- und Stadtkrankenhauses Witzenhausen
768. ,, SCHMITZ, C. A., Facharzt für Frauenkrankheiten und Geburtshilfe. Lt. der gynäk. Abt. des Städt. Krankenhauses, Weißenburg/Bayern, Westliche Ringstraße 38
769. ,, SCHMITZ, HENRY, Chicago (USA), 25 East Washington Street
770. ,, SCHNEICHEL, Frauenarzt, Bremen, Schwachhauser Heerstraße 22
771. ,, SCHNEIDER, EUGEN, Frauenarzt, Mainz, Ludwigstraße 2
772. ,, SCHNEIDER, KARL, Frauenarzt, Magdeburg, Schmeilstraße 15
773. ,, SCHNEIDER, RUDOLF, Frauenarzt, früher Graudenz
774. ,, SCHNEIDER-PAAS, Facharzt für Frauenkrankheiten und Geburtshilfe, Berlin-Lichterfelde 3, Drakestraße 53

Mitgliederverzeichnis. LXIII

775. Dr. SCHNEIDERHAN, Facharzt für Chirurgie, Biberach a. d. Riß, Kreiskrankenhaus
776. ,, SCHOEPPE, WILHELM, Frauenarzt, Regensburg, Dr. Martin-Luther-Str. 7
777. ,, v. SCHORLEMER, F. G., Frhr., Frauenarzt, Osnabrück, Gutenbergstraße 24
778. ,, SCHÖSSLER, MAX, Frauenarzt, Höxter/Weser, Roonstraße 9
779. ,, SCHOPOHL, F., Professor, Oberarzt und komm. Direktor der Universitäts-Frauenklinik der Charité, Berlin NW 7, Schumannstraße 20/21
780. ,, SCHRADER, EDUARD, Frauenarzt, Nordenham
781. ,, SCHREINER-BIENERT, HILDEGARD, Frauenärztin, München, Odeonsplatz 2
782. ,, SCHRÖDER, HELMUT, Dozent, Frauenarzt, Dortmund, Kaiserstraße 21
783. ,, SCHRÖDER, ROBERT, Professor, Direktor der Universitäts-Frauenklinik, Leipzig
784. ,, SCHROEDER, C., Professor, Chefarzt der Frauenklinik des Allg. Krankenhauses Barmbek in Wandsbek, Hamburg-Wandsbek, Wünsch-Klinik, Mittelweg 144
785. ,, SCHUBERT, GERHARD, Professor, Direktor der Universitäts-Frauenklinik, Hamburg-Eppendorf
786. ,, v. SCHUBERT, Professor, Städt. Krankenhaus Moabit, Berlin NW 21, Turmstraße 21
787. ,, SCHUCK, JOSEF, Privatdozent, 2. Universitäts-Frauenklinik München, Lindwurmstraße 2a
788. ,, SCHUGT, P., Lt. Arzt der Abt. für Frauenkrankheiten und Geburtshilfe an den Städt. Krankenanstalten, Solingen, Germanenstraße 27
789. ,, SCHULTE, ALBERT, Prov.-Medizinalrat, Datteln i. W., Castroperstraße 43
790. ,, SCHULTHEISS-LINDER, H., Professor, Basel (Schweiz), Pilgerstraße 5
791. ,, SCHULTZ, WILLI, Professor, Hamburg-Lockstedt, Butenfeldsreem 22
792. ,, SCHULTZE, HANS, Facharzt für Frauenkrankheiten und Geburtshilfe, Ratzeburg, Königsdamm 1
793. ,, SCHULTZE, KURT, habil., Bremerhaven-Lehe, Städt. Frauenklinik
794. ,, SCHULTZE-RHONHOF, Professor, Bünde/Westf., Eschstraße 25
795. ,, SCHULZ, HEINRICH, Frauenarzt, Landau/Pfalz, Ostring 38
796. ,, SCHULZ, HERBERT, Frauenarzt, Quedlinburg, Adelheidstraße 24
797. ,, SCHULZ, KURT, Chefarzt der geburtsh.-gynäk. Abt. des Städt. Krankenhauses, Berlin-Spandau, Eymarstraße 12
798. ,, SCHULZE, REINHOLD, Medizinalrat, Landeskrankenhaus, Greiz/Thüringen
799. ,, SCHULZE, ERNST-EBERHARD Pforzheim, Städt. Krankenhaus
800. ,, SCHUMACHER, Frauenarzt, Hagen i. W., Hindenburgstr. 13
801. ,, SCHUMACHER, Professor, Chefarzt der geburtsh.-gynäk. Abt. des Elisabeth-Krankenhauses, Bonn, Zitelmannstraße 10
802. ,, SCHUSTER, früher Direktor der Staatl. Frauenkliniken, Chemnitz
803. ,, SCHWAB, WILLI, Frauenarzt, Lt. Arzt der Abt. für Frauenkrankheiten und Geburtshilfe, Krankenhaus Bethesda, Stuttgart-S., Hohenheimer Straße 5
804. ,, SCHWABE, MARGARETE, Frauenärztin, früher Königsberg
805. ,, SCHWALM, HORST, Professor, Oberarzt der Universitäts-Frauenklinik, Marburg/Lahn
806. ,, SCHWANEN, HANS, Frauenarzt, Köln, Hohenzollernring 94, St. Hildegardis-Krankenhaus
807. ,, SCHWANK, K., Frauenarzt, Chefarzt am Städt. Krankenhaus, Offenburg i. Bad., Okenstraße 24
808. ,, SCHWARZ, FRANZ, Frauenarzt, Weiden/Opf., Unterer Markt 11
809. ,, SCHWEITZER, Professor, Direktor der Städt. Frauenklinik, Chemnitz/Sa.
810. ,, SCHWENNICKE, HELMUTH, Hamburg 20, Arnold Heise-Str. 18

811. Dr. Schwenzer, Adolf, Assistent der Universitäts-Frauenklinik, Frankfurt a. M.
812. ,, Schwoerer, B., Lt. Arzt der geburtsh.-gynäk. Abt. des Diakonissen-Krankenhauses, Mannheim, Ulmenweg 8
813. ,, Seel, Wilhelm, Frauenarzt, Köln-Kalk, Ev. Krankenhaus, Hohenstaufenring 59
814. ,, Seese v. Zweck, Ottilie, Bernburg/Saale, Goetheweg 4
815. ,, Segschneider, Peter-Paul, Dozent, Lt. Gynäkologe am Städt. Waldkrankenhaus, Gera, Talstraße 32
816. ,, v. Sehrwald, Anna, Schönberg/Mecklenburg
817. ,, Seidel, Direktor des Städt. Krankenhauses, Glauchau/Sa., Bismarckstraße 1
818. ,, Seiss, Gerhard, Weimar, Ed.-Rosenthal-Straße 32
819. ,, Seisser, Franz, Frauenarzt, Würzburg, König-Heinrich-Straße 93
820. ,, Seitz, A., Professor, Köln-Sülz, Weyertal 76
821. ,, Seitz, Hermann, Assistent der Universitäts-Frauenklinik, Frankfurt a. M.
822. ,, Seitz, Ludwig, Professor, Geheimrat, Pfaffenhofen a. Roth, Neu-Ulm(Land) (Ehrenmitglied)
823. ,, Semma, Ilse, Frauenklinik Oldenburg, Kreiskrankenhaus Sanderbusch
824. ,, Setzer, Oskar, früher Posen
825. ,, Seynsche, Karl, Frauenarzt, Chefarzt des Arnoldhauses, Essen, Gummertstraße 45
826. ,, Shimitsu, N., Professor, Frauenklinik der medizin. Kyusku-Universität, Fukuoka (Japan)
827. ,, Sieber, H., Leutkirch/Allgäu, Kurze Straße 25
828. ,, Siebke, Harald, Professor, Direktor der Universitäts-Frauenklinik, Bonn, Kölnstraße 208
829. ,, Siedentopf, Heinrich, Professor, Bad Oeynhausen, Mindener Straße 3
830. ,, Siegel, Professor, Garstedt, Bez. Hamburg
831. ,, Siegert, Friedrich, Ordentl. Professor für Geburtshilfe und Frauenheilkunde, Freiburg i. Br., Schillerstraße 22
832. ,, Siegmund, Hermann, Universitätsprofessor, Direktor der Semmelweiß-Frauenklinik der Stadt Wien und Hebammenlehranstalt a. D., Wien VII, Alserstraße 25
833. ,, Sinn, Ludwig, Eisenach, Karthäuserstraße 41
834. ,, Snoeck, Jean, Geburtshilfl. Universitäts-Klinik in Brüssel (Belgien), Rue Haute 298
835. ,, Sokol, Kurt, Bremen, Lothringer Straße 29
836. ,, Solth, Karl, Dozent, Universitäts-Frauenklinik, Marburg
837. ,, Sommer, K. H., Professor, Oberarzt der Universitäts-Frauenklinik, Leipzig
838. ,, Sostmann, Helmut E., Frauenarzt, Bad Godesberg, Heerstraße 25
839. ,, v. Sovényházy-Schulcz, August, Privatdozent, Adjunkt der Universitäts-Frauenklinik, Budapest (Ungarn), Barus utca 27
840. ,, Spackeler, Frauenarzt, Bad Schwalbach, Parkstraße 1
841. ,, Speiser, Max, Frauenarzt, früher Liegnitz
842. ,, Spiegler, Rudolf, Direktor der Städt. Frauenklinik, Ulm a. d. Donau, Prittwitzstraße 43
843. ,, Stadtmüller, Arthur, Assistent, Universitäts-Frauenklinik, Göttingen
844. ,, Staehler, F., Frauenarzt, Siegen i. W., Freudenberger Straße 44
845. ,, Stähler, Fritz, Professor, Frauenarzt, Siegen i. W., Freudenberger Straße 44
846. ,, Stahl, Richard, Frauenarzt, Karlsruhe, Kriegstraße 27
847. ,, Stams, H., Duisburg, Curtiusstraße 5
848. ,, Starck, Carl, Halle/Saale NW 21, Städt. Waldkrankenhaus

Mitgliederverzeichnis. LXV

849. Dr. STEENKEN, Frauenarzt, Oldenburg, Ev. Krankenhaus, Elisabethstraße
850. ,, STEGEMANN, H., Frankenberg/Sa., Humboldtstraße 9
851. ,, STEIN, KURT, Chefarzt, Erfurt, Dorotheenstraße 10/11, Klinik Dorotheenhaus
852. ,, v. STEINBÜCHEL, Privatdozent, Graz (Österreich), Glacisstraße 49
853. ,, v. D. STEINEN, PAUL, Frauenarzt, Düsseldorf, Grafenberger Allee 163, I
854. ,, STEINKAMM, Bad Rothenfelde, Teutoburger Wald, Waldkrankenhaus
855. ,, STEINMETZ, H., Dresden-Neustadt, Charlottenstraße 30
856. ,, STEINMÜLLER, Frauenarzt, Nordhausen/Harz
857. ,, STEMMER, WALTER, habil., Facharzt für Frauenkrankheiten und Geburtshilfe, Stuttgart, Lessingstraße 15
858. ,, STEMSHORN, W., Facharzt für Chirurgie, Ulm/Donau, Glöcklerstraße 38
859. ,, STICKEL, M., Professor, Berlin N 65, Augustenburger Platz
860. ,, STIEHLER, ALFRED, München 8, Rosenheimer Straße 2
861. ,, STIEVE, Professor, Vorstand des Anatom. Instituts, Berlin NW 7, Luisenstraße 56 (Korresp. Mitglied)
862. ,, STIGLBAUER, RUDOLF, Primarius, Wiener Neustadt (Österreich), Bismarckring 20
863. ,, STOECKEL, W., Geheimrat, Professor, ehem. Direktor der Universitäts-Frauenklinik, Berlin NW 7, Artilleriestraße 18 (Ehrenmitglied)
864. ,, STÖCKL, EDUARD, Stendal, Bahnhofstraße 51a
865. ,, STOECKL, GEORG, Frauenarzt, Wöchnerinnenheim, Rastatt/Baden, Kaiserstraße 51
866. ,, STOLL, PETER, Universitäts-Frauenklinik, Heidelberg
867. ,, STORK, FRIEDRICH, Prov. Obermedizinalrat i. R., Frauenarzt, Paderborn, Leostraße 15
868. ,, STREMPEL, Frauenarzt, Bad Oeynhausen, Mindener Straße 27
869. ,, STRICKER, Frauenarzt, Berlin-Dahlem, Schorlemer Allee 26
870. ,, STRUNK, GUSTAV, Facharzt für Chirurgie, Bad Salzuflen, Krankenhaus Hoffmannstift, Herforder Straße 6
871. ,, STÜBLER, Professor, Frauenarzt, Reutlingen, Planie 10
872. ,, STÜRMER K., Dozent, Oberarzt, Bonn/Rhein, Luisenstraße 2
873. ,, SÜSSMANN, Hermannstadt (Sibiu/Rumänien), Brukenthalgasse 13
874. ,, SÜSSTRUNK, GOTTLIEB, Lt. Oberarzt der Frauenklinik der Alsterdorfer Krankenanstalten, Hamburg
875. ,, SULAK, Frauenarzt, Behram, Frauenarzt, Dogum-Kadin Hastalik. Klinigi Gülhane Ankara (Türkei)
876. ,, SUMALVICO, Frauenarzt, Villach/Kärnten (Österreich)
877. ,, SUNDE, Professor, Frauenklinik, Oslo (Norwegen)
878. ,, SUTTER, Frauenarzt, St. Gallen (Schweiz), Dufourstraße 24
879. ,, v. SZASZ, St. Gilbert Bad
880. ,, v. SZÁTHMÁRY, ZOLTAN, Privatdozent, Direktor der königl. ungar. Hebammenlehranstalt, Budapest (Ungarn)
881. ,, SZÉGO, PAUL, Primararzt, Budapest (Ungarn)

T

882. ,, TAPFER, SIEGFRIED, Professor, Vorstand der Universitäts-Frauenklinik, Innsbruck (Österreich)
883. ,, TAPPERT, LUDWIG, Frauenarzt, Werder /Havel, Kugelweg 17/18
884. ,, TASCH, HANS, Dozent, II. Universitäts-Frauenklinik, Wien IX (Österreich), Spitalgasse 23
885. ,, TAUSCH, BERNHARD, Frauenarzt, Wolfenbüttel
886. ,, TEICHMANN, H., Lt. Arzt der geburtsh.-gynäk. Abt. am Diakonissen-Krankenhaus, Schwäb. Hall, Heilbronner Straße 111

v

Mitgliederverzeichnis.

887. Dr. TELKONEN, E., Oberarzt, Universitäts-Frauenklinik, Helsinki (Finnland)
888. ,, TEMESVÁRY, RUDOLF, Hofrat, Dozent, früher Budapest (Ungarn)
889. ,, TERRUHN, E., Frauenarzt, Herford/Westf.
890. ,, TESSERAUX-JUSTI, Frauenärztin, Pforzheim, Obere Ispringer Straße 8
891. ,, THIEL, WOLFGANG, Frauenarzt, Güstrow/Mecklenburg, Bücherstraße 9
892. ,, THIES, JOHANN, Frauenarzt, Leipzig, Emilienstraße 30
893. ,, THIESSEN, PETER, Professor, Freiburg i. Br., Sebastian-Kneipp-Straße 13, St. Urban
894. ,, THIROLF, ROLF, Frauenarzt, Frankfurt a. M., Unterweg 13
895. ,, THOMÄ, Frauenarzt, Lüdenscheid i. W., Humboldtstraße 29
896. ,, THOMSEN, KLAUS, Assistent der Universitäts-Frauenklinik, Hamburg-Eppendorf
897. ,, THORBECKE, KURT, Frauenarzt, Bremen, Kohlhökerstraße 20
898. ,, THORWEST, KLAUS, Landesfrauenklinik, Bochum, Alexandrinenstraße 1
899. ,, TIETZE, Professor, Malente-Gremsmühlen/Schleswig-Holst., Bergenholz 22
900. ,, TOEPFFER, Facharzt für Frauenkrankheiten und Geburtshilfe, Hannover-Buchholz, Am Plessenfelde 27
901. ,. VAN TONGEREN, F. C., Oberarzt, Amsterdam (Niederlande), San van Gohenkade 22
902. ,, TORRE BLANCO J., Professor, Instituto Provincial de Obstetricia, Meson de Paredes 80, Madrid (Spanien)
903. ,, TOTH, ALEXANDER, Privatdozent, Primarius, Szekszárd Kom. Tolna (Ungarn), Allgemeines Spital
904. ,, TRAUGOTT, MARCEL, Professor, Zürich 2 (Schweiz), Genfer Straße 8
905. ,, TREBES, Frauenarzt, Bonn, Kaiserstraße 6
906. ,, TREU, GERHARD, Minden/Westf., Marienstraße
907. ,, TREUTER, HELLMUTH, Bayreuth, Lisztstraße 6, Klinik am Hofgarten
908. ,, TRITSCHKOFF, B., Dozent, Sofia (Bulgarien), Boulevard Karl Schwedski 1
909. ,, TRÜMPER, HANS, Frauenarzt, Frankfurt a. M., Thorwaldsenplatz 6
910. ,, TRUMMLER, WOLFGANG, Facharzt für Frauenkrankheiten und Geburtshilfe, Leipzig N 22, Krokerstraße 1 Ir.
911. ,, TSCHERNE, ERICH, Dozent, Graz (Österreich), Brandhofgasse 13, II.
912. ,, TSCHIRCH, Frauenarzt, Lübeck, Am Burgfeld 9
913. ,, TSCHIRDEWAHN, FRIEDRICH, Frauenarzt, früher Hindenburg/OS.
914. ,, TÜSCHER, HEINZ, habil., Remscheid, Brüderstraße 3
915. ,, TUGUNEN, A. O. J., Dozent, Oberarzt, Universitäts-Frauenklinik, Helsinki (Finnland)

U

916. ,, UFER, JOACHIM, Berlin-Grunewald, Dauerwaldweg 2
917. ,, UMBRICHT, WERNER, Zürich (Schweiz), Löwenstraße 62
918. ,, UNBEHAUN, GERD, Witten/Ruhr, Husemannstraße 7
919. ,, UTER, WOLFGANG, Lübeck, Pferdemarkt 8

V

920. ,, VARA, PAAVO, Dozent, Helsinki (Finnland), Universitäts-Frauenklinik
921. ,, VARELA, MANUEL, Madrid (Spanien), Martinez Campos 17
922. ,, VASTERLING, HANS-WERNER, Göttingen, Bühlstraße 28a, I
923. ,, VAN VEGH, LUDWIG, Dozent, Universitäts-Frauenklinik, Würzburg
924. ,, VIDAKOVIC, STJEPAN, Zagreb (Jugolsawien)
925. ,, VÖGE, ASMUS, Professor, Darmstadt, Städt. Frauenklinik
926. ,, VOGT, EMIL, Professor, Obermedizinalrat, Zwickau/Sa., Heinrich-Braun-Krankenhaus, Frauenklinik
927. ,, VOGT, FRANZ, Frauenarzt, Chemnitz, Brüderstraße 1, Roßmarkt

Mitgliederverzeichnis. LXVII

928. Dr. VOIGT, KARL, Frauenarzt, Wernigerode, Kiefernweg 8
929. ,, VOIGT, WOLFGANG, Frauenarzt, Chemnitz/Sa., Brückenstraße 18—20
930. ,, VOLBRACHT, ROBERT, Frauenarzt, Berlin-Charlottenburg 4, Leibnizstraße 55
931. ,, VOLLMER, ANNELIESE, Bonn, Fritz-Schröder-Ufer 37
932. ,, VONNEGUT, FELIX A., Frauenarzt, Münster i. W., Salzstraße 35
933. ,, VOSS, Oslo kommunale kvinneklinikk, Josefinegaten 30, Oslo (Norwegen)

W

934. ,, WAEGELI, Frauenarzt, Genf (Schweiz), Rue de l'Athénée 31
935. ,, WAGNER, B., Frauenarzt, Dinslaken, Moltkestraße 5
936. ,, WAGNER, H., Frauenarzt, Karlsruhe, Stefanienstraße 20
937. ,, WAHL, F. A., Professor, Köln, Hohenstaufenring 33
938. ,, WAJNA, GABOR, Professor, früher Nagyvarad (Ungarn)
939. ,, WALLAU, FRITZ, Frauenarzt, Mathildenhospital, Büdingen/Hessen
940. ,, WALTHER, LILLI, Frauenärztin, Überlingen/Bodensee, Mozartstraße 18
941. ,, WALZ, WERNER, Chefarzt des Kreiskrankenhauses, Heidenheim/Brenz, Schwanenstraße 9
942. ,, WANKE, R., Privatkrankenanstalt, Ebersbach/Sa.
943. ,, WARNER, HANS, Frauenarzt, früher Berlin
944. ,, WASER, BRUNO, Frauenarzt, Zürich 7 (Schweiz), Zürichbergstraße 50
945. ,, WATZ, Gotha, Waltershäuser Straße 19
946. ,, WEGLEITER, D. JOSEF, Medizinalrat, Frauenarzt, Salzburg, Schwarzstraße 19
947. ,, WEHEFRITZ, Professor, Nidda (Oberhessen) Bismarckstraße 179
948. ,, WEHL, HANS, Facharzt für Frauenkrankheiten und Geburtshilfe, Privatfrauenklinik, Hannover, Warmbücherstraße 30
949. ,, WEICHSEL, Frauenarzt, Leipzig, Dörrienstraße 1
950. ,, WEIGAND, HANS, Frauenarzt, Vaalser Quartier über Aachen 1, Buchweg 23
951. ,, WEITZEL, FRITZ, Frauenarzt, Dresden A 20, Rayskistraße 18
952. ,, WELLING, ELISABETH-JOHANNA, Universitäts-Frauenklinik, Frankfurt/M.
953. ,, WELSCH, KURT, Konstanz, Frauenklinik, Rosgartenstraße 4
954. ,, WERMBTER, Kiel-Pries, Post: Kiel-Friedrichsort, Brammerkamp 6
955. ,, WERNER, PAUL, Professor, Wien IV, Madergasse 1
956. ,, WESENER, FRANZ, Münster i. W., Anette-v.-Droste-Hülshoff-Allee 26
957. ,, WESSEL, Frauenarzt, Heilbronn, a. N. Uhlandstraße 4
958. ,, WESTERMARK, Professor, Stockholm (Schweden), Brakegaten 27
959. ,, WESTMAN, AXEL, Professor, Stockholm (Schweden) (Korresp. Mitglied)
960. ,, WESTPHALEN, FRITZ, Flensburg, Hafendamm 47
961. ,, WESPI, H. J., Chefarzt der Geburtsh.-gynäk. Abt. am Kantonspital, Aarau (Schweiz)
962. ,, WETTERDAL, PER, Privatdozent, Universitäts-Frauenklinik, Stockholm (Schweden), Sveav 52
963. ,, WETZEL, H., Frauenarzt, Recklinghausen, Kl. Geldstraße 4
964. ,, WICHMANN, RUDOLF, Speyer, Ludwigstraße 5
965. ,, WIED, GEORG L., Assistent der Frauenklinik der Freien Universität Berlin, Berlin NW 21, Turmstraße 21
966. ,, WIEDWALD-KRIEGER, EVA, Frauenärztin, Flensburg, Holm 16
967. ,, WIEGELS, Frauenarzt, früher Schwerin
968. ,, WIEMER, Herne/Westf., Heinrichstraße 21
969. ,, WIESSMANN, ARTHUR, Dozent, Gießen, Seltersweg 54
970. ,, WIGGER, Lt. Arzt der gynäk.-geburtsh. Abt. am St. Vincenzstift, Hannover, Scharnhorststraße 1

971. Dr. Wille, Frauenarzt, Chefarzt, Schwarmstedt/Hann., Krankenhaus der Hauptstadt Hannover
972. ,, Willibald, Lüdenscheid, Knapperstraße 6
973. ,, Wilser, Frauenarzt, Villingen/Schwarzwald, Richard-Wagner-Straße 8
974. ,, Willomitzer, Hugo, Calle 33-A Nr. 17—46/102, Bogota (Columbien/Südamerika)
975. ,, Wimhöfer, Heinrich, Professor, Oberarzt der Universitäts-Frauenklinik Heidelberg
976. ,, Winkler, H., Professor, Frauenarzt, Marburg, Sauers-Gäßchen 8
977. ,, Winterbauer, Frauenarzt, Nürnberg, Keßlerplatz, Ärztehaus
978. ,, Wirths, früher Hamburg-Altona
979. ,, Witte, Ernst, Dozent, Institut für Med. Physik, Göttingen, Gossler Str.
980. ,, Wittenbeck, Franz, Chefarzt der Geburtsh.-gynäk. Abt. des Städt. Krankenhauses Mannheim
981. ,, Wladika, Walter, Frauenarzt, Passau, Kleine Klingergasse 4
982. ,, Wodsak, H., Chefarzt der gynäk.-geburtsh. Abt. des Städt. Krankenhauses, Neustadt a. d. Weinstraße
983. ,, Wolf, A. W., Pittsburgh 121, University Place, Pennsylvania (USA)
984. ,, Wolf, Otto, Frauenarzt, Staatl. Poliklinik, Kronstadt (Brasov/Rumän.)
985. ,, Wolf, Willi, Professor, Direktor der Universitäts-Frauenklinik, Freiburg i. Br., St. Urban
986. ,, Wolf, Rudolf, Oberarzt der Landesfrauenklinik, Erfurt
987. ,, v. Wolff, Frauenarzt, früher Berlin
988. ,, Wolfram, Werner, Dozent, Bayreuth, Kulmbacher Straße 25
989. ,, Wolfring, Otto, Frauenarzt, Hamburg 1, Mönckebergstraße 17
990. ,, Wollmann, Herbert, Chefarzt, Berlin NW 40, Thomasiusstraße 1
991. ,, Wolters, Sanitätsrat, Rheine i. W., Caterhorn 52
992. ,, Wolters, Karl, Frauenarzt, Rheine i. W., Südring 5
993. ,, Wolthaus, G., Facharzt für Frauenkrankheiten und Geburtshilfe, Biberach/Riß, Kreiskrankenhaus
994. ,, Wotter, Friedrich, Berlin-Lichtenberg, Hubertusstraße 4
995. ,, Würterle, Anton, Wissenschaftlicher Assistent der Universitäts-Frauenklinik, Leipzig
996. ,, Wurst Frauenarzt, früher München

Z

997. ,, Zacherl, Hans, Professor, Direktor der II. Universitätsklinik, Wien I, Grillparzerstraße 5
998. ,, Zander, Rudolf, Koblenz, Kemperhof
999. ,, Zastrow, M., Frauenarzt, Landeskrankenanstalt, Westerstede/Oldenburg
1000. ,, Zempléni, Frauenarzt, früher Debrecen (Ungarn)
1001. ,, Zengerle, Gerhard, Chefarzt am Städt. Krankenhaus, Forchheim/Oberfr.
1002. ,, Zimmer, Karl, Oberarzt der Universitäts-Frauenklinik, Frankfurt a. M.
1003. ,, Zimmermann, Professor, Erfurt, Hohenzollernstraße 11
1004. ,, Zinser, Hans-Klaus, habil., Universitäts-Frauenklinik, Jena/Tür.
1005. ,, Zöppritz, Professor, Törwang über Rosenheim/Obb.
1006. ,, Zollitsch, Herbert, Assistent der Universitäts-Frauenklinik, Frankfurt a. M.
1007. ,, Zorn, Frankfurt/Oder, Theaterstraße 1
1008. ,, Zurhelle, Professor, Lt. Arzt der geburtsh-gynäk. Abt. des Luisenhospitals, Aachen, Eberburgweg 21

nh DRAGEES

Zur Behandlung neuro-hormonaler und diencephaler Störungen sowie aller Formen der vegetativen Dystonie

INDIKATIONEN:

Klimakterische, neuro-vegetativ-hormonal bedingte Störungen bei der Frau, Parametropathia spast., Dysmennorhoe.
Vasomotorische Neurosen, Herzneurosen, paroxysmale Tachycardie.
Ulcuskonstitution.
Migräne, Wetterfühligkeit.
Gefäß-Spasmen, Durchblutungsstörungen.

ZUSAMMENSETZUNG:

Diaethylstilboestrolpropionat 0,1 mg, Scopolaminhydrobromid 0,05 mg, Hyoscyaminhydrobromid 0,05 mg, Secalealkaloide 0,05 mg, Papaverin, N-Methylaethylphenylbarbitursäure, Aminophenazon, Coffein.

ANWENDUNG:
3 mal täglich je 1 Dragée.

PACKUNG:
Glas mit 24 Dragées, Glas mit 60 Dragées.

C. F. ASCHE & CO. A. G. HAMBURG-ALTONA

GPSR Compliance
The European Union's (EU) General Product Safety Regulation (GPSR) is a set
of rules that requires consumer products to be safe and our obligations to
ensure this.

If you have any concerns about our products, you can contact us on

ProductSafety@springernature.com

In case Publisher is established outside the EU, the EU authorized
representative is:

Springer Nature Customer Service Center GmbH
Europaplatz 3
69115 Heidelberg, Germany

www.ingramcontent.com/pod-product-compliance
Ingram Content Group UK Ltd.
Pitfield, Milton Keynes, MK11 3LW, UK
UKHW022230230426
12048UKWH00016BA/1161